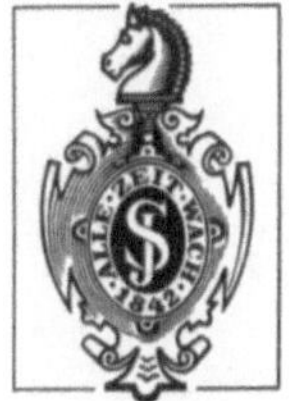

Arnold Pick

Die agrammatischen Sprachstörungen

Studien zur
psychologischen Grundlegung
der Aphasielehre

Reprint

Mit einer Einleitung von Dorothea Weniger

Springer-Verlag
Berlin Heidelberg New York Tokyo

ISBN-13: 978-3-642-71070-4   e-ISBN-13: 978-3-642-71069-8
DOI: 10.1007/978-3-642-71069-8

2125/3130-54321

Einleitung zur Reprintausgabe

Dorothea Weniger

Es gibt Arbeiten, die nicht nur von historischer Bedeutung sind, sondern auch ihre Gültigkeit trotz neuerer Untersuchungsmöglichkeiten und -ansätze haben. Arnold Picks Monographie „Die agrammatischen Sprachstörungen", die 1913 erschienen ist, darf wohl zu diesen Arbeiten gezählt werden. Die Monographie trägt einen Untertitel, nämlich „Studien zur psychologischen Grundlegung der Aphasielehre"; und damit ist in knapper Form bereits angedeutet, worum es Pick in seiner Erörterung der agrammatischen Sprachstörungen geht. Im Mittelpunkt steht keine subtile linguistische Beschreibung jener sprachlichen Symptome, die kennzeichnend sind für Störungen in der syntaktischen Strukturierung einer sprachlichen Äußerung. Pick ist vielmehr darum bemüht, die neuen sprachpsychologischen und sprachphilosophischen Auffassungen seiner Zeit darzulegen und ihre Relevanz für eine umfassende Betrachtung verschiedener aphasischer Störungsmerkmale aufzuzeigen.

Die zweite Hälfte des 19. Jahrhunderts brachte einen Umschwung in den Arbeitsmethoden der Sprachwissenschaft. Die intuitive Erfassung sprachlicher Strukturprinzipien wurde von einem naturwissenschaftlich inspirierten Bestreben abgelöst, empirisch nachweisbare Gesetzmäßigkeiten im Aufbau der sprachlichen Ausdrucksmittel aufzufinden. So kam es u. a. zur Aufdeckung von Regelmäßigkeiten in der Entwicklung des indogermanischen Lautsystems. Die Übertragung naturwissenschaftlicher Denkformen auf die Sprache führte jedoch dazu, daß sprachliche *Formen* in den Vordergrund traten und die *Inhalte*, die mit diesen verbunden sind, vernachlässigt wurden. Die Sprache als Mittel der Kommunikation erfuhr damit eine gewisse Isolierung. Diese Isolierung der Sprache von ihrer Funktion rief aber zwangsläufig nach einer Gegenreaktion, einer verstärkten Hervorhebung der Sprache als ein Instrument, das der Vermittlung individueller Sprechintentionen dient. Die inhaltliche Ausrichtung der Sprachwissenschaft, die einsetzte und die an den Namen Wundts geknüpft war, beruhte dann auch auf der Annahme, daß Sätze und nicht Laute oder Wörter die primäre Einheit der Sprache darstellen. Die Vorrangstellung, die dem Satz eingeräumt wurde, entstammte der Einsicht, daß Gesprochenes sich nicht nur auf eine bestimmte (außersprachliche) Gegebenheit bezieht, sondern auch die Stellungnahme des Sprechers zu dieser Gegebenheit wiedergibt. Es ging bei dieser Neuorientierung um eine psychologisch begründete Erfassung des Satzes als Redeeinheit. Das Ziel lag nicht in einer logisch-formalen Abgrenzung des Satzes gegenüber andern sprachlichen Einheiten. Die Berücksichtigung des Sprechers, der immer mit seinem subjektiven Standpunkt Form und Inhalt eines Satzes mitbestimmt, drängte die Frage nach dem Verhältnis von Denken und Sprechen auf. Im Hinblick auf ein Sprachproduktionsmodell, wie es den einzelnen Autoren vorschwebte, mußte von einer Trennung zwischen dem Gedanken und seiner sprachlichen Formulierung ausgegangen werden, waren also Denken und Sprechen nicht als parallel laufende Vorgänge zu betrachten.

Pick verfolgte nun aufmerksam und kritisch die verschiedenen Auffassungen über die schrittweise Gliederung, die ein ungegliederter Einfall (auch „Gesamtvorstellung", „Totalimpression" oder „Gesamteindrucksgefühl" genannt) bis zu seiner sprachlichen Formulierung erfährt. In der Vorstellung, daß der sprachlichen Formulierung eine logisch-gedankliche Verarbeitung vorausgeht, die ein Gedankenschema erzeugt, aus dem sich die Satzform ergibt, schien ihm der Schlüssel zu einem weiterführenden Verständnis aphasischer Sprachstörungen zu stecken. Er war überzeugt davon, daß mehr Aufschluß über die Mechanismen sprachlicher Verarbeitung zu erzielen war durch eine sprachpsychologische Analyse der aphasischen Störungsmerkmale als durch eine anatomisch-physiologische Betrachtung der Läsionen, welche die gestörten Sprachfunktionen hervorgerufen haben. Wie er in der Einleitung seiner Monographie argumentiert, reichen die vorliegenden hirnanatomischen Erkenntnisse nicht aus, um zu einem differenzierten Verständnis aphasischer Sprachstörungen zu gelangen. Mit den heute verfügbaren Bildverfahren (Computertomographie, Positron-Emissions-Tomographie, magnetische Resonanzabbildung) ist es in einem umfangreichen Maße möglich geworden, die Hirnstrukturen, welche mit einer Funktionsstörung zusammenhängen, zu identifizieren. Doch ohne eine differenzierte Erfassung der Störungsmerkmale, wie sie Pick anstrebte, können auch diese Bildverfahren nicht zu größerer Kenntnis kognitiver Prozesse verhelfen.

Pick geht ausführlich auf die Gesichtspunkte der sprachpsychologischen Neuorientierung ein, die ihm aphasiologisch bedeutsam scheinen. Zu diesen Gesichtspunkten zählt das Einbeziehen des Sprechers mitsamt seiner inneren Einstellung, aus der heraus er den Gegenstand seiner Äußerung zunächst erfaßt und dann sprachlich wiedergibt. Daß die innere Einstellung des Sprechers, die sog. Stellungnahme, bei der Satzformulierung eine elementare Rolle spielt, läßt sich an der Beobachtung aufzeigen, daß gerade Patienten, deren Sprachproduktion vorwiegend aus „recurring utterances" oder Automatismen besteht, oft noch in der Lage sind, ihre Zustimmung oder Ablehnung, Begeisterung oder Enttäuschung durch eine entsprechende Modulation der Stimme zu übermitteln. Schon Jackson (1866) hatte hervorgehoben, daß Tonhöhenwechsel, Lautstärke, Rhythmus und Tempo Ausdrucksmittel der gesprochenen Sprache sind, mit denen ein Sprecher seine subjektiv-emotionale Einstellung einem Sachverhalt gegenüber zum Ausdruck bringt und daß diese Ausdrucksmittel bei stark gestörter Sprache Ersatzfunktionen erfüllen können. Sie wirken aber auch auf den Vorgang der sprachlichen Formulierung ein. Es ist Pick nicht entgangen, daß eine Klanggestalt des sich herausbildenden Satzes schon in einem Stadium vorliegen muß, wo die Wortwahl noch nicht erfolgt ist. Die Art, wie ein bestimmter Satz intoniert wird, hängt weitgehend mit seiner syntaktischen Form zusammen.

So werden beispielsweise Sätze, welche die Form einer Frage haben (Subjekt-Verb-Inversion), mit einem steigenden Tonfall am Ende gesprochen. Es ist deshalb anzunehmen, daß mit der Erzeugung eines Satzschemas auch der zugehörige Tonhöhenverlauf vorgezeichnet wird. Der empirische Nachweis dieser Vorstellung ist allerdings erst in jüngerer Zeit von Fromkin (1971) in einer Analyse von Versprechern erbracht worden. Die Stellungnahme des Sprechers wird auch bestimmt von den Kenntnissen, welche der Sprecher bei seinem Gesprächspartner über den zu verbalisierenden Sachverhalt voraussetzt. Es ist folglich bei einer Störung der sprachlichen Ausdrucksmittel denkbar, daß der Sprecher das weg- oder ausläßt, was der Gesprächspartner aus seiner Kenntnis des Sachverhaltes erschließen kann. Pick spricht in diesem Zusammenhang von einem Gesetz der Ökonomie; aus einem intuitiven Streben, sich den verbliebenen Ausdrucksmöglichkeiten „anzupassen", werden telegrammartig verkürzte Äußerungen hervorgebracht. Zu einer ähnlichen Erklärung syntaktisch reduzierter Satzformen gelangten Heeschen et al. (1985), die die sprachlichen Äußerungen von Broca-Aphasikern in unterschiedlichen Redesituationen untersuchten. Wie Goodglass et al. (1967) experimentell nachgewiesen haben, fehlen Formen, die der syntaktischen Verknüpfung von Wörtern dienen („Funktionswörter") häufig nur dann am Satzanfang, wenn sie keinen Hauptakzent tragen. Um bei der Initiierung einer sprachlichen Äußerung die erhöhte Reizschwelle zu überwinden, richtet der Agrammatiker seine Aufmerksamkeit auf die erste betonte Wortform – was meistens ein Substantiv und kein Artikel oder Pronomen ist. Daß es sich bei verkürzten Äußerungen nicht um eine selektive Störung im Umgang mit Funktionswörtern handelt, sondern vielmehr um ein adaptives Sprachverhalten, schließen Gleason et al. (1975) auch aus ihrer Untersuchung zur Fähigkeit von Broca-Aphasikern, vorgegebene Handlungsabläufe sprachlich zu vervollständigen. Betonungsmerkmale erwiesen sich wiederum entscheidend bei der lautsprachlichen Realisierung von Funktionswörtern. Andere Autoren führen die differenzielle Auslassung von Funktionswörtern auf die unterschiedliche satzsemantische Aussagekraft zurück, welche diesen zukommt (Zurif et al. 1972; Zurif et al. 1976; Friederici 1982).

Für Pick stellt sich der Agrammatismus als eine Beeinträchtigung im Prozeß der grammatisch-syntaktischen Formulierung dar. Dieser Prozeß umfaßt nicht nur die Erzeugung eines „Satzgerüstes" (einer Abfolge von Satzkonstituenten bzw. grammatischen Kategorien); er wirkt sich auch auf die Wortwahl aus. Damit ein stimmiger Satz entsteht, muß beim „Ausfüllen" des Satzgerüstes auf die Wortart und die Bedeutungsstruktur der Wörter geachtet werden. Die einzelnen Verben setzen außerdem eine bestimmte kategoriale Umgebung voraus, d. h. sie lassen sich nur in einer bestimmten Abfolge von grammatischen Kategorien verwenden. Das Verb „*öffnen*" bespielsweise muß von zwei nominalen Wortformen begleitet werden (z. B. *die Frau öffnet den Koffer*). Dies gilt aber auch für das Verb „*frankieren*". Die beiden Verben erfordern dieselbe kategoriale Umgebung, stellen aber andere semantische Selektionsbeschränkungen an die beiden Substantive, mit denen sie syntaktisch verknüpft sind. *Öffnen* läßt sich jeder schließbare Gegenstand, *frankieren* nur ein für den postalischen Versand vorbereiteter Gegenstand. Da bei der Wortwahl syntaktische wie semantische Selektionsbeschränkungen einzuhalten sind, ist oft nicht auszumachen, ob ein unstimmiger Satz durch eine gestörte syntaktische oder semantische Verarbeitung zustande kam. Denkbar ist auch, daß ein falsches Satzgerüst erzeugt wird, weil die erforderlichen Kenntnisse über die verbalen Ausdrucksmöglichkeiten der Sprache gestört sind. Von solchen Überlegungen ausgehend, faßt Pick telegrammartig verkürzte Äußerungen sowie syntaktisch-semantisch entstellte, die in der heute üblichen Terminologie „paragrammatisch" genannt werden, unter dem Begriff „Agrammatismus" zusammen. Die Verflechtung von syntaktischen und semantischen Gesetzmäßigkeiten bei der Satzbildung, wie sie Pick den zeitgenössischen sprachpsychologischen Arbeiten entnimmt, macht verständlich, wieso er immer wieder für eine Lokalisierung von Störungen in der Satzbildung im Temporallappen eintritt. Die Annahme, daß die Konstituentenstruktur eines Satzes von der Bedeutungsstruktur der intendierten Wörter vorgegeben wird, liegt auch dem Modell der Satzbildung zugrunde, das Garrett (1976) entwickelt hat und auf das sich manche Autoren in den letzten Jahren berufen.

In der heute gängigen Terminologie bezieht sich der Begriff „Agrammatismus" auf Störungen in der Satzbildung, wie sie vorwiegend bei Broca-Aphasikern vorkommen. Da alle Komponenten des Sprachsystems auf die Satzbildung einwirken, lassen sich auch verschiedene Hypothesen über agrammatisches Sprachverhalten aufstellen, je nach dem, was als das zentrale Störungsmerkmal erachtet wird. Manche Autoren gehen von einer spezifischen Störung in der Verarbeitung von Funktionswörtern und Flexionsformen aus. Wie Bradley et al. (1980) ausführen, sind Broca-Aphasiker durchaus in der Lage, Funktionswörter zu erkennen. Doch im Gegensatz zu hirnorganisch gesunden Sprechern, die bei Worterkennungsaufgaben kürzere Reaktionszeiten für Funktionswörter als für Inhaltswörter aufweisen, benötigen Broca-Aphasiker für das Erkennen der beiden Worttypen durchschnittlich gleich lang. Aus dem experimentellen Befund, daß gesunde Sprecher Funktionswörter schneller erkennen, ziehen die Autoren den Schluß, daß Funktionswörter offenbar zu einem frühen Stadium im Prozeß der sprachlichen Perzeption eines Satzes verfügbar sein müssen, und zwar um die Gliederung des Satzes in seine Konstituentenstruktur zu sichern. Die Verzögerung, die Broca-Aphasiker im Erkennen von Funktionswörtern aufweisen, mag deshalb ein Hinweis dafür sein, daß ihnen Funktionswörter nicht zu jenem Zeitpunkt verfügbar sind, in dem diese funktionell erforderlich sind. Diese Erklärung läßt offen, ob der gestörten Verarbeitung von Funktionswörtern eine Beeinträchtigung zugrunde liegt, welche die Kenntnisse syntaktischer oder aber phonologischer Gesetzmäßigkeiten betrifft. So haben Broca-Aphasiker für Kean (1977, 1980) keine gestörte Syntax; wie sie argumentiert, reduzieren Broca-Aphasiker die Struktur eines Satzes auf eine Abfolge von Wortformen, deren lautsprachliche Realisation durch Betonungsregeln festgelegt ist. Ungeklärt bleibt bei diesem Erklärungsansatz, wieso Broca-Aphasiker auch bei Sortieraufgaben, die keine lautsprachliche Reaktion erfordern, Funktionswörter genauso vernachlässigen wie in ihrer spontanen Sprache (Zurif et al. 1972). Wiederum andere Autoren sind anhand ihrer experimentellen Untersuchungen zur Auffassung gelangt, daß Agrammatiker wohl um syntaktische Strukturen wissen, häufig aber versagen, wenn sie Beziehungen zwischen grammatischen

Kategorien herstellen müssen, um einen gegebenen Sachverhalt sprachlich „einzufangen". Vor allem ihr Lösungsverhalten bei Perzeptionsaufgaben, in denen zu beurteilen ist, ob ein vorgegebener Satz grammatisch wohlgeformt ist, legt nahe, daß sie Schwierigkeiten haben bei der Integration von syntaktischer Struktur und semantischer Information (Linebarger et al. 1983). Daraus folgt aber nicht zwingend, daß die in der Sprachproduktion beobachtete Beeinträchtigung in der Satzbildung auch auf solche Schwierigkeiten zurückzuführen ist.

Wie in Einzelfallstudien aufgezeigt worden ist, können sowohl die Konstituentenstruktur als auch die Verfügbarkeit von grammatischen Morphemen (bedeutungstragende Einheiten, die der Markierung von grammatischen Beziehungen dienen) bei der Sprachproduktion in unterschiedlichem Maße gestört sein (Tissot et al. 1973; Micelli et al. 1985). Und es ist auch zu erwarten, daß sich Störungen in diesen beiden Komponenten unterschiedlich auswirken – je nach den Strukturprinzipien, die der betreffenden Sprache zugrunde liegen. Sprachliche Verarbeitungsmodelle, die agrammatisches Sprachverhalten zu erklären versuchen, sollten deshalb anhand von entsprechenden Beobachtungen aus verschiedenen, möglichst nicht verwandten Sprachen diskutiert werden. Pick verweist in seiner Monographie mehrmals auf den Nutzen, der von einer solchen vergleichenden Betrachtung agrammatischen Sprachverhaltens zu erwarten ist. Aber erst seit ein paar Jahren wird dieser Gesichtspunkt ernsthaft verfolgt (Menn u. Obler 1985).

Die experimentellen Untersuchungen und Fallstudien, die in den vergangenen Jahrzehnten zu agrammatischen Sprachstörungen entstanden sind, befassen sich mit der beeinträchtigten Fähigkeit von Broca-Aphasikern, Sätze zu verstehen und zu bilden. Die sprachlichen Störungsmerkmale, welche die Beeinträchtigung dieser Patienten in der Satzproduktion und der Satzperzeption kennzeichnen, entstammen allerdings nicht einem theoretisch begründeten Verarbeitungsmodell, sondern ergeben sich zunächst aus einer klinisch motivierten Gruppierung aphasischer Patienten. Es fragt sich deshalb, ob diese Störungsmerkmale eine willkürliche Kombination von sprachlichen Fehlleistungen darstellen oder ob sie funktionell miteinander verknüpft sind. Die Frage, ob die gängige klinisch-intuitive Vorstellung des Agrammatismus theoretisch auch haltbar ist, haben jüngst Badecker u. Caramazza (1985) aufgegriffen. Ihre Forderung, daß eine postulierte Kombination von Störungsmerkmalen anhand eines explizit formulierten Verarbeitungsmodelles nachprüfbar sein muß, ist sicherlich eine methodische Selbstverständlichkeit. Sie findet aber nicht immer die notwendige Beachtung, wenn vom Sprachverhalten einer klinisch definierten Gruppe von aphasischen Patienten ausgegangen wird. Pick ist in seiner Monographie um ein sprachliches Verarbeitungsmodell bemüht, das alle Komponenten, die auf die Satzbildung einwirken, umfaßt. Seit der ersten Veröffentlichung von Picks Monographie sind viele Arbeiten entstanden, die sich mit der Fähigkeit aphasischer Patienten zur Satzbildung befassen. Es geht in diesen Arbeiten stets um einzelne sprachliche Störungsmerkmale, die bei Aphasikern beobachtet werden, die klinisch klassifiziert worden sind und folglich auch mit den betreffenden Störungsmerkmalen assoziiert werden. Es ist an der Zeit, Picks Monographie wieder einmal zur Hand zu nehmen.

Literatur

Badecker W, Caramazza A (1985) On considerations of method and theory governing the use of clinical categories in neurolinguistics and cognitive neuropsychology. Cognition 20:97–125

Bradley DC, Garett ME, Zurif EB (1980) Syntactic deficits in Broca's aphasia. In: Caplan D (ed) Biological studies of mental processes. MIT Press, Cambridge

Friederici AD (1982) Syntactic and semantic processes in aphasic deficits: the availability of prepositions. Brain Language 15:249–258

Fromkin VA (1971) The non-anomalous nature of anomalous utterances. Language 47:27–52

Garrett MF (1976) Syntactic processes in sentence production. In: Wales RJ, Walker E (eds) New approaches to language mechanisms. North Holland, Amsterdam

Gleason BH, Goodglass H. Green E, Akerman N, Hyde MR (1975) The retrieval of syntax in Broca's aphasia. Brain Language 2:451–471

Goodglass H, Fodor IG, Schulhoff C (1967) Prosodic factors in grammar – evidence from aphasia. J Speech Hear Res 10:5–20

Heeschen C, Schulte A, Keyser A, Kolk H (1985) Agrammatism in aphasia as a protective mechanism. Vortrag auf dem XIII World Congress of Neurology in Hamburg

Jackson H (1866) Notes on the physiology and pathology of language. Med Times Gazette 1:659

Kean ML (1977) The linguistic interpretation of aphasic syndromes: Agrammatism, an example. Cognition 5:9–46

Kean ML (1980) Grammatical representations and the description of language processing. In: Caplan D (ed) Biological studies of mental processes. MIT Press, Cambridge

Linebarger MC, Schwartz MF, Saffran EM (1983) Sensitivity to grammatical structure in so-called agrammatic aphasics. Cognition 13:361–392

Menn L, Obler LK (1985) Cross-language comparison of agrammatic aphasic narratives: recent findings and some theoretical implications. Vortrag auf der 23. Jahrestagung der Academy of Aphasia, Pittsburgh

Micelli, G, Mazzucchi A, Menn L, Goodglass H (1983) Contrasting cases of Italian agrammatic aphasia without comprehension disorder. Brain Language 19:65–97

Tissot R, Mounin G, Lhermitte F (1973) L'agrammatisme. Dessart, Paris

Zurif EB, Caramazza A, Myerson R (1972) Grammatical judgements of agrammatic aphasics, Neuropsychologia 10:405–417

Zurif EB, Green E, Caramazza A, Goodenough C (1976) Grammatical intuitions of aphasic patients: sensitivity to functors. Cortex 12:183–186

MONOGRAPHIEN AUS DEM GESAMTGEBIETE DER NEUROLOGIE UND PSYCHIATRIE

HERAUSGEGEBEN VON

A. ALZHEIMER-BRESLAU UND **M. LEWANDOWSKY**-BERLIN

HEFT 7

DIE AGRAMMATISCHEN SPRACHSTÖRUNGEN

STUDIEN ZUR PSYCHOLOGISCHEN GRUNDLEGUNG DER APHASIELEHRE

VON

Dr. ARNOLD PICK

PROFESSOR AN DER DEUTSCHEN UNIVERSITÄT IN PRAG

I. TEIL

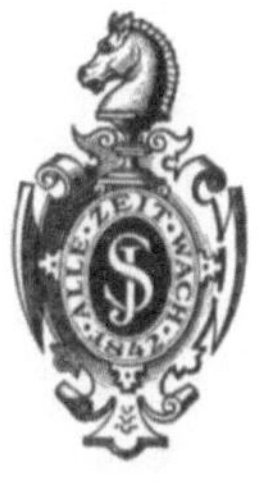

BERLIN

VERLAG VON JULIUS SPRINGER

1913

Dem Andenken

an

HUGHLINGS JACKSON,

den tiefsten Denker in der Neuropathologie des letzten Jahrhunderts,

gewidmet.

———

Motto: „Die wichtigsten Wahrheiten in den Naturwissenschaften sind weder allein durch Zergliederung der Begriffe der Philosophie, noch allein durch bloßes Erfahren gefunden worden, sondern durch eine denkende Erfahrung, welche das Wesentliche von dem Zufälligen in den Erfahrungen unterscheidet und dadurch Grundsätze findet, aus welchen viele Erfahrungen abgeleitet werden. Dies ist mehr als bloßes Erfahren und wenn man will, eine philosophische Erfahrung.“

(Joh. Müller, Handb. der Physiologie des Menschen. 1840, 2. Bd., S. 522.)

Inhalts-Verzeichnis.

                                                                     Seite

Vorrede und Einleitung 1

Typischer Entwicklungsgang der Wissenschaft 1

Gegenwärtiger Stand der Aphasielehre 2

Ursachen ihres Stillstandes 3

Nichtberücksichtigung der Fortschritte der Psychologie und der Sprachwissenschaften. Die bisher verwertete Psychologie vorwiegend eine
logizistische und Vorstellungspsychologie 4

Ungenügende Berücksichtigung der nicht-intellektuellen Anteile der
Sprache 8

Umwälzung in den Grundlagen der Sprachwissenschaften 9

Die moderne Denkpsychologie gegenüber der bisher im Kreise der Pathologen fortgeerbten 10

Beziehungen zur Phonetik 13

Der Agrammatismus nur ein kleiner Ausschnitt der Aphasielehre . . . 14

Seine zentrale Stellung in derselben 15

Wernickes Ansicht über Aphasie und Psychologie 17

Schematische Erstarrung der Lehre 18

Ursachen 19

Wert einer Funktionspsychologie 20

Zentrenlehre 21

„Psychische Analyse von Grund aus" 23

Psychologisches Verständnis und Lokalisation 24

Psychologische Lokalisation 25

Prinzip der Überdeckung 26

Biologische Betrachtung „Gesetz der Ökonomie" 27

Ablehnung der psychologischen Gesichtspunkte seitens mancher Kliniker 28

Die „Erinnerungsbilder" 29

Erkenntnistheoretische Würdigung von Wernickes Aufstellung der sensorischen Aphasie 31

Abneigung gegen die linguistische Forschung 32

Naturwissenschaftliche Orientierung dieser 33

Notwendigkeit ihrer Berücksichtigung 33

Hauptzwecke der Schrift 35

Notwendigkeit theoretischer Grundlegung durch Sprachpsychologie . . 37

Mitbenützung von Anatomie und Physiologie 39

Verhältnis derselben zu dem psychologisch Festgestellten 41

Funktionell-genetische Psychologie versus Kästchentheorie des Gedächtnisses 44

Pathologische Beweisstücke 45

Klinische und Funktionslokalisation 47

Bedeutung der Neuorientierung für die Deskription 50

Geeigneter Zeitpunkt für die Neuorientierung 51

Seite

Bedeutung der Studien 54
Nichtbeschränkung auf ein psychologisches „System" 57
Umkreis des hier Verwerteten 61
Begründung 62
Ablehnung alles Metaphysischen 81
Nutzanwendung für Psychopathologie und Neurologie 83
Nutzanwendung für Psychologie und Linguistik 91
Begründung der Ausdehnung und Form der Schrift 101

I. Name, Geschichte, Definition und Abgrenzung des Agrammatismus 113
Kritik der Definitionen 114
Intellektuelle und emotionelle Sprache 117
Bedeutung der Syntax 119
Agrammatismus mehr als Störung des Satzgefüges 121
Bedeutung der Abgrenzung für die Pathologie 121
Definition des Agrammatismus 125
Stellung desselben unter den anderen Aphasieformen 126
Anordnung des Stoffes 128

II. Der Satz und seine Definition 130
Natur des Satzes 131
Die Satzeinheit 132
Primäre Natur des Satzes 134
Wundts Satzdefinition 137
Die „Stellungnahme" (Stern) im Satze 138
Grundlagen der „Stellungnahme", ihre Psychologie 139
Die Stellungnahme im Pathologischen 145
Die Bedeutung der „Intention" 147
Die Bedeutung des „Abschlusses" 148

III. Die Ausdrucksmittel der Sprache 151
Bisheriger Standpunkt der Pathologie 151
Die Ausdrucksmittel im allgemeinen 153
Das „Vorausgesetzte", die „Situation" 155
Das „Vorausgesetzte" im Pathologischen 157
Beziehungen zu Jacksons Evolution und Dissolution 157
    und biologische Auffassung der Aphasien 158
Lokalisationsfragen 158
Das „Vorausgesetzte", wichtiges Argument gegen den Parallelismus von
    Denken und Sprechen 159
Wortstellung 161
Die musischen Elemente 162
    und ihre pathologische Bedeutung 163
Das Tempo und die Pausen 164
Die Zentren 166
Sprachliche Bedeutung von Gebärden 167
Differenzen der Aphasieformen in verschiedenen Sprachen, bedingt durch
    differente Bedeutung der einzelnen Sprachmittel in denselben . . 167

IV. Der Weg vom Denken zum Sprechen 169
Ablehnung der alten Lehre von der Identität von Denken und Sprechen 169
Der Weg von einem zum anderen ein etappenförmiger 170
Bedeutung seiner Aufklärung für die „psychologische Lokalisation" . 172
    und die Klinik 173
Gegensatz zur älteren Lehre von der Verbindung der Objekt- und Wort-
    vorstellungen 174
Vereinzelte Vertreter der Identitätslehre 175
Historische Hinweise auf dieselbe 177
Fehlschluß auf die mangelnde Intelligenz der Taubstummen 180

Seite
Annahme eines scharfen Parallelismus zwischen Denken und Sprechen 181
Argumente gegen einen solchen 182
Pathologische Nutzanwendung 183
Sprachpsychologische und linguistische Tatsachen gegen den Parallelismus 186
Gesetz der Ökonomie 189
Pathologische Ausblicke 192
Kritische Würdigung von B. Erdmanns Darstellung 193
Von Wundts Darstellung 197
H. Gomperz' Darstellung 198
H. Maiers Darstellung. 204
Die Würzburger Schule. H. Bühler 207
Differente Typen hinsichtlich des zeitlichen Verhältnisses von Gedanken
     und Worten 208
Logisch-gedankliche Verarbeitung, Satzform, Wortwahl 209
Das Denken begleitende Wortfragmente 210
Einsetzen des „Sprachgefühls" 212
Satzschema als „Aufgabe" 213
Andere Feststellungen der „Würzburger Schule": Das anschauungslose
     Denken 215
Die „Aufgabe" oder „Determinierende Tendenz" 216
Die „Bewußtseinslage" und „Bewußtheit" 217
Verneinendes Urteil 218
Differenter sprachlicher Ausdruck des Urteils, je nach dem Stadium in
     dem er erfolgt 219
Interjektion oder interjektioneller Ausruf. 219
Das „Impersonale" 219
Das demonstrative Urteil 220
Das kategorische Urteil 220
Bedeutung dieser Tatsachen für die psychologische Lokalisation . . . 220
„Resultierende" Bedeutung der Wörter und Sätze 221
Wenig präzise Ansichten der Linguisten 222
Formulierung Sechehayes ohne scharfe Trennung der sprachlichen
     Formulierung. 223
E. T. Owens Gedankenstruktur. 224
Priorität von Satzform gegenüber Wortfindung und Wortfügung . . 225
W. James' Anschauung von der gedanklichen und sprachlichen Formu-
     lierung. 226
Des Verfassers Zusammenfassung 227
„Gedankliche Formulierung" und deren emotiver Einschlag 229
Anhaltspunkte für eine solche. 229
Syntax der Taubstummen 229
Die Kindersprache. 230
„Messers Sphärenbewußtsein" 231
Entsprechende Anschauungen bei anderen 232
Das zeitliche Moment der „Bewußtseinslage" 232
Pathologische Analogie, die „dreamy states" von H. Jackson . . . 233
„Bewußtheit" als weitere Etappe der Vorgänge 234
„Satzschema" 235
Nachfolgende Grammatisierung der Worte 235
Bedeutung der „determinierenden Tendenz" dabei 236
Die „Einstellung" v. Kries' 236
Beispiele auch aus dem Pathologischen 237
Änderung der Einstellung je nach den Umständen 238
Die verschiedenen Ausdrucksmittel und ihre psychischen Grundlagen bei
     der Formulierung. 239
     insbesondere die Stellungnahme 240
Spezielles über jene psychischen Grundlagen 240
Das Denken in Sätzen, die „sentence-mindedness" 249

Seite

Psychologische Beweise für ihr Vorhandensein 243
Pathologische Tatsachen 244
Bisherige Ansichten in der Pathologie 246
Bedenken betr. die hier aufgestellte Reihe in der Formulierung . . . 247
Abkürzung derselben 248
Zeitliche Verschiebungen 248
Einwände 249
Auseinandersetzung mit denselben 250
Nutzanwendungen im Pathologischen 254
Kurze Andeutung des Weges vom Gesprochenen zum Verstehen . . . 257
Bedeutung des bisher festgestellten für die anatomisch-physiologischen
   Deutungsversuche 258

V. „Gesamtvorstellung" (Wundt) 260
Die psychologischen Grundlagen der Wundtschen Gesamtvorstellung
   schon bei Condillac und Degérando in voller Prägnanz nachweisbar 263
v. d. Gabelentz spricht als der erste von einer „Gesamtvorstellung" 262
Jas. Mills Darstellung (nach W. James) 265
Wundts Darstellung 266
v. Ginnekens Erklärung des Gegensatzes zwischen Wundt und James
   in Rücksicht ihrer Sprache 266
H. Gomperz' „Totalimpression" 267
O. Dittrichs „Tatbestand" 268
Des Philologen Morris Darstellung 268
Analogien in der Entwicklung der Bilderschrift 270
Das Konstruieren der „Gesamtvorstellung" aus dem Gehörten . . . 271
Einwände gegen Wundts Lehre 273
Nicht die einzige Form der gedanklichen Grundlage der Satzbildung 273
Einwand von den Satzformen 274
Nutzanwendung auf Pathologisches 275
Störung der Zusammenfassung (Komprehension) 276
Herabsetzung des Bewußtseinsumfangs bei Aphasischen 277

VI. „Innere Sprachform„ und „innere Sprache". 278
Bedeutung der „inneren Sprachform" 278
Geschichte derselben seit W. v. Humboldt 279
Ihre Dichotomie: Wortbedeutung und Satzkonstruktion 281
Martys „konstruktive innere Sprachform", diejenige, die hier in Be-
   tracht kommt 282
Wundts Auffassung der „inneren Sprachform" als Ausdruck der Denk-
   formen 284
Keine Aufklärung bezüglich der Vorgänge 285
Pathologische Ausblicke 286
Beurteilung der Intelligenz Aphasischer 287
„Innere Sprache", Langage intérieur", „Parole intérieure" 288
Endophasische Formel Saint-Pauls 289
Abgrenzung gegen die „innere Sprachform" 290
Nutzanwendung 290

Vorrede und Einleitung.

„Es ist eine bei der Entstehung einzelner Wissenschaften ganz gewöhnliche Erscheinung, daß der von dem ersten Bewußtsein des Gegenstandes ergriffene Geist sich eher in großartige luftige Konstruktionen verliere, als in die stille, bedachtsam zergliedernde Untersuchung und Erfahrung versenke. Gerade wie in der Jugend des Lebens der idealische Aufschwung und der nach dem Großen und Ganzen strebende, aber darum weniger einzelnes Tüchtige erstrebende Trieb herrscht, so scheint in der Jugend einer jeden Wissenschaft ein mehr verallgemeinender, aber schweifender Trieb zu sein, an desen Stelle erst allmählich das reichhaltige Sammeln der Erfahrungen tritt, das dann zuletzt entweder in überladener Fülle zerbricht und zerbröckelt, oder, von neuem Lebensatem durchdrungen, ein innerlich gereiftes, in sich gerundetes Dasein hervorbringt." (L. Lersch, Die Sprachphilosophie der Alten. 1840, S. I).

In dieser etwas altmodischen, aber trotz der Dürftigkeit ihrer Erklärung doch zutreffenden Darstellung vom Werdegang einer Wissenschaft spiegelt sich auch die Geschichte der Aphasielehre, wie sie im letzten Halbjahrhundert sich entwickelt hat; kaum ist noch die „Zeit der großartigen, luftigen Konstruktionen" abgeschlossen und die Gefahr „an der eigenen Fülle zu zerbrechen" charakterisiert noch immer die momentane Situation.

Mit Wernickes Wirken findet die erste Phase dieser Geschichte ihre klassische Vollendung; erst mit dem Einsetzen seines „aphasischen Symptomenkomplexes" kann von einer umfassenden Lehre gesprochen werden, denn mehr als in der Aufstellung der sensorischen Aphasie liegt seine Bedeutung in dem Zuge zum Synthetischen, zum umfassenden System, der in naturgemäßem Ausgang von dem ebenso veranlagten Meynert zu der Synthese der Psychiatrie hinüberleitet, wie sie Wernickes „Grundriß" darstellt.

Diese Geistesrichtung mit ihrer Neigung zur Beiseitesetzung des Unvollständigen und Trennenden und der so ermöglichten umfassenden Vereinheitlichung der Lehre zu einem Großen und Ganzen ist ebenso sehr die psychologische Basis, wie die Krönung jener ersten Phase der Wissenschaft, deren allgemeine, dem alten Sprachphilosophen entnommene Charakteristik wir auf die Aphasielehre übertragen konnten. Sie ist aber auch die Wurzel jener Übelstände, die Dewey in einer tiefer gehenden Studie vom Gange der Wissenschaft (Studies in logical Theories 1903, S. 11) einem besonderen Abschnitte desselben mit realistischer Prägnanz zuordnet: „Dann kommt das spekulative Stadium, eine Periode des Ratens, der Bildung und Deutung von Hypothesen,

die dann als bloße „Ideen" durchschaut und verdammt werden; es ist die
Zeit der Scheidungen und Klassifikationen, die später als reine Geistesgymnastik
erkannt werden."

Im Sinne dieser Auffassung vom naturnotwendigen Entwicklungsgange
der Wissenschaft will Verfasser auch die folgende, vielleicht zunächst etwas
zu pessimistisch erscheinende Deutung der gegenwärtigen Lage der Aphasieforschung ebenso als einen Abschluß wie als den Beginn einer neuen Phase
derselben angesehen wissen; er möchte das noch darüber zu Sagende schon
hier in dem Sinne zusammenfassen, daß er die Gesundung dieses Zustandes
ebenso sehr von einer Vertiefung der analytischen, wie von ihrer Vereinigung
mit der synthetischen Methode erhofft.

Wie viel die Vereinigung der beiden für die Wissenschaft zu leisten ver-
möchte, zeigt sich vorbildlich an dem Lebenswerke Hughlings-Jacksons,
der ihre selten harmonische Verkörperung in fast unvergleichlicher Weise dem
Betrachter vor Augen führt. Wenn trotzdem seine Arbeiten in der Aphasielehre bisher nicht jene Wirkung ausgeübt, die von ihnen zu erwarten war, so
liegt dies nicht bloß an dem geringen Umfange und der leider vielfach nur
aphoristisch gehaltenen Darstellung, die er ihr gegeben, sondern an dem unfertigen Zustande der damaligen Pathologie; sie mußte erst ein Menschenalter lang klinisch durchgearbeitet werden, um zu jener Reife zu gedeihen,
die für eine gleichmäßig synthetische wie analytische Behandlung im Sinne
der allgemeinen Lehren H. Jacksons die Basis abgeben kann.

Daß die hier zum Ausdruck gebrachte Ansicht von dem kritischen Zustande der Aphasielehre nicht etwa bloß einseitig in den von einer Neuorientierung der Forschung geleiteten Bestrebungen des Verfassers begründet ist,
zeigt ein auch nur flüchtiger Überblick über die Leistungen des letzten Jahr-
zehntes; selbst unter dem Stimulans der von P. Marie geforderten Revision
der Aphasielehre läßt sich ein wirklich durchgreifender, über lokalisatorische
Fragen hinausgehender Fortschritt nicht konstatieren; besonders drastisch
tritt das in der Äußerung eines Kritikers hervor, der anläßlich einer neuen
Monographie für den Versuch einer tiefer gehenden Reform auch einen „neuen
großen Gedanken" fordert.

Wir erleben jetzt das zweite Stadium der von Lersch charakterisierten
Entwicklung. Kritisch, ja überkritisch steht man dem in kühnem Schwunge
Erreichten gegenüber und von einer vielfach erst jetzt als notwendig erkannten
psychologischen Vertiefung der klinischen Forschung erhofft man die Überwindung des eingetretenen Stillstandes. Da erscheint es nun gelegen, daran
zu erinnern, daß solche Vertiefung nur dann recht wirksam sein kann, wenn
sie endlich einmal sich von der Beschränktheit der von den Physiologen geschaffenen und von den Pathologen einseitig fortgebildeten, ein Gemisch von
Sensationalismus und Assoziationslehre [1]) darstellenden Psychologie befreit;

---

[1]) Eben bei der Durchsicht dieser Einleitung erscheint eine von einem Fach-
psychologen vertretene Verteidigung der Assoziationspsychologie (W. Poppel-
reuter, Über die Ordnung des Vorstellungsablaufes 1913. S. A. a. Arch. f. d. ges.
Psych.) Die dort vertretenen Anschauungen haben zum Teil mit denjenigen, wie sie
in der Pathologie bisher verwertet worden, so wenig gemein, daß sich Verfasser
trotz seines obigen Widerspruches nicht abhalten lassen wird, dort, wo es ihm geeignet erscheint, auch von den in der genannten Schrift dargelegten Tatsachen und
Ansichten Gebrauch zu machen.

es muß die Ansicht zum Durchbruch kommen, daß die so eingeleitete Umgestaltung ihre Basis nicht bloß in einer umfassenden Sprachpsychologie, sondern ebenso in der reichen Fülle dessen zu suchen hat, was ihr eine nach neuen Gesichtspunkten orientierte Psychologie im allgemeinen, Sprachgeschichte, Linguistik und alle sonstigen Hilfswissenschaften als bisher noch gar nicht gewürdigten und stetig sich mehrenden Besitz seit langem schon bereit halten[1]).

Auch gegenüber dem Sensationalismus wird sich Verfasser von seinem hier später verteidigten eklektischen Standpunkte aus nicht prinzipiell völlig ablehnend verhalten (vgl. dazu Bemerkungen von Titchener, Lect. on the exp. Psychol. of the thought proc. 1909, S. 279). Das wird umso berechtigter sein, wenn wir den neueren Sensationalismus mit Titchener (l. c. S. 34) im Gegensatz zu dem älteren nur als heuristisches Prinzip gelten lassen.

Es liegt die Frage ähnlich wie auf dem Gebiete der Psychologie, wo jetzt das Verhältnis zwischen experimentellen und nichtexperimentellen Forschungsmethoden neuerlich abgewogen wird; auch im Bereiche der Sprachpathologie muß man sich klar machen, daß es nicht mehr angeht, einfach Beobachtung an Beobachtung, Zählung an Zählung zu reihen, ohne vorher die grundlegenden Begriffe, ebenso wie die Fragestellungen, die in Betracht kommen, zu entsprechender Klarheit gebracht zu haben. Das kann aber für die Sprachpathologie in befriedigender Weise nur auf der Basis alles dessen geschehen, was die Sprachpsychologie unter gleichzeitiger umfassender Berücksichtigung ihrer wissenschaftlichen Wurzeln dafür vorbereitet hat. Daß dies nie und nimmer einer noch so verfeinerten mikroskopischen Durchforschung der erkrankten Gehirne allein gelingen könne, wird noch später zu erörtern sein.

Wenn zuvor der gegenwärtige Stand der pathologischen Psychologie als eines der Hindernisse für eine gedeihliche Fortbildung der Lehre hingestellt worden, so ist auch das leicht zu begründen. Vor allem haftet der in der Aphasielehre herrschenden Psychologie jene Verdinglichung der Vorstellungen an, die sie aus der Herbartschen Psychologie übernommen und deren schädliche Nachwirkungen (man sehe „die in den Zellen niedergelegten Erinnerungsbilder“) sich noch bis in die neueste Zeit bemerkbar machen; es ist das umso auffälliger, als schon Wundt diese Verdinglichung so energisch bekämpft und seine Psychologie und neuerlich seine Sprachpsychologie vielfach den Ausgangspunkt für die Pathologen bildeten.

Fast noch mehr Schaden aber brachte der Umstand, daß die bis in die neueste Zeit im Kreise der Pathologen verwertete Psychologie einer psycho-

---

[1]) Unmittelbar nach Absendung des Manuskriptes erscheint Isserlins „Psychologische Einleitung“ im Handb. der Psychiatrie von Aschaffenburg. Es ist der erste Versuch, in wirklich umfassender Weise den Pathologen die reichen Schätze der modernen Psychologie nahe zu bringen; man darf von ihrer Verwertung einen entscheidenden Fortschritt auf dem Gebiete der Pathologie erwarten. Doch will Verfasser annehmen, daß daneben noch Raum für seine mehr ins Detail gehende, vorwiegend der Sprachpsychologie gewidmete Einzeldarstellung bleibt. Wenn übrigens eben jetzt eine allgemeine Psychopathologie aus der Feder Jaspers' angekündigt wird, des Autors, auf dessen mit den seinen gleichgeartete Bestrebungen Verfasser in dieser Einleitung Bezug nehmen konnte, so sprechen alle diese Momente gewiß für die Berechtigung der hier zum Ausdruck gebrachten Anschauungen. (Bemerkung bei der Korrektur.)

logisch vollständig unzureichenden Logik nachempfunden ist. Wenn wir von
B. Erdmann (Psychol. Grundbegr. d. Sprachphilos. S. A. aus Apophoreton
1903, S. 117) hören, daß der an J. St. Mill anknüpfenden Logik das Verständnis
für die Sprache als Funktion des Denkens verloren gegangen war, dann wird
daraus verständlich, wie ungünstig es auf die Sprachpathologie, aber auch
auf die Psychopathologie wirken mußte, daß ihre Führer gerade an jene Logik
ihre „Psychologien" anknüpften [1]). Wie schädlich das im einzelnen gewesen,
werden wir in der Darstellung der Lehre vom begrifflichen Denken sehen;
es wird sich zeigen, wie diese logisch orientierte Psychologie einen ganz falschen
Wertmesser an das Denken heranbringt, indem sie den logischen Begriff
dazu wählt an Stelle des psychologischen.

Dazu kommt noch ein anderes; von Kant ausgehend — es tritt dies
ausgesprochenermaßen in den Schriften Meynerts hervor, an den ja Wernicke angeknüpft — hatten die deutschen Aphasieforscher anscheinend auch
die Ansicht Kants akzeptiert, daß die Logik als Wissenschaft zu einem als
definitiv angesehenen Abschlusse gelangt sei; ihre Ansichten vom Begriff und
vom begrifflichen Denken hatten sie der Logik entnommen und, unbekümmert
um den Fortgang der Entwicklung, den die Logik gerade in den letzten Jahrzehnten genommen, kaum wesentlich verändert bis in die letzte Zeit festgehalten. Der bedeutendste Fortschritt im Gebiete der Logik betraf aber die
Lehre von der Begriffsbildung, und gerade an ihr, die durch die zentrale Stellung charakterisiert ist, welche die Aphasielehre dem begrifflichen Denken
eingeräumt, werden wir sehen, wie die Verdrängung des für die Pathologie
einzig brauchbaren psychologischen Begriffs durch den logischen wie ein Erb-
übel noch auf die neueste Generation der Sprachpathologen fortwirkt.

Man hat mit Recht als charakteristisch für die ungenügende Berücksichtigung der Fortschritte der Psychologie seitens der Sprachwissenschaft bemängelt, daß Delbrück in seiner Polemik gegen Wundt es als gleichgültig
erklärt, welches System der Psychologie, ob das von Herbart oder Wundt
für die Praxis der Sprachforschung verwertet werde; um so mehr hat natürlich die Sprachpathologie Veranlassung, an den tiefgehenden Wandlungen der
Psychologie nicht achtlos vorüberzugehen; und es ist sicher ein noch größerer
Mangel der Sprachpathologie, als die zuvor erwähnten, wenn sie noch bis in
die letzte Zeit auf Steinthal und die in seiner Sprachpsychologie maßgebende
Herbartsche Psychologie zurückgeht, bestenfalls an die Assoziationspsychologie anknüpft und die reichen Schätze der neuen Denkpsychologie unge-
nützt läßt.

Die vorstehenden Zeilen waren lange niedergeschrieben, als H. Liepmann, herausgefordert durch die auch hier gelegentlich später gestreiften
Vorträge Külpes und Marbes, die Stellung der Pathologen zu den Erfahrungen dieser neuen Psychologie, z. B. im Sinne einer Verteidigung zu prä-

---

[1]) Es war dieser eigentümliche methodisch von so bedenklichen Wirkungen
gefolgte Umstand allerdings nicht bloß auf die Pathologie beschränkt. Nachträglich
sehe ich, daß Wundt (Logik u. Psychologie Sep.-Abdr. S. 14) darauf hinweist, daß
„der Physiologe Helmholtz das verbreitetste Lehrbuch der Logik (J. St. Mills)
zu Hilfe nimmt, um sich über die Psychologie zu orientieren!" Vgl. hierher eine
gegensätzliche Beurteilung Mills (Titchener. Lect. on the exper. Psychol. of
Thonght-Proc. 1909, p. 212).

zisieren suchte. Da Verfasser, wie eben dargelegt, in dieser Frage einen viel schrofferen Standpunkt vertritt, nimmt er Veranlassung, diesen den Aufstellungen Liepmanns gegenüber etwas ausführlicher zu rechtfertigen. Zunächst durch den prinzipiell und wie er glaubt, besonders methodologisch wichtigen Hinweis, daß nirgends im Bereiche der psychiatrischen Disziplinen und ebenso wenig im Gebiete der Aphasielehre bisher von den Tatsachen der neueren Denkpsychologie trotz ihres jetzt ein Jahrzehnt überschreitenden Alters irgendwie Kenntnis genommen worden; die Stellungnahme Liepmanns, provoziert durch den direkten Hinweis der Vertreter jener Psychologie auf die nicht mehr zu umgehenden Nutzanwendungen im Bereiche der Medizin, ist die erste anerkennende Äußerung, der weit mehr Zeichen der Nichtbeachtung (wenn nicht Mißachtung) angereiht werden könnten [1]).

Aber noch ein zweites allgemeines Argument ist für die schroffere Stellungnahme des Verfassers maßgebend. Liepmann geht in Begründung seines Standpunktes von der bewußten Vernachlässigung des höchsten und feinsten am Psychischen aus, wie sie sich bei der Erforschung gröberer Dinge, einfacherer Tatbestände, nicht selten als heuristisch erforderlich erweist. Gewiß ist es da berechtigt, und wird insbesondere in allen deskriptiven Wissenschaften so geübt; aber überall, wo wir von der einfach deskriptiven Darstellung zur Klarlegung der Folge und Entstehung der·Erscheinungen vorwärts schreiten und die Aphasielehre hat ja diesen Weg zum Teil mit Erfolg zu beschreiten versucht, wird die Heranziehung des dort bewußt bei Seite gelassenen nicht zu umgehen sein. Solche Beiseitesetzung muß wohl eine bewußte sein, sie darf aber nicht, wie Verfasser an dem Stande der ganzen Lehre zeigt, in Nichtbeachtung oder gar prinzipieller Ablehnung begründet sein. Der Aphasieforscher muß sich der vernachlässigten Tatsachen doch immer bewußt bleiben, soll die absichtliche Beschränkung nicht zur Fessel für den Fortschritt werden; wohl stimmen wir dem Satze Liepmanns zu, daß wir als Mediziner nicht immer Phänomenologie des Bewußtseins [2]) treiben und dies den Psychologen, als den Vituosen darin, überlassen; aber die Kenntnis dieser Phänomenologie darf nicht, wie bisher, auf den kleinen Kreis der „Wissenden" beschränkt bleiben, vielmehr muß einmal den breiteren Kreisen der Mitarbeiter an den Problemen der pathologischen Psychologie der ganze Bestand jener Kenntnisse und der Nutzen, der aus ihrer Verwertung erwächst, vor Augen geführt werden. Denn selbst die Deskription der Erscheinungen wird nur in voller Kenntnis jenes Wissens die Höhe erreichen, die sie allein zum Studium des Feinsten am Psychischen geeignet macht; die Phänomenologie des pathologischen Bewußtseins bleibt aber und damit kommen wir auf den Satz Liepmanns zurück, die Sache der Psychopathologen, die Virtuosität auf diesem Gebiete muß als ihr Ziel hingestellt werden. Wenn in dieser Einleitung später auseinandergesetzt wird,

---

[1]) Daß gelegentliche in die letzte Zeit fallende Hinweise (Jaspers, Iserlin) im allgemeinen an dem Stande dieser Angelegenheit nichts ändern, ist für jeden Kenner der Situation ohne weiteres klar.

[2]) Wenn wir von dieser Phänomenologie übrigens hören, daß sie die Bewußtseinstatsachen aufstellt, ohne vorerst an ihre Erklärbarkeit zu denken und dementsprechend als eine Art propädeutischer Disziplin für die speziellere psychologische Forschung hingestellt wird (Anschütz, Arch. f. d. ges. Psych. 20. 1911, S. 443), dann wird man vielleicht sogar Bedenken tragen, das „nicht immer" Liepmanns zu unterschreiben.

daß die hier aufzuweisenden Grundlagen der Aphasielehre nicht dem zufälligen Eingreifen eines noch so bedeutenden Sprachforschers überlassen
bleiben können, so gilt das hier, wo die Pathologie im allgemeinen in Betracht
kommt, in analoger Modifikation hinsichtlich der Mitarbeit der Psychologen.

Ein weiterer Grund für die Stellung des Verfassers in dieser Frage ist
darin gegeben, daß er in der neueren Denkpsychologie nicht einen bloßen Zuwachs zu unseren bisherigen Kenntnissen und Anschauungen sehen kann,
vielmehr der Ansicht ist, daß sie revolutionierend auf unsere ganze Auffassung
von den Erscheinungen, auch den pathologischen, wirken muß; und diese Wirkung muß sich in nicht geringerem Maße auch auf die Auffassung und Deutung
der ihnen parallel gehenden anatomisch-physiologischen Vorgänge erstrecken;
daraus folgt aber die nicht mehr aufzuschiebende Nötigung des „Umlernens"
für diejenigen, die entsprechend vorbereitet an die Erforschung des Pathologischen herantreten wollen.

Noch durch einen speziellen Gesichtspunkt mnß Verfasser seine Kritik
ergänzen: Die den Pathologen bis jetzt einzig geläufige Psychologie steht noch
immer auf dem Standpunkte, daß das, was im Sprecher wie im Hörer beim
Reden und Verstehen vorgeht, restlos in einem äußerst einfach gedachten
System von Sach- und Wortvorstellungen aufgeht; weder hat sie von dem seit
mehr als einem Dezennium sich vollziehenden Umschwung der Anschauungen
bei den Psychologen Kenntnis genommen, noch beachtet, daß auch die Linguisten selbst von dieser Ansicht abzurücken beginnen. Dieser Mangel der
pathologischen Forschung geht zum Teil auf den verfehlten, aber noch immer
festgehaltenen prinzipiellen Standpunkt vom Parallelismus zwischen Denken
und Sprechen zurück; der Korrektur dieser allerdings auch von einem Teile
der Sprachpsychologen noch vertretenen Anschauung, der Darstellung der in
dieser grundlegenden Frage sich vollziehenden Wandlung wird denn auch hier
genügend Raum zu geben sein.

Die Rückständigkeit der den Pathologen geläufigen Psychologie drängt
sich auf Schritt und Tritt auf; es sei gestattet, das an einigen Beispielen des
näheren zu erläutern und an einzelnen zu zeigen, wie sich die Erscheinungen
an der Hand einer umfassenden Berücksichtigung neuerer Auffassungen deuten
lassen. Eben bei der Niederschrift dieser Zeilen liest Verfasser in einer Arbeit
über sensorische Aphasie, daß das Erkennen eines Wortes voraussetzt, „daß
in uns infolge der Wahrnehmung die akustische Vorstellung des gehörten Wortes
gleichzeitig reproduziert, in der Erinnerung wachgerufen werde."

Demgegenüber sei daran erinnert, wie scharf sich schon W. James
(Princ. of Psych. I. 1891, S. 480 f.) gegen die gewöhnliche „Vorstellungspsychologie" gekehrt, „as if the vehicle of the same thing-known must be the
same recurrent state of mind". Bagley schreibt 1900 in einer großen experimentell-psychologischen Arbeit über die Apperception des gesprochenen Satzes
(Amer. Journ. of Psych. S. 126): „Es ist jetzt allgemein zugestanden, daß
das direkte Wiedererkennen nicht notwendig die bewußte Vergleichung des
Eindruckes mit dem Erinnerungsbilde und das anschließende Urteil ‚gleich
oder verschieden' bedinge". Vier Jahre vorher aber hatte schon Bergson
in seiner damals freilich in Deutschland nicht beachteten, aber vom Verfasser
schon 1898 in den Gesichtskreis der Pathologen gerückten Schrift „Matière et
Mémoire" die deutschen Theorien persifliert, „die den Vorgang so darstellen,

wie wenn ein Satz sich aus Namen zusammensetzen würde, die die Erinnerungsbilder der Dinge hervorrufen" (l. c. S. 132). Bühler hat 1908 (s. Ber. über d. III. Kongr. f. exp. Psych. 1909, S. 105 f.) in seinem Referate über das Sprachverständnis das Unzureichende jener Lehre genügend auseinandergesetzt. In der neuen Auflage der Ebbinghausschen Grundzüge der Psychologie (II. 3. Buch, 1911, S. 232) spricht Dürr, nachdem er auseinandergesetzt, daß die alte Vorstellungspsychologie den wichtigsten Erkenntnisfunktionen nicht gerecht geworden, sein verwerfendes Urteil über die Erinnerungstheorie des „gesunden Menschenverstandes" aus, derzufolge „es sich bei allem Erinnern um ein Vergleichen zwischen Gegenwärtigem und Vergangenem handelt". Und ebenso schroff lautet das der neuesten monographischen Bearbeitung (Koffka, Z. Anal. d. Vorst. 1912, S. 279) zu entnehmende Urteil über die Vorstellungspsychologie: „Die Anschauung, daß es sich bei den Vorstellungen um Abbilder der Wahrnehmungen handelt, muß bei der weitaus größten Zahl der Fälle aufgegeben werden. Die Wahrnehmung liefert nur das Material, aus dem dann in bestimmter, den Gesetzen der Determination und Assoziation unterliegender Weise die Vorstellung jeweils entsteht. Die Eindeutigkeit der Beziehung aber ist ein Wahn, der aus philosophischem Vorurteil entsprungen, philosophische Vorurteile genährt hat [1]".

Aber auch auf anderen Gebieten der Sprachpsychologie fehlt es nicht an Tatsachen, deren Nichtbeachtung der Pathologie deshalb zur Last fällt, weil dadurch ebenso sehr prinzipielle wie im Detail bedeutsame Gesichtspunkte ihrer Nutzanwendung entzogen erscheinen.

Schon Delbrück hat in der noch mehrfach zu zitierenden Arbeit (Jenaische Zeitschr. f. Naturw. Bd. 20. 1887, S. 92) darauf aufmerksam gemacht, daß wichtige Teile des Satzes, u. a. die Pausen etwas Negatives sind, in den Lauten nicht zum Ausdruck kommen; trotzdem dieser Vortrag unmittelbar an die Adresse der Pathologen gerichtet war, hat dieser Gesichtspunkt keine Beachtung gefunden; und doch ist er so außerordentlich beachtenswert, nicht zum wenigstens deshalb, weil die Pausen nicht auch Ruhepausen für die Sprachwerkzeuge sind, sondern offenbar durch das Überwiegen gewisser Hemmungsvorgänge zustande kommen. Das ist aber für die Sprachpathologie aus verschiedenen Gründen bedeutsam; zunächst erscheinen damit Fragen der Phonetik angeschnitten, die deshalb bei den Pathologen bisher wenig Beachtung gefunden, weil dieses Gebiet im allgemeinen mit Aphasiefragen in keiner Beziehung zu stehen schien [2]); damit fällt aber eine der bisher als prinzipiell an-

---

[1]) Selbst Wundt, der noch am meisten in der Pathologie beachtet worden, lehnt die alte Vorstellung ab, „daß sich die „Ideen" wie selbständige, im ganzen unverändert bleibende Objekte durch das Bewußtsein bewegten, oder daß sie wie Dominosteine aneinandergefügt, auseinandergenommen und gelegentlich wohl auch durcheinander gerüttelt werden könnten; diese ganze Vorstellungsweise hat Schiffbruch gelitten". (In „Die Philosophie im Beginn des 20. Jahrhunderts" v. W. Windelband.) Th. V. Moore (Univ. Calif. Publ. Psychol. I, p. 173) beschreibt die Theorie „that recognition is brought about by the comparison of the present sensation with a revived mental image" als allgemein von den Psychologen verlassen.

[2]) An der zitierten Stelle (S. 93) geht Delbrück auf die Lautverwechslung Aphasischer ein, die zum Teil wenigstens gleichfalls in das Gebiet der Phonetik gehört; auch diese Anregung hat bei den Pathologen keinen Erfolg gehabt; gewiß hat dabei die an wenig zugänglicher Stelle erfolgte Publikation der Arbeit mit Anteil.

gesehenen Abgrenzungen der Aphasielehre. Wir werden dann im Kapitel über die Definition des Agr. sehen, daß gewisse syntaktische Fragen mit etymologischen Tatsachen in Beziehungen stehen, die gleichfalls bisher im Rahmen der Aphasielehre keine Beachtung gefunden hatten. Aus beiden diesen Feststellungen ergibt sich demnach die wichtige Konsequenz, daß scharfe Grenzen zwischen den verschiedenen für Aphasiefragen in Betracht kommenden oder den dafür ausgeschalteten Kapiteln der Sprachwissenschaft überall nicht gezogen werden können.

Ein zweiter Gesichtspunkt, von dem aus die Pausen als Hemmungsvorgänge pathologisch bedeutsam werden können, ist der, daß wir wissen, wie innerhalb der integrierenden Funktionen des Nervensystems solche Vorgänge eine ebenso wichtige Rolle wie die aktiven spielen und uns auch schon Erscheinungen im Bereiche der Aphasie geläufig sind, die aus der Pathologie der Hemmungen erklärt werden.

Mit der Psychologie des Tempo, der Pausen und ihnen analoger Sprachmittel berührt Delbrück Erscheinungen, die trotz dieses Hinweises von den Pathologen kaum gewürdigt worden sind; ihre Bedeutung wird in dem Kapitel von den Ausdrucksmitteln der Sprache einer einleitenden Erörterung unterzogen. Die prinzipielle Tragweite ihrer Beachtung im Rahmen der Aphasielehre wird aber ins richtige Licht gestellt, wenn wir uns klar machen, daß die Lehre von den „Erinnerungsbildern“ in dem bisher gebräuchlichen Sinne als den Trägern positiver Erscheinungen mit den Tatsachen des Tempo, der Pausen, insbesondere der letzteren als negativen Erscheinungen überhaupt nicht in Einklang gebracht werden kann. Schon dieser Gesichtspunkt böte Veranlassung zu einer Revision der bisherigen Anschauungen.

Ein nicht minder bedeutsamer Mangel der von den Pathologen benützten Psychologie ist ihre ausschließlich intellektualistische Richtung [1]), der ja auch die eben erwähnte Vernachlässigung der musischen Elemente zur Last fällt und die sich z. B. auf dem Gebiete des Agrammatismus durch ihr vollständiges Übersehen der ebenso primären affektuösen Beziehungselemente als schädlich erwies. Aber auch auf allen anderen Gebieten der Sprachpathologie ergibt sich die vollständige Unmöglichkeit, an der Hand einer rein intellektuellen Auffassung der dem Sprechen zugrunde liegenden Denkvorgänge die sprachlichen Erscheinungen entsprechend zu erfassen und ihre Deutung zu vertiefen; nur dem sachgemäßen Eingreifen H. Jacksons war es zu danken, daß das emotionale Denken in der Sprachpathologie überall nicht ganz übersehen worden [2]).

---

[1]) Wenn zuvor der Logizismus der von den Pathologen benutzten Psychologie insbesondere auf deren Abhängigkeit von J. St. Mill zurückgeführt wurde, so läßt sich ihre ausschließlich intellektualistische Richtung auf den älteren Mill zurückleiten (s. dessen „Analyse I, S. 179 ff.“).

[2]) Verfasser kann nicht umhin, in steter Würdigung desjenigen Mannes, dessen Namen in der Widmung dieses Buch ziert, hier zu zeigen, welchen tiefen Blick er bei der Behandlung allgemein pathologischer Probleme des Nervensystems in die psychologischen Begleitthemata getan. Einem Sonderabdrucke „Remarks on Evolution and Dissolution of the nerv. syst.“, die auf mehrere Jahrzehnte zurückgehen, deren Publikationsstelle wir nicht mit Sicherheit feststellen konnten (J. of ment. sc. ?) ist mit aller Deutlichkeit zu entnehmen, daß H. Jackson die Trennung der verschiedenen Bewußtseinserscheinungen nur als eine künstliche zuläßt.

Noch eines kritischen Momentes ist zu gedenken, das sich aus der Anwendung eines Analogieschlusses auf die den Pathologen geläufige Psychologie ergibt. Wenn neuerlich als einer der Vorzüge des denkpsychologischen Experimentes gegenüber der Selbstbeobachtung des Einzelnen die Reichhaltigkeit der Resultate und die dadurch korrigierte Neigung der Forscher betont wird, das, was sie an sich selbst zu finden glaubten, für allgemeine Wahrheiten zu halten, so sind in diese Kritik auch die Pathologen einzubeziehen, deren Vulgärpsychologie nicht selten auf solchen individuellen Beobachtungen aufgebaut ist. Als eines dieser pathologischen Psychologie zukommenden Charakteristikums ist der Sicherheit, ja Sorglosigkeit zu gedenken, mit der die ihr eigenen Anschauungen ausgesprochen werden und die nicht selten im umgekehrten Verhältnis zu dem steht, was wir als sicheren Erwerb davon tatsächlich besitzen. Es ist erstaunlich, mit welcher Sicherheit Theorien vorgetragen, Ansichten hingestellt werden, deren Inhalt von der neueren Psychologie als der Aufklärung erst bedürftig bezeichnet wird. Die Konsequenz, die daraus zu ziehen, ist klar; das ganze Gebiet ist neuerlich auf die Tragfähigkeit seiner psychologischen Grundlagen zu prüfen, die Mängel und Schwächen müssen festgestellt und bei der Verarbeitung des ganzen Stoffes auch gebührend beachtet werden.

Mit dem eben Erörterten steht noch ein weiterer Umstand in engem Zusammenhang; ebenso wie die Sicherheit der Darstellung gab erst recht das Schema zu der Anschauung Anlaß, daß nun alles recht schön fertig oder wenigstens die Grundzüge des Ganzen über alle Zweifel erledigt seien, daß es sich höchstens um eine Ergänzung und Ausfüllung des fertigen Rahmens handeln könne. Dem gegenüber ist dem Verfasser es nicht zum wenigsten auch darum zu tun, daß einem jeden, der sich mit einschlägigen Fragen befaßt, der Blick für das, was noch an den Problemen nicht abgetan ist, offen bleibe und nicht durch Konstruktionen der Schein der Lösung vorgetäuscht werde.

Aber nicht bloß die Rückständigkeit der in der Aphasielehre noch immer maßgebenden Psychologie verlangt dringend eine Revision, sondern auch der gewaltige Fortschritt, den die Psychologie selbst gemacht, seitdem sich jene von ihr zu einer, damals vielleicht in den Umständen gerechtfertigten, jetzt aber nicht mehr befriedigenden Selbständigkeit entwickelt; wenn dieser Zug der Abkehr damals in dem metaphysischen Charakter der Mutterpsychologie begründet gewesen sein mochte, so ist seither darin ein derartiger Wandel eingetreten, daß auch schon deshalb die Aufrechterhaltung dieser Sezession nicht mehr als gerechtfertigt anzusehen ist.

Und ähnlich wie in der Psychologie stellt sich die Situation bezüglich der Sprachwissenschaft dar; auch im Gebiete dieser hat sich in den letzten Jahrzehnten eine vollständige Umwälzung vollzogen, von der selbst neueste Darstellungen der Aphasielehre keine Kenntnis genommen und wenn es früher die Methoden und der philosophierende Standpunkt der Sprachwissenschaft erklären konnten, daß die naturwissenschaftlich orientierte Aphasielehre den Anschluß an diese mied, so hat sich auch darin eine eingreifende Wendung vollzogen.

Es soll mit diesen Ausführungen natürlich nicht gesagt sein, daß alles, was bisher einzelne Pathologen in Fragen der Sprachpsychologie produziert, unzutreffend oder ungenügend sei; werden wir doch selbst vielfach an solche

Darstellungen anknüpfen; aber es entspricht doch gewiß das bisher im allgemeinen geübte Verfahren der Nichtbeachtung des von den Hilfswissenschaften
Geleisteten nicht den Regeln der Wissenschaftslehre, wie sie sonst auf allen
Gebieten, auch auf dem der Pathologie, geübt werden. Es ist gewiß richtig,
wenn z. B. H. Sachs (Gehirn und Sprache 1903, S. 63) in seiner allgemeinen
Darstellung im Hinblick auf die Präpositionen und Bindewörter sagt, daß
hier besondere Eigentümlichkeiten der Sprache vorzuliegen scheinen, welche bestimmte geistige Beziehungen der Begriffe darstellen. Man hätte nun erwarten
müssen, daß in speziellen, diese Dinge tangierenden pathologischen Fragen
der ganze Umkreis der darüber Aufschluß versprechenden Wissenschaften
durchforscht worden wäre; das ist aber nicht geschehen, trotzdem Sachs
selbst (l. c. 64) in äußerst scharfsinniger Weise die Schwierigkeiten erfaßt
hat, die der Assoziationspsychologie gerade aus der hier berührten Frage erwachsen müssen.

Das gleiche ließe sich noch an mancher feinsinnigen Bemerkung auch
anderer Sprachpathologen erweisen und wird im speziellen Teil darauf zurückzukommen sein; an der eben dargelegten Situation der Aphasielehre hat das
aber nichts geändert, da es zu einer Ausarbeitung solcher oft aussichtsreicher
Ansätze nicht gekommen [1]).

Sich selbständig, wie das in der letzten Generation der Pathologen so
beliebt war [2]), ein System der psychischen Vorgänge zum Zwecke anatomisch-
physiologischen Verständnisses derselben beiläufig zu zimmern — auch jetzt
noch bringt fast jedes Jahr einen solchen Versuch — mag ja bequemer erscheinen, als sich alles dazu Gehörige erst umständlich aus den Grenzgebieten
herauszuholen; welches Verfahren das richtige, der Wissenschaftslehre und
dem Entwicklungsgange der Wissenschaft entsprechendere ist, darüber kann
aber kein Zweifel obwalten; auch das Unökonomische eines solchen Wissenschaftsbetriebes braucht nicht erwiesen zu werden. Noch ein neuester Autor
auf unserem Gebiete, der selbst in schärfster Weise die Unzulänglichkeit der
in der Aphasielehre zu Worte kommenden Psychologie geißelt, Pelz (Z. f.
d. ges. Neur. u. Psych. XI. S. 110 ff.) macht abermals einen fast als selbständig zu bezeichnenden, vielfach recht gelungenen Versuch — nur an der
Lippsschen Psychologie sucht er Anknüpfung — Licht in die für die Aphasielehre grundlegenden Beziehungen zwischen Denken und Sprechen zu bringen,

---

[1]) Es klingt wie eine dem Verfasser allerdings erst nachträglich bekannt
gewordene Bestätigung des hier von einem Pathologen für die Pathologen dargelegten
Standpunktes, wenn Liebmann (Z. Anal. d. Wirkl. Aufl. 1911, l. c. S. 463), nachdem
er die Ungeheuerlichkeit der „Kästchentheorie" gegeißelt, die Pathologen apostro-
phiert: „Darum muß ich im Voraus künftigen Ausarbeitern ähnlicher Hypothesen
die meinige zurufen, daß sie doch ja dem Studium der Psychologie und den unerbitt-
lichen Anforderungen der Logik denjenigen Grad von Aufmerksamkeit widmen
möchten, ohne den auf diesem Gebiete etwas einigermaßen Zulängliches niemals
zustande gebracht werden kann".

[2]) Nur selten freilich finden wir das Zugeständnis ausgesprochen wie bei
v. Monakow (Ergebn. d. Phys. VI, 1907, S. 384) „daß wir uns auf die üblichen,
vorwiegend durch die Selbstbeobachtung gewonnenen psychologischen Begriffe,
die mehr oder weniger konventionelle sind, stützen". Diese letzte Bezeichnung setzt
das, was zuvor von der notwendigen Korrektur der Selbstbeobachtung durch das
denkpsychologische Experiment gesagt worden, ins richtige Licht.

ohne auch nur halbwegs zureichend Umschau in jenen Gebieten zu halten, deren reichliche Resultate gewiß auch dabei sich hilfreich erwiesen hätten.

Die vorliegende Schrift stellt den Versuch des Verfassers dar, von einem kleinen Kapitel der Aphasielehre aus zu zeigen, welcher Nutzen für die gesamte Sprachpathologie aus den Hilfswissenschaften zu schöpfen ist, welche Fülle von Licht sich über eines der dunkelsten Gebiete derselben verbreitet, wenn alles das, was jene bereit halten, endlich einmal auch in entsprechendem Umfange ausgenützt wird.

Daß dieser Versuch dem kürzlich erfolgten Hinweise Heilbronners (Handb. d. Neurol. I. 1910, S. 1006) auf die Notwendigkeit der Heranziehung von Sprachphilosophie und vergleichender Sprachforschung nicht etwa nachhinkt, erhellt aus der ganzen Forschungsrichtung des Autors, die sich seit vielen Jahren in den hier zu breiterer Entfaltung gekommenen Bahnen bewegt; es bedarf dazu außerdem wohl nur des Hinweises auf die Fülle des mehr oder weniger ausführlich zur Darstellung Gebrachten, das ersichtlich langjährige Sammelarbeit erforderte.

Wenn in dieser Schrift anscheinend im Gegensatze zu der von Heilbronner gebrauchten Bezeichnung meist die der Sprachpsychologie benutzt wird, so sei zur Vermeidung von Mißverständnissen dem gleich hier die entsprechende Erklärung beigegeben. Marty (Unters. z. Grundlegung etc. 1908, S. 21) umgrenzt die Sprachphilosophie als „die theoretische Erforschung der Funktion oder Bedeutung der Sprachmittel, sowie des Psychischen, das, ohne selbst zur Bedeutung zu gehören, bei der Erweckung derselben und beim Zustandekommen der Verständigung beteiligt ist"; in diesem Rahmen ist all das umschrieben, was auf pathologischem Gebiete die Lehre von den Aphasien darstellt, und was dementsprechend die Basis für eine sachlich begründete Sprachpathologie bilden muß; wenn Verfasser trotzdem meist die Bezeichnung Sprachpsychologie gebraucht, so geschieht es in besonderer Hervorhebung des psychologischen Standpunktes, den übrigens Marty selbst (l. c. S. 6) ja teilt; vielleicht daß auch die Rücksicht auf die alteingewurzelte Abneigung der Pathologen gegen alles Philosophische dabei eine Rolle gespielt.

Man wird es auch ohne besondere Erklärung seitens des Verfassers verstehen, wie sich aus seinen älteren Bestrebungen, die Pathologen durch das in klinischer Einzeldarstellung gegebene Beispiel für die psychologische Vertiefung der Aphasielehre zu gewinnen, allmählich der Versuch herauskristallisierte, ihnen die theoretischen Grundlagen für eine auf solche Weise zu erzielende Neugestaltung der ganzen Lehre in umfassenderem Maße vor Augen zu führen.

Er legt auch Gewicht auf den Hinweis, daß die vorliegende Einleitung lange vor dem Erscheinen der Arbeit von Külpe (Zeitschr. f. d. Pathopsych. I. 1912, S. 187) in ihren prinzipiellen wesentlichen Teilen niedergeschrieben war, und die da und dort auf diese Arbeit bezüglichen Bemerkungen bei nachträglicher Umarbeitung eingeschaltet sind; man kann mit Sicherheit von Külpes Schrift und ebenso von dem seither erschienenen, ähnliche Zwecke verfolgenden Referate Marbes (Fortschr. d. Psych. I) einen entscheidenden Impuls zu einer Reform der pathologischen Psychologie erhoffen [1]) und Verfasser darf es mit

---

[1]) Einer ersten „Reaktion" in dieser Richtung ist ja schon zuvor gedacht worden.

Befriedigung hervorheben, das ein Gutteil seiner Bestrebungen, mehr Psychologie und zwar modernste, gerade in die Grenzgebiete der Psychiatrie und Neurologie hineinzutragen, jetzt eine Würdigung von so autoritativer Seite erfährt. Trotzdem hält er die vorliegende Arbeit für durchaus am Platze, weil sie für das engere Gebiet der Sprachpsychologie den ganzen Umkreis des für die Pathologen Wissenswerten durchmessen und auf seine Verwertbarkeit für Fragen der Pathologie selbst prüfen oder zur Prüfung empfehlen will.

Aber noch ein zweiter Gesichtspunkt schließt sich unmittelbar an das eben Gesagte. Immer und immer wieder hat man die Tatsache zu verzeichnen, daß ein Pathologe in Fortbildung der ihm geläufigen Psychologie einzelne Erscheinungen oder Teilgebiete der Aphasielehre weiter ausarbeitet und mit bestimmten, gelegentlich sogar nicht ganz neuen Namen belegt, und diese wieder von anderen, ohne genügende Bedachtnahme auf schon in der neueren Psychologie Vorhandenes aufgenommen und selbständig weiter entwickelt werden. Diese Inzucht tritt zuweilen in so unverhüllter Form auf, daß man sich billig dabei fragen muß, ob denn wirklich eine andere Psychologie als diejenige, welche sich in den Generationen der Neurologen fortgeerbt (natürlich verbessert), überall nicht existiert. So, wenn neuerlich ein Autor in der Erörterung der „psychischen Elemente" bei Gall beginnend, die Reihenfolge über Wernicke, Storch und Kleist zu seinen eigenen Ansichten weiterführt. Das muß aber umso mehr überraschen, als die Arbeiten des Autors auf anderen Gebieten von eingehender Beschäftigung mit Psychologie Zeugnis geben.

Es widerspricht jedem geregelten Wissenschaftsbetriebe, sich blind für die Fülle dessen, was die Hilfswissenschaften Jahr für Jahr und im letzten Jahrzehnt in kaum mehr zu verfolgendem Umfange erarbeitet, in einseitiger Betrachtung auf das im eigenen Gebiete zutage Geförderte zu beschränken; durch die Eröffnung dieses Bannkreises wird erst die Fülle der Probleme offenbar, die die bisher in der Pathologie verwertete Psychologie überhaupt nicht als vorhanden erkennen ließ [1]).

Tritt man von einer so einseitig fortgebildeten Forschung an den breiten Strom der zeitgenössischen Psychologie, so überzeugt man sich oft, daß es entweder schon bekannte Dinge sind, die da geboten werden, oder solche, die sich leicht in das schon Bekannte hätten eingliedern lassen. Daß mit dem Nachweis solcher Verhältnisse für das Ganze viel gewonnen, auch schon die Zersplitterung, die notwendig mit einer solchen Arbeitsweise verbunden ist, verhütet wird, ist leicht ersichtlich und soll auch zur Rechtfertigung des vorliegenden Versuches dienen; Verfasser legt gerade auf die Korrektur solcher Zusammenhanglosigkeit, des „Aneinandervorbeiphilosophierens" auf den zu gemeinsamer Arbeit angewiesenen Gebieten nicht geringes Gewicht für den Fortgang der Forschung.

Benno Erdmann erklärt es 1896 aus dem ungenügenden Stand der Sprachpsychologie, „daß selbst hervorragende Psychiater Belehrung für die

---

[1]) Die vorangehenden polemischen Erörterungen haben vorwiegend den Stand der deutschen Aphasielehre zur Grundlage genommen; es war das auch natürlich, weil insbesondere ihre psychologische Vertiefung ganz vorwiegend in Deutschland gepflegt worden; aber das, was diesbezüglich hier gesagt ist, gilt im wesentlichen auch für die anderssprachige Literatur soweit sie sich mit ähnlichen Fragen befaßt hat.

Deutung der aphasischen Störungen auch da nicht gesucht haben, wo solche
Belehrung fördernd gewesen wäre". Seither ist das in Deutschland etwas besser
geworden; wenn jedoch neuerlich von französischer Seite nicht bloß den schematischen Darstellungen der Kampf erklärt worden, sondern auch wieder
alles in Frage gestellt werden soll, was auf dem der Pathologie mit der Sprachpsychologie gemeinsamen Boden erreicht worden, so hofft Verfasser, daß diese
Wellenbewegung nach der entgegengesetzten Seite recht bald ihre Korrektur
finden wird.

Sieht man übrigens näher zu, dann zeigt sich leicht, daß der Abschluß
der Sprachpathologie nicht bloß in der Abneigung gegen die Philosophie begründet ist; denn auch durchaus naturwissenschaftlich und experimentell
orientierte Hilfswissenschaften sind der gleichen Nichtbeachtung verfallen;
nirgends z. B. erscheint auch nur ein Ansatz zur Berücksichtigung dessen,
was die Phonologie oder experimentelle Phonetik bezüglich der „Phoneme"
als der letzten phonetischen Einheiten festgestellt und dem gegenüber ein
starres Festhalten an der alten auch von den Linguisten verlassenen Lehre
von der Zusammensetzung der Worte aus Buchstaben [1]). Dasselbe gilt z. T.
auch von der Annahme, daß der Satz aus Worten zusammengesetzt ist, während
ganz abgesehen von den für die Einheit des Satzes nachweisbaren sprachpsychologischen Tatsachen, gerade die Phonetik für die letztere Ansicht spricht,
so daß einzelne Phonetiker die Realität des Wortes überall anzweifeln.

Nach all dem Gesagten fällt ein nicht geringer Teil dessen, was die vorliegende Schrift leisten soll, mit der Kritik der in der Aphasielehre bisher verwerteten psychologischen Begriffe zusammen; wenn Verfasser der Einseitigkeit dieser einen nicht geringen Anteil an der Stockung der Aphasielehre zu-
mißt, so glaubt er durch solche Kritik ihrer Fortentwicklung einen besseren
Dienst erwiesen zu haben, als mit dem unmöglichen Versuche mancher anderer
Neurologen, aus der Lehre von der Aphasie die Psychologie ganz auszu-
merzen.

Doch muß Verfasser gleich hier eines Umstandes gedenken, den er bei
der Würdigung des vorliegenden Versuches, einen Überblick über den gegenwärtigen Stand der für Zwecke der Pathologie verwertbaren Sprachpsychologie zu bieten, nicht unbeachtet sehen möchte. Analog einer von O. Dittrich für seine „Grundzüge der Sprachpsychologie" gegebenen Motivierung
soll durch die vorliegende Schrift bei den Sprachpathologen „die nachhaltende
Überzeugung erweckt werden, daß für eine möglichst gründliche Behandlung
der speziellen sprachpathologischen Probleme ein nicht unbedeutendes Maß
von Wissen um Dinge nötig ist, die oft gerade den einsichtigsten unter ihnen
heute noch ziemlich oder sehr fernab vom Objekte ihrer Wissenschaft zu liegen

---

[1]) Nur als Gegenstück zu der bisher in der Pathologie ausschließlich maßgebenden synthetischen Auffassung dieser Fragen sei hier die Ansicht eines Linguisten
modernster Richtung hierher gesetzt, soweit sie sich auf die Zusammensetzung
des Wortes bezieht. Über die Zerlegung des Satzes in Worte und die angebliche
Selbständigkeit der Wörter siehe bei ihm (l. c. p. 27 ff.) „It must, however, be remem-
bered that the single sound as such has no independent existence, that it never
enters into the consciousness of the speaker, but that it exists only as a part of a
sound complex which conveys a definite meaning" . . . . . . „that the single pho-
netic elements become conscious to us only as a result of analysis". (Fr. Boas.
Handb. of Am. Ind. Lang. 1911, p. 23).

scheinen." Wenn aber derselbe Autor davon die Notwendigkeit ableitet, diesem
Teile seines Werkes den Charakter eines Handbuches zu geben, so wollte Verfasser schon in dem Titel der Schrift angedeutet haben, daß ihm diese Form
widerstrebt; ebensosehr des unfertigen Zustandes der herangezogenen Disziplinen wegen, die einer den vorliegenden Zwecken entsprechenden Synthese
noch ganz unzugänglich erscheinen [1]), wie seiner ganzen Arbeitsmethode nach;
nicht ein Handbuch sollte geschaffen werden, wo jeder für jedes sich Rats erholen könnte, sondern eine in ihrem ersten Teile aufklärende und hinweisende
Darstellung dessen, was bisher in der Sprachpathologie nicht verwertet worden,
und dessen Verwertung durch den zweiten Teil als auch praktisch erfolgreich
erwiesen werden soll. Noch weniger ist es natürlich der Zweck der vorliegenden
Arbeit, eine irgendwie zusammenfassende Darstellung der bisherigen Bestrebungen zu einem Verständnis der aphasischen Erscheinungen zu geben; überall,
wo darauf eingegangen wird, handelt es sich nur darum, das neue der Sprachpsychologie zu Entnehmende, dem alten Bestande einzufügen und kritisch bei
der Verwertung des Letzteren auszunützen. —

Die monographische Darstellung eines Themas wie der Agrammatismus,
dem unser bestes Lehrbuch der Neurologie nicht viel mehr als drei Zeilen
widmet, das auch sonst selbst in umfassenden Darstellungen der Aphasie
nur gelegentlich gestreift wird, bedarf, auch wenn sie nur zum Ausgangspunkt
einer weiter ausgreifenden Darstellung gewählt ist, der Rechtfertigung; eine
solche wird die ganze Schrift bilden, aber es sollen doch schon hier einige zusammenfassende Bemerkungen darüber vorgebracht werden.

Die geringe Wertschätzung des Agrammatismus stützt sich auf anscheinend gewichtige Argumente: auf die Seltenheit der Erscheinung, die geringe
Bedeutung, die ihr als Krankheit zukommt und endlich die behauptetermaßen
noch immer kontroverse Lokalisation desselben; das letztere Moment wiegt
um so schwerer, als daran die Konsequenz geknüpft wurde, daß demnach dem
Agrammatismus eine lokalisatorische Bedeutung überall nicht zukomme.

Durch diese scheinbar zutreffenden Momente wird die Frage des Agrammatismus zu einer rein akademischen gestempelt, für die man jetzt umso weniger
übrig hat, als bisher auch jede Erörterung darüber aussteht, daß sie selbst
innerhalb des Rahmens rein theoretischer Fragen irgendwelche Bedeutung,
sei es auf ärztlichem, sei es auf irgend einem anderen Gebiete, habe. Der Nachweis für die Berechtigung der vorliegenden Schrift wird sich im speziellen demnach zunächst mit der Widerlegung dieser anscheinend recht schwerwiegenden
Beweise zu befassen haben, welcher Widerlegung gegebenen Falles noch alles
das anzuschließen wäre, was an positiven Tatsachen für eine größere Wertung
des Agrammatismus angeführt werden könnte.

Was die Häufigkeit betrifft, so scheint dem flüchtigen Überblick der
Agrammatismus als Krankheitserscheinung und namentlich abgetrennt von
den anderen aphasischen Erscheinungen allerdings recht selten zur Beobachtung zu kommen; aber diese relative Seltenheit ist doch keine derartige, wie
es zunächst den Anschein hat, vielmehr kann auf Grund der Kasuistik mit
Sicherheit vorausgesagt werden, daß, wenn die Aufmerksamkeit einmal darauf

---

[1]) Diesem Umstande dürfte es auch zuzuschreiben sein, daß dem 1. Bande
der Dittrichschen Grundzüge ein zweiter, der den Pathologen aufs Höchste er-
wünscht sein müßte, bisher nicht gefolgt ist.

gelenkt, sich die Zahl der hierher gehörigen Beobachtungen gewiß noch beträchtlich erweitern wird.

Es würde auch dem tieferen Zusammenhange der Tatsachen nicht entsprechen, wollte man das Studium des Agrammatismus auf die durch grobe Hirnerkrankung zustande gekommenen Formen beschränken. Den Leitfaden zur Beseitigung einer solchen Anschauung bietet der vom Verfasser seit jeher verfochtene Satz, daß jeder durch organische Veränderung bedingten Funktionsstörung auch eine gleichgestaltete besondere funktionelle, also in ihrer anatomischen Grundlage nicht nachweisbare Störung entsprechen müsse; gilt das natürlich von vorneherein für die im Rahmen der funktionellen aphasischen Störungen zur Beobachtung kommenden Erscheinungen von Agrammatismus, so erweitert sich das Gebiet dieser Formen, wenn wir das breite Feld der psychischen Störungen heranziehen. Die große Rolle, welche die begleitenden Änderungen der Sprache bei diesen spielen, lassen es als nicht unwahrscheinlich vermuten, daß auch hier Erscheinungen von Agrammatismus nicht fehlen dürften und bei näherem Zusehen überzeugt man sich bald nicht bloß von der Häufigkeit solcher, sondern vor allem davon, daß gerade diese Fälle uns den Wegweiser zur Aufhellung mancher über diesem Gebiete schwebenden Dunkelheit bieten werden.

Der Kreis der dazu gehörigen Tatsachen wächst aber noch mehr, wenn wir die geistigen Defektzustände in Betracht ziehen; größer noch als auf allen anderen Gebieten der Psychopathologie ist bei diesen die Bedeutung der Sprache, deren Wertung sich schon darin ausprägt, daß man, irregeführt durch die Ansicht von der vermeintlichen Identität von Sprache und Denken, eine Zeitlang die Sprachentwicklung als Maß der geistigen Entwicklung ansehen wollte. Es wird sich zeigen, daß die jetzt wohl als verlassen zu bezeichnende Identitätslehre auch in ihrer modifizierten Form als Parallelismus des Denkens und Sprechens nicht als zutreffend erachtet werden kann; aber das nimmt natürlich der Bewertung der durch Hemmung der geistigen Entwicklung oder parallel mit ihr zustande gekommenen Sprachdefekte nichts von ihrer Bedeutung. Innerhalb dieser letzteren nimmt nun auch der Agrammatismus seinen Platz ein, dessen theoretische Bedeutung dadurch ins volle Licht gerückt wird, daß er direkt zu dem im wahren Sinne des Wortes nativen Agrammatismus hinüberleitet, der als normal ein besonderes Stadium in der Sprachentwicklung des Kindes darstellt.

Wenn Wernicke seinerzeit die Vernachlässigung der „Merkwürdigkeiten" im Gebiete der Aphasie nicht nur für zulässig, sondern direkt für geboten erachtete, so konnte das im Sinne seiner synthetischen Forschungsmethode für jene erste Phase der Aphasielehre sehr wohl gebilligt werden; man wird sich aber niemals verhehlen dürfen, daß gerade in den Merkwürdigkeiten der Grenzgebiete, und der Agrammatismus stellt vorläufig für viele eine solche dar, auch die Ansätze zu weiter fortschreitender Forschung gegeben sind, die Fortschritte der Wissenschaften sich gerade in diesen Grenzgebieten vollziehen. An Parallelen dazu in anderen Gebieten der Neurologie fehlt es nicht; sie wären leichtlich noch im Gesichtskreise der jetzt lebenden Generation nachzuweisen.

Scheint uns durch die vorstehenden Ausführungen das auf zahlenmäßige Erwägungen gestützte Motiv für die geringe Würdigung des Agrammatismus als Objekt sprachpathologischen Studiums widerlegt, so wird sich auch gegen das zweite, in der gleichen Richtung verwertete Argument, die geringe Bedeutung der Erscheinungen des Agrammatismus als Krankheit, leicht manches Stichhaltige einwenden lassen. Zunächst der allgemeine Erfahrungssatz, daß es kaum ein Symptom auch im Gebiete somatischer Störungen gibt, das bei fortgesetzter Beachtung und so vertiefter Betrachtung sich nicht diagnostisch und insbesondere prognostisch als bedeutsam erweisen würde. In viel höherem Maße gilt das für die Symptomatologie der Zerebralerkrankungen; hier die ganze Verfeinerung der Diagnostik der letzten Jahrzehnte nach der Seite zunehmend größerer Würdigung feinerer und feinster Symptome gegenüber den zunächst ins Auge fallenden groben Störungen darzulegen, hieße die Geschichte wichtiger Kapitel der Neurologie wiedergeben zu wollen; daß das gleiche auch für den Agrammatismus erweislich, bildet einen der Hauptgesichtspunkte der vorliegenden Schrift.

Gewiß tritt die Frage des Agrammatismus an klinischer Bedeutung hinter vielen anderen Punkten der Aphasielehre zurück; wenn ihr trotzdem eine so ausführliche Darstellung gewidmet wird, so rechtfertigt sich dies durch die Darlegungen der vorliegenden Schrift, die alle darauf hinauslaufen, daß der Agrammatismus eben nicht bloß eine „Merkwürdigkeit" im Bereiche der Aphasielehre darstellt; es wird sich vielmehr zeigen, daß der Prozeß der grammatisch-syntaktischen Formulierung, als dessen Störung sich der Agrammatismus darstellt, die Brücke oder, schärfer formuliert, ein ganz bestimmtes Stück einer solchen zwischen psychischer Konzeption und sprachlicher Entäußerung der Rede bildet; damit tritt aber der Agrammatismus gleichsam in den Mittelpunkt der Aphasielehre. So wird es sich dann auch nicht als Zufall darstellen, wenn Verfasser in der Weiterführung des Wernickeschen Versuches, von der Aphasie her tiefer in das Dunkel der psychischen Vorgänge einzudringen, gerade den Agrammatismus als die dazu geeignetste Einfallspforte zum Gegenstand einer darauf bezüglichen Studie gemacht hat; es wird sich dann auch zeigen, wie von diesem Zentralpunkte aus eine organische Verbindung mit und zwischen den übrigen Aphasieformen sich leicht wird herstellen lassen.

Was endlich das dritte Argument, die Widersprüche bezüglich der Lokalisation des Agrammatismus und die daraus gezogene Konsequenz von seiner lokalisatorischen Bedeutungslosigkeit betrifft, so werden sich auch diese als nicht zutreffend erweisen. Vorerst wird sich zeigen lassen, daß jene Widersprüche nicht auf grundsätzlichen Differenzen beruhen und die einander als gleichartig gegenübergestellten Formen des Agrammatismus sich als klinisch differente darstellen, zu einem Nebeneinander sich vereinigen lassen und einer einheitlichen Lokalisation des echten Agrammatismus nicht widerstreben.

Man hat, um das hier kurz zu skizzieren, der vom Verfasser festgehaltenen Lokalisation des Agrammatismus im Schläfelappen ähnliche Erscheinungen entgegengestellt, die für dessen Lokalisation in Stirnlappen sprechen. Verfasser wird in dieser Schrift den Nachweis führen, daß es sich in diesen letzteren Fällen nicht um einen primären, echten Agrammatismus handelt, daß vielmehr durch andere primäre Störungen sekundär Erscheinungen zustande kommen, die mit den echten agrammatischen eine weitgehende Ähnlichkeit aufweisen; es wird sich zeigen, daß die angenommene vollständige Gleichheit nur eine scheinbare ist, die durch Außerachtlassung insbesondere des Tempos der Rede vorgetäuscht wird, und daß diese Differenz auf dem Papiere natürlich überhaupt nicht zum Ausdruck kommt, wenn, wie so häufig, jenes Moment nicht besonders hervorgehoben wird. Damit ist natürlich auch die aus der scheinbaren Mehrörtlichkeit des Sitzes der Läsion für den Agrammatismus gezogene Konsequenz von seiner lokalisatorischen Bedeutungslosigkeit grundsätzlich beseitigt.

Gleichzeitig erscheint aber im allgemeinen den gegen die Wichtigkeit des Agrammatismus gerichteten Einwänden der Boden entzogen, denn nicht die praktischen Gesichtspunkte der Lokalisation werden in erster Linie seine Bedeutung ausmachen, sondern das, was sich ihr vor allem theoretisch entnehmen läßt; welche zentrale Stellung aber dem Agrammatismus gerade in dieser Richtung zukommt, ist zuvor schon kurz angedeutet worden. Wenn neuestens Pelz (Z. f. d. ges. Neur. u. Phych. XI, S. 134) als Maßstab für die Intaktheit des Spontansprechens die Intaktheit der für die Rede gesetzmäßigen und notwendigen formalen Ordnung in erste Linie stellt, so rückt auch damit der Agrammatismus, den Pelz als Störung eben dieser Ordnung definiert, in die erste Linie unter den aphasischen Sprachstörungen.

Gewiß ist es richtig, daß der Agrammatismus vorläufig wenigstens in der Klinik der Aphasie keine wesentliche Rolle spielt; aber das schließt nicht aus, daß, wie der Verfasser zu zeigen versuchen wird, diesem scheinbar so unbedeutenden Kapitel jener Lehre nicht nur für eine Reihe der wichtigsten Fragen der Sprachpsychologie und -Pathologie eine alles übrige weit überragende Bedeutung zukommt, sondern auch wichtige Fortschritte der Aphasielehre im allgemeinen sich an eine Fortbildung im Studium der als Agrammatismus zusammengefaßten Störungen knüpfen lassen.

Wir werden hören, wie in der Sprachpsychologie der Satz erst das den Zwecken sprachlicher Mitteilung entsprechende Produkt darstellt, und demnach wie in der Norm, ebenso natürlich auch im Pathologischen, alles, was im Sprechakt mitwirkt, sich als zweckförderndes Glied bei der Bildung des Satzes darstellt, und daraus ergibt sich, daß es wenige Fragen der Aphasielehre gibt, zu denen infolgedessen von diesem zentralen Elemente, dem Satze, und seiner Pathologie, dem Agrammatismus, aus nicht Stellung genommen werden könnte, ja müßte.

Man hat es immer als einen genialen Gedanken angesehen, daß Wernicke dachte, durch das Verständnis der aphasischen Sprachstörungen Licht auf die damit verbundenen geistigen Vorgänge und dadurch auch auf die übrige Psyche geworfen zu sehen; der Gedanke lag allerdings damals in der Luft [1]), aber es war Wernicke und seiner Schule vorbehalten, auch die daran geknüpften Hoffnungen in reichem Maße selbst zu erfüllen. Das wird auch von den Psychologen willig anerkannt und der Amerikaner Woodworth (Journ. of Phil., Psych. etc. 1907, S. 175) sagt noch kürzlich, daß, was wir an präzisem Wissen vom Zusammenhange zwischen Hirnfunktion und psychischen Vorgängen unser nennen, vorwiegend dem Studium der Aphasie und ähnlicher Funktionsdefekte zu verdanken ist.

Heilbronner freilich spricht sich neuerlich (Münch. med. Wochen-

---

[1]) Fourni é (Essai de Psychol. 1877, p. 293): „La parole est la seule ouverture, qui laisse pénétrer l'œil du physiologiste dans la vie cérébrale".

schr. 1911, Nr. 16, S. 133 S. A.) und auch seither noch in seinen zusammenfassenden Darstellungen der Aphasielehre über Wernickes Gedanken wesentlich skeptischer aus und sagt, „daß uns die Beschäftigung mit den aphasischen
Erscheinungen wirkliche Einsicht in das Verhältnis zwischen Physischem und
Psychischem verschaffen werde, läßt sich nicht aufrecht erhalten". Sollte das
tatsächlich Wernickes Gedanke gewesen sein, dann hat freilich schon Claude
Bernard die Widerlegung vorweg genommen und der Kampf, den Mach
gegen die Metaphysik in der Physik vorbildlich für die übrigen Erfahrungswissenschaften geführt, das Problem ins richtige Licht gestellt. Aber selbst
wenn man der Ansicht Machs von der Nichtigkeit des Problems nicht ganz
zustimmen sollte, ist es dem Erachten des Verfassers nach mehr eine Frage
des Temperaments, ob man sich mit dem Erreichten zufrieden gibt oder aus
dem langsamen Gange des Fortschrittes etwa für die Zukunft die Aussichtslosigkeit des Strebens ableitet; die Enttäuschung in Rücksicht der erhofften
Erfolge des Wernickeschen Versuches ist nicht zum wenigsten in einer begreiflichen, aber nicht gerechtfertigten Ungeduld begründet. Man betrachte
doch die Langsamkeit und Geringfügigkeit der Erfolge analoger Bestrebungen
auf dem Gebiete der Sinnespsychologie, das im Hinblick auf den hohen Stand
seiner Methoden doch gewiß ein rascheres Vorschreiten unserer Erkenntnis
hätte erwarten lassen; man sehe zu, wie bescheiden ein Astronom von den
bisherigen, doch sonst als vorbildlich angesehenen Erfolgen seiner Wissenschaft gegenüber der Fülle des bis jetzt Unbekannten spricht[1]); man messe
endlich an den exakten Methoden der Astronomie die Schwierigkeiten des
Einblickes in die Zusammenhänge psychischer und Hirnfunktionen und man
wird zugeben müssen, daß die skeptische Beurteilung der Gegenwart, wie die
schier verzweifelte Prognose bezüglich der Zukunft durch nichts gerechtfertigt sind.

Aber bei aller Würdigung der Fortschritte auf dem von Wernicke vorgezeichneten Wege kann man sich dem Eindrucke nicht entziehen, daß die
bisher geübte Methode, sich aus einer Kombination von Hirnpathologie und
notdürftig selbst zurecht gezimmerter Psychologie ein anfänglich noch zureichendes[2]) hypothetisches Gerüste für einschlägige Forschungen zu bauen,
sehr bald zu schematischer Erstarrung führen mußte und tatsächlich geführt hat.

Die Aphasielehre war später in den gleichen Fehler verfallen, der auch
die Vermögenspsychologie als Wissenschaft schließlich unbrauchbar gemacht
hat[3]); sie unterließ eine Analyse der Tatsachen und indem sie dadurch die Auf-

---

[1]) „Science has only dealt so far with the easy records and that the genuine
hard work is to come"; „the vast hordes of dusky possibilities of which we are beginning to catch glimpses must yield. The fight may seem and no doubt is, without
end". (H. H. Turner, Address to the math. and phys. section. Brit. Ass. f. Adv.
of Sc. Porthmouth 1911, Rep. p. 8 et 15.)

[2]) Mit dieser für einen bestimmten Zeitpunkt der Forschung ausgesprochenen
Anerkennung der Berechtigung einer solchen Psychologie will Verfasser vorwiegend
die ihr zugrunde gelegte Selbstbeobachtung als Hilfsmittel der Forschung anerkennen; er will keinen Zweifel an seiner Ansicht bestehen lassen, daß er in dieser
bei allem Fortschritt der übrigen Forschungsmethoden doch die Grundlagen unserer
Einsichten zu sehen glaubt.

[3]) Gerade im Hinblick darauf muß es als ein auch durch sein Datum historisch
bedeutsames Faktum hervorgehoben werden, daß H. Jackson in seinem berühmten

gaben einer solchen in das Sprachvermögen zurückschob, kam es zu jener Erstarrung der Zentrenlehre, die jetzt noch gelegentlich zu dem sonderbaren Resultate führt, daß nicht zu leugnende klinische Tatsachen nicht gesehen, oder wenn gesehen, deshalb nicht anerkannt werden wollen, weil sie mit der trotz allem noch immer für sacrosanct gehaltenen Lehre von den Zentren nicht in Einklang zu bringen sind. Man hatte eben schließlich ganz übersehen, was selbst den Psychologen nicht entgehen konnte, „daß die Darstellung des Zusammenwirkens solcher Zentren durch Verbindungsbahnen ein reines „Symbol" ist und mußte sich von ihnen sagen lassen, daß es kein wissenschaftlich korrektes Verfahren ist, aus solchen Schemata psychologische Behauptungen abzuleiten. (Meumann, Vorlesungen z. Einf. in d. exp. Pädagogik II, S. 267.) Man hatte in letzter Linie den wichtigsten Gesichtspunkt der neuen Wissenschaftslehre außer acht gelassen, daß die von den Tatsachen abgezogenen Gesetze nicht die Tatsachen selbst meistern können.

Gewiß hat es nicht an Warnungsrufen aus dem eigenen Lager gefehlt; so bei H. Sachs (Gehirn und Sprache 1905, S. 21), der die psychologischen Gründe für das Festhalten am Schema sehr fein dargelegt hat; aber man kann nicht sagen, daß es seither besser geworden; das erklärt sich vor allem daraus, weil an der dürftigen Psychologie, die eben in dem Schema verkörpert war, immer noch festgehalten worden. Es kann bei der Dauer der Ausarbeitung der vorliegenden Schrift und im Hinblick auf ihre speziellen Gesichtspunkte natürlich nicht wundernehmen, wenn die Kritik des Verfassers und sein Eintreten für eine Verwertung moderner Psychologie im Rahmen der Pathologie durch einzelne Tatsachen in der neuesten Literatur etwas überholt scheint; man wird aber bei aller Anerkennung solcher doch vereinzelter Anknüpfungsversuche dem hier dargelegten prinzipiellen Standpunkte seine Berechtigung nicht absprechen können.

Dazu kommt auch noch ein zweites Moment. Die Aphasielehre teilte das Schicksal der Erstarrung [1]) in und durch eine bestimmte Richtung der Forschung bemerkenswerterweise nicht bloß mit der ihr zunächst stehenden

---

Aufsatze im ersten Bande des „Brain" ausdrücklich jede Anwendung einer Vermögenstheorie auf Probleme der Aphasie direkt als unrichtig ablehnt (l. c. p. 312): „We do not mean by using the popular word power that the speechless man has lost any „faculty" of speech or propositionising; he has lost those words which serve in speech the nervous arrangements for them being destroyed. There is no „faculty" or power of speech apart from words revived or revivable in propositions". (Wir werden später sehen, inwieweit im Lichte einer funktionellen Psychologie diese Umgrenzung doch als zu eng sich darstellt).

[1]) Man wird freilich auch nicht übersehen dürfen, daß ein äußerliches Moment für den Stillstand der Aphasieforschung in der Wendung gelegen ist, welche sich in der Entwicklung der Neurologie als Ganzes vollzogen. Man hat mit Recht gesagt, daß die Aera der Lokalisation vorüber, andere, vor allem praktisch verwertbare Gesichtspunkte für die Erforschung neurologischer Probleme in den Vordergrund getreten sind; es wäre aber bedauerlich, wenn diese vor allem die praktische Verwertung betreffende Wendung doch auch auf die wissenschaftliche Erforschung der Aphasie von dauerndem Einflusse bleiben sollte. Denn Jeder, der die praktischen Gesichtspunkte etwas tiefer zu ergründen versucht, muß sich alsbald darüber klar werden, daß, um nur einen zu erwähnen, nur ein noch immer weiter getriebenes Studium der Aphasie diese erst zu jenem Stadium verfeinerter Diagnostik gelangen lassen wird, von dem aus sie mehr wird sein können als ein interessantes Kapitel der Neurologie.

Psychiatrie, sondern auch mit der Psychologie selbst. In der Psychiatrie setzte die neue Bewegung damit ein, daß an Stelle der festgeprägten und ebenfalls in einem gewissen Schematismus erstarrten Zustandsbilder nach Verlaufsformen gesucht, das schon teilweise geübte Studium des Längsschnittes prinzipiell an die Stelle desjenigen des Querschnittes gesetzt wurde. Gewiß ist auch die Lehre von den Aphasien vom Studium des Verlaufes ausgegangen, aber z. T. äußere Momente, wie die Chronizität der Fälle, führten immer wieder den Querschnitt des Zustandsbildes, das im Schema festgelegt worden, in den Vordergrund der Betrachtung. Eine Änderung vollzog sich erst in den letzten zwei Dezennien durch die Einführung des funktionellen Standpunktes, als sich zeigte, daß die verschiedenen fest geprägten Formen vielfach nur verschiedene Stadien derselben Verlaufsform darstellen. Und etwas Ähnliches vollzieht sich jetzt auf dem Gebiete der Psychologie. Bawden (The psych. Bull. July 1910, S. 222) sagt von ihrer Darstellung in Prozessen, daß sie bestimmt ist, „to smooth out irritating contrasts of content which appear when static cross-sections are substituted for the enlightning longitudinality"; und von der neueren Denkpsychologie rühmt einer ihrer Vertreter (Koffka) „wie sie die Psychologie rettete aus einer Mechanisierung des Geistigen, wie sie hinauswies auf Gebiete, die sich nicht dem Schematismus der Assoziation fügen".

Dafür, daß der Verfasser schon vor Jahren einen funktionellen Standpunkt, wie in der Aphasie, so auch in der Frage des Agrammatismus eingenommen und als Ausdruck seiner damaligen Ansicht bezüglich seiner Lokalisation [1]) sei nachstehender Passus (aus „Beiträge zur Pathologie und pathologischen Anatomie des zentralen Nervensystems", 1898, S. 128) zitiert: „Es wird allerdings durch solche Fälle (sc. von Agrammatismus) erwiesen, daß eine bestimmte Phase im Prozesse des Sprechens durch die syntaktische Zusammenfassung der Worte dargestellt wird, und daß die Störung der Sprache gelegentlich so gestaltet sein kann, daß gerade diese Phase besonders geschädigt erscheint." Verfasser wüßte übrigens für die Aufstellung einer auf funktioneller Psychologie basierten Aphasielehre kein besseres Argument als den Hinweis, wie einfach sich die Einreihung der amnestischen Aphasie dadurch gestaltet im Gegensatze zu den Schwierigkeiten, die noch immer die Zentrenlehre in ihren verschiedenartigsten Ausarbeitungen mit dieser Aphasieform hat, die Verfasser immer als eine der klinisch reinsten angesehen.

Verfasser möchte aber noch an einem speziellen Falle hier zeigen, wie mit den einer Funktionspsychologie entnommenen Deutungen der Vorgänge sich doch viel besser in der Pathologie arbeiten läßt, als mit der alten Lehre von dem Wirksamwerden der Erinnerungsbilder. Ein Kranker mit sensorischer Aphasie, bei dem die amnestische Komponente im Sprechen sehr stark hervortritt, zeigt folgende Erscheinung. Er weiß fast kein Objekt zu bezeichnen, aber fast jedesmal, wenn demselben ein Plurale tantum im Tschechischen

---

[1]) Verfasser darf bei dieser Gelegenheit darauf hinweisen, daß sich hier schon die psychologische Lokalisation vorgebildet findet, die in der vorliegenden Schrift eine breitere Darstellung erfährt. Auch Heilbronner spricht an einer mir zufällig jetzt nachträglich zu Gesicht gekommenen Stelle (Zentralbl. f. Nervenheilk. 1908, p. 906) von einer psychologischen Lokalisation; aber den Fortschritt in der hier später davon gegebenen Darstellung wüßte Verfasser nicht besser zu illustrieren als durch den Umstand, daß Heilbronner seiner Bezeichnung ein s. v. v. vorsetzt.

entspricht (er ist Tscheche) sagt er: „Das sind........." Das tritt aber nicht ein, wenn es sich um etwas im Plural zu Bezeichnendes handelt, z. B. bei Streichhölzern.

Man wird annehmen dürfen, daß dieser Gegensatz der Erscheinungen sich aus der Differenz zwischen mehr und weniger automatisch gewordener Funktion erklärt; mit dem Plurale tantum ist die Pluralfunktion des Verbs regelmäßig verbunden und deshalb zeigt sich die Störung dieser Funktion vorwiegend (oder vielleicht ausschließlich) dort, wo die Funktion weniger automatisiert ist, erst mit einer gewissen Willkür in Aktion gesetzt werden muß. Unterstützt wird diese Deutung durch die Annahme einer der sprachlichen vorangehenden Formulierung; anderenfalls wäre es nicht gut erklärlich, wie ein späteres, überhaupt nicht auftauchendes Wort die Form des vorangehenden beeinflussen könnte. Verfasser vermag sich die Erscheinung an der Hand der Lehre von den Erinnerungsbildern und der synthetischen Betrachtung des Satzes nicht zu deuten. Daß mit der billigen, von Bastian zur Erklärung einer anderen Erscheinung der amnestischen Aphasie herangezogenen Hypothese vom Auftauchen des optischen Erinnerungsbildes nichts getan, ist wohl offenbar [1]).

Im Gegensatz zu den Erfolgen einer Funktionspsychologie kann Verfasser die Wirkung des alten, zur Erstarrung gekommenen Schematismus nicht besser exemplifizieren, als durch folgende Tatsache: einer mißverständlich aufgefaßten Lex parsimoniae zu Liebe glaubte man den Sprachvorgang, in dessen tiefere Analyse man sich nicht weiter einließ, auf wenige Zentren und Bahnen reduzieren zu können; dabei übersah man, daß die scheinbar einfachen Vorgänge in eine ganze Reihe von Funktionen zerfallen, denen natürlich, wie man jetzt sagt, ebenso vielfache „Funktionsherde" entsprechen müssen (Verfasser vermeidet hier absichtlich den Namen „Zentren", obzwar er selbst diese Bezeichnung immer nur im Sinne der jetzt beliebten neuen Bezeichnung gebraucht hat); dadurch wurden aber in erster Linie auch wieder die Erklärungen, die man den klinischen Erscheinungen gab, auf das schwerste verfälscht; sie mußten natürlich der geringen Zahl der Zentren angepaßt werden und dem ist vor allem zuzuschreiben, daß die meisten etwas Schematisches, Gezwungenes an sich trugen. Dadurch wurden aber ihrerseits wieder die anatomisch-physiologischen Deutungen auf das ungünstigste. beeinflußt; indem man, wie schon erwähnt, übersah, daß die „Verbindungen" doch nur symbolisch gemeint sein konnten, ließ man sich verleiten, so hochkomplizierte Prozesse tatsächlich in einfache Faserzüge zu verlegen. Man mag noch so fest an der Idee festhalten, daß wir in der Anatomie des Gehirns den Wegweiser für das Verständnis der aphasischen Störungen zu finden haben, das scheint doch ganz unvereinbar mit den Anschauungen über die Kompliziertheit der bei der Grammatisierung der Rede sich abspielenden Vorgänge, daß durch eine umschriebene grobe, also ein oder wenige Faserbündel betreffende Läsion (z. B. im Stirnlappen, wie das neuestens ein Autor darstellt) der agrammatische Zustand erklärt werden könnte.

---

[1]) In solchen Fällen spielen offenbar Momente musischer Art, Intonation, Rhythmus, die entscheidende Rolle; so wenn Bailey (J. of Philos. and Psychol. etc. 1907, p. 339) bei der Suche nach einem Worte, zu einer Zeit, wo er es noch nicht kennt, doch herausfindet, daß es aus drei Silben besteht.

Und ähnlich geht es mit den Zentren selbst; als eine unabweisliche Folgerung aus den klinisch-anatomischen Tatsachen ergab sich z. B. die Ansicht, daß, wie die anderen Zentren, so auch A, das akustische Wortzentrum eine wesentlich größere Ausdehnung besitze, als man früher angenommen; trotzdem konnte man sich bisher nicht entschließen, neue Zentren oder Funktionsherde im Bereiche dieses temporalen Anteils des Sprachfeldes anzunehmen. Wenn wir dem gegenüber A entsprechend seiner zyto-architektonisch und pathologisch-anatomisch begründeten Verbreiterung als eine Summe von Zentren deuten, dann sind damit die großen Schwierigkeiten beseitigt, die sich ergeben, wenn man das Sprechen über A sich vollziehen läßt und die daran beteiligten Funktionen alle aus der Wirksamkeit des dabei als eine Art Regulator fungierenden einheitlichen A zu erklären versucht; insbesondere die Schwierigkeit, die sich daraus ergab, daß auch ohne direkte Läsion dieses Zentrums der Sprechakt paraphasisch oder agrammatisch gestört sein kann, erscheint beseitigt, wenn man annimmt, daß beim Sprechen andere Teile des umfassender gedachten A mitwirken, als die beim Verstehen des Gehörten beteiligten [1]).

Manche Autoren haben bekanntlich angenommen, daß das Fehlen des Sichselbsthörens für die Paraphasie verantwortlich zu machen ist; wir werden sehen, daß das ein Irrtum ist; das Sichselbsthören spielt überhaupt auch beim Verständnis des eigenen Defektes eine ganz geringfügige Rolle und das gleiche ist der Fall hinsichtlich seines Einflusses auf das richtige Sprechen; daraus erhellt, daß auch auf die Richtigkeit des Sprechens die Beschaffenheit des akustischen Wortzentrums im engeren Sinne (also das A von Wernicke) ohne direkten Einfluß ist.

Wenn man noch bis vor kurzem vor einer Häufung der Zentren als etwas scheinbar Unmethodischem zurückgeschreckt ist, so scheinen die neueren Feststellungen hinsichtlich der Myelo- und Cytoarchitektonik der Hirnrinde in ganz entgegengesetzter Richtung zu deuten; wenn wir nach den neuen Untersuchungen von Vogt im Stirnlappen allein über 50 myelo-architektonische Rindenfelder nachgewiesen sehen und wenn nach weiteren Untersuchungen desselben Autors die Zahl solcher Felder für das ganze Gehirn etwa 120 beträgt, also etwa doppelt soviel als die cytoarchitektonische Gliederung der Rinde vorläufig hat feststellen lassen, dann wird man sagen müssen, daß diese Vielfältigkeit, der ja, wenn man sich einmal von der Annahme der Einheitlichkeit der ganzen Rinde frei gemacht, eine noch viel weitergehende Scheidung von Zentren entsprechen muß, gerade den Erwartungen entspricht, die man bei der weitgehenden Differenzierung der Funktionen darüber hegen mußte.

Lugaro (Modern Problems in Psychiatry, English Transl. 1909, p. 29) meint, daß hauptsächlich die Einseitigkeit, mit der das Wernickesche Schema wahllos auf alle psychischen Funktionen angewendet worden, an dem Scheitern des Versuches schuld sei, von der Aphasie aus einen tieferen Einblick in die psychischen Vorgänge zu gewinnen. Verfasser kann dem nicht zustimmen, sieht vielmehr den Hauptgrund dafür, daß die Lehre strenger Observanz in

---

[1]) Vgl. dazu die Theorie des Agrammatismus von Kleist (Mon. Schr. f. Psych. u. Neurol. 17, S. 518), derzufolge mit dem Agrammatismus notwendig auch eine gewisse Störung der Wortfindung, des Sprachverständnisses verbunden ist, was mit den Tatsachen der Klinik in vollem Widerspruch steht.

eine Sackgasse geraten, darin, daß man es an der nötigen psychologischen Durcharbeitung und Fortbildung des primitiven Schemas vielfach fehlen ließ. Wenn Isserlin anläßlich einer anderen Frage der Wernickeschen Schule zum Vorwurf gemacht hat, daß ihre Auffassung zu „neurologisierend" gewesen, (siehe den Bericht über den IV. Kongr. f. experimentelle Psychologie in Innsbruck, 1910, S. 67), so kann das auch für ihre Aphasielehre im Sinne eines Gegensatzes zu dem Standpunkte gelten, den Verfasser als den psychologisierenden hier prinzipiell vertritt; kann man doch auch in Hinsicht der vollständigen Vernachlässigung des „Gefühlsmäßigen", wie sie sich in der Aphasielehre allmählich geltend macht, die Lehre Wernickes als zu „neurologisierend" bezeichnen.

Den besten Beweis gegen Lugaros Ansicht und für die Richtigkeit des hier Ausgesprochenen bietet die Geschichte der Apraxie; zweifellos ist die Lehre von derselben eine der schönsten Früchte, die wir der Fortbildung der Wernickeschen Schule verdanken, aber man darf wohl hinzufügen, daß auch ihre Entwicklung erst durch die vom Verfasser in diese Frage hineingetragene psychologische Vertiefung zu voller Reifung angeregt worden ist; und ebenso gewiß ist es, daß auf dem von Külpe (Psych. u. Med. 1912, Sep.-Abdr.) ihr gewiesenen Wege weiterer psychologischer Vertiefung die Grundlagen für eine Fortbildung auch dieses Zweiges der Hirnforschung zu suchen sind.

Die Abkehr von der psychologischen Forschungsrichtung hatte auch einen scheinbar nur äußerlichen weiteren Umstand im Gefolge, der der Ausbeutung des Wernickeschen Gedankens doch hinderlich im Wege stand. Da zur Erforschung dessen, was in dem bekannten Schema auf dem Wege von und nach B, dem sogenannten Begriffszentrum liegt, die zuvor charakterisierte Psychologie der Pathologen absolut nicht imstande ist, wurde die Aphasielehre naturgemäß mehr auf das Studium der peripheriewärts gelegenen Störungen gewiesen und dieses bewegt sich seit langem auch ganz vorwiegend in dieser jenem Zwecke wenig entsprechenden Richtung. Ein von B. Erdman mit einem entgegengesetzt orientierten Vorfahren gemachter Versuch mißlang aus verschiedenen Gründen, unter denen die allzu schematisierende Verwertung der inneren Sprache wohl die Hauptrolle gespielt; sie blieb auch wegen des fehlenden Konnexes mit klinischen Tatsachen ohne jeden Widerhall im Lager der Pathologen.

Wenn jetzt neuerlich zur Behebung solcher Mißstände in Wiederholung eines alten Steinthalschen Gedankens als Postulat für die weitere Entwicklung der Aphasielehre „in jedem Falle eine psychische Analyse von Grund aus" verlangt wird [1]), so darf Verfasser wohl darauf hinweisen, daß er in allen seinen Aphasiearbeiten seit dem Jahre 1879 (damals zuerst mit Kahler) diesem Postulat in systematisch progressiver Vertiefung Rechnung getragen. Wernicke selbst hat sich der Bedeutung des durch den Verfasser angebahnten Fortschrittes nicht verschlossen (siehe „Der aphasische Symptomenkomplex".

---

[1]) Die historische Gerechtigkeit verlangt es, darauf hinzuweisen, daß einer der Erzväter der Aphasielehre Broadbent, das schon 1872 ganz präzis formuliert hat. (Med. chir. transact. Vol. 55, 1872, p. 183): „There are two distinct aspects in which words be considered: 1. as motor process; 2. as intellectual symbols. A theory or hypothesis of language must trace their origin or mode of production from both points of view and show their meeting point".

Abdr. a. Deutsche Klinik am Eingange des 20. Jahrh. 1903, S. 555) und seine Zustimmung ist hier deswegen bemerkenswert, weil er durch den beifälligen Wortlaut sich auch zu einer durch solche Vertiefung angebahnten, über die bisherigen Feststellungen hinausgehenden Verfeinerung der Lokalisation bekennt.

Den Psychologen, die von den Bestrebungen der Pathologie Kenntnis nahmen, ist natürlich das Unzulängliche dieser „pathologischen" Psychologie niemals entgangen und Stout (Anal. Psych. I. S. 33) spricht es direkt aus, daß die älteren Beobachtungen durch das Fehlen genauerer psychologischer Analysen wertlos sind und daß in dieser Richtung viel zu tun wäre.

Das Postulat selbst ist natürlich immer wieder auch im Kreise der Pathologen laut geworden. Aber jene psychologische Analyse „von Grund aus" erfordert — und darin scheiden sich die Wege des Verfassers von denen der anderen Pathologen, die prinzipiell das gleiche anstreben — nicht bloß eine Weiterbildung der altüberkommenen, in der Reihe der Pathologen fortgeerbten Psychologie, sondern eine tiefgründige Durchdringung der Aphasielehre mit den so erfolgreichen Bestrebungen der bisher nicht beachteten Denkpsychologie; erst mit der so gegebenen Befreiung von den Schematen, sei es den in Linien ausgedrückten, sei es den unausgesprochen benützten, ist Raum für jene Analyse „von Grund aus" geschaffen; dann kann die Aphasielehre auch hoffen, sich wirklich zu jenem Instrument auszubilden, das Wernicke in ihr sah; erst dann werden die nicht unberechtigten Zweifel zum Schweigen gebracht sein, die ebensowohl diesem Prinzipe und noch mehr den vermeintlichen Erfolgen desselben seitens der Psychologen, ja der Pathologen selbst, entgegengehalten werden.

Zu jenen neueren Aphasieforschern, die für eine psychologische Vertiefung unseres Arbeitsgebietes eintreten, gehört auch K. Goldstein; aber eine Einschränkung, die er den so zu gewinnenden Einsichten setzt, zwingt uns hier, auf eine Frage einzugehen, die in das Gebiet der Methodenlehre hinüberführt. In einer zusammenfassenden Darstellung der Aphasielehre (Beihefte z. med. Klinik 1910, S. 32) macht er den Vorbehalt: „Erst nachdem wir eine Störung psychologisch verstanden haben, dürfen wir an anatomische Fragen der Lokalisation herantreten". Demgegenüber vertritt Verfasser den Standpunkt, daß wir uns durch das mangelhafte psychologische Verständnis nicht abhalten lassen werden, in vorsichtig induktiver Weise zu lokalisieren, zumal wir von jenem Ziele noch recht weit entfernt sind. Der hier zum Ausdruck gebrachte Gegensatz ist ein derartiger, daß eine wenigstens flüchtige Beleuchtung seiner methodologischen Grundlagen hier, wo ja die Prinzipien, von denen Verfasser sich leiten läßt, zur Darstellung kommen sollen, nicht wohl umgangen werden kann.

Das von Goldstein aufgestellte Prinzip fällt im wesentlichen mit der jetzt ziemlich allgemein akzeptierten Ansicht zusammen, daß eine Theorie dem Fortschritte der Wissenschaft nötig sei; „eine einfache Aufzählung von Tatsachen, so wohlgeordnet sie auch sein mag, hat niemals zu irgend einer wichtigen wissenschaftlichen Verallgemeinerung geführt" (G. H. Darwin, Address to the mathem. and physic. section. Brit. Assoc. J. Adv. of Sc. 1886). Demgegenüber vertritt nun der Astronom Turner (Address ibid 1911), gestützt auf eine Fülle neuerer Tatsachen, die er namentlich seinem Spezial-

gebiete entnimmt, die gegenteilige Ansicht; er zeigt, wie in der Geschichte dieser Disziplin jetzt die vielgeschmähte Baconsche Theorie der Induktion wieder zu Ehren kommt und die Wiege mancher, wichtige Seiten der Wissenschaft umwälzenden Feststellungen gewesen. Verfasser kann natürlich hier auf diese Dinge nicht näher eingehen; nur darauf möchte er hinweisen, daß die Rehabilitierung der alten Methode des „Forschens ohne Theorie", wie Turner zeigt, gerade in den beobachtenden Wissenschaften (gegenüber den experimentellen) für uns so belehrend sich erweist, weil ja auch wir es mit Beobachtungen zu tun haben, die einfach der Natur abgelauscht werden müssen. Im übrigen liegt aber auch hier der richtige Weg in der Mitte zwischen den beiden Extremen und es ist verschiedentlich, früher schon von Cl. Bernard (Introd. à l'ét. de la méd. exp. 1865, S. 63 ff.) [1]), neuerlich von Titchener (Amer. Journ. of Psych. XXIII. July 1912, p. 438) u. a. hervorgehoben worden, daß auch bei dem von jeder Theorie unbeeinflußten Beobachten doch schon gewisse Direktiven, selbst gefühlsmäßiger Art, wirksam sind [2]).

Als zweiten hier in den Vordergrund gerückten Gesichtspunkt möchte Verfasser die von ihm sogenannte psychologische Lokalisation hervorheben; sie stellt sich bei näherem Zusehen als eine, wie Verfasser glaubt, namentlich methodologisch äußerst wertvolle Konsequenz der von ihm für die Zwecke der Aphasielehre ins Auge gefaßten Reform der pathologischen Psychologie dar. Wir werden auf dem „Wege vom Denken zum Sprechen" eine Zahl von Etappen im Vorgange der sprachlichen Formulierung feststellen können, die in einem bestimmten zeitlichen Verhältnis zu einander stehen; ihre Reihenfolge gibt uns natürlich die Möglichkeit an die Hand, die bisher davon bekannten Tatsachen räumlicher Art, also auch die klinische Lokalisation, auf ihre Richtigkeit zu prüfen, Korrekturen an dieser vorzunehmen; sie gibt uns endlich Gesichtspunkte für den Fortschritt von der Lokalisation der Störungen zu der der Funktionen. Daß uns diese psychologische Lokalisation auch bezüglich der Zusammenhänge der einzelnen Funktionen untereinander und ihrer Störungen besser belehrt als die bisher geübte Methode, bedarf wohl keiner besonderen Ausführung.

Einen weiteren Gesichtspunkt für die Überwindung eines solchen Stillstandes, wie ihn die Aphasielehre jetzt durchlebt, glaubt Verfasser gefunden zu haben in dem schon in früheren Arbeiten gemachten Hinweise, daß gerade die leichteren und leichtesten, sonst von den massiven Störungen der zunächst fast ausschließlich studierten Aphasieformen überdeckten Stadien sich als die

---

[1]) Verfasser kann nicht umhin, bei dieser Gelegenheit auf diese Schrift Claude Bernards aufmerksam zu machen; es ist ganz auffällig, daß dieses freilich selbst von Erkenntnistheoretikern bis in die neueste Zeit kaum beachtete Buch auch in den Kreisen der Mediziner, denen es ja seines Autors wegen näher stehen sollte, gleichfalls kaum Beachtung, jedenfalls nicht die Würdigung gefunden, die es von jedem Arzt, der sich Gedanken über seine Wissenschaft macht, beanspruchen darf.

[2]) Es ist hier nicht der Platz, auf diese Dinge näher einzugehen; Verfasser möchte aber doch, mit dem Vorbehalt bei anderer Gelegenheit darauf zurückzukommen, bemerken, daß es sich bei den hier erörterten psychologischen Vorgängen um Tatsachen handelt, die man in Analogie zu Machs Gedankenexperimenten als Gedankenbeobachtungen bezeichnen kann; ihre Beziehungen zu anderen erkenntnistheoretischen Tatsachen liegt wohl auf der Hand.

für das Studium der psychologischen Sprachvorgänge günstigsten darbieten [1]); auch als Fortführung dieses Gesichtspunktes stellt sich die vorliegende Studie dar; sie will dadurch mehr noch als dies schon früher geschehen, den genetischen Standpunkt, das Studium sowohl der Dissolution, wie sie die Krankheit setzt, als das der Reevolution durch den Rückgang der Krankheit in den Vordergrund gerückt sehen.

Die Bedeutung des hier erwähnten Prinzips ist eben viel ausgreifender als es zunächst scheint. In der bisherigen Verwertung desselben traten nur die der deskriptiven Betrachtung sich daraus ergebenden Schwierigkeiten hervor; eine einfache Erwägung zeigt aber, daß auch nach der Seite der Erklärung und den daraus zu ziehenden Schlüssen in Rücksicht lokalisatorischer Fragen die Überdeckung der Erscheinungen große Schwierigkeiten im Gefolge hat, deren Klarlegung durch entsprechende Beachtung der dabei in Frage kommenden Momente erfolgen kann.

Es kann als sicher hingestellt werden, daß z. B. die Fülle der der Entäußerung des Gedachten dienenden Vorgänge im Fortgange dieser Funktion einem Prozesse zunehmender Verdichtung und Zusammenfassung unterliegen (daß das auch anatomisch zutrifft, sei nebenbei erwähnt); eine in einem solchen tieferen Niveau (sit venia verbo) einsetzende Läsion wird, wie schon bisher beachtet, die etwa noch vorhandenen, höher gelegenen Läsionen nicht deutlich erkennen lassen, weil die jener entsprechende umfassendere gröbere Störung die Störung der ihr funktionell vorangehenden, sozusagen höher gelegenen Funktionen überdeckt und deshalb auch verdeckt. Das muß aber zu dem irrtümlichen Schlusse führen, daß alle Störungen auf die grobe, tiefere Läsion zurückgehen, während vielleicht ein Teil auf jene andere höher gelegene Läsion zu beziehen ist. Erst die etwa später eintretende Rückbildung der Erscheinungen wird dieses Verhältnis zu deutlicher Anschauung bringen.

Als einen letzten Gesichtspunkt, mit dessen Ausführungen Verfasser seine Schrift durchdringen möchte, ist der biologische [2]); er hat in der Aphasielehre auch bisher schon Vertretung gefunden, insofern die Aphasien in das System von Orientierung und Adaptierung eingeordnet werden. Verfasser möchte ihn nun noch in der Richtung vertiefen, daß auch die Einzelheiten des Sprachvorganges unter diesem Gesichtswinkel betrachtet, und ebenso ihre Störungen, ihr Verhältnis zueinander (Gesetz der Ökonomie [3]), Ersatzfunk-

---

[1]) In gewissem Sinne etwas zu dem oben Gesagten Analoges hat neuerlich O. Külpe (Über die moderne Psychologie des Denkens. S. A. d. internat. Monatsschr. f. Wiss. etc. Juni 1912, S. 7) im Entwicklungsgange der Psychologie hervorgehoben; er zeigt, wie die „robusten Sinnesinhalte" zuerst im Bewußtsein auffielen, weil sie sich am leichtesten wahrnehmen ließen und erst später dem Auge der Forscher die unanschaulichen Gebilde im Denken sich darstellten.

[2]) Dementsprechend ist es auch kein Zufall, daß gerade derjenige Sprachphilosoph, dessen Ansichten wir besonders häufig folgen konnten, Marty, die Sprache als ein Organ aus seinem Zwecke und seiner Aufgabe zu begreifen versucht. (S. seine „Unters. I, 1908, S. 53) und vor allem die Funktion der Sprachmittel in Betracht zieht. Daß auch Linguisten, z. B. Noreen, alles dem Zweckgedanken unterordnen, sei nur nebenbei erwähnt.

[3]) Es ist gewiß bedeutsam für die Richtigkeit des hier angedeuteten Gesichtspunktes, daß auch Autoren, die sich von der philosophischen Seite her mit Ökonomie des Denkens befassen, das biologische Prinzip darin erkannt haben (S. W. Frankl in Meinong: Unters. z. Gegenstandstheorie 1904, S. 279).

tionen) vom Standpunkte biologischer Auffassung gewertet würden. Daß die hier präkonisierte Funktionspsychologie einer solchen Betrachtung sich besser anbequemt als die Erscheinungspsychologie, bedarf wohl keiner besonderen Darstellung.

Welche Bedeutung von solchen Gesichtspunkten aus genauer beobachtete Fälle von Aphasie und im speziellen von Agrammatismus für die Pathologie und damit indirekt auch für die Sprachpsychologie haben können, läßt sich leider nur in negativer Weise an einem von Skwortzoff (De la cécité et de la surdité des mots dans l'aphasie. 1881, S. 71) berichteten Falle exemplifizieren, der, mit leichter Wortamnesie einsetzend, bis zu Worttaubheit und Agrammatismus sich entwickelt. Es läßt sich eben ermessen, welche Fülle von Kenntnissen diesem Falle hätte entnommen werden können, wenn wir hören, daß die Erscheinungen ganz schleichend etwa über 1½ Jahre hin sich entwickelt haben; es läßt auch erkennen, wie gerade die langsam ansteigend sich entwickelnden, noch mehr als die häufiger sich bietenden Fälle in der Reevolution zu unserer Belehrung werden dienen können, weil in den letzteren u. a. das Moment automatisch gewordener falscher Sprachformen die Beobachtung trübt.

Auch v. Monakow hat (in seinem Referate auf dem Budapester intern. med. Kongr. 1909, S. 58) von einem Stillstand in der Aphasielehre gesprochen; wenn er aber wesentliche Erfolge von einem Zurückgehen zu den Quellen der Anatomie und Physiologie erhofft, so glaubt sie Verfasser in erster Linie auf dem seit langem vorbereiteten Pfade einer psychologischen Vertiefung der klinisch-anatomischen Forschung in den eben erörterten Richtungen zu finden. Wenn man von den Fortschritten der anatomischen, wie von denen der klinischen Untersuchungstechnik und der dadurch ermöglichten Betrachtung der feineren und feinsten klinischen Details einen entscheidenden Fortschritt über die im letzten Jahrzehnt eingetretene Stockung mit Recht erwartet, so muß einer derart zu verfeinernden Betrachtung endlich einmal die ebenso verfeinerte Kenntnis derjenigen Parallelvorgänge vorangeschickt werden, die als Leitfaden dazu dienen müssen, um die Krankheitserscheinungen wirklich im Sinne der allgemeinen Pathologie als ein Funktionieren unter abnormen Bedingungen deuten zu können. Es läßt sich der hier versuchte Weg, das Problem von der Seite der psychologischen Parallelvorgänge anzupacken, vor allem rechtfertigen durch den Hinweis darauf, daß die dazu verwertbaren psychologischen Tatsachen an Präzision alles das weit hinter sich zurücklassen, was Anatomie und Physiologie an wirklich Brauchbarem für eine über das Schema und grob Lokalisatorische hinausgehende Durchdringung der Erscheinungen aufweisen.

Auch Liepmann (Neurol. Zentralbl. 1909. Nr. 9. S. A. S. 36) gibt zu, daß der nähere Ausbau der Lehre sich nicht an die anfänglichen konstruktiven Aufstellungen binden könne; aber wenn auch er den Fortschritt auf die vorschreitende Kenntnis der Gehirnanatomie und Physiologie basiert wissen will, so sei auch ihm das hier bezüglich der psychologischen Lokalisation Gesagte entgegengehalten. Es kann natürlich nicht des Verfassers Ansicht sein, daß v. Monakow und Liepmann die Psychologie der Sprache nicht ebenso sehr würdigten, wie er selbst, aber die Auffassung von der allseitig als dringlich angesehenen Revision der Aphasielehre muß sich doch wesentlich different gestalten, je nach dem Ausgangspunkte, der dafür als in erster Linie maßgebend erachtet wird. Die Differenz der Anschauungen tritt auch schon deutlich in der Kritik hervor, die Liepmann an Pierre Maries Versuch einer solchen Revision übt, indem er einleitend (l. c. S. 3) die klinische Auffassung der Sprachstörungen und die Psychologie der Sprache auseinander hält und als gleichwertig nebeneinander stellt, dann später aber auf die letzere nicht mehr zurückkommt. Die Ansicht von der in erste Linie zu stellenden psychologischen Vertiefung der Aphasielehre wird sich übrigens bei näherem Zusehen als die Brücke zu der physiologischen Vertiefung ihres Studiums erkennen lassen; daß die noch so weit gehende Vertiefung unserer anatomischen Kenntnisse allein nicht zu dem erhofften Ziele führen kann, hat Verfasser schon in seinem Amsterdamer Vortrage (wieder abgedruckt in „Studien zur Hirnpathologie und Psychologie" 1908) eingehend dargelegt. —

Im Kreise der Pathologen sind Studien, wie die hier vorgelegten, nicht beliebt; Verfasser kann diesen Standpunkt nicht anders denn als veraltet und dem Fortschritte direkt hinderlich bezeichnen. Man muß die Beharrlichkeit anstaunen, mit der sich bis in die neueste Zeit die Sprachpathologie gegen all das abgeschlossen hält, was Sprachpsychologie und die übrigen Hilfswissenschaften geleistet. Es erscheint umso weniger gerechtfertigt, als jetzt neuerlich der Boden, auf dem sich auch diese bewegen, doch nicht mehr der gefürchtete „philosophische" ist, sondern derselbe naturwissenschaftliche, den auch die Sprachpathologie seit jeher als den ihr einzig konformen anerkannt hat.

Wenn erst vor wenigen Jahren P. Marie in der großen Aphasiedebatte der Pariser Société de Neurologie den Standpunkt schroffer Ablehnung gegen alles auch nur annähernd an Psychologie Streifende einnahm und die Übrigen, die an der Debatte teilnahmen, wenig Neigung zeigten, über den Rahmen des Klinischen hinauszugehen, so kann Verfasser diesen Standpunkt nicht teilen; nicht bloß deshalb, weil er seit Jahrzehnten im entgegengesetzten Sinne tätig ist und auf diesem Wege auch klinisch Brauchbares geschaffen zu haben glaubt, sondern vor allem, weil er der Ansicht ist, daß die so abgelehnten Probleme doch eben im Interesse der Pathologie gelöst werden müssen und gerade die Pathologen nicht bloß verpflichtet, sondern auch imstande sind, sie mit Hilfe der Normalpsychologie der Lösung entgegenzuführen; so, um nur eine zu nennen, gerade die Frage nach der Eigenart der der sensorischen Aphasie zukommenden Demenz [1]), auf die P. Marie bei der Abwehr der Angriffe auf seine Lehre die Erscheinungen derselben reduzieren will, drängt doch zu psychologischer Vertiefung, will man nicht mit Worten sich begnügen; und wer anders als der

---

[1]) Gerade dieses Moment gibt Anlaß zu zeigen, wie hier trotz aller Gegensätze P. Marie und Wernicke zusammentreffen. Der Gedanke, durch das Studium der Aphasie einen tieferen Einblick in das psychologische Geschehen zu gewinnen, erscheint bei Wernicke auch in der Richtung wohl fundiert, daß er sichtlich darüber sich klar war, daß die psychischen Alienationen, und wären es die einfachsten Störungen allerintensivster und weit verbreitetster Art im Gehirn darstellen. Von dieser Erwägung ausgehend, prägte er für die aphasischen Erscheinungen das Wort der „psychischen Herdaffektion". Wie zutreffend dieser Gesichtspunkt war, ist am besten daraus zu ersehen, daß Pierre Marie trotz aller Gegensätze zu Wernickes Anschauungen mit seiner Deutung der Worttaubheit als einer besonderen Form intellektueller Störung wieder ganz auf den Standpunkt der psychischen Herdaffektion zurückkommt.

Pathologe wäre imstande, das zu gedeihlichem Ende zu führen? Daß aber diese Vertiefung auf dem wohl fundierten Untergrunde von Tatsachen, die die Psychologie an die Hand gibt, geschehen kann, sei den Pathologen gegenüber noch besonders betont.

Gelegentlich wird die auch in dem neuen Namen der Pathopsychologie zum Ausdruck gebrachte Vertiefung der Psychopathologie als „Mode" angesehen und auf eine Linie mit „abstrakten Spekulationen" gestellt [1]; wie irrig das ist, wie vielmehr die ganze Bewegung sich als ein notwendiger Fortschritt von den ihr (ebendort) gegenüber gestellten „geradlinigen" psychologischen Anschauungen einer älteren, am besten mit dem französischen Worte „trop simpliste" zu qualifizierenden Schule sich darstellt, ist in diesen Blättern vor Augen geführt; wenn gerade Verfasser diesen Vorwurf pariert, so glaubt er sich durch sein Lebenswerk dazu berechtigt, von dem ein gut Teil gerade auf jener Bahn gelegen. Wenn irgend etwas, so mußte schon die zunehmende Kenntnis von der jeder „Geradlinigkeit" spottenden anatomischen Kompliziertheit des Rindenbaues zum Aufgeben der älteren Anschauungen Veranlassung geben; wenn diese trotzdem bis in die letzte Zeit auch im Gebiete der Aphasielehre maßgebend geblieben, so war in der Nichtbeachtung dieses rein sachlichen Widerspruchs, ganz abgesehen von der Nichtberücksichtigung der fortgeschrittenen Psychologie, schon an sich einer der Gründe für den Stillstand jener Lehre gegeben.

Die Ablehnung einer psychologischen Vertiefung der Aphasielehre von seiten der französischen Forscher muß auch noch deshalb besonders auffallen, weil der Kommentator der Marieschen Lehre, Moutier, Sprechen und Denken identifiziert; wollte man dieser irrtümlichen Ansicht beistimmen, dann wäre erst recht nicht einzusehen, wie man dabei ohne eine Psychologie des Denkens auskommen will.

Wenn Pierre Marie gewisse Erscheinungen an Aphasischen auf Intelligenzdefekte bezieht, andererseits die Psychologie ablehnt, so beraubt er sich des vornehmsten Werkzeuges für die Begründung und Weiterführung seiner These; kehrt sich aber seine Abneigung etwa bloß gegen die alte philosophisch orientierte Psychologie, dann müssen wir an jene neuere Psychologie appellieren, die sich uns als eine Erfahrungswissenschaft im strengsten Sinne darbietet.

In der bei jener Pariser Debatte in den Vordergrund gestellten Bekämpfung der Lehre von den in den Zentren „niedergelegten Erinnerungsbildern" freilich weiß sich Verfasser mit P. Marie eins [2]; man kann auch den Kampf gegen die „images" nur billigen, wenn man noch in dem im Erscheinen begriffenen Nouveau Dict. de Phys. von Richet geschrieben findet: „Dans nos cellules cérébrales s'accumulent les impressions du passé comme des clichés photographiques superposés, rangés en bon ordre etc.", also die alte „Kästchen-

---

[1] S. Zeitschr. f. d. ges. Neur. u. Psych. XIII, S. 285.

[2] Wenn Verfasser von Saint-Paul (L'Aphasie de Broca. Tribune méd. 1909, p. 245) als Anhänger der Ansicht von der Existenz der „centres d'images verbales" angeführt wird, so möchte er das nur im Sinne der hier und an anderen Stellen dieser Schrift dargetanen Einschränkung aufgefaßt wissen; wie ja auch H. Sachs die „Erinnerungsbilder" als einen der Kürze wegen benützten Notbehelf bezeichnet.

theorie" in kaum verbesserter neuer Auflage! Noch neuestens spricht v. Bech-
terew (Die Funktionen der Nervenzentren. III. deutsche Übersetzung, 1911,
S. 1975) von der Ablagerung der konkreten Abdrücke in der Nachbarschaft
der perzipierenden Centra und weiters (ibid S. 1976) führt er aus, wie die
Bildung eines Abdruckes konsekutiv zum Erwachen aller mit ihm zunächst
verbundenen „Abdrücke" führt; S. 1981 spricht er von Orten „zur Aufbe-
wahrung von Wortsymbolen". Zur Polemik hinsichtlich der „Erinnerungsbilder" ist übrigens anzuführen, daß Ballet, der ja die Charcotsche Lehre
von den „images" besonders ausführlich und dogmatisch für die Pathologie
ausgearbeitet hat, jetzt neuerlich erklärt: „le terme image doit être pris dans
l'acception très large de souvenirs."

Daß übrigens ohne eine kurze Bezeichnung für die Vorstellung, die man
mit den Erinnerungsbildern verbindet, nicht gut auszukommen ist, zeigt eine
Arbeit von P. Marie selbst und Vaschide (Rev. neur. 1903, S. 723), die beweist, daß auch derjenige, der auf dem Boden der neuen Theorie von P. Marie
steht, nicht gut ohne irgendwelche derartige Formel auskommen kann, wenn
er in eine psychologische Erörterung der Beziehungen zwischen Sprechen und
Denken eingehen will [1]. Wenn dem durch die Gegenüberstellung der Jahres-
zahlen widersprochen werden sollte, dann müßte wohl angeführt werden, daß
der Ausbau der P. Marieschen Theorie durch Moutier (L'Aphasie de Broca.
1908, p. 2) selbst als über ein Jahrzehnt ausgedehnt bezeichnet wird („Cette
doctrine synthétise, 10 années de recherches") [2].

Wenn P. Marie an anderer Stelle (Extr. Revue de Phil. 1907, p. 1) sich
als Nichtpsychologen bezeichnet und versichert, er spreche als Arzt, der medizinische Tatsachen medizinisch beobachtet hat, so hält ihm Verfasser einfach
entgegen, daß, wenn wir in der Aphasielehre vorwärts kommen wollen, wir
der Sprachpsychologie nicht entbehren können. Im übrigen hat sich P. Marie
unterschätzt und kann er durch jene Äußerung seinen schönen Aufsatz über
die Entwicklung der Sprache in der Semaine méd. nicht vergessen machen.

Wenn Verfasser sich in gleicher Schärfe wie P. Marie gegen die Lehre
von den „Erinnerungsbildern" gekehrt hat, so muß er doch hier Stellung nehmen
gegen Konsequenzen, die aus ihrer Ablehnung gezogen werden. Zunächst ist
er nicht der Ansicht, daß der berechtigte Widerspruch gegen eine grob schematische Verwertung der Erinnerungsbilder die Ablehnung der modernen Psychologie irgendwie motivieren kann; hat doch diese die Überbleibsel einer
materialistischen Naturauffassung schon lange fallen gelassen. Die zweite
vom Verfasser als irrtümlich angesehene Konsequenz aus dem Fallenlassen
der Erinnerungsbilder bewegt sich auf pathologischem Gebiete. Es wird (siehe
z. B. Colliers Ref. Brain XXXI. P. 1. S. 542) vielfach angenommen, daß
mit dem Nachweise von der Nichtigkeit der Erinnerungsbildertheorie auch
die Lehre von den isolierten Zentren oder Funktionsherden innerhalb des gegen-

---

[1] Daß an der zitierten Stelle die „images" sich „nicht polarisieren und auch
nicht mobil sind", dürfte wohl mehr auf die Rechnung des seither verstorbenen
phantasiebegabten, zu weitgehenden und wenig fundierten Theorien geneigten
Vaschide zu setzen sein.

[2] Verfasser hält es für eine Pflicht historisch richtiger Darstellung jetzt
darauf hinzuweisen, daß neuestens auch Saint-Paul den antipsychologischen
Standpunkt P. Maries und Moutiers bekämpft (s. dessen L'Art de parler en
public 1912, p. 370).

teilig als einheitlich angesehenen Sprachfeldes zu Fall gebracht sei [1]); es ist das ein Fehlschuß, der alsbald auch beseitigt erscheint, wenn man an die Stelle der Lehre von den Erinnerungsbildern eine andere, z. B. eine Funktionshypothese, setzt [2]).

Verfasser kann auch nicht umhin, bei dieser Gelegenheit einen in die Methodenlehre fallenden Irrtum hinsichtlich der Geschichte der sensorischen Aphasie klarzulegen; den hier zu besprechen ist dadurch Veranlassung gegeben, weil die ihm zugrunde liegenden Tatsachen ebenfalls als ein Argument gegen eine psychologisierende Behandlung der Aphasielehre verwertet werden. Die Frage hier zu behandeln, erscheint auch dadurch motiviert, weil sich Verfasser gleich eingangs zu einer Kombination von Induktion und Deduktion als der besten Arbeitsmethode bekannt hat, diese aber im Zuge der hier darzulegenden Anschauungen anderer Autoren abgelehnt wird. Moutier (siehe dessen „L'Aphasie de Broca") stellt, anscheinend wenigstens, die Methode, die Wernicke zur Aufstellung seiner sensorischen Aphasie geführt, als eine nicht den Naturwissenschaften adäquate hin; („une interprétation fausse avait devancé l'observation des faits et par un singulier hasard, il se trouvait que ceux-ci en apparence, concordaient admirablement avec la théorie"). Es ist dieser Vorwurf nicht ganz neu; er ist nur eine, freilich wesentlich gemilderte, Wiederholung der „aventures théoriques", die Mathieu (Arch. gén. de méd. 1879) der „Science allemande" anläßlich der Aufstellung der sensorischen Aphasie durch Wernicke zum Vorwurf gemacht hatte und die damals Kahler und Pick (Zeitschr. f. Heilk. I. 1. 1880) energisch abwehrten. Die Richtigkeit der Methode und ihre Berechtigung auch im Gebiete der Naturwissenschaften zu erweisen, müßte die ganze Geschichte der Methodenlehre seit Newton bis auf Stuart Mill und die Jetztzeit aufgerollt werden; es wird gerade im Hinblick auf den zitierten Passus Moutiers genügen, den Satz von Jevons (Leitf. d. Logik. Aus dem Englischen übersetzt von Kleinpeter. 1906, S. 276) zu zitieren: „Der beste Jünger der Wissenschaft ist aber der, welcher mit einer reichen Fülle von Theorien und Phantasien die größte Voraussicht ihrer Konsequenzen, die größte Emsigkeit in der Vergleichung derselben mit den gesicherten Tatsachen und die größte Aufrichtigkeit im Bekennen von hundert Irrtümern verbindet, die er bei Verfolgung einer Wahrheit begangen hat." Dem französischen Kollegen sei übrigens die Ansicht seines Landsmannes Comte entgegengehalten, mit der wir uns freilich nicht vollständig identifizieren wollen [3]): „En quelque ordre des phénomènes que ce puisse être, même envers les plus simples, aucune véritable observation n'est possible qu'autant qu'elle est primitivement dirigée et finalement interpretée par une théorie quelconque." Daß auch der Naturforscher Chevreuil sich ähnlich ausgesprochen, sei nur nebenbei erwähnt. Wenn Heilbronner neuestens (1912) in seiner Darstellung des „gegenwärtigen Standes der Aphasiefrage",

---

[1]) Daß Collier (l. c. S. 544) gegenüber der „loi globale" von P. Marie, die er für das Sprachfeld als richtig erklärt, doch Dejerine für andere Hirnabschnitte Recht geben muß, zeigt übrigens das Unzutreffende dieser ganzen Position.

[2]) Deshalb ist Verfasser auch nicht mehr geneigt, den Erinnerungsbildern den Wert einer praktisch-heuristisch wertvollen Fiktion (Vaihinger) zuzuerkennen.

[3]) Vergl. die früher hier im Anschluß an G. Darwin und Turner gemachten methodischen Bemerkungen.

S. 200 Wernickes Methode ähnlich klassifiziert wie Moutier, so sei Vorstehendes auch ihm gegenüber betont.

Die Abneigung der natürlich auf wissenschaftlichem Boden stehenden Sprachpathologen gegen die Resultate der Psychologie und insbesondere der Sprachpsychologie und Linguistik, deren Verwertung hier im breiteren Maße versucht wird, beruht zum Teil auch auf einer, wohl jetzt als Mißverständnis zu bezeichnenden Ansicht von der Differenz zwischen Experiment und Beobachtung und der Methode, wie sie in den meisten Wissenschaften geübt wird; in zweiter Linie beruht jene Abneigung auf einer Unkenntnis der Methoden und Resultate der modernen Sprachwissenschaft, die darin z. B. offensichtlich wird, daß auch hervorragendste Sprachpathologen noch jetzt mit den längst verlassenen Anschauungen Max Müllers als mit etwas Brauchbarem arbeiten, während mit vielen Anderen der Linguist Meillet (Introd. à l'ét. comp. des lang. indo-europ. 1903, p. 415) die Schriften Müllers nur noch für historisch erklärt.

Es ist jetzt bei den Linguisten ausgemacht, „daß die Wurzeln einfach wissenschaftliche Abstraktionen sind, von denen allein der Philologe als von einem Werkzeug Gebrauch machen kann", nicht aber, wie noch Max Müller lehrte, daß die Wurzeln „Wurzelwörter", also die einfachsten Bestandteile einer in solchen Wurzelwörtern gesprochenen Sprache sind [1]). Auch die Einteilung der Sprachen in Wurzel-, agglutinierende und flektierende Sprachen, ist jetzt allgemein verlassen und doch hat Wyllie in seiner Monographie (The disorders of speech 1895, p. 161 f.) beide Lehren einfach reproduziert. Wenn dann v. Monakow in Anlehnung an Max Müller von der „Werkstätte für die Wortwurzeln" [2]) spricht, so zeigen schon diese Beispiele, wie zeitgemäß eine Revision des noch immer die Pathologie wie ein, übrigens unverwerteter, Ballast beschwerenden veralteten sprachwissenschaftlichen Materiales sein wird. Und wie nützlich eine Umschau auf diesem Gebiete auch in Rücksicht der Kritik sein kann, mag folgender Hinweis illustrieren. Den wichtigsten Teil seiner zur Stütze der Marieschen Lehre den Sprachwissenschaften entnommenen Ausführungen über die Identität von Sprechen und Denken stützt Moutier auf die Arbeiten des Linguisten Regnaud; da ist es nun am Platze, darauf hinzuweisen, daß Meillet, der anerkannte Führer der französischen Linguistik, von seinem Standpunkte aus Regnaud als der Kritik entbehrend bezeichnet.

Es ist jetzt neuerlich im Kreise der Naturwissenschafter zur Mode geworden, den philologischen Wissenschaften mit einer Mißachtung entgegenzutreten, die Verfasser durchaus nicht teilen kann. Es wird dabei vollständig übersehen, daß man auch als Naturwissenschafter den Resultaten dieser Wissenschaften den richtigen Nutzen abgewinnen kann, wenn man nur den zutreffen-

---

[1]) Neuestens erklärt Sütterlin in seinem populären Buche (Werden und Wesen der Sprache 1913, S. 20) den Begriff der Wurzeln für „abgetan, verstaut in der Rumpelkammer"!

[2]) Die Grundlagen dieser Anschauung gehen weit zurück; daß es aber nicht gleichgültig ist, ob man die richtige Ansicht von den Wurzeln akzeptiert oder der alten anhängt, zeigt sich deutlich bei Kußmaul, der sichtlich im Anschluß an Steinthal die Wurzeln als die begrifflichen Elemente der Sprache ansieht, sie als die „Gedankenkerne" bezeichnet.

den Standpunkt ihrem Stoffe gegenüber gewinnt; und der kann doch nur der sein, daß wir es auch dabei mit Produkten zu tun haben, die ihrer Entstehung und Funktion nach sich als natürliche darstellen, wie jede andere Funktion des Gehirns. Wenn neuestens ein Naturforscher ersten Ranges die Versuche der Philologen, die Frage nach den Übereinstimmungen indogermanischer Sprachen zu lösen, für „leere Neugierde" erklärt, so ist nicht einzusehen, warum, da es sich in letzter Linie doch auch bei den Sprachen um Naturprodukte handelt, das mehr Neugierde sein sollte, als z. B. das Studium des „Sandalion". Von diesem Standpunkte aus kann man es nur richtig finden, daß Tucker, ein Philologe (Introd. to the natural history of language. 1908, p. 1), seine auch im Titel des Buches ausgedrückte Ansicht dahin präzisiert, daß er die Wissenschaft der Sprache der Biologie an die Seite setzt, und auch deren Methoden in der Sprachwissenschaft wiederfindet; andererseits hat schon vor langer Zeit ein Naturforscher wie Romanes von der „Palaeontologie" des Denkens gesprochen, die sich aus der Sprache ergibt (R. Die geistige Entwicklung beim Menschen. Deutsch 1893, S. 349.)

Weiterblickende Philologen sind sich der naturwissenschaftlichen Beziehungen ihrer Wissenschaft immer klar bewußt; vgl. Logeman (Biologie und Philologie. Germ.-rom. Monatsschr. 1911, S. 272) und einen von diesem zitierten Aufsatz von Pierce, der die Mutationstheorie des Botanikers de Vries versuchsweise zur Erklärung der Gesten heranzog; wie ja auch die Linguisten, z. B. Gaston Paris (zit. nach A. Dauzat, La phil. du lang. 1912, p. 158 f.) immer mehr die naturwissenschaftliche Betrachtung und Forschungsmethode auf ihrem Gebiete betonen, ja, was ganz besonders bedeutsam, die Grenzen ihrer Wissenschaft, wie die Physiker seit Mach, in antimetaphysischem Sinne setzen.

Mit Rücksicht auf die hier besprochenen Gegensätze ist es andererseits vielleicht nicht unangebracht, darauf hinzuweisen, daß der Linguist Schleicher, dessen Wirken historisch bedeutsam gerade durch die Aneignung Darwinscher Lehren für die Sprachwissenschaft geworden, geradezu von materialistischen Gesichtspunkten aus für die Identität von Sprechen und Denken eintrat, eine Ansicht, deren Haltlosigkeit später hier zu besprechen sein wird.

Wie auch philologische Kleinarbeit, selbst wenn sie sich mit der Durchforschung für den Pathologen scheinbar ganz belangloser Mikrologien befaßt, doch wichtige Tatsachen auch für ihn zutage fördern möchte, zeigt eine einfache Erwägung. Wir werden im Laufe unserer Studien z. B. auch der Frage nach der Psychologie der Partikeln näher zu treten haben und davon für das Verständnis des Ausfalles derselben im Agrammatismus Aufschlüsse erwarten; erscheint es von diesem Gesichtspunkte aus nicht höchst dankenswert, wenn ein Philologe dieser Psychologie sprachvergleichend nachgeht, ja muß man nicht zugestehen, daß diese Methode die wichtigste ist, diejenige, die in solchen Fragen überhaupt zum Ziele führen kann?

Die Notwendigkeit und Nützlichkeit, zur Lösung gerade der hier zu diskutierenden Fragen sich bei der Psychologie und den ihr dabei dienstbaren Hilfswissenschaften Rats zu erholen, wurde übrigens vor kurzem an einem der Pathologie mit ihr gemeinsamen Gebiete deutlich vor Augen geführt. In der Lehre vom Sprachverständnis war es der Pathologie durch die Eigentümlichkeit der durch die Krankheit zustande gebrachten Analysen ermöglicht,

Feinheiten im Aufbau des Wortverständnisses zu enthüllen, von denen man
es bezweifeln durfte, ob die Normalpsychologie so bald hinter dieselben gekommen wäre; die letztere dagegen blieb fast unbeschränkte Herrin, sobald
die höheren psychologischen Vorgänge des Satzsinnverständnisses in Betracht
kamen [1]). Ähnlich, nur entgegengesetzt, verhält es sich hier, wo besonders
die den expressiven Teil der Sprache darstellenden Prozesse einem vertieften
Studium unterzogen werden. Über die der erfolgten sprachlichen Formulierung vorangehenden Prozesse weiß uns die Pathologie, zum Teil allerdings
wegen der sachlichen Schwierigkeiten, vorläufig noch recht wenig zu sagen;
umso näher liegt es, bei der Psychologie nach dem Fehlenden zu sehen.

Noch letztlich hat K. Goldstein es ausgesprochen (Über Aphasie. Beihefte z. med. Klinik. 1910. 1, S. 24), daß die transkortikalen Aphasien (und
diese kommen für unsere Fragen besonders in Betracht) das Produkt mehr
oder weniger hochgradiger Beeinträchtigung der Beziehungen zwischen den
beiden komplizierten Assoziationsfeldern der Sprache und der Begriffe oder
der Schädigung des Begriffes sind. Es erscheint Verfasser richtiger und auch
besser, als immer wieder mit solchen allgemeinen Sätzen, die überdies an einer
bedenklichen Vermischung von Anatomie und Psychologie laborieren, sich
zu begnügen, doch einmal nachzusehen, was uns die verschiedenen dabei in
Betracht kommenden Hilfswissenschaften über die psychologischen Grundlagen der Begriffe und jener Beziehungen zu sagen wissen; wir werden sehen,
daß das in der Tat nicht wenig und geeignet ist, endlich mehr Licht in dieses
dunkle Gebiet zu bringen. Noch mehr dürfte ein solches Nachsehen am Platze
sein, wenn wir bei Knauer lesen (Sommers Klinik, IV, 2, S. 63): „Viele
grammatische Wortverbindungen dürften vom Lokalisationsstandpunkte die
psycho-physiologische Dignität einfacher Worte haben, nur für einen Teil
dürfte es berechtigt sein, als Erinnerungsstätte eine weitere „Etage“ von Komplikationen von Klangzentren anzunehmen.“ Wenn irgendwo, dann ist hier
das, was Verfasser als psychologische Lokalisation bezeichnet, an seinem
Platze.

Immer und immer wieder, auf Schritt und Tritt ist bei der Beurteilung
pathologischer Besonderheiten auf Tatsachen der Sprachpsychologie zu rekurrieren; so wenn es von motorisch Aphasischen heißt, daß einzelne nur Substantiva oder nur Verba zur Verfügung haben; da wohl kaum jemand noch
annehmen dürfte, daß in einem solchen Falle nur die die Verba aufspeichern-
den Ganglienzellen intakt geblieben, wird die Aufklärung über diesen Sachverhalt doch nur in Tatsachen und Deutungen zu suchen sein, die einzig und
allein der Sprachpsychologie in weiterem Sinne entnommen werden können.
Es mag ja dahingestellt bleiben, ob die Sprachpsychologie schon so weit vor-
geschritten ist, um in solchen Fragen brauchbare Aufklärung bieten zu können,
aber ein demselben Gebiete entnommenes Beispiel mag zeigen, wie etwa solche
Aufklärungen sich darstellen könnten.

Wir hören von Marty (Ber. üb. d. IV. Kongr. f. exp. Psychol. 1911,
S. 271), daß der Vokativ und der sogenannte Dativus ethicus den Ausdruck
und die Beeinflussung des Gemüts- und Willenlebens bezwecken, während der
Nominativ als „Vorstellungssuggestiv“ dient, die Funktionen der genannten

---

[1]) Vgl. Ber. über d. III. Kongr. f. experim. Psychol. 1909, S. 59.

Casus demnach wesentlich differente sind. Es ergibt sich daraus, daß der Fortfall der verschiedenen Deklinationsendungen in einem bestimmten Falle von Aggrammatismus nicht ohne weiteres promiscue als miteinander gleichartig zu beurteilen ist; es wird vielmehr nachzusehen sein, ob sich bei entsprechender, bisher noch gar nicht geübter Beachtung dieses und ähnlicher Gesichtspunkte nicht auch im Pathologischen entsprechende kasuistische Differenzen ergeben, die natürlich ihrerseits zur Unterstützung und Aufklärung der sprachpsychologischen Aufstellungen werden dienen können. Worauf Verfasser bei diesem Exempel das Hauptgewicht legt, das ist die darin hervortretende Tatsache, daß wir der Sprachpsychologie Belehrung entnehmen, die dem gesuchten Verständnis gestörter Funktionen seitens der Pathologie in auch theoretisch befriedigender Weise entgegenkommt [1]). —

Den Ausgangspunkt der vorliegenden Studien bildeten zunächst rein klinische und topisch-diagnostische Erwägungen; es galt dem Verfasser vor allem zu zeigen, daß die von ihm vor mehr als 15 Jahren aufgestellte, mehrfach von anderer Seite bekämpfte Ansicht von der Bedeutung des Schläfelappens für das Zustandekommen des Agrammatismus die richtige ist. Nur die Notwendigkeit, diesen Streit vereinzelter kasuistischer Beweisführung zu entziehen und auf eine neue, breitere und gesicherte Basis zu stellen, konnte die Abneigung des Verfassers gegen eigene monographische Darstellung überwinden helfen. Eine solche schien im vorliegenden Falle dadurch motiviert, daß es nur auf dem Wege einer umfassenden Heranziehung des ganzen literarischen Materials möglich ist, die bisher nicht entschiedene, aber irrtümlich als entschieden angesehene Kontroverse hinsichtlich der lokalisatorischen Wertung des Agrammatismus, die auch praktische Bedeutung, z. B. für die Hirnchirurgie, erlangen könnte, zur Entscheidung zu bringen [2]).

Neben diesen klinischen Fragen sollte durch die vorliegende Schrift dem Verfasser Gelegenheit geboten werden, seine prinzipiellen Standpunkte in diesen und anderen einschlägigen Fragen etwas breiter als dies in seinen Spezial-

---

[1]) Man prüfe doch, ob die dieser Erörterung zugrunde gelegte Tatsache irgendwie anatomisch-physiologisch oder an der Hand der „Erinnerungsbilder" zum Verständnis gebracht werden kann, um das Aussichtsvolle des hier angegebenen Weges zu einer Erklärung ganz zu würdigen.

[2]) Eben nachdem die vorstehende Bemerkung niedergeschrieben, kommt Verfasser folgender Fall zur Beobachtung: 40jähr. Mann, vom Theater, sehr sprachgewandt, früher immer gesund; im Mai erster epileptischer Anfall, eingeleitet durch Sprachlosigkeit; darnach dauernd amnestische Aphasie und Paraphasie, leichte Perseveration und endlich eine vom Patienten spontan angegebene „Unsicherheit in schwierigen Konstruktionen", „Vergreifen in der Konstruktion der Pronomina, in der Konjugation, schwache K. statt der starken und ebenso gelegentlich der Deklination"; einen Monat später neuerlich epileptischer Anfall, Hirndruckerscheinungen (fast permanente Kopfschmerzen), Puls zwischen 54—78, gelegentlich Brechreiz oder Erbrechen, keine Stauungspapille. Verfasser glaubt nicht, daß die agrammatische Störung hier in ihrer lokalisatorischen Bedeutung hinter den anderen aphasischen zurücksteht. Die vom Verfasser gestellte Tumordiagnose ist seither durch die Operation und den späteren Tod des Patienten bestätigt worden; leider war der Befund bei der erst einige Zeit nach der ersten Operation erfolgten Sektion nicht ganz eindeutig, so daß es zweifelhaft bleiben muß, ob die vom Verfasser erwähnten auf den Schläfelappen bezogenen agrammatischen Erscheinungen tatsächlich durch die in der linken mittleren Schädelgrube gefundenen offenbar wieder gewucherten Sarkommassen veranlaßt waren. (Gefällige Mitteilung von H. Prof. F. Krause).

arbeiten bisher möglich war, zum Ausdruck zu bringen; so wird z. B. Verfasser jetzt auch Gelegenheit nehmen, seine Ansicht von der Hemmungsfunktion des akustischen Sprachfeldes für das motorische zu verteidigen gegenüber der jetzt gelegentlich sogar als „natürlich" hingestellten Ansicht, daß diese Funktion nicht als ausschließliche einem Hirnteile zukommt. Hier sei angedeutet, daß die Deutung des Verfassers sehr gut in Einklang zu bringen ist mit den allgemeinen Anschauungen von den Regulierungsvorgängen im Zentralnervensystem (Sherrington), daß sie als Resultat einer genauen vorgängigen klinischen Erprobung auch seither ständiger Prüfung an dem ganzen Material (auch dem in der Literatur aufgehäuften) standgehalten hat; es ist endlich zu sagen, daß sie zur Aufklärung anderer, sonst einer derartigen Erklärung nicht zugänglichen Erscheinungen die günstigsten Handhaben bietet; so für die Entwicklung der Kindersprache, für das Verständnis der Trennung zwischen Ideenflucht und Redeflucht, insbesondere des Vorkommens von Redeflucht neben Denkhemmung und schließlich auch der Verbigeration. Wir haben schon gesehen, welche sprachliche Bedeutung das Tempo der Rede hat, und wenn wir annehmen dürfen, daß dieses musische Element der Sprache mit den übrigen im Schläfelappen zu lokalisieren ist, dann wird schon dadurch die weitere Annahme nahe gelegt, daß auch die zuvor erwähnte Hemmungsfunktion dem Schläfelappen mit Recht zugesprochen wird.

Als in engem Zusammenhange mit dem Hauptthema dieser Schrift stehend wird auch der amnestischen Aphasie ausführlicher zu gedenken sein. Collins (Journ. of. nerv. and ment. dis. 1899, Nr. 4) äußert die Ansicht, daß die Argumente für ein selbständiges Zentrum im Schläfenlappen für die Benennung oder Wortfindung der psychologischen Begründung entbehren; soll damit mehr gesagt sein als der prinzipielle Einwand gegen die Annahme eines umschriebenen „Zentrums" im alten Sinne, in welchem die Erinnerungsbilder der Namen niedergelegt sind, dann wird man dem als gegenwärtig nicht mehr zutreffend widersprechen müssen. Es wird sich vielmehr zeigen, daß die psychologischen Grundlagen für eine solche Ansicht doch viel reichlicher sind, als es vielfach im Kreise der Pathologen geglaubt wird. Dies schon hier zum Ausdruck zu bringen, ist deshalb Veranlassung, weil eine der prinzipiellen Grundlagen der vorliegenden Schrift, der Parallelismus von Leib und Seele, in weiterer Konsequenz auch die Annahme einer Lokalisation aller jener Vorgänge, die wie Grammatisierung und Wortfindung Etappen in der Formulierung der Gedanken darstellen, nach sich zieht; daß aber die psychologischen Grundlagen jetzt durchaus im Sinne eines „Funktionsherdes", also für das „naming centre" sprechen, bildet einen bedeutsamen Teil der psychologischen Ausführungen dieser Schrift. —

Wenn Heilbronner (Handbuch d. Neurologie I, S. 1066) zu dem Schlusse kommt, daß nach dem gegenwärtigen Stande jeder Versuch einer speziellen Lokalisation der aphasischen Symptome nur entweder eine Theorie oder ein Programm für die weitere Arbeit sein kann, so glaubt die vorliegende Arbeit beides für sich in Anspruch nehmen zu dürfen; sie soll Theorie vorbereiten helfen in einem keiner Verteidigung bedürfenden Sinne; ihr Programm, auch hinsichtlich der allgemeinen Fragen der Lokalisation ist schon in diesen einleitenden Zeilen mit genügender Schärfe zum Ausdruck gekommen.

Neuestens freilich beklagt ein Autor, daß in Aphasiefragen noch immer zu viel theoretisiert werde; es hat den Anschein, als ob Verfasser dieser beklagten Erscheinung durch seine Schrift erst recht Vorschub leisten will; er kann zu seiner Entschuldigung nichts anderes anführen, als den alten Satz von der praktischen Natur einer guten Theorie [1]) und seine Ansicht von dem Unzureichenden und teilweise Unzutreffenden der bisher in der Pathologie verwerteten Theorien.

Es ist allerdings bisher in zweierlei Weise überflüssig viel theoretisiert worden; einmal, weil Manche glaubten, das auf eigene Faust ohne genügende Beachtung des Klinischen und von Anderen theoretisch Gefestigten tun zu können; die Anderen glaubten sich nicht genug tun zu können in der theoretischen Vertiefung der Zentrenlehre und deren „Bestätigung durch die Anatomie". Daß man aber doch über die Theorie nicht hinauskommt, hat ein so abgesagter Feind der neuerlich wieder zu Ehren kommenden introspektiven Psychologie wie Maudsley schon 1868 ausgesprochen; er weist (Lancet) darauf hin, daß eine Erklärung der Aphasie nur auf dem Boden der Einsicht in die die Sprache vermittelnden Vorgänge zu geben sei. Daß dieser Boden in der Sprachpsychologie gegeben, bedarf wohl nicht des Beweises, und daß diese Wissenschaft, ebenso wie die in ihr zusammengefaßten anderen, über das „Theoretisieren" in einem den Naturwissenschaftern bedenklich erscheinenden Sinne schon lange hinaus ist, ist schon gesagt worden und wird sich hier noch oft erweisen.

Daß die Schrift vielfach freilich nicht mehr als ein Programm sein kann, liegt nicht zum wenigsten an dem Zustande derjenigen Wissenschaften, die sie als ihre Basis zu wählen hat; wenn wir sehen werden, daß diese selbst, so z. B. die Semantik, über schöne Programme nicht wesentlich hinausgekommen, dann wird man einem pathologisch orientierten Versuche auf diesem Gebiete den programmartigen Charakter erst recht nicht verübeln können.

Verfasser beabsichtigt aber durchaus nicht, den vielen Versuchen, die alte Wernicke-Lichtheimsche Synthese der Aphasieformen den neuen Erfahrungen anzupassen, einen weiteren anzureihen und noch weniger ein eigenes „System" der Aphasien aufzustellen; er hält vielmehr die Zeit der umfassenden, synthetisch aufgebauten Systeme in der Aphasielehre überhaupt für vorüber und glaubt den Zeitpunkt gekommen für fleißige und umfassende Detailarbeit, allerdings insoweit die Klinik in Betracht kommt geleitet von einheitlichen psychologischen Gesichtspunkten, als deren Resultat eine wirklich erfahrungsmäßig gewonnene Sprachpathologie erstehen kann.

Es läge ja nahe, die hier zu machenden Feststellungen in irgend ein System zu bringen oder mit einem der bisher aufgebauten Systeme sprachpsychologischen Inhaltes in organischen Zusammenhang zu bringen; gewiß ließe sich auch auf diesem Wege nach dem Vorbilde synthetischer Köpfe mancher bedeutende Fortschritt anbahnen. Aber wenn wir an dem Versuche Knauers (Sommers Klinik IV, S. 2, 39) bezüglich der Funktion des Schläfelappens sehen, wie er selbst von vorneherein einen derartigen, fast möchte man sagen, himmelstürmenden Plan als in wirklich befriedigender Weise heute gar nicht durchführbar bezeichnet und zu recht anfechtbaren Hypothesen greifen zu

---

[1]) „Eine richtige Theorie kann nicht unpraktisch sein, denn richtig ist nur die, welche den Erscheinungen entspricht". (Aus der Einleitung zum Arch. f. physiol. Heilk. 1841.) Wir wissen jetzt auch warum es so ist.

müssen erklärt, dann glaubt Verfasser mit Recht wieder auf seinen alten, freilich viel langsameren Weg der analytischen Behandlung zurückkehren zu sollen, auf dem ihn ja besondere individuelle Anlage seit jeher festgehalten.

Es lag Verfasser im Verfolge eines schon zu Beginn seiner wissenschaftlichen Tätigkeit ausgesprochenen Leitgedankens weiter daran, zu zeigen, daß der Agrammatismus, wie schon aus der festgestellten Möglichkeit seiner Lokalisation folgt, ebenso wie alle anderen zerebralen Affektionen — zunächst natürlich nur für die lokalisierbaren erweisbar, aber auch für die funktionellen anzunehmen — durchaus in den Rahmen erforschbarer Gesetzmäßigkeiten sich einfügt und nicht bloß, wie Kußmaul in seiner Monographie (1877) schreibt, neben Folge psychischer Schwäche Ausdruck „wahnsinniger Schrullenhaftigkeit" sein könne. P. J. Moebius (Diag. d. Nervenkr. S. 46) druckt das 1894 einfach noch nach; es war an ihm die auch damals schon in den Fortschritten der Aphasielehre zutage getretene Tatsache unbeachtet vorübergezogen, daß, wie in allen anderen Gebieten der Zerebralpathologie, so auch in dem der Aphasie alles nach ganz bestimmten, aus Bau und Funktion sich ergebenden Regeln sich vollzieht, die aufzudecken eben Sache der Forschung ist; auch die „wahnsinnige Schrullenhaftigkeit" kann sich diesen Regeln nicht entziehen. Die sichere Überzeugung von dem Bestande solcher Regeln auch auf dem Gebiete der Hirnpathologie und dem ihr parallelen der Psychologie bildet einen der schon in seinen ersten Arbeiten festgehaltenen Leitgedanken des Verfassers, die Übertragung desselben auf die Aphasielehre nur die selbstverständliche Konsequenz seines Festhaltens; es ist dem Verfasser ein erfreuliches Moment, daß A. Marty (Unters. z. Grundl. etc. 1908, S. VIII) von der entgegengesetzten Seite des Sprachproblems herkommend, den gleichen Gedanken ausspricht. —

Je mehr sich Verfasser aber in den Stoff vertiefte, um so mehr traten die anfänglich wirksamen Gesichtspunkte hinter jenen zurück, die sich jetzt in der Schrift als die grundlegenden darstellen. Zunächst liegt ihm jetzt daran, die reiche Fülle der Belehrung, die er selbst aus dem Studium der Sprachpsychologie (im weitesten Sinne des Wortes) geschöpft, in gleicher Weise auch den daran interessierten Fachkollegen zugänglich und damit für die Pathologie verwertbar zu machen; dabei ist es ihm aber nicht bloß um die Hervorhebung der jenen Wissenschaften entnommenen Tatsachen zu tun. Fast noch größeres Gewicht legt Verfasser auf die ihnen entnommenen Gesichtspunkte und den Nachweis der Möglichkeit, sie auch wieder zum Verständnis des Pathologischen in breitem Maße anwenden zu können. Nur die sichere Erwartung, damit wirklich Nützliches zu schaffen, konnte ihm über die Mühen und Schwierigkeiten, die das Arbeiten auf so fernliegenden und zum Teile noch so wenig geklärten Gebieten mit sich brachte, hinweghelfen.

Das Hauptgewicht legt dementsprechend Verfasser jetzt auf den mit Hilfe der herangezogenen anderen Wissenschaften zu gewinnenden Einblick in die komplizierten Beziehungen zwischen Sprechen und Denken und die daraus sich ergebende Folgerung, daß die Sprache nicht ein Haufen von Worten ist, die etwa analog wie die Buchstaben zum Wort im Satze aneinander gereiht werden, sondern ein zusammenhängendes System verschiedenartiger Ausdrucksmittel, unter denen die Worte durchaus nicht immer den hervorragendsten Teil darstellen.

Wie schwer sich eine Außerachtlassung dieser zum Gemeingut der Sprachpsychologie gewordenen Anschauungen an den Sprachpathologen gerächt, könnte nichts besser exemplifizieren, als der von ihrer Seite gemachte Versuch einer einheitlichen Basis bezüglich des Agrammatismus und der Paraphasie; der erstere soll bezüglich des Satzbaues eine ähnliche Störung darstellen, wie innerhalb des Wortgefüges die letztere; daß der Berechtigung solcher Aufstellungen doch erst eine Klarlegung darüber, wie sich der Satzbau vollzieht und was ihn charakterisiert, wie man sich den angenommenen Aufbau des Wortgefüges zu denken habe, vorangehen und dazu die einzig kompetente Sprachpsychologie helfen muß, bedarf doch wohl nicht erst des Beweises; eine derartige Außerachtlassung der primitivsten Regeln der Methodenlehre würde, von einem Gebiete der Medizin einem zweiten derselben Disziplin gegenüber gehandhabt, die schärfte Zurückweisung erfahren.

Wie aber die Linguistik jetzt über diese Fragen denkt, mag der Hinweis exemplifizieren, daß die Zerlegung der Wörter in Silben nur Sache der Forschung ist, und daß man dem einzelnen Buchstaben erst recht die Selbständigkeit absprechen könne; dementsprechend erscheint jede auch entfernte Analogie zwischen den Worten als Satzteilen und den Silben oder Buchstaben als Teilen des Wortes vollständig ausgeschlossen; daraus erhellt ohne weiteres, was man von der Nahestellung von Agrammatismus und Paraphasie zu halten hat [1]); wir werden sehen, daß es sich bei den beiden um Störung zweier differenter Vorgänge auf dem Wege der sprachlichen Formulierung des Denkens handelt. Indem man sich den Satz ebenso aus Wörtern zusammengesetzt dachte [2]), wie diese aus den einzelnen Lauten, beraubte man sich des Verständnisses, ja der richtigen Erfassung verschiedener Sprachmittel, die die Sprache erst aus dem Satze heraus entwickelt; das gilt insbesondere von der „Situation“, die ebenso wie die von ihr abhängige Betonung, den einzelnen, an sich sinnlosen und der Ergänzung bedürfenden Wörtern diese und damit auch erst den Sinn gibt. —

Verfasser war natürlich bemüht, auch Alles das, was die Pathologie darbot, nicht minder, was Anatomie und Physiologie unmittelbar oder auf dem Wege der Analogisierung zum Verständnis des Pathologischen nützlich erscheinen ließen, in enger Durchdringung mit Sprachpsychologischem für seine Arbeit zu verwerten. Eines aber hat er sich prinzipiell versagt, so nahe auch der Anreiz dazu lag; nirgends hat sich Verfasser in anatomischen Spekulationen und psychologischer Nutzwendung solcher auf sein Thema selbst versucht oder an solche anderer Autoren, mochten sie noch so schön sich darstellen, angeknüpft, wie er auch sonst im Laufe dieser Arbeit Spekulationen aus dem Wege gegangen und sich soviel als möglich an Tatsachen und deren Deutungen

---

[1]) Nur für eine Art von Störung im Gefüge von Sätzen geht es an, die Bezeichnung Paraphasie anzuwenden; nämlich für die von Heilbronner (Arch. f. Psychiatrie 33, 2. H., S. 24 ds. S. A.) so bezeichnete Form, wo die Kranken einen Satz korrekt beginnen und mit einer Phrase enden, die den korrekten Schluß eines anderen Satzes bilden könnte; aber es ist klar, daß es sich dabei nicht um Agr. in dem hier erörterten Sinne handelt.

[2]) Dieses hartnäckige Festhalten an dem alten Irrtum ist umso befremdlicher, als auch Wundt, dessen Monographie seit mehr als einem Dezennium den Pathologen als Vorlage zur Verfügung steht, ganz schroff den entgegengesetzten Standpunkt vertritt.

gehalten hat. Auf den zunächst vielleicht faszinierenden Schmuck anatomischer und physiologischer Spekulationen glaubte er selbst auf die Gefahr hin, nicht für exakt zu gelten, im Interesse der Dauerhaftigkeit seiner Arbeit verzichten zu sollen [1]); denn er steht auf dem Standpunkte, den schon Lewes vor einem halben Jahrhundert dahin charakterisierte, daß vieles von dem, was sich als physiologische Erklärung von psychischen Funktionen ausgibt, nur die Übertragung dieser in die Termini einer recht hypothetischen Physiologie darstellt; seitdem ist das noch oft genug wiederholt worden; am schärfsten hat es der Pathologe A. Mayer gegenüber ähnlichen Versuchen in dem hier behandelten Gebiete noch kürzlich formuliert; er spricht von dem „Jargon einer ganz unkontrollierbaren Hirnmythologie, die mit der Prätension auftritt, der einzig zulässige und wissenschaftliche Weg zu sein" (Psych. Bull. IV. 1907, S. 171).

Wenn wir, vorläufig wenigstens, „die Anordnung und Gruppierung der einzelnen Neurone und besonders die Art und Weise ihrer gegenseitigen Verknüpfungen, ihre „Artikulation" als das einzig verwertbare Substrat für eine Analyse der Verrichtungen [2]) der Nervenelemente ansehen dürfen" (v. Lenhossek), so wäre nichts leichter, als etwa nach Analogie einer bekannten Theorie des Schlafes sich über jene Verrichtungen irgendwelche Hypothesen für Zwecke der Aphasielehre aufzubauen; wir sehen davon ab, hauptsächlich deshalb, weil von solchen hypothetischen Substruktionen zunächst ein wirklicher Fortschritt im Verständnis der eigentlichen Vorgänge doch nicht zu erwarten ist. Obwohl jetzt wichtige Momente aus der Physiologie des vegetativen Nervensystems, nämlich das, was sie uns von der isolierten Einwirkung auf die Synapsen gelehrt hat, die erwähnte Lehre vom Schlafe in etwas milderem Lichte erscheinen läßt, wird man doch kaum behaupten wollen, daß alles, was wir davon wissen, schon genügen würde, um ein auch nur halbwegs zureichendes wirkliches Verständnis für die hier in Betracht kommenden Tatsachen zu eröffnen.

Ein Standpunkt freilich, wie derjenige Forsters (Monatsschr. f. Psych. N. Sept. 1912, S. 189), der in Fragen der Psychologie sich deshalb nur auf Hirnpathologie und Tierexperimente stützen will, „weil wir uns naturwissenschaftlich und nicht philosophisch verständigen wollen" [3]), scheidet von vorneherein hier aus der Diskussion aus, weil die hier herangezogene Psychologie weder als philosophisch in dem gemeinten Sinne bezeichnet werden kann, noch des naturwissenschaftlichen Titels entbehrt.

---

[1]) Wenn ein namhafter Neurologe die Brocasche Stelle als ein sprachliches „Konstruktionszentrum" bezeichnet, „in welchem die Worte in die bestimmten gegenseitigen Beziehungen gebracht werden", so kann Verfasser, ganz abgesehen von der Unmöglichkeit einer solchen Deutung, darin keinen prinzipiellen Fortschritt gegenüber der Hypothese von Descartes sehen, der die Seele von der Zirbeldrüse aus die Aufmerksamkeit mittels der Habenulae da- oder dorthin lenken ließ.

[2]) Bezüglich der Frage, inwieweit unsere physiologischen Vorstellungen von den zentralen Vorgängen der psychologischen Erkenntnis adäquat sind, vgl. die Kritik die v. Kries (Über d. materiellen Grundl. d. Bewußtseinserschein. 1898) an der Leitungslehre oder dem Leitungsprinzip übt.

[3]) Es ist der Rückschlag auf die alte „Psychologie ohne Seele" von Lange (1866); inwieweit dessen vor fast 50 Jahren aufgestelltes Programm „Die Zurückführung alles Psychischen auf Hirn- und Nervenmechanismus" (Gesch. d. Mater. II., S. 392 ff.) sich erfüllt hat, darüber ist hier einiges gesagt worden.

Die Tatsache, daß immer wieder solche, mit dem Schein zunehmender wissenschaftlicher Exaktheit umgebene Versuche auftauchen und nicht bloß deren Autoren, sondern gelegentlich selbst ganze Generationen von Lesern sich dem Reize solcher „Erklärungen" widerstandslos gefangen geben, zeigt, daß sie einem tiefen Bedürfnis der menschlichen Natur entgegenkommen [1]), dem auch die hervorragendsten Geister nicht selten erliegen.

Bei aller durch persönliche Beziehungen nur noch gefestigten Hochschätzung Wernickes kann doch nicht verschwiegen werden, daß auch er sich gelegentlich dieser den Regeln der Wissenschaft durchaus widersprechenden Methode bedient hat; so z. B. wenn er (Grundr. d. Psych. 1900, S. 29) ein so feines Problem wie das der individuellen Differenzen im Denken in Begriffen oder Worten an unseren groben, mit jenem Problem gar nicht kommensurablen Kenntnissen von den Funktionen des linken Schläfelappens abmißt.

Es ist aber nicht bloß die Unzulänglichkeit solcher anatomisch begründeter Spekulationen, die von ihrer Verwertung abhalten muß, sondern vor allem der Schaden, der dadurch angerichtet wird, daß die anscheinend durch die Übereinstimmung der psychologischen Erscheinungen mit den anatomischen Erklärungen gegebene Bestätigung die Richtigkeit derselben zu gewährleisten scheint; auch das läßt sich an einem Wernicke entnommenen Beispiele besonders prägnant erweisen. In demselben Grundriß bezeichnet er als das anatomische Substrat der „Begriffe" die feste Assoziation der Erinnerungsbilder; selbst vom Standpunkte des glattesten Sensualismus erscheint diese Deutung nur als eine unzureichende Erklärung der gemeinten Vorgänge; wenn wir aber später hören werden, daß das der Logik entnommene begriffliche Denken, wie es in der Pathologie bisher verwertet wird, überhaupt nicht dem naiven Denken entspricht, das ja der einzige Maßstab für die Pathologie sein kann, dann wird damit erst recht das nicht Ungefährliche solcher zu weiterer anatomischer Verwertung einladenden Spekulationen gekennzeichnet. Inwieweit auch das „Begriffsfeld" der Neuesten hier in Betracht kommt, sei den eigenen Erwägungen des Lesers überlassen.

Selbst ein sonst so ganz auf dem Boden der Hirnanatomie stehender Forscher wie S. Ramon-Cajal anerkennt, daß die psychischen Formen uns besser bekannt sind als die Architektonik des Gehirns und daß die Psychologie eher zum Verständnis der letzteren beitragen könne, als die Lehre vom Hirnbau zur Kenntnis der psychischen Erscheinungen (Histol. du syst. nerv. II. 1910, p. 869). Man kann es trotzdem verstehen und bis zu einem gewissen Grade billigen, wenn immer wieder (von Cajal selbst und auch von anderen) der reizvolle Versuch gemacht wird, die Architektur des Gehirns und die psychischen Vorgänge durch ein künstliches Gebäude von Hypothesen zur gegenseitigen Durchdringung zu bringen. Eine solche, bloß in den Grundzügen gegebene Zusammenfassung hat gewiß ihre Berechtigung und ihr Nutzen läßt sich aus der Geschichte der Neurologie leicht erweisen; aber man kann sich bei der von den Autoren oft selbst anerkannten Schwäche des von ihnen aufgeführten Gebäudes dem Schlusse nicht entziehen, daß jede Nutzanwendung auf irgendwelche spezielle Fragen ganz ausgeschlossen erscheint, will man nicht wieder

---

[1]) Neuerlich ist Winch (Physiological and Psychological; Mind 1910, p. 207) dieser Erscheinung psychologisch nachgegangen.

auf die „Mythologie" früherer Schulen zurückkommen, die zum mindesten die Folge hatte, die Schwierigkeiten der Probleme zu verhüllen.

v. Monakow namentlich hat in neuerer Zeit versucht, die anatomisch-physiologischen Sprachvorgänge im Sinne einer in zahlreichen Stufen sich vollziehenden Reihenfolge zu differenzieren; wenn er das aber dann selbst unter Anerkennung des hypothetischen Charakters solcher Versuche mangels genügender klinischer Anhaltspunkte aufgibt, dann ist es die der Sprachpsychologie entnommene psychologische Lokalisation, die berufen ist, da helfend einzugreifen; wir werden in dem Kapitel vom Wege vom Denken zum Sprechen sehen, daß das, was die Sprachpsychologie zu bieten vermag, in hohem Maße dem entgegenkommt, was die anatomische Betrachtungsweise zur eigenen Stütze bedarf.

Wie weit unsere Kenntnis des Physiologischen für die uns funktionell schon durchaus geläufigen Tatsachen hinter dem zurücksteht, was uns deren deskriptive Betrachtung an die Hand gibt, mag nur ein Beispiel erweisen; die Kenntnis der bekanntlich zuerst im Gebiete der Pathologie geschaffenen Perseverationstendenzen (Neißer) hat sich durch das psychologische Experiment in einer Weise vertieft, „daß es nicht eine einzige physiologische Theorie gibt, die auch nur annähernd alle Tatsachen umfaßt." (Vgl. bei Koffka, Z. Anal. d. Vorstell. 1912, S. 14, dem der letzte Satz entnommen, Erörterungen über den Funktionsbegriff in seiner Bedeutung für die Psychologie trotz des Fehlens oder der hypothetischen Natur unserer Kenntnisse der entsprechenden physiologischen Vorgänge.)

Wenn v. Monakow noch neuerlich (in der zweiten Auflage seiner Gehirnpathologie, S. 823) über das Fehlen aller Anhaltspunkte klagt, „um die Wege von den Werkstätten für die Begriffe zu den sogenannten Wortzentren auch nur in rohen Umrissen uns anatomisch befriedigend vorzustellen", so erscheint auch da der gesuchte Ausgangspunkt ein verfehlter; zuerst müssen wir uns klar darüber sein, was wir psychologisch unter diesen Begriffen zu verstehen, wie wir uns die psychologischen Vorgänge in diesen „Werkstätten für die Begriffe" und die „Wege von ihnen zu den Wortzentren", also all das zu denken haben, was Verfasser hier an der Hand der Hilfswissenschaften in den Kapiteln vom „Weg vom Denken zum Sprechen", vom „Begriff" und vom „begrifflichen Denken" zu skizzieren versucht hat; erst dann wären wir berechtigt, solche Anatomie, aber auch nur schematisch (nach darauf basierter vollständiger Rekonstruktion der alten Schemata) zu versuchen. Sollte man aber im Verfolge einer diesem Gedankengange widersprechenden Beweisführung sich etwa darauf stützen wollen, daß die Basis für die in der Pathologie verwertete Lehre vom Begriffe doch die allgemein anerkannte ist, so wäre auf das betreffende Kapitel zu verweisen, in dem das Ungenügende einer nicht von der Psychologie, sondern von der Logik ausgegangenen Bestimmung dessen aufgezeigt werden wird, was bisher als „Begriff" in der Pathologie verwertet worden.

Man hat gesagt, daß die Wissenschaft aus mehr oder weniger eng zusammenhängenden Annahmen besteht, die in immer nähere Übereinstimmung mit den beobachteten Tatsachen zu bringen sind. Die Mehrzahl der als grundlegend und in breiterem Maße als wirksam anzusehenden Hypothesen, von denen in der Aphasielehre bisher Gebrauch gemacht worden, entstammen der

Hirnpathologie; der Stillstand, in den sie trotzdem geraten, läßt es ratsam erscheinen, den Ausgangspunkt für neue Hypothesenbildungen in jenem anderen Teile zu wählen, in dem die Lehre ihr funktionelles Wurzelgebiet hat, in der Psychologie.

Natürlich soll dieser Versuch nicht etwa eine Abkehr von der physiologisch-anatomischen Fundierung, wie sie bisher vorwiegend geübt worden, bedeuten; eine Berücksichtigung insbesondere der neueren physiologischen Anschauungen von den Hirnfunktionen ist im Rahmen der Aphasielehre umso leichter, als die Grundlagen, die Huglings Jackson wie für die Nervenpathologie im allgemeinen, so im besonderen für die Sprachpathologie gelegt, ihre volle Bestätigung durch die neuere Hirnphysiologie und dementsprechend auch nur einen weiteren Ausbau erfahren haben. Aber immer mußte man sich als obersten Grundsatz vor Augen halten, daß nur von einer nicht mehr einseitigen, sondern mit allen Hilfsmitteln der Methodik gewonnenen Basis aus ein wirklich vollständig befriedigendes Resultat gewonnen werden könne. Die gelegentliche prinzipielle Vernachlässigung einzelner Seiten derselben führt, wie in anderen Wissenschaften, so auch natürlich hier als eine Art Reaktion eine zeitweise stärkere Betonung anderer nach sich und kann es nicht überraschen, wenn jetzt der psychologische Standpunkt in den Vordergrund gestellt erscheint. Es wäre gewiß verfehlt, deshalb nun auch jede Folgerung aus anatomischen und physiologischen Befunden abzulehnen; aber Verfasser ist nicht geneigt, unsichere Deutungen klinischer Tatsachen durch wenig gesicherte anatomische Tatsachen für gesichert anzusehen; immerhin können Übereinstimmungen zweier Tatsachenreihen, selbst wenn diese an sich nicht gesichert sind, wenn auch nicht gegenseitige Sicherung bieten, so doch die Möglichkeit eines gewissen Verständnisses für die eine oder andere Reihe an die Hand geben. So soll der Nachweis einer gewissen Übereinstimmung zwischen den Tatsachen der vom Verfasser eingeführten psychologischen Lokalisation und den anatomisch-physiologischen Daten, die Feststellung eines gewissen Gleichganges im Ablaufe der sprachpsychologischen Vorgänge mit der aus der Pathologie abstrahierten Lokalisation der auf einander folgenden Teilfunktionen der Sprache die Richtigkeit jenes methodologischen Gesichtspunktes illustrieren.

Nach dem Urteil auch der kompetentesten Kenner des Gehirnrindenbaues läßt, wie gesagt, die Fülle der sich uns in den psychischen Erscheinungen darbietenden Funktionen das Viele, was wir über diesen Bau, und das Geringfügige, was wir über dessen Funktionen wissen, weit hinter sich; dementsprechend wird man zugeben müssen, daß, je mehr unser Wissen von jener Fülle sich vertieft, je größer der Einblick in die Mechanik (man verzeihe diese Formel) der psychischen Vorgänge sein wird, desto aussichtsreicher sich auch das Verständnis für den Bau und die Funktion der jenen Vorgängen zugrunde liegenden Substrate gestalten wird [1]); denn wenn es richtig ist, daß die Funktion sich den Bau schafft, dann ist jener Schluß wohl umso verständlicher, wenn wir dabei noch berücksichtigen, daß wir erst am Beginne jener

---

[1]) Es ist dieser Gesichtspunkt auch schon den Vätern der Aphasielehre nicht entgangen, so z. B. Broadbent, der (Med. u. Chirurg, Transact. 2, ser. Vol. p. 254) in einem speziellen Falle darauf hinweist, daß die aus der durch Krankheit erfolgten Analyse gezogenen Konstruktionen mit denjenigen übereinstimmen, welche die Logiker und Grammatiker durch ihre Analyse der Sprache gewonnen.

Epoche der Hirnpathologie stehen, in der ganz analog wie in der experimentellen Morphologie das von der Krankheit geschaffene Experiment für das Studium modifizierter oder defekter Organfunktionen verwertet wird; daß die in solchen Fällen eintretende Adaption unsere Ansicht bezüglich der Beziehungen zwischen Psychologie und Morphologie stützt, ist gewiß ebenso verständlich.

So wenig auch Verfasser, wie erwähnt, geneigt ist, aus anatomischen und physiologischen Tatsachen eine Theorie aphasischer und noch weniger sprachpsychologischer Erscheinungen zu bauen, das allerdings hält er für einen berechtigten und für unser Studium wichtigen Schluß: Die reiche zyto- und myeloarchitektonische Gliederung der Hirnrinde im allgemeinen und des sogenannten Sprachfeldes im besonderen, die uns die einschlägigen Arbeiten der letzten Jahre kennen gelehrt, beweisen mit aller Sicherheit, daß die auf der Annahme eines einheitlichen Sprachfeldes basierten älteren Deutungen nicht zu recht bestehen, vielmehr die gegenteilige Ansicht durch jene Befunde erst recht gestützt wird. —

Im Verfolge des Strebens nach psychologischer Fundierung ist es Verfasser weiter hauptsächlich darum zu tun, die Erscheinungen der Aphasie im Sinne einer Funktionspsychologie[1]) nicht als durch Läsion selbständiger psychischer „Elemente" bedingt, sondern als aus Störungen eines Komplexes von Prozessen erklärlich zu erweisen, deren ein Teil unmittelbar in das seelische Geschehen hinübergreift.

Um den darin sich ausprägenden Gegensatz zu der bisherigen Auffassung der Aphasielehre deutlich vor Augen zu führen, sei der Satz von Liepmann (Neurol. Zentralbl. 1909, S.-A. S. 4) hierher gesetzt: „Die ganze Arbeit der Aphasieforscher seit 50 Jahren besteht darin, die „Intelligenz" zu analysieren und sie auf Verbindung von Elementen (im Original nicht hervorgehoben) zurückzuführen, derart, daß dieser psychische Komplex zu dem, was wir über Bau der nervösen Substanz wissen oder wahrscheinlich gemacht haben, in Beziehung gesetzt werden kann." Man setze an die Stelle der „Elemente" die Funktionen und man hat in dem Prinzipiellen den Gegensatz der beiden Methoden vor Augen gestellt. Die Differenzen, die sich daraus ergeben, sind im Nachfolgenden angedeutet. Vorher ist aber noch darauf zu verweisen, daß die moderne Sprachpsychologie einer funktionellen Auffassung durchaus entgegenkommt; schon W. v. Humboldt will die Sprache nicht als ein $\dot{\varepsilon}\varrho\gamma o\nu$, sondern als eine $\dot{\varepsilon}\nu\varepsilon\varrho\gamma\varepsilon i\alpha$ aufgefaßt wissen, und die Sprachwissenschaft hat bis in die neueste Zeit diesen prinzipiellen Standpunkt festgehalten; dementsprechend sehen wir auch, wie Sprachforscher, die sich dazu geäußert (Schuchardt, Bréal), die „Kästchentheorie" des Gedächtnisses durchaus ablehnen.

Die Bevorzugung einer funktionellen und gleichzeitig genetischen Psychologie gegenüber der strukturellen empfiehlt sich für unsere Zwecke vor allem

---

[1]) Historisch darf hier festgelegt werden, daß die von Freud in breiterem Maße angestrebte funktionelle Deutung aphasischer Erscheinungen an die gleichgearteten Bestrebungen des Verfassers anschließt. Wenn Verfasser trotz dieses Bestrebens funktioneller Erfassung der einschlägigen Tatsachen da und dort sich Ausdrücke entschlüpfen läßt, die dem Sprachgebrauche der Erscheinungspsychologie entstammen, so mag als Entschuldigung dienen, daß nichts schwieriger ist, als zur Gewohnheit Gewordenes trotz bester Absicht ganz zu unterdrücken.

aus dem Grunde, weil wir über das „Wie" der Vorgänge im Nervensystem uns aus klinischen Beobachtungen viel leichter unterrichten können als über das „Was" derselben; zumal auch das, was wir von den anatomisch-physiologischen Grundlagen desselben aussagen können, ebenfalls nur die Funktionen betrifft. Und da wir ebenso im Gebiet der Psychologie über das „Wie" uns außerordentlich besser orientiert wissen als über das „Was"[1]), so ist vom Standpunkte des Parallelismus zwischen Körper und Geist einer funktionell orientierten Psychologie auch für unsere Zwecke der Vorzug zu geben[2]). Es zeigt sich auch, daß gerade die Ausführungen desjenigen Autors, der am eingehendsten den anatomisch-physiologischen Parallelvorgängen der Sprachpsychologie nachgegangen ist (v. Monakow) sich viel besser mit den Deutungen einer Funktionspsychologie in Einklang bringen lassen als mit der in der Sprachpathologie vorherrschenden Erscheinungspsychologie; so, wenn er z. B. (Erg. d. Phys. 1907. VI, S. 392 f.) „funktionelle Verbände", „Zwischenerregungsstufen ruhender und auslösender Art" mit dem „Wortbegriff" Wernickes im Zusammenhang bringen will; im Kapitel vom begrifflichen Denken werden wir sehen, daß sich mit mehr Erfolg an die Stelle des „logischen" Begriffs der funktionelle psychologische Begriff setzen läßt. Wir werden dementsprechend die Störungen agrammatischer Art auch nicht einfach, wie noch kürzlich ein Fachmann geäußert[3]), auf Gedächtnisstörung zurückführen, sondern zunächst den Funktionen nachzugehen haben, die sich dabei als gestört herausstellen.

Man hat gewisse Tatsachen der Sprachpathologie direkt benutzt, die Erscheinungspsychologie zu stützen; so die Oligophasie oder Monophasie Motorisch-aphasischer, bei denen man von Clichés gesprochen, die sie wiedergeben („tschitschi", „akoko"); eine einfache Überlegung ergibt aber, daß auch diese Erscheinung funktioneller Deutung sich ohne weiteres fügt. Als beweisend im Sinne einer Erscheinungspsychologie wird auch z. B. die Tatsache angeführt, daß der vielzitierte Kranke von Graves nur die Anfangsbuchstaben

---

[1]) Es kann hier auf die einschlägigen Fragen nicht eingegangen werden; aber es liegt nahe, dem von Mach begonnenen Kampfe gegen die Metaphysik in der Physik für unsere Zwecke die Ansicht zu entnehmen, daß auch hier nur das „Wie" den Gegenstand der Forschung bildet, das „Was" ihr überall verschlossen ist.

[2]) Daß der strukturellen oder Erscheinungspsychologie in der Psychophysik der stärkste Gegner erstanden, sei hier an einem einfachen Beispiele erwiesen; wenn die einfache Empfindung einer Berührung nicht die isolierte Folge eines isolierten objektiven Reizes ist, sondern notwendiger Weise das Resultat eines Kontrastphänomens, dann kann diese Empfindung nicht mehr im Sinne einer strukturellen Psychologie als angeblich einfachstes Element den weiteren Prozessen zugrunde gelegt werden; umgekehrt, da es sich bei jener Empfindung sichtlich um einen Akt des Vergleichens handelt, paßt sich das vollständig einer Funktionspsychologie ein. Soviel Verfasser sieht, ist dieser Einwand bisher nicht vorgebracht worden, aber Verfasser legt Wert auf den Hinweis, daß auch H. Jackson ähnliche Gedankengänge seiner Lehre zugrunde gelegt hat (s. dessen Remarks on the Evolution and Dissolution of the Nervous System. J. of ment. Sc. Repr. p. 8); bezüglich der Stellung der funktionellen Psychologie gegenüber der strukturellen vgl. insbes. die ausführliche Darlegung von Angell. (The psychol. Rev. 1907, p. 857).

[3]) Dr. Langdon said that he does not consider that grammar has anything to do with the acquirement or reacquirement of language. The acquirement of language and grammar is purely a memory process. Language must be looked on as a matter of pure memory and arrangement, independent of grammatical relation. (Disc. im J. of Am. med. Assoc. 1904, p. 1948).

der Substantiva behalten hatte und den Rest im Lexikon dazu suchen mußte;
Paulhan (L'activité ment. 2. éd. 1913, p. 32) deutet das so, daß Buchstaben
isoliert im Geiste erhalten seien, bzw. allein mit einem bestimmten Sinn verknüpft sein können; und doch handelt es sich dabei nur um eine stärkere
Ausprägung der ebenso für die amnestische Aphasie, die offenbar da vor-
liegt, nachweislichen Erfahrung des täglichen Lebens, daß man vor Auf-
findung eines gesuchten Wortes den ersten Buchstaben desselben „auf der
Zunge hat"; das ist aber direkt etwas Funktionelles. Es ist eine schon von
Lichtheim betonte Erscheinung, daß die amnestische Aphasie im Spontan-
sprechen viel weniger leicht und deutlich hervortritt als beim provozierten
Bezeichnen von Objekten. Man sollte zunächst denken, daß das gesehene
Objekt das „Wortbild" leichter emporheben würde, als wenn das ohne solche
„Hilfe" zustande kommen soll. Die Erklärung dafür bringen Beobachtungen,
die Verfasser zusammengetragen, um aus ihnen den Nachweis zu erbringen,
daß die auf die Bewegung gerichtete Aufmerksamkeit deren Ablauf mehr oder
weniger stört, ja gelegentlich aufhebt (Wien. klin. Rundschau 1907, Nr. 1).
In der hier in Rede stehenden Beobachtung liegt nun offenbar diese Tatsache
vor; die einer solchen funktionellen Betrachtung entnommene Erklärung dürfte
jedenfalls zutreffender sein als irgendwelche mit Erinnerungsbildern ope-
rierende.

Man mache weiter doch den Versuch, den Ersatz zerstörter Zentren
durch solche derselben oder der anderen Hemisphäre an der Hand der Funktionspsychologie zu erklären; die Schwierigkeiten, die sich für die strukturelle
Psychologie und besonders für die Lehre von den Erinnerungsbildern ergaben,
fallen alle fort [1]).

Man wird dieser Beweisführung den Hinweis entgegenhalten, daß sich
in der für Aphasiefragen als vorbildlich angesehenen Apraxielehre die Erinnerungsbilder doch einer anerkannten Position erfreuen; Verfasser muß
diesem Argument sein Credo versagen, er ist vielmehr der Ansicht, daß die in
der Normalpsychologie sich vollziehende Bewegung gegen die „Bewegungs-
vorstellungen" in nicht ferner Zeit auch auf das Gebiet der Pathologie modifizierend übergreifen wird [2]).

Der Vorzug einer Funktionspsychologie gegenüber der älteren bisher
meist verwerteten, wird sich auch darin markieren, daß sie selbst dort, wo
sie uns über die Einzelvorgänge vorläufig noch wenig oder gar nichts zu sagen
weiß, doch als Wegweiser zu einem wenigstens beiläufigen, wenn auch hypo-

---

[1]) Von der hier versuchten Einführung einer funktionellen Psychologie in
den Gesichtskreis der Pathologen erhofft sich Verfasser noch insofern einen über
das Sachliche hinausgehenden Gewinn, als er davon auch eine Umgestaltung ihrer
ganzen Denkweise erwartet. Wenn noch neuestens die Tatsachen des Traumes
und der Halluzination als unwiderleglicher Beweis für die Realität der „images"
angeführt werden (s. Revue neurol. 1913, p. 198) so zeigt das recht deutlich die
Unfähigkeit zu anderen Gedankengängen als den alt ererbten und die Notwendigkeit
des „Umlernens" auch auf diesem Gebiete.

[2]) Mit Rücksicht auf die Bedeutung, die diese ganze Frage sichtlich auch
für die Aphasielehre hat, sei auf eine neueste Arbeit von Thorndike (Psychol.
Rev. 1913, March) hingewiesen, der die klassische Lehre von den Bewegungsvorstel-
lungen als irrtümlich erweisen will, worin er schon Vorgänger in anderen amerikanischen Psychologen hat.

thetischen Verständnis dadurch dienen wird, daß wir imstande sein werden, die Reihenfolge und die Verknüpfungen der an sich vielleicht noch nicht klaren Vorgänge festzustellen und dadurch auch einen Anhaltspunkt zum Verständnis der pathologischen Erscheinungen zu gewinnen. Wie sich dieser Nutzen auch in prinzipiellen Fragen darstellt, mag das Nachstehende erweisen. Wenn immer wieder (von Namyn, v. Monakow) betont wird, daß das klinisch-anatomische Studium uns wohl zu einer Lokalisation der Aphasie, nicht aber zu einer solchen der Sprache führen könne, so stützt sich dieser als Warnung gegen vorzeitige Verallgemeinerungen ausgesprochene Satz auf die Einsicht, daß der Störung zweierlei Möglichkeiten zugrunde liegen könnten. Die eine Möglichkeit ist die, daß die den ganzen Mechanismus lahmlegende Störung in einer weiter verbreiteten, über den Bereich der anatomisch nachweisbaren Läsion hinausreichenden Funktionsänderung bestehe. Die zweite Möglichkeit ist die, daß schon ein minimaler Schaden umschriebener Art an einem kompliziert ineinander greifenden Mechanismus genügt, um ihn funktions-untüchtig zu machen. In beiden Fällen sei der Schluß aus der Läsion auf die Lokalisation des Funktionsausfalls in ihr unzulässig.

Gewiß fallen die in dieser Alternative zum Ausdruck gebrachten Argumente einer strukturellen Psychologie gegenüber schwer ins Gewicht; für eine von funktionellen Gesichtspunkten ausgehende Aphasielehre hingegen bedeuten sie nur einen zeitlichen Aufschub, dessen Dauer dadurch gegeben ist, wie weit und wie rasch die Fragen nach den gestörten Funktionen durch eine differenzierende Methode der einzelnen Fälle der Lösung zugeführt werden können. Inwieweit dabei ein genetisches Studium sowohl der Evolution wie der Dissolution und endlich der Reevolution dabei gute Dienste tun kann, braucht wohl nicht ausführlich dargelegt zu werden.

Soll aber der immer wieder [1]) betonte Gegensatz zwischen klinischer Lokalisation und Funktionslokalisation als ein prinzipieller gemeint sein in dem Sinne, daß eine Lokalisation der Funktionen überall nicht erreichbar sein sollte, dann hätte Verfasser Veranlassung, hier, wenn auch kurz, dazu Stellung zu nehmen, und zwar um so mehr, als gerade die Funktion der Sprache als Beweis für den Satz herangezogen wird, daß von einer enger umschriebenen Lokalisation nicht geredet werden könne. Wenn dieser Satz nicht mehr besagen will, als daß wir vorläufig von einer Lokalisation der Funktionen, in specie der bei der Sprache in Betracht kommenden, nichts Bestimmtes wissen, so kann Verfasser dem zustimmen; wenn der Satz aber in dem anderen Sinne gemeint sein sollte, dann müßte Verfasser ihn als einen unbewiesenen, dogmatisch hingestellten bezeichnen, dem derzeit empirisch erwiesene Tatsachen nicht zugrunde liegen. Was als solche dafür angeführt wird, ist nicht geeignet, das zu Beweisende irgendwie zu begründen, hauptsächlich deshalb, weil das, was man vorläufig als Funktion einfachster Art zu lokalisieren versucht, ein so hoch kompliziertes psychologisches Gebilde (immer im Sinne einer Funktion gemeint) ist, daß der Versuch eben deshalb mißlingen muß.

Wenn v. Monakow (Neue Gesichtsp. in der Frage nach der Lokalisat.

---

[1]) S. die Besprechung von van Valkenburgs Allgem. klin. Lokalisation im Nervensystem. Groningen 1912 in Zeitschr. f. d. ges. Neurologie u. Psychiatrie. Ref.-T. V. 7, p. 703.

im Großhirn, 1911, S. 9) die Identifikation der Lokalisation von Krankheitserscheinungen mit einer solchen der Funktionen als unhaltbar bekämpft, so
hält Verfasser diese Auseinanderhaltung für nicht in den prinzipiellen Grundlagen begründet, ist vielmehr der Anschauung, daß sie an der noch recht rohen
und mangelhaften Diagnostik der gestörten Funktionen hängt. Man wird auch,
ohne Widerspruch zu begegnen, sagen dürfen, daß unser von der Psychologie
her abgezogenes Verständnis der Funktionen unsere Diagnostik wesentlich
überflügelt hat, und daß es sich zunächst darum handeln wird, unser Verständnis der gestörten Funktionen jenem möglichst anzunähern; als das Endziel der Bestrebungen steht allerdings in weiter Ferne das ebenmäßige Verständnis der normalen, wie der gestörten Funktionen; ist dieses erreicht, dann
ist in der Lokalisation der Krankheitserscheinungen auch die der kranken
Funktionen gegeben, deren Zusammenfassung eben die Krankheit darstellt.
Von dem gleichen Standpunkte aus kann man auch sagen, daß sich die Kritik
der Zentrenlehre in einem Circulus vitiosus bewegt; auf der einen Seite hat
man gegen dieselbe eingewendet, daß die Zentren, wie man sie bisher aufgestellt, der Mannigfaltigkeit der aphasischen Erscheinungen nicht gerecht
werden, dabei aber übersehen, daß man damit eigentlich nur auf der anderen
Seite den gegen die Vermehrung der Zentren gemachten Einwand, es gehe
nicht an, für die Erklärung jeder Störung ein eigenes Zentrum aufzustellen,
selbst zunichte gemacht; der Zwang, trotzdem bestimmte Funktionen theoretisch an bestimmte umschriebene Lokalitäten zu knüpfen, ließ sich freilich
nicht niederhalten und führte zur Aufstellung der sogenannten Funktionsherde, die doch wieder nur verkappte Zentren im Sinne des zuvor Ausgeführten darstellen.

Wenn Verfasser aus einer Vertiefung der psychologischen Grundlagen
eine Vermehrung der Zentren oder besser eine sachlich zu motivierende Zerlegung derselben in Funktionsherde ableitet, so glaubt er andererseits, daß
dieselbe ebenso auch einer Plethora an solchen Zentren entgegenwirken müßte,
insofern eben die nachweisbaren, gestörten Einzelfunktionen und nicht die
Störungen an sich die Basis für die Feststellung von Zentren bilden. Für die
Richtigkeit dieser psychologisch fundierten Ansicht und als Beweis gerade
dafür, daß im Gegensatze zu jener eine anatomisch-physiologisch orientierte
Konstruktion der Sprachvorgänge zu einem Übermaß von Zentren führen
muß, wüßte Verfasser kein besseres Exempel als die Studie Knauers (Sommers
Klinik psych. u. nerv. Krankh. IV, 2) mit ihrer Fülle von Laut-, Partialzentren
und Nebenklangfeldern.

Noch letztlich hat Külpe (Psychologie und Medizin, 1912, S.-Abdr.
S. 60) in kritischer Würdigung einer Reihe pathologischer Probleme die große
Mannigfaltigkeit der in denselben enthaltenen Tatsachen aufgewiesen und
daran die Mahnung angeschlossen, „wie notwendig es ist, vor allen physiologischen Betrachtungen über Herderkrankung oder funktionelle Störung, über
eine Läsion der Zentren oder ihrer Verbindungsbahnen, über den Sitz ihrer
Störung und ihre Beziehung zu dem Sektionsbefunde erst einmal die psychologisch feststellbaren Tatsachen genau zu analysieren". Um wieviel mehr
Vorsicht ist aber geboten, wenn die theoretischen Grundlagen eines Problems,
wie das der Funktionslokalisation, festgelegt werden sollen; nur die hastende
Ungeduld der vorwärts strebenden Forschung kann es erklären, wenn dabei

die Gesichtspunkte einer erprobten Wissenschaftslehre nicht immer jene Beachtung finden, die sie früher oder später sich erzwingen wird.

Die Richtigkeit der hier dargelegten Ansicht wird indirekt dadurch bestätigt, daß gerade die Tatsachen der Sprachpathologie als Beispiel für die Unmöglichkeit der Funktionslokalisation angezogen werden. Schon das Wenige, das wir bisher dem zergliedernden, von den hier dargelegten Gesichtspunkten geleiteten Studium des Sprachverständnisses abgewonnen haben, zeigt, wie hochkompliziert die dabei in Betracht kommenden Vorgänge sich darstellen. Man wird weiter berechtigt sein, rein theoretisch anzunehmen, daß „die Funktion" der Sprache ihrer innigen Beziehungen zu den Denkprozessen wegen als eine der kompliziertesten anzusehen, bzw. im Sinne unserer Argumentation als aus einer Vielfältigkeit von Funktionen zusammengesetzt zu betrachten ist. Soll die Annahme von der Unmöglichkeit einer Funktionslokalisation im allgemeinen ihre Berechtigung erweisen, dann müßte der Beweis zunächst von den wesentlich einfacheren Funktionen hergenommen und für die der Kompliziertheit der Funktionen nach entsprechend geordnete Reihe derselben erbracht werden; das Nichtzutreffen dieser Voraussetzungen ist wohl evident; man betrachte die Analyse einer einfachen Bewegung auf ihre zentralen Grundlagen und man wird sofort den hier dargelegten Standpunkt als richtig anerkennen.

Wenn Verfasser gerade deshalb von dem hier empfohlenen Verfahren eine besonders weitgehende Förderung auch für die Einsicht in die anatomisch-physiologischen Tatsachen erwartet, so glaubt er darin auch noch einen wesentlichen Vorteil gegenüber der von Liepmann eingeleiteten Methode der Deutung der Aphasie als Spezialfall der Apraxie sehen zu dürfen. Es stützt sich diese Ansicht vor allem darauf, daß der Einblick, den die Parallelreihe der sprachlichen Vorgänge an der Hand alles dessen, was Psychologie und Sprachwissenschaft uns dazu an die Hand geben, eben dadurch unendlich reicher ist, als dies bezüglich der Praxie im allgemeinen der Fall ist, bei der wir für wichtige Zwischenstufen, vorläufig wenigstens, nur auf theoretische Deutungen angewiesen sind.

Man könnte vorliegender Studie in Abänderung des alten Wortes „primum edere, dein philosophari", entgegenhalten, daß der relativ geringe Umfang des pathologischen Materiales den Zeitpunkt noch nicht als geeignet erscheinen läßt, dasselbe auch schon mit dem reichen Stoffe der Sprachpsychologie in verarbeitenden Zusammenhang zu bringen. Verfasser hält diesen Vorhalt nicht für berechtigt, wenn man den Zweck der vorliegenden Schrift in Betracht zieht, vor allem den Pathologen die leitenden Gesichtspunkte aufzuzeigen, welche uns jetzt schon von den in der Sprachpsychologie verdichteten Lehren der einschlägigen Wissenschaften für ein vertieftes Studium der Sprachpathologie geboten werden. Durch Feststellung der Gesichtspunkte für ein solches künftiges Studium erscheint dieses aber doch wesentlich aussichtsreicher, als wenn noch weiterhin die bisherige, als unmethodisch zu bezeichnende Empirie die herrschende bleiben sollte, die doch nur ganz langsam von sich aus, wenn überhaupt, zur Gewinnung jener Gesichtspunkte fortschreiten könnte; die vorgängige Gewinnung der Richtlinien kann doch nur als außerordentlich fördernd anerkannt werden.

Die in dieser Hinsicht gewonnenen Gesichtspunkte werden aber nicht bloß das theoretische Studium der Aphasie insgesamt befruchten, sie werden auch Fingerzeige bieten, wie solche Fälle zu beobachten, zu beschreiben sein werden, um allseitig verwertbar zu bleiben. Die Ärmlichkeit der deskriptiven Seite der in der Aphasielehre verwerteten Psychologie war von um so größerem Schaden, als die Führer in dieser Lehre, insbesondere Wernicke, ihrer naturwissenschaftlichen Richtung entsprechend, alsbald zu einer Erklärung der Erscheinungen übergingen, die naturgemäß sich der Deskription derselben anpassen mußte; auch darin ist eines der Hauptmomente für die Dürftigkeit der „Schemata" zu finden; denn wenn etwa da und dort der Versuch gemacht wurde, die Lücken der „Beschreibung" aus der eigenen Reflexion zu ergänzen, dann waren die Grundlagen dafür doch auch wieder den anatomisch-physiologisch eingekleideten Anschauungen entnommen, die sich zu dem Schema verdichtet hatten. Da diese aber an Sicherheit und Ausführlichkeit selbst hinter den psychologischen „Beschreibungen" zurückstanden, war auch davon eine über das aus ihnen konstruierte Schema hinausgehende Klarlegung nicht zu erwarten.

Wie Linguisten über die Dürftigkeit des bisher von der Pathologie Beigebrachten denken, und was da nottut, möge die nachfolgende, mit Erlaubnis des Schreibers abgedruckte Stelle aus einem Briefe van Ginnekens bezeugen, dessen „Principes de Linguistique psychologique" uns ein viel benützter Führer gewesen. „Geben Sie immer recht ausführliche Protokolle; sparen Sie die Beispiele nicht. Bei meiner Benützung psychiatrischer Quellen habe ich immer gefunden, daß viele Psychiater nicht zu ahnen scheinen, wie wichtig für eine Sprachpsychologie ein komplettes Tatsachenmaterial werden könnte. Wie vielen Mißverständnissen hätte z. B. vorgebeugt werden können, wenn man nicht einfach hier konstatiert hätte: die Verba schwinden nach den Nominibus usw. bei der progressiven Amnesie, sondern ausführlich die Beispiele gesammelt hätte, woraus dann sogleich zur Evidenz deutlich geworden wäre, glaube ich, daß unter Verba nur Infinitivi und Partizipien (die keine eigentlichen Verba sind) oder Nebensatzverba, Conjunctivi und Optativi (die nur halbe Verba sind) zu verstehen waren und nicht die Indikativ-, Präs.-Formen des Hauptsatzes." Auch Verfasser wird vielfach in der Lage sein, zu zeigen, wie an der Knappheit der Protokolle durch Nichtbeachtung klinisch anscheinend wertloser Erscheinungen[1]) und insbesondere an dem Fehlen wörtlicher Wiedergabe pathologischer Sprachformen die Lösung mancher darin vorgezeichneter, auch sprachpsychologischer Probleme scheitert. Und deshalb scheint ihm der Hinweis auf alles das, was vom Standpunkte moderner Sprachpsychologie an einem Falle zu beachten und zu studieren ist, von so eminenter Bedeutung. —

Mit Recht stellt neuestens Heilbronner die Aufnahme aphasischer Sprachproben mittelst des Phonographen als das Ideal der Beobachtung hin; man wird sich vorläufig mit den hier gewünschten Verbesserungen wohl begnügen können. Dazu sei angemerkt, daß selbst eine phonographische Wieder-

---

[1]) Wenn wir früher anläßlich der Erörterung der Merkwürdigkeiten darauf hinweisen konnten, daß sie es sind, in deren Gebiet sich ganz vorwiegend der Fortschritt vollzieht, so gilt das Gleiche auch von den anscheinend klinisch wertlosen Erscheinungen. Das Unverstandene wird als wertlos auch meist übersehen; sein Verständnis ist es, das regelmäßig den Fortschritt der Erkenntnis einleitet.

gabe noch nicht alles erschöpft, was beim Studium der Sprache zu fixieren ist; man wird sich auch klar zu machen haben, daß die so zustande gebrachte Fixation der Erscheinungen doch erst wieder von einer Analyse derselben in den hier angezeigten Richtungen gefolgt sein müßte; die wäre aber gewiß an Phonogrammen nach mancher Richtung hin überhaupt nicht mehr durchführbar, so z. B. bezüglich mancher in das Gebiet der Phonetik übergreifenden Erscheinungen, die nur am Kranken selbst studiert werden können. Es sei nur hingewiesen auf die von Marbe erfundene „Verwendung rußender Flammen" (Zeitschr. f. Psych. 49, S. 206 ff.) in der Frage der Sprachmelodie und des Satzrhythmus, die, wie Verfasser schon früher erwiesen, auch bei Aphasischen sich gestört erweisen können.

Alle diese und ähnliche Erwägungen gipfeln darin, daß es jedenfalls auch zur Förderung der pathologischen Forschung selbst beitragen wird, wenn sich die Pathologen dessen bewußt werden, was die Sprachpsychologie von ihnen erwartet und geleistet zu sehen auch berechtigt ist. —

Verfasser muß es als einen für seine Arbeit besonders glücklichen Umstand bezeichnen, daß gerade in dem letzten Jahrzehnt die Beziehungen zwischen Sprechen und Denken, auf die für die Erlangung eines weiter ausgreifenden Verständnisses der Aphasiefragen immer wieder zurückzukommen ist, den Gegenstand eingehender Studien sowohl seitens der Psychologen wie seitens der Linguisten gebildet. Verfasser muß gestehen, daß, wenn nach der beabsichtigten Richtung hin einiger Fortschritt durch seine Schrift erzielt wird, er dies vor allem den grundlegenden Arbeiten von Binet, Bergson, Marbe, Külpe und ihrer Schüler, endlich B. Erdmann auf der einen, den zusammenfassenden Werken von Wundt, van Ginneken und Sechehaye auf der anderen Seite zu verdanken hat [1]).

Eben dieser so glückliche Umstand läßt von einem anderen Gesichtspunkte aus den gegenwärtigen Zeitpunkt als geradezu prädestiniert für einen Versuch wie den vorliegenden erscheinen. Niemand, der die Entwicklung der Psychologie, wie sie sich jetzt vor unseren Augen vollzieht, unvoreingenommen betrachtet, kann sich dem Eindrucke entziehen, daß die ganze Lehre, aber in besonderem Maße die Denkpsychologie im engeren Sinne, in voller Umwälzung begriffen ist; Tatsachen und Terminologie weisen z. T. eine so vollständige Änderung auf, daß der Versuch, die so gewonnene neue Psychologie an die Pathologie heranzubringen, in einem späteren Zeitpunkte weit größeren und natürlich immer zunehmenden Schwierigkeiten begegnen müßte als jetzt, wo dieses unausweichliche „Umlernen" seitens der Pathologen sich noch in einem gewissen Gleichgang mit den Änderungen der Normalpsychologie vollziehen kann. Noch aus einem anderen Grunde erscheint der eben charakterisierte Zeitpunkt als der geeignetste, die Resultate jener gewaltigen Umwälzung für eine Reform der Aphasielehre zu verwerten; sie kann sich diese Resultate sozusagen in statu nascenti nicht bloß besser aneignen, sondern sie wird dadurch befähigt, auch schon ihrerseits in jenen Prozeß der Umformung einzugreifen und den ihr gebührenden Einfluß zu nehmen, nicht zum wenigsten als kritischer Maßstab für das Erreichte.

---

[1]) Die bedeutsame Schrift von A. D. Sheffield (Grammar and Thinking, 1912) konnte bei dem jetzt erscheinenden Teile nicht mehr so voll ausgenutzt werden, wie sie es verdiente.

Es würde dem Ideale einer in diesem Sinne ausgestalteten Aphasielehre entsprechen, wenn sich für alles das, was sich theoretisch in Hinsicht der Pathologie aus der Sprachpsychologie gewinnen läßt, entsprechende Tatsachen auch schon jetzt in der Sprachpathologie nachweisen ließen; trotzdem das aber noch recht fern liegt, scheint dem Verfasser der eingeschlagene Weg doch der richtigere als das bisherige Gehenlassen; und wenn das Resultat dieser Schrift auch nur zu der Einsicht führte, daß die Klinik mehr als bisher die so gewonnenen [1]) Gesichtspunkte zu berücksichtigen hat, so wäre schon damit ein genügender Erfolg der ganzen Arbeit für den Verfasser erwachsen.

Die so weit ausgreifende Behandlung eines klinisch so wenig bedeutsamen Kapitels, wie es der Agrammatismus ist, brächte das ganze leicht in die Gefahr, in eine nur für einen kleinen Kreis von Spezialisten brauchbare Mikrologie auszuarten; deshalb war, wie schon gesagt, Verfasser bemüht, seine Arbeit von vorneherein über diesen engen Rahmen hinauszuheben. Zweierlei war dazu vonnöten; einerseits möglichst viele der Tatsachen hervorzuholen, durch die das Thema mit dem ganzen Gebiete der Aphasie und aller anderen Sprachstörungen ähnlicher Genese zusammenhing und alles zur Erklärung heranzuziehen, was zum Verständnis solcher Zusammenhänge dienlich sein könnte. Erleichtert wurde das dadurch, daß der Agrammatismus klinisch und lokalisatorisch im engsten Zusammenhang mit den anderen psychologisch wichtigen Störungen steht und auch schon dadurch das über ihn Festgestellte von aufklärender Bedeutung für alle übrigen wird; die enge Verknüpfung der im Sprechen vereinigten einzelnen Prozesse ließ es von vorneherein ganz ausgeschlossen erscheinen, die Vorgänge, welche sich als Agrammatismus darstellen, reinlich geschieden und ohne Berücksichtigung der übrigen behandeln zu können. Es ergab sich vielfach die Nötigung, aus allgemeinen und aus differentialdiagnostischen Gesichtspunkten auch die verschiedenen anderen aphasischen Störungen zu behandeln und auch das trägt dazu bei, die vorliegende Schrift aus dem Rahmen einer eng umschriebenen Monographie hinauszuheben. So bilden die in der Aufschrift hervorgehobenen agrammatischen Sprachstörungen eigentlich nur das einigende Band für die der Aphasie insgesamt gewidmeten Studien; das findet aber darin seine Berechtigung, daß der Agrammatismus als die Pathologie des Satzes den Zentralpunkt der Aphasielehre darstellt.

Mit der Frage, wie das, was wir Grammatik und Syntax als Funktionen der Sprache nennen, zu Stande komme, welche Faktoren dabei mitwirken, hat man sich bisher klinischerseits noch nicht beschäftigt; sie rückt jetzt in den Vordergrund unseres Interesses und wir werden Umschau zu halten haben nach dem, was darüber von seiten der Sprachpsychologen und Sprachforscher festgestellt worden [2]). Denn nur durch das Verständnis, wie sich die in der

---

[1]) Daß es doch auch an solchen nicht fehlt, beweist die eine Feststellung, daß sich der Agrammatismus in den verschiedenen Sprachstämmen verschieden darstellen muß, was bisher, trotzdem an den einschlägigen Arbeiten auch Mitglieder nicht indogermanischer Sprachen teilgenommen, noch gar keine Erörterung gefunden.

[2]) Schon 1828 sprach W. v. Humboldt (Essai on the best means etc. in Transact. of the Roy Asiat. Soc. June. p. 215) von dem Vorurteil „as if the grammar was not as essential a part of the language as the words". Gewiß spielt dieses Vorurteil auch in die Pathologie der Sprache hinein und hofft Verfasser von der vorliegenden Schrift auch dafür eine Korrektur.

grammatischen und syntaktischen Formulierung der Sprache zum Ausdruck kommenden Funktionen normalerweise entwickeln und vollziehen, werden wir in die Möglichkeit versetzt, die krankhaft bedingten Änderungen und den Verlust dieser Funktionen vor allem, aber ebensosehr die Rückbildung dieser Störungen zu verstehen; es kann aber auch nur auf diesem Wege ein Verständnis für die gewiß nichts Zufälliges und Unregelmäßiges darstellenden Formen des Agrammatismus erreicht werden, insofern die Regelmäßigkeiten desselben aus der Ordnung der der Grammatisierung zugrunde liegenden psychologischen Vorgänge folgen.

Zur Begründung des ersten der angeführten Momente ist nicht viel zu sagen, soll doch die ganze Darstellung in dem Nachweise gipfeln, daß die grammatische und syntaktische Formulierung der Sprache eine besondere, ihrerseits wieder in mehrfache Etappen zerfallende Phase in der Serie der die Formulierung des Gedankens zusammensetzenden Vorgänge darstellt.

Es ist vielleicht nicht überflüssig, hier darzulegen, daß dieser Gesichtspunkt vom etappenmäßigen Aufbau der Sprachfunktionen durchaus kein der Pathologie fremder ist. G. E. Müller (Zur Analyse der Gedächtnistätigkeit I. 1911, S. 41) weist von der von ihm gewonnenen Annahme eines etappenweisen Aufbaues der Apparate für die Gedächtnisleistungen aus darauf hin, daß ein solcher Ausbau in der Aphasielehre keine genügende Berücksichtigung gefunden. Es muß demgegenüber auf die ganze Lehre von Hughlings Jackson hingewiesen werden, die ja auch schon Kußmaul (Störungen der Sprache 1877, S. 102), wenigstens teilweise ganz präzise formuliert hat: „Wie das Wort als motorischer Akt aus übereinandergestuft zu immer höheren Ordnungen sich fügenden Bewegungseinheiten zusammengesetzt ist, so kann auch das Wort als sensorischer Akt ein Komplex von Empfindungseinheiten sein, die von unten nach oben in wachsender Gliederung sich zusammenordnen.“ Wir wissen jetzt, daß dieses „Gesetz“ auch für die höheren Zusammenfassungen nicht zum wenigsten auf Grund pathologischer Forschung festgestellt erscheint. Es bietet dem Verfasser, der seit langem zunächst zo ziemlich als der einzige in Deutschland die Jacksonschen Thesen, insbesondere in der Aphasielehre, vertreten hat, eine nicht geringe Befriedigung, daß es ihm im Vorliegenden gelungen ist, der etappenweisen Reevolution der Worttaubheit und dem in gleicher Weise gegliederten Aufbau des Sprachverständnisses (siehe die Schrift „Über das Sprachverständnis, 1909) eine, wenn auch vielfach nur angedeutete, Skizze eines ebensolchen Aufbaues im expressiven Teil der Sprache an die Seite zu stellen [1]).

---

[1]) Nachträgl. Bemerk. Es ist ein allerdings entschuldbarer Irrtum, wenn Fachmänner auf anderen Gebieten dadurch, daß diese wichtigste Seite der Lehren Hughlings Jacksons selbst von den Neurologen nicht genügend beachtet wird, zu der Ansicht kommen, der neuerlich Jaensch (Über die Wahrnehmung des Raumes. Ergänz. Bd. 6 z. Zeitschr. f. Psychol. 1911, S. 89, Anm.) Ausdruck verleiht: „erst seit relativ kurzer Zeit hat man begonnen, der Tatsache, daß das Zentralorgan einen geschichteten Bau besitzt, in der Lehre von der Hirnlokalisation und Hirnfunktion eine tiefergehende Bedeutung zuzumessen“. Man vergleiche damit die wahrhaft lapidaren, leider nicht vollständig abgedruckten Croonian Lect. von Hughlings Jackson aus dem Jahre 1884, um die Verdienste dieses Pathologen um die Grundlegung nicht bloß der Aphasielehre, sondern der ganzen Nervenpathologie voll würdigen zu können; daß diese indirekt auch der gesamten Psychologie zugute kommen muß, leuchtet wohl ohne weiteres ein.

Wenn bisher auch im Kreise der sich eingehender mit den allgemeinen Problemen der Aphasielehre befassenden Forscher wenig Neigung bemerkbar ist, diese im Sinne der Jacksonschen Lehre von der Dissolution und Evolution des Nervensystems zu betrachten, so ist daran nicht zum wenigsten der mangelhafte Einblick in die gestörten Funktionen schuld; die groben Störungen, wie sie in den Hauptformen der Aphasie uns entgegentreten, hindern einerseits den Einblick in die Einzelheiten der massiv gestörten Funktionen und andererseits ist das Jacksonsche Gesetz von dem staffelförmigen Niedergang der Funktionen nur dann erkennbar, wenn die wirklichen Einzelfunktionen in ihrem Aufbau und Niedergang der Beobachtung zugänglich sind. Das war aber bisher auch deshalb gestört, weil dem Schema zuliebe Funktionen in eine Einheit zusammengefaßt wurden, die erst in ihrer Dezentralisation der verständnisvollen Beobachtung zugänglich werden. Unter diesen Umständen fehlte es natürlich vielfach an den Tatsachen, zuweilen freilich nur scheinbar, die geeignet gewesen wären, als Stütze für die Richtigkeit der Aufstellungen Hughlings Jacksons zu dienen. Verfasser hofft, wie schon früher, so auch in diesen Studien der Lehre dieses Gesetzgebers der Neurologie neue Stützen bieten zu können.

Endlich gab es eine Reihe von theoretischen Fragen — Verfasser nennt nur als Beispiel die sogenannte Ribotsche Regel von der Reihenfolge der Wortkategorien in dem Dissolutionsprozesse der Sprache — deren Behandlung ohne umfassende Berücksichtigung aller in den verschiedensten Aphasieformen darüber gewonnenen Erfahrungen ganz untunlich erscheint. Man hat der bisherigen Formulierung jener Regel die Annahme zugrunde gelegt, daß die verschiedenen Wortkategorien durchaus gleichartige sind und jene Regel sich einfach aus der Berücksichtigung des zeitlichen Momentes ergibt; schon der zuvor zitierten Äußerung van Ginnekens ist der prinzipielle Fehler dieser Ansicht zu entnehmen. Man hat bei der Aufstellung des Ribotschen „Gesetzes" den Ausfall der selbstbedeutenden Worte, der Semantika (Marty), einfach neben den der Synsemantika oder mitbedeutenden Wörter gesetzt und dabei sich über eine wichtige klinische Differenz einfach hinweggesetzt, die an sich schon den Pathologen auf die dadurch nahegelegte Annahme differenter psychologischer Grundlagen hätte hinweisen können; der amnestisch Aphasische sucht nach dem ihm fehlenden Worte, er hat fortdauernd die Empfindung des Unvollständigen seiner Rede; der im Telegrammstil oder in Infinitiven redende Aphasische stockt, wenn es sich nicht um einen Fall motorischer Aphasie handelt, die wir als Grundlage eines Pseudo-Agrammatismus kennen lernen werden, auch nicht einen Augenblick in seiner Rede, er hat überhaupt nicht das Gefühl, daß etwas in seiner Rede fehlt, was er zu suchen hätte (auch in Fällen, wo er das Bewußtsein seines Sprachdefektes hat).

Wie aber andererseits eine nur teilweise richtige Auffassung von den psychologischen Grundlagen der etwa ausgefallenen Wörter auch wieder die Deutung pathologischer Erscheinungen beirren kann, mag nachstehendes illustrieren. Renan (De l'orig. du lang. 3. éd. 1859, p. 132), der die zuvor erwähnten zwei Wortkategorien im Anschluß an Aristoteles und die Grammaire génerale von Port Royal als „mots pleins et mots vides"[1]) bezeichnet, legt diesen

---

[1]) Im Kapitel vom Bedeutungsproblem findet sich eine ausführliche Darstellung dieser Anschauung.

letzteren einen subjektiven Faktor unter, eine rein psychologische Grundlage, im Gegensatze zu den mots pleins, die „Gegenständen" entsprechen (mots objectifs); wäre das vollständig richtig, dann müßte man bezüglich der mots subjectifs [1]) in Rücksicht der stärkeren Resistenz der subjektiven Faktoren im Dissolutionsprozesse annehmen, daß ihr Ausfall auch klinisch sich als ein Spätsymptom darstellen müßte; das ist nun in der Tat regelmäßig der Fall. Der Agrammatismus, der ja diesem Ausfall entspräche, kommt aber auch als Frühsymptom bzw. isoliert vor, was nicht anders gedeutet werden kann, als daß der ihm zugrunde liegende gestörte Vorgang ein andersartiger, bzw. anders lokalisierter sein muß als der, der den Verlust der „mots pleins" nach sich zieht. Wir wissen jetzt, daß jedem einzelnen Worte neben dem begrifflichen Inhalt auch ein Gefühlswert zukommen kann; daß diese beiden, im Normalen vereinigt, in aphasischen Prozessen isoliert geschädigt sein können, zeigt der Fall der amnestischen Aphasie, wo bei fehlender Darstellung des begrifflichen Inhalts die des Stimmungsinhaltes erhalten geblieben sein kann; damit stimmt wieder überein, daß diejenigen Wörter, deren begrifflicher Inhalt ganz im Gefühlswert aufgegangen ist (siehe K. O. Erdmann, Die Bedeutung des Wortes. 2. Aufl., 1910, S. 114) beim Aphasischen oft als letzter Sprachrest noch erhalten geblieben sind. Es wird auch, um ein anderes Beispiel zu nehmen, gewiß für die in Rede stehende Formel nicht gleichgültig sein, ob man die Adjektiva in eine Linie mit den Adverbien und Präpositionen zu den Beziehungswörtern stellt, wie Lloyd Morgan (An Introd. to comp. Psych. 2. éd. 1903, S. 272) oder nicht.

Eine von den eben dargelegten Gesichtspunkten ausgehende Betrachtung · der klinischen Tatsachen führte von selbst eine weitere Ausdehnung des der Arbeit gesteckten Rahmens herbei, insoferne sich zeigte, daß nicht bloß grobe Hirnläsionen, erworbene oder schon in der Anlage sich vollziehende, sondern auch funktionelle Störungen, die in das Gebiet der Psychiatrie rangieren, aufklärende Beiträge zur Pathologie des Agrammatismus liefern; ja der Kreis des hier zu Behandelnden wird scheinbar fern abliegende Einzelheiten der Psychopathologie, z. B. die „dreamy states" von H. Jackson, umfassen, die nicht bloß nach der Seite der Symptomatologie, sondern selbst der topischen Diagnostik, wichtige Aufklärungen bringen sollen. Auch sonst ergab sich eine Menge von Fragen, die organisch oder inzidenter hier mitbehandelt werden mußten, so daß dadurch für alle, die am Studium dieser Störungen ein Interesse haben, Veranlassung gegeben ist, von den Intentionen der vorliegenden Arbeit Kenntnis zu nehmen.

Auf Schritt und Tritt hofft Verfasser den Nachweis liefern zu können, daß nicht bloß eine Berücksichtigung der Sprachwissenschaften im allgemeinen, sondern auch ein eingehenderes Studium scheinbar fernab liegender Materien derselben sich notwendig machte. Hier sei nur ein solcher Fall vorgeführt: Es ist eine schon seit langem in der Lehre von der Aphasie bekannte auffällige Erscheinung, daß in der Heilung agrammatischer Zustände alles gelegentlich sich restituiert, bis auf eine vereinzelte Kategorie von Redeteilen. Da zum Verständnis dieses eigentümlichen Sachverhaltes die alte Lehre von den in dem betreffenden Zentrum „niedergelegten Erinnerungsbildern", oder, wie sie

---

[1]) „Ne designant qu'une relation ou une vue de l'esprit".

sehr gut Marshall bezeichnet, die „Kästchentheorie" nichts taugt [1]), muß
die Aufklärung darüber in funktionellen Momenten gesucht werden; es ist
ersichtlich, daß solche Momente nur dem bezüglich der psychologischen
Wertung der Redeteile Bekannten entnommen werden können und deshalb
mußte auch auf die Lehren der sogenannten allgemeinen Grammatik rekurriert werden. Wenn nun auch bei dem unfertigen Zustande dieser Disziplin
hiervon keine ausreichende Aufklärung des Pathologischen ausging, so war
doch damit der prinzipielle Standpunkt in diesen und ähnlichen Fragen
markiert.

Verfasser kann es sich nicht versagen, bei dieser Gelegenheit jener Theorie
von den Erinnerungsbildern noch einige Bemerkungen schon hier zu widmen,
weil sie oft ganz unbewußt selbst in die neuesten Darstellungen sich einschleicht
und zu den folgenschwersten Fehlschlüssen führt. Das ist der Fall, wenn mit
ihr als etwas sozusagen Erwiesenem zu weiterer Beweisführung manipuliert
wird; z. B. wenn Kußmaul und Eskridge daraus den Schluß ziehen, daß
deshalb, weil Sätze nicht wie Worte im Gedächtnis für den Gebrauch aufgestapelt sind, der Agrammatismus auf psychischer Störung beruhe (Eskridge,
The med. News. Sept. 19. 1896, p. 6). Wir werden in der Lehre vom Satze
hören, daß dieser die Einheit darstellt und das dem gemeinen Manne fehlende
Gefühl für die Isoliertheit der einzelnen Worte das Richtige trifft; dadurch
könnte ein Anhänger strenger Observanz nur zu der Folgerung veranlaßt werden,
daß auch ganze Sätze als Erinnerungsbilder abgelagert werden, und deshalb
die Ansicht Kußmauls und Eskridges eine irrtümliche sei. Daß die Aufstellung dieser Prämisse durchaus nicht bloß fingiert ist, läßt sich leicht an
allerneuesten Darstellungen der Aphasie erweisen.

Es kann allerdings als Entschuldigung für das Festhalten an der „Kästchentheorie" seitens der Pathologen dienen, daß sie noch neuestens auch von einem
psychologisierenden Logiker wieder aufgenommen worden. A. Stöhr (Lehrb.
d. Logik in psychologis. Darstellung 1910, S. 70) nimmt u. a. innerhalb
des motorischen Sprachzentrums für jedes Wort ein lokalisiertes Miniatur-
zentrum (!) an. Man sehe demgegenüber doch nur zu, wie die Lehre von der
Lokalisation der Erinnerungsbilder gerade bei der Erklärung des Agrammatismus Schiffbruch leiden muß; die Deposition der akustischen Erinnerungsbilder im Schläfelappen müßte zu der weiteren Annahme eines dort lokalisierten Archäus führen, der auf Grund seiner erworbenen grammatischen
Kenntnise nicht bloß die Wortfolge regelt, sondern im Indogermanischen auch
die Wörter flektiert, oder im Ungarischen die Prä- und Suffixe entsprechend
postiert. Man ziehe weiter die entsprechende Konsequenz für den Agrammatismus eventuell gar eines Polyglotten, um sich klar zu werden, daß nur eine
auf dem psychologischen Verständnis der Einzelheiten basierte funktionelle
Hypothese den Tatsachen gerecht werden könne.

Wenn wir zum Verständnis der krankhaften Spracherscheinungen als
gestörter Funktionen infolge abnormer Bedingungen die Linguistik im allgemeinen heranziehen, so gehen wir dabei nicht anders vor, als die Linguisten
selbst bei der Feststellung dessen, was sie an den Sprachen im besonderen

---

[1]) Natürlich sind nicht alle Pathologen Anhänger der Kästchentheorie, der
Erinnerungszellen, gewesen; so hat z. B. H. Sachs (Vorträge über Bau und Leistungen
des Großhirns, S. 103) schon 1893 sich sehr energisch gegen eine solche ausgesprochen.

studieren. Auch für die allgemeine Linguistik dient das, was aus dem Studium der Einzelsprachen über das Funktionieren unter den für die einzelnen besonderen Bedingungen festgestellt worden, zur Erklärung der Besonderheiten in jeder einzelnen; und wenn der Linguist Meillet nur diese Methode als wissenschaftlich zulässige bezeichnet (Introd. à l'ét. comp. d. lang. indo-europ. 1903, p. 9), so bietet auch das ein Argument für die Benützung der allgemeinen Linguistik für die Zwecke der Pathologie, ebenso wie es zur Beruhigung der Pathologen dient hinsichtlich der Methodik für die Erlangung des ihnen aus der Linguistik zugeführten Materials.

Das zweite Moment, das mikrologischer Beschränktheit entgegenwirken sollte, ist der Versuch, für das Verständnis des Pathologischen das, was bisher an unbenützten Materialien in den Hilfswissenschaften aufgestapelt war, endlich einmal zum Teil vollständig, zum Teil wenigstens andeutend, auszuschöpfen. Daß unter den in Betracht kommenden Wissenschaften die Psychologie in erster Linie stand, motiviert sich schon daraus, daß jener Abschnitt derselben, der die Probleme der Sprache, insoweit sie psychologische sind, in sich faßt, jetzt einen besonderen Teil derselben als Sprachpsychologie darstellt, der auch seinerseits schon nicht achtlos an den Problemen der Sprachpathologie vorübergegangen.

Es hätte diesen Teil der Arbeit wesentlich erleichtert, hätte sich Verfasser auf das beschränkt, was diese Sprachpsychologie an Stoff für das Thema darbot; aber schon ein äußeres Moment verbot ein solches Vorgehen. Gerade im letzten Dezennium haben sich Psychologen anderer Richtung (Verfasser hat hier insbesondere die sog. Würzburger Schule[1]) im Auge) in so eingehender Weise mit den Denkvorgängen befaßt und dabei so viele Tatsachen auch bezüglich der Zusammenhänge vom Sprechen und Denken zutage gefördert, daß schon dadurch jene Beschränkung untunlich erschien. So lückenhaft auch

---

[1]) Die Tatsache, daß diese Schule die „Introspektion" für die Zwecke der experimentellen Untersuchung des Denkens geradezu methodisch fortentwickelt hat, einzelne auf Psychophysiologie gegründete Schulen aber gerade jene Richtung in der Psychiatrie ablehnen, gibt Anlaß zu einigen Bemerkungen. In direktem Gegensatze zu dieser bekanntlich auf Comte zurückzuführenden Haltung hat Verfasser seit jeher diese Richtung gepflegt und wenn ihn nicht alles täuscht, hat die früher verfemte methodologische Ansicht doch in den letzten Jahrzehnten an Bedeutung gewonnen; und so findet deren Anwendung in der Psychiatrie ihre nachträgliche Rechtfertigung von der Psychologie her; dementsprechend kann es auch nicht als Zufall angesehen werden, daß auch in der Sprachpathologie, insoweit sie mit der Psychiatrie in Beziehung steht, die introspektive Methode Anwendung gefunden hat. (S. Stransky, Über die Sprachverwirrtheit. 1905.)

Es sei in diesem Zusammenhange auf die Beweisführung H. R. Marshalls (Psychol. Rev. 1908, p. 32) hingewiesen „that each step they (die Naturforscher) take in their work is in the end based on this introspection". Vgl. dazu auch die Widerlegung, die ein so ausgesprochener Parteigänger der physiologischen Psychologie wie W. Mc. Dougall (Physiol. Psych. 1908, p. 12 f.) der Verachtung vieler Psychologen für die Feinheiten introspektiver Psychologie widmet.

Nachträgliche Bemerkung. Wenn neuestens J. B. Watson (The Psychol. Rev. 1913 march p. 158) der introspektiven Psychologie die des „Behavior" als richtiger entgegenstellt, so wird sich noch in diesem ersten Teile Gelegenheit finden, die Verbindung beider für Zwecke der Pathologie zu präkonisieren. Das involviert umsoweniger einen Widerspruch, als Watson selbst (l. c. p. 175) eine Verbindung von funktioneller Psychologie mit der des „Behavior" als möglich hinstellt.

noch das Material, so kontrovers viele Einzelheiten sind, so aussichtsreiche Perspektiven eröffnet das, was davon für unsere Fragen verwertet werden konnte. Die von der genannten Schule [1]) eingeleitete Umgestaltung der Psychologie vollzieht sich übrigens so rasch, daß es höchste Zeit ist, daß die Pathologie endlich von diesen Dingen Kenntnis nehme, will sie noch weiterhin als ebenbürtiges Glied im Kreise der psychologischen Disziplinen gelten [2]).

Welchen Umfang gerade dieses Material schon jetzt gewonnen, wüßte Verfasser nicht besser zu exemplifizieren, als durch den Hinweis auf die Fülle des hier davon zu Berichtenden im Gegensatz zu der Monographie von H. Ch. Bastian, in der das Kapitel über die Beziehungen zwischen Denken und Sprechen knapp 14 Seiten umfaßt; ähnlich knapp ist die Darstellung, die van Ginneken in seinen „Principes" dem „Chemin de la représentation d'une chose à l'image verbale" widmet.

Wenn Verfasser es zuvor abgelehnt hat, sich in der Verwertung des psychologischen Stoffes auf den von der eigentlichen Sprachpsychologie dargebotenen Umfang desselben zu beschränken, so konnte es ihm noch weniger beifallen, sich auf ein bestimmtes „System" derselben, etwa das Wundtsche, einfach einzuschwören und dem darin Gebotenen das pathologische Geschehen anzupassen, eine Methode, von der zum Schaden der Sache auch bei psychiatrischen Themen gelegentlich Gebrauch gemacht wird. Es schien im Interesse der Sache das Richtigere, dem Leser selbst die differenten Ansichten vorzuführen und eventuell die Entscheidung zu überlassen; ein solches Verfahren entspricht auch besser der eklektischen Neigung des Verfassers, von überallher das Beste und vor allem das zu nehmen, was mit den Tatsachen der Pathologie zwanglos in Einklang zu bringen war und dadurch seinerseits eine Unterstützung erfuhr; damit war dann auch für die Sprachpsychologie der entsprechende Gewinn gegeben.

Es ist ja bisher in den einschlägigen Fragen begreiflicherweise meist auf Wundts große Monographie zurückgegangen worden, aber abgesehen von dem Widerspruch, den derselbe in vielen Fragen und zwar gerade in den für die Lehre von den Aphasien belangreichsten gefunden, sprach ein prinzipielles Bedenken gegen eine Wiederholung jenes Verfahrens durch den Verfasser. Es wird sich im Laufe der vorliegenden Darstellung ergeben, daß das gewohn-

---

[1]) Da Wundt noch in der neuesten (6.) Auflage seiner physiologischen Psychologie verschiedene von der oben genannten Schule gewählte und auch hier verwertete Bezeichnungen ablehnt, sei hier eine Bemerkung Messers (Deutsche Lit. Ztg. 1912, S. 209) angeführt, daß die gebrauchten Bezeichnungen („Bewußtseinslage", „Bewußtheit" u. a.) lediglich deskriptiven Zwecken dienen. „Sie sollen gerade diese Momente an den Bewußtseinsvorgängen bezeichnen, die bei den früheren Bewußtseinsanalysen (auch denjenigen Wundts) nicht in ihrer Eigenart anerkannt worden waren". Es ist einleuchtend, daß gerade dieser Gesichtspunkt, der hier an anderer Stelle erörterten Arbeitsmethode des Verfassers entgegenkam; daß die von den „Würzburgern" gefundenen Erscheinungen in oft überraschender Weise mit den in der Pathologie nachweisbaren in Einklang standen, wird sich später vielfach zeigen.

[2]) Damit will sich Verfasser einem Proteste gegen die von Möbius proklamierte „Hoffnungslosigkeit aller Psychologie" anschließen, dem hinsichtlich der Psychopathologie schon A. Meyer (The psychol. Bullet. IV, 1907, p. 171) in einer kaum zu übertreffenden Weise Worte verliehen hat.

heitsmäßige und traditionelle Sprechen des „gemeinen Mannes" als das im Pathologischen wichtigste besonders zu berücksichtigen ist; gerade das aber hat Wundt (siehe die Kritik Scheinerts von Sechehayes Buch, Liter. Zentralbl. 1909, S. 296) nicht analysiert [1]); dafür also mußte anderwärts Aufklärung gesucht werden. Wie Sprachforscher über diesen Punkt denken, drückt sehr prägnant v. d. Gabelentz (Die Sprachwissenschaft, II. Aufl. S. 45) aus, indem er von der Sprache des „gemeinen Mannes" sagt, „sie verrate, gerade weil sie so unbewußt natürlich aus der Seele hervorbricht, dem Beobachter eine Menge Geheimnisse . . . das Natürliche ist immer feiner, als das Gemachte". Und noch schärfer präzisiert sich dieser Standpunkt, seitdem die Dialektologie in ihrer vollen Bedeutung erkannt worden; neuestens sagt Dauzat (La philos. du lang. 1912, p. 213) von der gesprochenen Sprache, sie sei für den Linguisten die einzige in Betracht kommende. Man kann bei der Wertschätzung der „Sprechsprache" auch nicht mehr übersehen, daß Sätze im Sinne der Logik und der von dieser beeinflußten, bisher in der Pathologie einzig verwerteten Psychologie „meist nur Sache höherer Bildung und auch dann nur im Schreibstil eigentlich herrschend sind" (Wechsler, Gibt es Lautgesetze? in der Festschrift f. Suchier 1900, S. 366); derselbe Autor weist auch darauf hin, daß sich leicht statistisch erweisen ließe, daß in der Umgangssprache der Gebildeten ein verhältnismäßig großer Prozentsatz primitiver Sprachgebilde, die nicht Sätze sind, vorkommen. Selbst für die alten Sprachen sind sich die Philologen jetzt darüber klar, daß sie so, wie die Schulgrammatiker lehren, in Wirklichkeit niemals gesprochen worden, das Leben viel reicher war, als die dürftigen Regeln der Schulgrammatik ahnen lassen (Gercke, Einl. in d. Altert. Wiss. v. Gercke u. Norden I. 1910, S. 95); und Kretschmer (l. c. ibid. S. 221) sagt es direkt, daß für die Syntax der Ausgangspunkt der Betrachtung die gesprochene Sprache sein müsse.

Man konnte bei der Frage, inwieweit etwa eine engere Anlehnung an Wundts Mongraphie im Interesse der Sache gelegen war, endlich auch nicht übersehen, daß ihre Grundlagen strikte mit seinem psychologischen Systeme zusammenfallen und daß diese Beschränkung vielfach als der vollen Entfaltung der Sprachpsychologie nicht zuträglich betrachtet wurde; in diesem Punkte vereinigen sich die Mehrzahl der Kritiken; vgl. die von Hales (Mind XII. n. s. 1903, S. 239) und die Zustimmung, mit der sie van Ginneken begleitet; auch Titchener, sonst ein prinzipieller Anhänger Wundts, bemängelt (Lect. on the exper. Psych. of the Thought-processes, 1909, p. 198) den schemati-

---

[1]) Auch O. Dittrich aus der Wundtschen Schule betont in der Selbstanzeige seiner „Grundzüge der Sprachpsychologie" (Arch. f. d. ges. Psychol. III, S. 67 des Lit.-Ber.) die fast ausschließliche Benützung schriftsprachlichen Materiales durch Wundt; wenn er dabei darauf hinweist, daß die syntaktischen Verhältnisse größtenteils andere in der Sprechsprache sind, so erscheint gerade dadurch hier, wo die syntaktischen Verhältnisse besonders in Frage kommen, der oben hervorgehobene Gesichtspunkt gerechtfertigt. Der Pathologe als Laie in diesen Fragen und von seiner Beschäftigung her auch mehr auf die Schriftsprache gewiesen, ist sich der einschneidenden Differenzen dieser gegenüber der Sprechsprache gar nicht recht bewußt; man ist förmlich überrascht, wenn man von einem Linguisten etwa an der Hand der Sprache des Goetz von Goethe darauf hingewiesen wird.

Seither ist auch an den Beispielen der Wundtschen Sprachpsychologie aufgewiesen worden, daß sie den Sätzen der Schullogik nicht aber der gesprochenen Sprache entnommen sind.

sierenden Einfluß der Wundtschen Psychologie auf dessen Sprachpsychologie. (Vgl. die ähnliche Äußerung H. Pauls, Prinzip. d. Sprachgeschichte, 4. Aufl., 1909, S. 7. Dem Standpunkte dieses letzteren gegenüber muß freilich betont werden, daß die Herbartsche Psychologie, von der vor allem Steinthal ausgegangen, jetzt noch viel weniger als nur halbwegs zureichende Führerin im Gebiete des Psychischen angesehen werden kann). Wenn Titchener an der erwähnten Stelle betont, daß jeder, der das „System" Wundts nicht akzeptiert, zum Widerspruch gegen dessen Sprachpsychologie herausgefordert ist, so gilt das natürlich noch viel mehr für denjenigen, der sich vom Pathologischen aus ihr nähert und dabei erst recht der Unmöglichkeit sich bewußt wird, sich beiden zu akkommodieren.

In engem Zusammenhange mit diesem Gesichtspunkte steht ein zweiter, den Gardiner (Psych. Rev. 1902, p. 590 ff.) und H. Paul (l. c. S. 122) hervorgehoben, daß nämlich Wundt in seiner Satzlehre nicht genügend den Standpunkt des Hörers berücksichtigt hat. Wir werden sehen, daß gerade die Berücksichtigung dieses Gesichtspunktes in der Psychologie des Agrammatismus von außerordentlich aufklärender Bedeutung sein wird. Aber auch für eine die gesamte Aphasielehre umfassende Betrachtung läßt sich die Nützlichkeit dieses Standpunktes erweisen. Die Notwendigkeit der Berücksichtigung des Hörers in der Sprachpathologie ergibt sich schon daraus, daß in einem überwiegenden Teile der Aphasiefälle Störungen des Sprachverständnisses nachweisbar sind, deren noch recht mangelhaftes Verständnis ebenfalls gewiß nur auf der Basis einer psychologischen Vertiefung dieser Seite des Sprachvorganges weiterer Vervollkommnung zugeführt werden kann. Aber auch eine allgemeine Erwägung zeigt, daß ein volles Eindringen in die Psychologie des Sprechers nicht ohne Rücksichtnahme auf den Zuhörer möglich ist. Wenn wir in Betracht ziehen, daß Sprechen Mitteilen, Kundgeben ist, daß man normalerweise meist zu jemandem spricht, dann spielt dieser in der Psychologie der Sprache schon theoretisch eine nicht zu übersehende Rolle. Vom Standpunkte des Sprechenden besehen ist die Psychologie des Hörers wichtig, weil, wie wir später bei der Besprechung der „Situation" als eines der Sprachmittel sehen werden, die Fähigkeit von dieser in einer auch für den Hörer befriedigenden Weise Gebrauch zu machen, ein wichtiges Moment für die Beurteilung des Sprechenden bildet.

Den hier gegen die Verwertung eines besonderen Systems der Psychologie für die Zwecke der Pathologie aufgeführten Argumenten läßt sich endlich noch ein weiteres, Wundt selbst entnommenes anreihen. Er legt (Sprachgesch. u. Sprachpsych. 1901, S. 10) Gewicht darauf, daß sich die Psychologie der Sprache gegenüber als rein empirische Wissenschaft betätige und damit erscheint der hier eingehaltene Standpunkt im Hinblick auf den noch so vielfach kontroversen Stand der einschlägigen psychologischen Fragen gerechtfertigt.

Der eklektische Standpunkt des Verfassers bei der Verwertung sprachpsychologischer Tatsachen und Lehren erscheint prinzipiell dadurch gerechtfertigt, daß es sich ihm nicht darum handeln konnte, die innere Tragfähigkeit und Widerspruchslosigkeit des herangezogenen Materials zu beurteilen, sondern daß die Brauchbarkeit für pathologische Zwecke den Maßstab dafür abgab. Verfasser darf mit Befriedigung konstatieren, daß diese von ihm seit Jahren prinzipiell geübte Methode jetzt neuerlich von anderer Seite in den Vordergrund gerückt wird [1]).

Ist dieser Standpunkt schon der Psychologie im allgemeinen gegenüber am Platze, dann hat er für die Behandlung der Sprachpsychologie zu Zwecken der Pathologie noch mehr Berechtigung, wenn wir die Gegensätze, die schon prinzipiell in derselben sich geltend machen, in Betracht ziehen, ganz abgesehen von der Vielspältigkeit der Ansichten, die sich bezüglich der Einzelheiten ergeben.

Der Eklektizismus, insbesondere aber die Vorlage des kontroversen Materials selbst, erscheinen aber auch dadurch gerechtfertigt, daß die Sprachpathologie in ihrem gegenwärtigen unfertigen Zustande vielfach nicht danach angetan ist, auch jedesmal aus sich heraus die Handhaben zu einer Entscheidung bei der Wahl zwischen den verschiedenen einander widerstreitenden Standpunkten in jenen Wissenschaften zu bieten [2]). Wenn Frischeisen-Köhler (Germ.-roman. Monatsschr. 1912, S. 250) seinen Bericht über den gegenwärtigen Stand der Sprachphilosophie damit schließt, daß unsere Zeit doch noch vornehmlich an der Präzisierung der „Aufgaben und der Ideen zu ihrer Lösung arbeitet", dann erscheint jeder einseitige Anschluß, sei es an ein System, sei es an eine bestimmte Richtung, für die vorliegenden Zwecke gewiß von vorneherein ausgeschlossen. —

Gegenüber ähnlichen Bestrebungen von K. Goldstein (Über Aphasie, Beih. d. med. Klinik 1910, S. 32) soll aber hier an den breiten Grundlagen einer allseitig befriedigenden Psychologie festgehalten werden, eine Qualität, die z. B. den von Goldstein benutzten Storchschen Aufstellungen nicht zuerkannt werden kann. Es kann nicht die Aufgabe des Verfassers sein, diese als Ausgangspunkt einer neuen Theorie der Aphasielehre genommene Psychologie E. Storchs hier irgendwie zu erörtern und seine Ablehnung derselben eingehender zu motivieren; doch sei hier angemerkt, daß er bei der Verwerfung des von Storch aufgestellten „stereopsychischen Feldes", das auch bei Goldstein die Basis der ganzen Theorie bildet, vor allem von der Ablehnung der in den Ganglienzellen lokalisierten Vorstellungen ausgeht, die Storch ganz für dieses Feld akzeptiert [3]). Dieses Argument der Ablehnung ist aber deshalb berechtigt, weil es sich bei diesem stereopsychischen Felde, dessen Lokalisation übrigens noch ganz in der Luft hängt, nicht um eine bloß die anatomisch-physiologische Seite der Aphasielehre betreffende Frage handelt, son-

---

[1]) Vgl. Jaspers (in Zeitschr. f. d. ges. Neur. u. Psych. VI. Bd. Ref. T. S. 248). Auch im Bereiche der Psychologie scheint dem Verfasser die Zeit der „Systeme" abgelaufen und der Hauptgewinn davon für alle daran beteiligten Wissenschaften und insbesondere für die Sprachwissenschaft darin gelegen, daß die nun frei sich entwickelnden „Psychologien" in ihren Detailforschungen ihnen ungleich mehr bieten können als eines der „Systeme".

[2]) Von diesem Gesichtspunkte aus ist noch eines Umstandes zu gedenken, der bei der Auswahl des hier zu berücksichtigenden in Betracht zu ziehen war; auch der Theorien, neuerer und selbst älterer, in ihrer Sphäre schon abgetaner, mußte da oder dort gedacht werden; gewisse noch jetzt festgehaltene Auffassungen der Pathologen fußen auf ihnen und die Fortführung der Deutungen wie ihre Widerlegung konnte nur an der Hand einer Erörterung jener Theorien erfolgen.

[3]) „Die Gesamtheit dieser raumvorstellenden Ganglienzellen bezeichne ich als stereopsychisches Feld, jede einzelne als Stereon" (E. Storch, Monatsschr. f. Psych. u. Neur. XIII, S. 327).

dern um ein Gebiet, das als die psychologische Grundlage der ganzen Lehre angesprochen wird [1]).

Külpe hat (Über die mod. Psych. d. Denkens. S. A. a. internat. Monatsschr. f. Wiss. etc. 1912. Juni, S. 7) gezeigt, wie den von der Sinnespsychologie und Psychophysik herkommenden Forschern die unanschaulichen Gebilde des Denkens verborgen blieben; das muß natürlich erst recht allen rein psycho-physiologischen Erklärungen des Bewußtseins anhängen und so kann es nicht wundernehmen, wenn in einem solchen Versuche, wie ihn Storch gemacht, nichts von dem zu finden ist, was wir hier der neueren Denkpsychologie entnehmen können; auch das wird ein gewichtiges Argument gegen eine auf Storchs Ansichten basierte Sprachpathologie bilden; hat Verfasser zuvor alle „Systeme" abgelehnt, so ist dies dem Storchschen gegenüber, das alles in den engen Rahmen eines einseitig von der Sinnespsychologie hergenommenen Schemas pressen will, gewiß am Platze [2]).

Wenn einer der Maßstäbe für die Entscheidung des Streites zwischen Funktions- und Erscheinungspsychologie die Fruchtbarkeit für den Fortschritt der Wissenschaft sein wird, dann hofft Verfasser, daß in der vorliegenden Schrift der Vorzug der Funktionspsychologie in helles Licht gesetzt erscheinen wird; ihm widerstrebt aber auch da jeder Schematismus; sehr richtig sagt diesbezüglich Stumpf (Abhandl. d. kgl. preuß. Akademie d. Wissenschaften, 1907, S. 38): „Wer die außerordentlichen Schwierigkeiten psychologischer Probleme empfindet, ferner die vielen Veränderungen und Zugeständnisse erwägt, die nicht nur von seiten der alten Assoziationspsychologie und der modernen Erscheinungspsychologie, sondern auch von seiten der Funktionspsychologie . . . notwendig geworden sind, der wird nicht in Gefahr sein, den sensualistischen Dogmatismus mit einem funktionalistischen zu vertauschen." Das gilt erst recht für den Pathologen, der die Erscheinungspsychologie in besonderem Maße für die in der Pathologie eingerissenen Schäden verantwortlich machen will. —

Schon der Nachweis, daß eine der grammatischen Formulierung vorangehende gedankliche Formulierung statt hat, und daß die der Grammatisierung der Rede entsprechende Etappe des Sprechens knapp an die das Denken im engeren Sinne des Wortes darstellenden Prozesse anschließt, ließ es als unabweislich erscheinen, den das Denken umfassenden Teil der Psychologie ganz besonders in den Bereich unserer Studien zu ziehen; denn man durfte hoffen, dadurch besser, als dies in der bisher mehr in der entgegengesetzten Richtung ausgebauten Aphasielehre der Fall war, dem Ideale Wernickes sich zu nähern, von der Aphasie aus einen Blick in das Geheimnis psychischen Geschehens zu tun.

Es ist vielleicht nicht unangebracht, an dieser Stelle den Erfolg solcher Studien für die Pathologie, wenn auch nur kurz, hinsichtlich einzelner Punkte vor Augen zu führen.

---

[1]) Bei Goldstein ist dieses Feld bzw. die Stereopsyche das Zentralorgan alles Erkennens, aller höheren psychischen Tätigkeit. Storch selbst (l. c. S. 600) setzt Gedanken mit stereopsychischer Erregung gleich.

[2]) Mit Befriedigung konstatiert Verfasser, daß jetzt neuerlich auch Külpe (Psychol. u. Med. 1912, S. 37) die Ansichten Storchs bezüglich der räumlichen Anschauungen, auf denen ja seine ganze Psychologie aufgebaut ist, als sehr anfechtbar bezeichnet.

Wenn es richtig ist, daß die für die Wortstellung und die Grammatisierung der Wörter entscheidenden Vorgänge der vom Verfasser sogenannten gedanklichen Formulierung der Wortfindung vorangehen, dann ergibt sich daraus auch für die vom Verfasser vertretene, aber doch immer noch bestrittene Ansicht von der Lokalisation des Agrammatismus im Schläfelappen [1]) ein neuer entscheidender Anhaltspunkt; ist die Wortfindung in den Schläfelappen oder in dessen Nähe zu verlegen — und diese Ansicht ist die jetzt ziemlich allgemein akzeptierte — dann ist damit auch für den echten Agrammatismus [2]) als der Störung einer der Wortfindung vorausgehenden Funktion die Annahme seiner Lokalisation im Stirnlappen ausgeschlossen.

Sollte man dieser Beweisführung damit widersprechen wollen, daß ja die gedankliche Formulierung nicht geschädigt sein müßte, sondern die Störung erst in dem Zeitpunkte einsetzen könnte, in welchem an den schon emporgehobenen Worten sich die Grammatisierung automatisch vollzieht, so wäre darauf folgendes zu erwiedern: Es handelt sich dabei um eine so innig mit der Wortfindung zusammenhängende Funktion, daß es allem, was wir von der Lokalisation wissen, widersprechen würde, die beiden in zwei von einander so entfernte Territorien wie Schläfe- und Stirnlappen zu verlegen. Daß durch eine solche Lokalisation auch Wortstellung und Grammatisierung unzutreffenderweise auseinander gerissen würden, sei nebenbei bemerkt.

Es zeigte sich weiter durch ein genaueres Eingehen auf die zur Darstellung der Beziehungen zwischen den einzelnen Gedankenteilen bestimmten Worte, daß diese, eben weil sie etwas ganz Differentes zur Darstellung bringen, sich durchaus von den den Objektbegriffen [3]) entsprechenden Worten streng unterscheiden; daraus ergab sich aber, daß die Subsummierung des Agrammatismus als eine Form der amnestischen Aphasie und die daraus gezogenen Folgerungen nicht als zutreffend erachtet werden konnten [4]).

Schon vorher ist endlich gezeigt worden, daß die Kenntnis von den Vorgängen bei der Satzformulierung weiter Handhaben bietet gegen die bisher festgehaltene Ansicht, daß dieser Prozeß etwas der Wortbildung Analoges sei, woraus sich unmittelbar eine Korrektur der bisher von anderer Seite aufgestellten Klassifikation des Agrammatismus als einer Unterform der Paraphasie ergab. —

Die Verwertung der kindlichen Sprachentwicklung für die Zwecke der vorliegenden Schrift war schon aus Gesichtspunkten des nativen Agrammatismus gegeben, wie wir den Stillstand der Sprachentwicklung in einem Sta-

---

[1]) Als ein historisches Zeugnis für die Rückständigkeit der Sprachpathologie auch in Hinsicht der Methodenlehre mag es hier festgelegt werden, daß man diese Ansicht des Verfassers durch das Argument „das wäre doch ganz unverständlich" widerlegen zu können glaubte, ganz ohne Rücksicht auf das, was die Psychologie über die dabei in Betracht kommenden Vorgänge schon damals zu sagen wußte.

[2]) Zur Aufklärung sei nochmals bemerkt, daß Verfasser jenem echten primären Agrammatismus den von ihm sog. sekundären, motorischen Agrammatismus als gelegentliche Spätfolge einer Läsion der Brocastelle gegenüberstellt.

[3]) Wenn Verfasser hier und auch sonst noch gelegentlich Termini gebraucht, die den Sprachpathologen geläufig sind, die aber hier als nicht zutreffend bekämpft werden, so sei angemerkt, daß dies aus Gründen der vorläufigen Verständigung geschieht.

[4]) Nur zur Vorsicht sei hier angemerkt, daß das natürlich nicht gegen die Lokalisation auch des Agrammatismus im Schläfelappen spricht.

dium mehr oder weniger unvollkommener Grammatisierung kurz nennen wollen. Sie bildet ferner einen wichtigen Leitfaden für das Verständnis der durch die Krankheit gesetzten Dissolution, deren Studium Hughlings Jackson, von der Entwickelungslehre ausgehend, als das Gegenstück der Evolution mit so großem Erfolge in die Nervenpathologie eingeführt hat. Besonderes Gewicht dürfen wir weiter auf die Benützung der Kindersprache für unsere Zwecke legen, weil ihre Psychologie begreiflicherweise viel durchsichtiger als die der Aphasischen, uns für diese die wertvollsten Anhaltspunkte (wir nennen nur die Lehre vom einwortigen Satz) an die Hand geben wird. Die Heranziehung der Kindersprache, schon von Kußmaul angebahnt, erscheint jetzt umso berechtigter, als seither das inzwischen reichlich angewachsene Material durch zünftige Psychologen in einer Weise durchgearbeitet ist, daß die seinerzeit von Delbrück (Jenaische Zeitschr. f. d. Naturw., 1887, Bd. 20) geäußerten Bedenken gegen eine solche Verwertung jetzt nicht mehr zu Recht bestehen und die Nutzanwendung des so Gewonnenen reiche Ausbeute auch für die Pathologie verspricht [1]).

Eines besonderen Einwandes gegen die Heranziehung der Kindersprache zum Verständnis der pathologischen Sprachformen, den Fr. Mauthner (Zur Sprachwissenschaft, 1900, S. 425) macht, ist deshalb hier zu gedenken, weil er selbst unter diesen Störungen auch den Agrammatismus nennt. Mauthner erklärt es für einen unglücklichen Gedanken, der allen diesen Vergleichen zugrunde liegt, daß eine niedere Stufe der Entwicklung eine Krankheit ist. Das ist aber auch gar nicht der führende Gedanke, sondern dieser ist einerseits darin zu suchen, daß eine niedere Stufe der Entwicklung eben durch Krankheit bedingt sein kann (nativer Agrammatismus), andererseits darin, daß die Krankheit von der einmal erreichten Stufe der Entwicklung auch auf eine niederere Stufe hinabführen kann (erworbener Agrammatismus). Das alles vollzieht sich aber bestimmten Gesetzen entsprechend, sowohl in der Evolution der Funktion, wie in der durch Krankheit gesetzten Dissolution; und deshalb kann, wie das namentlich H. Jackson prinzipiell aufgezeigt, das Studium dieser letzteren aus den Verläufen jener die leitenden Gesichtspunkte entnehmen.

Auch die Taubstummensprache findet sich schon von Kußmaul für die Sprachpathologie verwertet; es erscheint ihm das nahe gelegt durch den Umstand, daß die „Taubstummensprache wenig oder gar nichts von unseren Redeteilen, am wenigstens aber von grammatischen Regeln weiß" (Kruse, Der Taubstumme in unkultiviertem Zustande, 1832, S. 557). Allerdings gibt es bisher nur Ansätze einer Lehre der Aphasie bei Taubstummen, deren Weiterentwicklung reiche Ausbeute auch für die Aphasie der Vollsinnigen verspricht. Aber nicht das ist es, was die Beschäftigung mit der Zeichensprache nahelegt, als vielmehr der Umstand, daß wir auch schon der Sprachpsychologie der „normalen" Taubstummen bedeutsame Gesichtspunkte für die Aphasielehre und

---

[1]) Es muß hier darauf hingewiesen werden, daß die von Binet und Simon (Année psychol. XIV, p. 288) vertretene Ansicht von der Unzulänglichkeit der Aphasielehre für das Verständnis der Sprachentwicklung im Gegensatze zu den Erfolgen des Studiums Imbeziller durchaus danebengreift. Sie übersieht Alles, was uns die Kenntnis der Aphasie zum tieferen Verständnis der in der Kindheit sich vollziehenden Störungen und Stillstände der Sprache an die Hand gibt.

insbesondere zum Verständnis des Agrammatismus entnehmen. Es wird sich nämlich im Gange unserer Studien zeigen, daß, entgegen der eben zitierten Ansicht des (selbst taubstummen) Kruse der Taubstumme durchaus nicht jeder Syntax entbehrt; der in der Lehre von der Wortfolge zu führende Nachweis einer solchen wird sich für diese bisher in der Aphasielehre noch so wenig gewürdigte Seite der Sprachpsychologie als besonders aufklärend erweisen, insbesondere nach der Richtung eines Verständnisses für die der sprachlichen Formulierung vorangehende, vom Verfasser sogennante gedankliche Formulierung. Es wird sich weiter ergeben, daß auch für die Lehre vom begrifflichen Denken, das ja bisher meist als an die Sprache gebunden angesehen wird, die Psychologie der Taubstummensprache und ihrer Syntax von großem Nutzen sein wird. Lotze hat es 1854 (siehe Kl. Schriften III. I, S. 195) ausgesprochen, daß „sich in den Formen der Sprache das natürliche Denken ausdrückt, d. h. das Denken, wie es sich auf Anregung der Verhältnisse, die zwischen seinen Objekten wirklich vorkommen, Formen geschaffen hat, welche eine Ansicht und ein Recht haben, im Leben wirklich weiter angewandt zu werden"; wenn irgendwo, dann wird man in der Sprache des ungebildeten Taubstummen das sehen dürfen, was dem „natürlichen Denken" Lotzes entspricht.

Die Heranziehung von Sprachgeschichte, Linguistik und Philologie bedarf wohl keiner eingehenderen Begründung. Wenn jedes über die einfache Deskription hinausgehende Verständnis einer einzelnen Sprache der Sprachvergleichung nicht entbehren kann, dann darf auch für die Pathologie derselben das gleiche angenommen werden. Nimmt man dazu, daß in der vergleichenden Sprachwissenschaft der biologische Standpunkt der maßgebende ist, dann ergibt sich die Berechtigung jenes Schlusses ohne weiteres daraus, daß dieselben Kräfte, die uns die Sprachwissenschaft in ihren Wirkungen aufweist, auch im Pathologischen als wirksam anzunehmen sind. Nur etwa die Frage, wie weit der Rahmen des zu Berücksichtigenden gefaßt werden sollte, möchte je nach dem in Betracht kommenden Gebiete etwas different beantwortet werden. Die prinzipielle Notwendigkeit ihrer Berücksichtigung ist schon durch ihre Stellung im Rahmen der neueren Sprachpsychologie gegeben. Ist es richtig, daß Krankheit Ausdruck des durch abnorme Bedingungen gestörten Funktionierens ist, dann wird man der Rücksichtnahme auf die normalen Vorgänge beim Sprechen nicht entraten können. Trotzdem schon Delbrück (Jenaische Zeitschr. f. d. Naturw., 1887, Bd. 20, S. 91) auf diese Notwendigkeit verwiesen [1]), haben die Sprachpathologen im wesentlichen auf diesen Gebieten sich mit dem begnügt, was einer seither veralteten Sprachwissenschaft in der ersten Phase der Aphasielehre entnommen worden oder was etwa der „gesunde Menschenverstand" Jeden, der an diese Probleme herantritt, lehren kann. Wir haben auch schon gehört, wie zum Teil freilich in Nach-

---

[1]) „Es ist selbstverständlich, daß der, welcher Sprachstörungen beurteilen will, zunächst den regelmäßigen Verlauf des Sprechens kennen muß. Wer also über heutige Aphasische urteilen will, wird zuerst wissen müssen, wie bei einem Menschen der gleichen Altersstufe das normale Sprechen verläuft". Daß sich das aber nicht auf das Sprechen der Muttersprache oder einiger weniger bekannter dem gleichen Sprachstamme angehöriger Sprachen beschränken darf, ergibt sich aus dem früher gemachten Hinweise auf Differenzen, die die Aphasien in verschiedenen Sprachstämmen notwendig zeigen müssen.

folge einer ebenso orientierten Sprachpsychologie, gerade die lebende Sprache, die Sprechsprache, gar keine Berücksichtigung gefunden.

Seit Steinthals denkwürdiger Arbeit hat noch einmal (1887) ein Sprachforscher ersten Ranges, der eben genannte Delbrück, in einer knappen Skizze (siehe die zuvor zitierte Arbeit) gezeigt, welche Fülle von Anregungen für die Pathologie jenen Wissenschaften zu entnehmen wäre; eine Nachfolge hat das seither in breiterem Umfange nicht gefunden.

Soll nun das Interesse der ganzen Aphasielehre an den Sprachwissenschaften dem Zufalle überlassen bleiben, daß etwa wieder einmal ein Sprachforscher an pathologischen Problemen Gefallen fände? Wie wenig ein solches Verfahren dem festzuhaltenden Gange wissenschaftlicher Methode entspricht, dafür sei eine Episode angeführt, die umso belehrender erscheint, als sie der Geschichte der Aphasie selbst entstammt.

In einer Debatte über Aphasie hatte Steinthal (siehe Verhandl. d. Berl. Gesellsch. f. Anthr. 1874, S. 134 f.) im Anschluß an einen Vortrag Westphals, die verschiedenen Kategorien der Sprachwissenschaften dargelegt, in die sich die Erscheinungen der Aphasie einreihen lassen müßten; daraufhin berichtet Westphal, bei dem die analytische Geistesanlage in so hohem Maße über die synthetische überwog, als Beweis für die Unmöglichkeit einer solchen Kategorisierung folgendes: „Ich habe einst das Vergnügen gehabt, einen hervorragenden Mann der „Geisteswissenschaften", Herrn Prof. Dr. Dilthey, an das Bett mehrerer aphasischer Personen zu führen; ich demonstrierte ihm die Erscheinungen und bat ihn, sie in Kategorien zu bringen. Er gestand, daß er den Versuch dazu aufgeben müsse". Sehr belehrend gerade in der Richtung des zuvor von der Wissenschaftslehre Gesagten lautet nun die Antwort Steinthals: „Ich möchte Herrn Westphal gegenüber in bezug auf seine letzte Methode, Fortschritte in der Wissenschaft herbeizuführen, einigen Protest einlegen. Er ist der Ansicht, daß, wenn die Medizin einen Fortschritt machen will, sie sich einen Laien holt und ihn an das Bett setzt, um durch seine Erkenntnis, die er in den medizinischen Wissenschaften gewonnen hat, Fortschritte in derselben herbeizuführen. Das ist nicht die Art, wie eine Wissenschaft wächst."

Noch weniger kann man dies aber von der bisher fast einzig in der Aphasielehre beobachteten Methode sprachpsychologischer Verwertung sagen; oder soll tatsächlich auch weiterhin die Wissenschaft darauf angewiesen bleiben, daß es einem hervorragenden Sprachpathologen gelänge, das, was die Hilfswissenschaften der Sprachpsychologie seit langem als Gemeingut besitzen oder weiterhin in raschem Entwicklungsgange erwerben, aus sich heraus an der Hand der pathologischen Erscheinungen zu entwickeln?

Immer wieder, man könnte mit Fingern darauf weisen, ereignet sich der Fall, daß ein Pathologe Dinge findet, die, wenn auch nicht in den geläufigen Büchern dargestellt, den Psychologen doch bekannt sind; man wird doch nicht sagen wollen, daß diese Art des „Aneinandervorbeiphilosophierens" die richtige Methode zur Förderung der Wissenschaft darstellt [1]). Wie langsam aber sich

---

[1]) Verfasser kann dafür ein Beispiel aus der eigenen Werkstätte anführen. In einer früheren Arbeit und auch in dieser Einleitung hat Verfasser aus der Sprachpathologie heraus und insbesondere als am Agrammatismus wirksam ein Gesetz der Ökonomie nachgewiesen. Ist es nun nicht richtiger als es weiter selbständig vom

ein bloß aus dem Pathologischen schöpfender Fortschritt anbahnt, läßt sich gerade an der Geschichte gewisser agrammatischer Erscheinungen vor Augen führen. In seinen „Beiträgen" S. 123 hat Verfasser 1898 bezüglich der zwei typischen Formen des Agrammatismus, des „parler nègre" und „des Telegraphenstils" beiläufig seine Ansicht dahin zusammengefaßt, daß sie gewiß auf differente Bedingungen zurückgehen, aber vorläufig noch zusammengefaßt werden müssen; 1910 spricht Heilbronner (Handb. d. Neurol. herausg. von Lewandowsky, S. 987) von der klinisch schwer durchführbaren Scheidung derselben. Wir werden sehen, daß, sobald man nur auf ihre differenten sprachpsychologischen Wurzeln eingeht, die beiden Formen von Sprachstörung auch für das klinische Verständnis reinlich geschieden werden können.

Es könnte zunächst vielleicht zweckmäßiger erscheinen, neuerlich das Interesse eines Sprachwissenschafters an Fragen der Aphasielehre abzuwarten; aber abgesehen von der Fraglichkeit eines solchen Zeitpunktes hält es Verfasser für richtiger, aus der vollen Kenntnis der Pathologie heraus, wenn auch unter Fehlern, die Linguistik und die übrigen Wissenschaften vom Normalen als Hilfsmittel zum Verständnis der pathologischen Erscheinungen heranzuziehen; und damit allein schon glaubt Verfasser seinen Versuch einer möglichst eingehenden Darstellung des in jenen Wissenschaften Vorhandenen genügend gerechtfertigt zu haben.

Andererseits müßte es gewiß an der Hand eines großen, vielfach variierten pathologischen Materials gelingen, die Vorgänge, auf Grund deren es zu bestimmten Ausfalls- und Ersatzerscheinungen kommt, verstehen zu lernen, die Regeln, die dies beherrschen und daraus schließlich auch die normalen Funktionen zu entwickeln; aber das abzuwarten, würde jedem rationellen Wissenschaftsbetriebe widersprechen, wie es ja auch sonst auf keinem Gebiete der Pathologie üblich ist, mit Außerachtlassen des Physiologischen das Pathologische aus sich heraus zu entwickeln. Gewiß schafft erst der geniale Geistesblitz neue Zusammenhänge oder die Einsicht in schon vorhandene, aber ohne souveräne und meist mühsam erworbene Beherrschung des zugrunde liegenden, oft erst zu beschaffenden Tatsachenmaterials müßte auch das Genie versagen oder einen langwierigen Kampf um das kämpfen, was ihm dazu auf anderen Gebieten bereit liegt. Und deshalb kann man auch sagen, daß es eines kaum absehbaren Zeitraumes bedürfte, um alle durch das Naturexperiment erzeugten Kombinationen und Dissoziationen der Symptome in der Art zu zeitigen, daß sie für jenes „Genie" die entsprechende Handhabe darbieten könnten zu einer auf der anfänglichen Analyse aufgebauten Synthese. Um wieviel „ökonomischer" gestaltet sich der Wissenschaftsbetrieb, der aus den ungezählten Beobachtungen am Normalen die Sprachpsychologie aufbaut, welche Verschwendung an Arbeitskraft, wenn die Pathologie sich des aufgehäuften Materiales nicht auch für ihre Zwecke bemächtigen wollte!

Gerade der Umstand, daß so Vieles in der Aphasielehre zufällig, regel-

---

Pathologischen her zu entwickeln, auf die analogen Feststellungen des skandinavischen Linguisten Noreen zurückgreifen, der es schon früher aus dem Zweckgedanken heraus festgelegt hat. Daß sich Pathologie und Linguistik in derselben Auffassung begegnen, kann nicht weiter auffallen, wenn wir in Betracht ziehen, daß die ihr zugrundeliegenden Tatsachen in beiden Gebieten auf die einheitliche biologische Wurzel der Anpassung zurückgeführt werden können.

5*

los und deshalb zunächst unverständlich erscheint, drängt doch immer wieder dazu, die Handhaben zur Beseitigung unserer mangelhaften Einsicht in diese gewiß nur scheinbare Regellosigkeit nicht bloß von der zufälligen Häufung klinischer Tatsachen und der daraus zu erschließenden Zusammenhänge zu erwarten, sondern von dorther zu nehmen, wo das einigende Band für alle Vorgänge, auch für die unter abnormen Bedingungen sich vollziehenden, hier im Psychologischen gegeben ist. Ein so orientiertes Studium der Aphasieprobleme wird vor allem dadurch so aufklärend wirken, weil es sich zeigen wird, daß in der Entwicklung wie in der Funktion der betreffenden Elemente nichts Zufälliges nachweisbar ist, alles sich nach bestimmten Regeln vollzieht; daraus werden wir nicht bloß das gleiche für die Pathologie abstrahieren, sondern mit Hughlings Jackson einen, vorsichtig gebraucht, nie irreführenden Wegweiser für das Verständnis der krankhaften Erscheinungen gewinnen.

Ein weiterer Grund, die hier versuchte Grundlegung nicht dem zufälligen Interesse eines Psychologen oder Sprachwissenschafters an solcher Arbeit zu überlassen, liegt auch darin, daß, was nicht oft genug wiederholt werden kann, die Pathologie vielfach noch gar nicht reif zur vollen Verwertung dessen ist, was Psychologie und Sprachpsychologie ihr zu bieten imstande sind, und daß deshalb der Nichtpathologe, der jenen Versuch machen wollte, doch nur für das am Pathologischen Interesse aufbrächte, wo für ihn die Anknüpfungen in seinem Wissenschaftsbereich schon gegeben wären. Dabei darf auch nicht übersehen werden, daß die Psychologie, deren sich selbst die vorgeschrittenen Sprachforscher bedienen, bestenfalls die Wundtsche ist und von einer Verwertung der neuen Denkpsychologie für allgemeinere Fragen bei jenen kaum ein erster Ansatz erkennbar ist. (Vgl. dazu Marbe, Fortschr. d. Psych. I, 1, 1912, S. 26.)

Von dieser Psychologie aber ergibt sich für Sprachpsychologie ebenso wie für die Pathologie so wichtige und umfassende Belehrung, daß auch schon aus diesem Grunde ein direktes Zurückgehen auf die sprachwissenschaftlichen Grundlagen sich empfahl. Nur die hier motivierte Überzeugung, daß diese Arbeit von einem Pathologen zu leisten ist, konnte dem Verfasser die Mühe erleichtern, die es machte, aus dem schier unübersehbaren Materiale das herauszufinden, was den Zwecken der Pathologie konform schien; er hat darauf verzichtet, alles hier Benützte etwa in einem Literaturanhange zur Darstellung zu bringen; die im Texte angeführte Literatur mag als Andeutung dessen dienen, was tatsächlich durchzusehen war; Verfasser zweifelt nicht, in dieser Richtung auch vor den Vertretern der hier herangezogenen Hilfswissenschaften in Ehren bestehen zu können.

Wenn für den Verfasser die Wendung seines Studiums in der angedeuteten Richtung nur die Weiterentwicklung schon früher ähnlich betätigter Neigungen darstellt, so hofft er durch die vorliegende, immer wieder nur als Pionierarbeit beabsichtigte Schrift, den Grund so weit zu sichern, daß fürderhin es nicht mehr dem Belieben oder der Neigung der mit Aphasieproblemen befaßten Forscher anheimgestellt bleibt, ob sie diesen Grund als Basis ihrer Arbeiten nehmen wollen oder nicht.

Aber auch im Speziellen fehlt es nicht an genügenden Motiven für die breitere Verwertung der zuvor genannten Hilfswissenschaften. Wenn es richtig ist, wie H. Paul (Prinz. der Sprachgeschichte, S. 241) anführt, daß die gramma-

tischen Kategorien gewissermaßen eine Erstarrung der psychologischen darstellen [1]), so stellen sich auch die jenen nachgehenden Studien doch nur als
eine Fortsetzung der psychologischen dar; es folgt aus jenem Satze ohne weiteres,
daß die durch Störung jener grammatischen Kategorien charakterisierten Erscheinungen des Agrammatismus durch das Verständnis der entsprechenden
psychologischen Kategorien in ihrem Wesen und gewiß auch in ihrer Genese
durchsichtig gemacht würden; welche Bedeutung das selbst für lokalisatorische Fragen haben kann, wird schon in den ersten Kapiteln dieser Schrift
hervortreten.

Wenn Marty seine sprachphilosophischen „Untersuchungen" (1908, S. 5)
als der Funktion und Bedeutung unserer Sprachmittel gewidmet und als
ein Gebiet bezeichnet, „wo Psychologie und historische Sprachforschung sich
bei der Lösung die Hand reichen müssen", so ist damit auch der Umkreis dessen
bezeichnet, was ebenso auch als Grundlage für die Pathologie der Sprache
verwertbar anzusehen ist. Freilich muß bei dieser Umfangsbestimmung auch
gleich ausgesprochen werden, daß wir von einer auch nur halbwegs zureichenden Kenntnis jener Funktionen noch weit entfernt sind und deshalb ein darauf
begründetes System der Sprachpsychologie nur als ein Desiderat der Sprachpathologie hingestellt werden kann; um so mehr darf man aber hoffen, daß
ein nach den schon bisher festgestellten Gesichtspunkten orientiertes Studium
sprachpathologischer Tatsachen seinerseits sich an jener Grundlegung wirksam wird beteiligen können.

Die Verwertung linguistischer und philologischer Gesichtspunkte in der
Aphasielehre wäre natürlich noch viel aussichtsreicher, wenn das in der letzteren
gesammelte klinische Material nicht fast ausschließlich den Sprachen des indogermanischen Sprachstammes entstammen würde; denn, wie schon erwähnt,
müssen sich auch die aphasischen Störungen in den nicht indogermanischen
Sprachen wesentlich anders darstellen als in diesen; wenn für den Verfasser
die Ausbeute nach dieser anderen Richtung hin eine sehr geringe war, so liegt
dies an der Nichtberücksichtigung der hier darzulegenden Gesichtspunkte; so
bleibt der Zukunft vorbehalten, diese in der angeregten Richtung als wirksam
zu erweisen.

Dazu fehlt es freilich noch an einer für pathologische Zwecke brauchbaren vergleichenden Syntax zwischen den Sprachen verschiedener Sprachstämme [2]); aber das wenige, was wir bisher aus den Quellen schöpfen konnten,
gibt lautes Zeugnis dafür ab, wieviel davon noch zu erwarten und wie eine
systematische Verfolgung der Resultate der vergleichenden Sprachwissenschaft geradezu ein Postulat für die Fortbildung der Grundlagen der Pathologie
bildet. Wie belehrend ist es z. B. für die Auffassung des Agrammatismus,
wenn wir der Erörterung primitiver Sprachen (aber auch dem daran geknüpften
Hinweise auf das Englische) entnehmen, daß die Pluralendung vielfach überflüssig erscheint und durch den Zusammenhang ersetzt wird?

---

[1]) Man wird diese Ansicht, auch wenn man den Standpunkt Pauls bezüglich
des engen Parallelismus zwischen Denken und Sprache nicht teilt, und sich den daraus
gegen jene hergenommenen Bedenken nicht verschließen kann, doch mit Vorsicht
in dem obigen Sinne verwerten dürfen.

[2]) Die psychologische Begründung der Sprachstruktur endlich ist erst neuestens
ins Auge gefaßt worden (s. Fr. Boas, Handb. of. Am. Indian Lang. Smithson. Inst.
Bur. of Am. Ethnol. Bull. 40, 1911, Preface).

Die schon zuvor motivierte Benützung der Kinder- und Zeichensprache bildet die Brücke zu den Erwägungen, inwieweit die von Linguisten und Philologen bearbeiteten Gebiete der primitiven Sprachen und der Sprachentwicklung für die vorliegende Schrift zu verwerten wären. Delbrück (Jenaische Zeitschr. f. d. Naturw., 1887, Bd. 20, S. 92) erklärte es als ein bedenkliches Unternehmen, wirkliche oder angebliche Tatsachen aus fremden Sprachen oder sogar aus hypothetischen Zeitaltern unserer eigenen Sprache zur Erklärung medizinischer Tatsachen heranzuziehen; „denn einmal ist nicht wohl abzusehen, wie ein jetziger Mensch in dasjenige zurückfallen könnte, was seine Vorfahren vor vielen tausend Jahren etwa gesprochen haben und sodann sind alle Ermittlungen über prähistorische Sprachzustände oder gar über den Ursprung der Sprache so unsicherer Natur, daß man besser tut, im vorliegenden Falle ganz davon abzusehen."

Man wird die beiden in der Beweisführung Delbrücks entwickelten Gesichtspunkte auseinanderzuhalten haben. Bei aller Hochschätzung, die dem Ausspruche eines so hervorragenden Fachmannes gebührt, darf Verfasser ohne Rücksicht auf die etwa in den letzten Dezennien gemachten Fortschritte darauf hinweisen, daß doch auch von anderer, psychologischer Seite das von Delbrück bemängelte Verfahren geübt wird; so muß auch ihm, dem Fernstehenden, gestattet sein, dieses Verfahren für seine Zwecke nachzuahmen. Trotzdem wird natürlich mit aller Vorsicht auf diesem Gebiete vorzugehen sein; wir werden auch noch an anderer Stelle von einer neuesten Mahnung eines Sprachforschers, Thumb, Kenntnis zu nehmen haben, der es direkt ausspricht, daß „die meisten Dinge, die für die ersten Stadien der Kindersprache höchst charakteristisch sind . . . jenseits der vergleichenden und historischen Sprachforschung liegen" [1]. (Siehe Thumbs Besprechung von Sterns „Kindersprache" im Anz. f. indog. Spr. u. A. K., Bd. 27, 1910, S. 3.)

Was aber den anderen Einwand Delbrücks betrifft, so handelt es sich in den aphasischen Sprachstörungen gewiß nicht um Rückfälle in die Sprache der Vorfahren; das Studium der letzteren ist für den Pathologen vielmehr nur das Suchen nach den Parallelen, die uns aus der Evolution der Sprache ihre Dissolution in der Krankheit verstehen lehren sollen.

Einige Bemerkungen sind auch der Benützung scheinbar noch mehr seitab liegender, rein philologischer und linguistischer Beobachtungen zu widmen. Da ist zunächst darauf hinzuweisen, daß die Neuphilologen, insbesondere diejenigen, die sich mit dem Studium der Umgangssprache [2] und der Dialekte befassen, eine förmliche Psychologie der in ihnen sich darstellenden und ge-

---

[1] Neuestens deutet ein Grammatiker (der Kritiker in der Berl. philolog. W. 1912, S. 692 reiht seine Arbeit unter die Sprachphilosophie) die Kindersprache „Willi Hunger hat" als Erinnerung an die altüberlieferte Endstellung des Verbums; es wäre gewiß eine wichtige Bestätigung, wenn sich etwas derartiges aus der Aphasiekasuistik nachweisen ließe. Die Mahnung Thumbs wird um so mehr zu beachten sein, als er jenem Kreise von Philologen angehört, die prinzipiell für die Verwertung modernster Psychologie in ihrem Fache tätig sind.

[2] Eine Bestätigung seiner Ansicht, um wieviel tiefere Einsichten in psychologische und auch pathologische Erscheinungen dem Studium der Volkssprache als der abgeschliffenen Sprache der Gebildeten abzugewinnen wären, entnimmt Verfasser einer Bemerkung H. Winklers (Lit. Zentralbl. 1912, Nr. 28); er weist darauf hin, wie die „ältere gemütliche Anwendung des sog. Dativus sympathicus, der

legentlich bis an die Erscheinungen des Agrammatismus heranreichenden
Kürzungen auszuarbeiten in der Lage waren; auch bei Berücksichtigung der
grammatischen Abweichungen der Volkssprache wird sich zeigen, daß nicht
wenige derselben direkt mit den Erscheinungen des Agrammatismus zusammenfallen[1]). Beide, sowohl der pathologische Agrammatismus, wie die Volkssprache,
stellen sich entweder als ein Rückschlag auf eine niedere Stufe oder ein Stehen-
bleiben auf einer solchen dar und es erscheint dadurch die Möglichkeit gegeben,
die Tatsachen der einen, bzw. deren Erklärung für die der anderen zu verwerten.

Die prinzipielle Bedeutung der Dialektologie für die Zwecke der Pathologie wird ganz besonders dadurch ins richtige Licht gestellt, daß ihr jetzt in
der Linguistik der Vorrang vor der oft gekünstelten Syntax der Schriftsteller
(Dauzat, Phil. du lang. 1912, p. 215) zuerkannt wird; auch Sayce (The
Princ. of compar. Phil. p. 15) hat schon 1892 auf den hervorragenden Wert
der Dialekte, insbesondere niedrig stehender gegenüber den polierten Proben
der klassischen Literatur hingewiesen. Wir werden vielfach Gelegenheit haben,
der Dialektpsychologie sehr belehrende Tatsachen zu entnehmen, so daß Verfasser die Fachgenossen mit besonderem Nachdruck auf die Erwerbung und
Verwertung einer bisher noch nicht bestehenden Aphasie der Dialekte hinweisen möchte; es wäre ein leichtes, eine solche bei einer Durchforschung länd-
licher Armen- und Siechenhäuser wenigstens in den Grundlinien zu fixieren.

Wir werden auch sonst von linguistischen Tatsachen in der Lehre vom
Agrammatismus nicht selten Gebrauch machen. So dort, wo wir zeigen werden,
daß die gegenseitige Einwirkung zweier nebeneinander gebrauchter Sprachen
sich so vollzieht, daß, ebenso wie schon in der Norm, auch im Pathologischen
die Satzkonstruktion der einen an den Worten der anderen erfolgt. Ein Beispiel für einen vielleicht durch Nichtbeachtung dieses Gesichtspunktes zustande gekommenen Irrtum bietet Kußmauls Bemerkung zu einer von
Gogol mitgeteilten Beobachtung (siehe des ersteren Monographie, 1877, S. 199).
Der Kranke Gogols gebraucht oft die Worte: „Arbeiten auf meines Mutter,
und arbeiten auf meines Vater". Nun handelt es sich um einen Preußisch-
Schlesier, der, wie Verfasser vermutet, polnischer oder sonstwie slawischer

seinem innersten Wesen nach der Kasus der inneren Beteiligung, des Interesses ist,
in der Schrift- und Kunstsprache allmählich verschwindet und dem Volkston ver-
bleibt".

Es ergibt sich übrigens aus dieser Bemerkung ohne weiteres eine Bestätigung
dessen, was zuvor bezüglich des sog. Ribotschen Gesetzes gesagt worden, daß die
pathologisch bedingten Störungen in der Anwendung des Kasus durchaus nicht ohne
weiteres als gleichwertig beurteilt werden dürfen; nur eine auf Tatsachen der Linguistik basierte Wertung derselben kann zur richtigen Erkenntnis führen.

[1]) Die dialektische Klangfärbung in pathologischen Fällen ist auch bisher
schon (Heilbronner, v. Monakow) beachtet worden und insbesondere der erst-
genannte Autor hat auf Tatsachen der erwähnten Art hingewiesen, die erst recht
wieder beweisen, wie zweckmäßig es ist, in solchen Fragen sich bei der Linguistik
Rats zu erholen. Heilbronner (Arch. f. Psychiatrie, 34, S. 30 S. A.) hat bezüglich
des Nachsprechens darauf hingewiesen, daß das Ungenügende desselben ebensowohl
in der expressiven Funktion wie in der mangelhaften Aufnahme des Gehörten bedingt
sein möchte. Das was er zur Begründung seiner Ansicht aus dem Normalen anführt,
findet seine Bestätigung durch phonetische Tatsachen, die van Ginneken (Princ.
de Linguist. psychol. 1907, p. 4 note) berichtet.

Abkunft gewesen; in den slawischen Sprachen ist aber die Wendung „auf Vater oder Mutter", d. h. für diese arbeiten, wenigstens volkstümlich, durchaus normal und es fragt sich deshalb, ob die von Kußmaul gemachte [1]) Annahme, daß das freilich auch sonst oft gebrauchte „auf" immer die fehlenden Verbindungsworte ersetzen solle, als zutreffend angesehen werden kann.

Die jenen Wissenschaften entnommenen Tatsachen bieten insbesondere deshalb für die Pathologie verwertbare Gesichtspunkte, weil sie dem normalen Denken und der voll erhaltenen Sprechfähigkeit entstammend, ebenso wie durch ihre Häufung innerhalb einer größeren Gemeinschaft dem psychologischen Einblick viel zugänglicher sind, als die selteneren pathologischen Erscheinungen; daß natürlich diese letzteren ihrerseits wieder für das Verständnis jener bedeutsame Beiträge liefern können, ist wiederholentlich auseinandergesetzt worden.

Daß sprachgeschichtliche und rein linguistische Tatsachen für die Pathologie der Sprache von Bedeutung werden können, erhellt übrigens auch aus dem Werte der ihnen vom Standpunkte normaler Logik und Psychologie zugemessen wird. H. Maier (Das emotionale Denken 1908, S. 60) wünscht eine prinzipielle und systematische Durchforschung des sprachgeschichtlichen Materials; was man für die Pathologie davon erhoffen kann, illustriert der Satz (l. c. S. 61): „Tut man dies, so wird man schließlich auch in die Tiefen des völlig wortlosen Denkens . . . . hinabgeführt und erst von hier aus wird man das gesamte logische Denken, das sprachliche und das wortlose verstehen." Wenn wir beachten, daß eine der Hauptschwierigkeiten im Studium der Aphasie eben in der Wortlosigkeit oder mangelhaften Sprache der Aphasischen und der Schwierigkeit und Unsicherheit der daraus zu ziehenden Schlüsse auf das Denken derselben liegt, dann wird man das von Maier so in Aussicht gestellte Hilfsmittel in seiner vollen Bedeutung auch für die Pathologie zu würdigen wissen.

Als ein Beispiel, wie Gesichtspunkte der eben dargestellten Art in Frage kommen können, sei nachstehender Fall erwähnt: Ein junger Mensch (Tscheche), seines Berufs Stuckateur, hat sich vielfach in Dilletantentheatern versucht und sichtlich davon bis weit in seine Paralyse hinein eine hoch-tschechische Sprache behalten; nach einer Serie schwerer paralytischer Anfälle, die zunächst zu einer allmählich zurückgehenden Totalaphasie (neben rechtsseitiger Hemiplegie und Hemianopsie) geführt hatten, fiel als erstes bei der Wiederkehr der Sprache auf, daß er sich einer bei ihm ganz ungewöhnlichen vulgären, mit deutschen Lehnworten versetzten Sprache zu bedienen begann. Daß es sich dabei tatsächlich um eine durch die Krankheit bedingte Einstellung auf ein tieferes Niveau handelte, wurde ganz präzise dadurch bewiesen, daß der Kranke schon am nächsten Tage bei beträchtlicher Besserung der Sprache für dieselben Objekte, die er vorher mit dem Deutschen entlehnten Jargonausdrücken benannt hatte, nun wie früher rein tschechische Bezeichnungen gebrauchte. —

Wir werden auch Selbstberichten von Rednern über die Art ihrer Vorbereitung vielfach zur Aufhellung sprachpsychologischer Fragen bedeutsame

---

[1]) Sie entstammt übrigens dem Autor der Dissertation bzw. vielleicht Ebstein, unter dem diese gearbeitet worden (s. die betr. Dissert. S. 14).

Tatsachen entnehmen können. Wenn an anderer Stelle gesagt wird, daß die Lehre vom „Langage intérieur“, wie sie namentlich Saint-Paul mit nachahmenswertem Eifer vertritt, zur Aufhellung der Grammatisierung nicht von Belang ist [1]), weil es sich dabei um einen erst später im Laufe der Sprachformulierung in Aktion tretenden Akt handelt, so soll damit nicht auch gemeint sein, daß die in dieser Frage gesammelten reichen Materialien etwa belanglos sind; das Gegenteil ist richtig, vor allem deshalb, weil die zahlreichen Antworten meist von geistig bedeutenden Männern, hervorragenden Rednern stammend, sich nicht bloß auf Angaben bezüglich der inneren Sprache beschränken; sie geben vielmehr häufig auch Aufschlüsse über die dem Sprechen vorangehenden Denkvorgänge, über die Frage der Grammatisierung, die unmittelbar für unser Thema verwertbar sind. Das gilt auch von einem in ähnlichen Sinne verfaßten Buche von Ajam (La Parole en public, 2. éd.), das ebenfalls das Material einer Rundfrage verwertet. Von der Möglichkeit sofortiger Verwertung des dort aufgehäuften Tatsachenmaterials mag eine von dem berühmten Verteidiger Labori (bei Ajam l. c., p. 238) gegebene Auskunft Kunde geben. Labori, der sich als „verbo-auditif“ bezeichnet, berichtet, daß bei ihm eine Doppelarbeit sich vollzieht, die des Denkens und die des Formulierens [2]); bringen wir das mit der Frage der Aufmerksamkeitsverteilung und deren Störungen bei Aphasischen in Beziehung, so leuchtet ohne weiteres die Bedeutung jener auch sonst noch wichtigen Selbstbeobachtung ein. Und wenn wir in demselben Buche (Ajam l. c., S. 222) das Lob einer antigrammatischen Phrase von Briand hören, die sich unter dem Einfluß des Milieus dem Redner entringt, so finden wir darin nur eine Bestätigung der Ansicht mancher Grammatiker (Sweet) von den Vorteilen fehlerhafter grammatischer Wendungen, wie sie die Umgangssprache gezeitigt hat.

Es sei hier gestattet, im Anschluß an die Bestrebungen Saint-Pauls für die Aufhellung der inneren Sprache einige prinzipielle Bemerkungen dar-

---

[1]) Daran kann, so sehr im übrigen Verfasser hinsichtlich der Notwendigkeit einer psychologischen Vertiefung der Pathologie mit Saint-Paul übereinstimmt, auch dessen neueste Studie (L'Art de parler en public 1912) nichts ändern. Man vergleiche die Skizze, die Saint-Paul in seinem Kapitel V Abschnitt IV u. V von seinen sprachpsychologischen Anschauungen gibt, die noch ganz in der „Vorstellungspsychologie“ wurzeln, mit dem vorliegenden Versuch einer solchen Darstellung, um die Differenz der Konklusionen zu ermessen.

Deshalb kann Verfasser auch dem nicht zustimmen, wenn M. Ajam in der Vorrede zu dem neuen Buche von Saint-Paul (L'Art de parler en public, l'aphasie et le langage mental 1912, XI), von ihm sagt, es gestatte sich, über den Mechanismus der Intelligenz Rechenschaft zu geben, ebenso wenig wie der Ansicht Saint-Pauls selbst, wenn er (ib. p. 1) vom Studium des langage intérieur sagt, es sei das einzige, das uns eine genaue Kenntnis vom Mechanismus des Denkens geben könne oder es später (l. c. p. 2) geradezu als clef de voûte de toute la psychologie humaine preist; wir werden später sehen, daß diese Überschätzung unmittelbar zurückführt zu jener allseitig verlassenen Ansicht von der Identität von Denken und Sprechen. (Später im Verlaufe seiner Erörterung modifiziert Saint-Paul seine Ansicht (l. c. p. 34).

[2]) „Donc, je cherche mes mots; je me livre le mieux que je puis à cette gymnastique, qui consiste à surveiller la correction grammaticale des phrases à émettre.

Seulement, au milieu de l'action, dans la chaleur d'un débat, dans une réplique, il m'arrive, de voir jaillir des phrases, qui n'ont subi aucun travail préparatoire. Cela se produit comme par un déclanchement mécanique“.

über zu machen. Man hat nach Ansicht des Verfassers in der bisher festgehaltenen prinzipiellen Ablehnung der Bedeutung der Sprachtypen verschiedene Gesichtspunkte außer acht gelassen, die jedenfalls zum mindesten zu etwas weniger schroffer Formulierung hätten Anlaß geben können. Zuerst die Tatsache, daß die zu klinischer Beobachtung gekommenen Fälle bis dahin in Rücksicht ihres Sprachtypus nicht voruntersucht und deshalb für die Beantwortung der Frage nach dem Einfluß und der Bedeutung des letzteren überall nicht verwertbar waren. Fast noch wichtiger scheint aber dem Verfasser der Umstand zu sein, daß die massiven Formen der Aphasie, die ja bisher meist studiert wurden, überhaupt nicht geeignet sind, solche feine Differenzen in ihrer Wirksamkeit hervortreten zu lassen, entsprechend der vom Verfasser betonten Überdeckung der leichteren Erscheinungen durch die groben, die alles nivellieren. Man hat endlich übersehen, daß die meisten Menschen Träger kombinierter Typen sind, und daß wahrscheinlich bei Störung des einen alsbald der andere als Ersatzfunktion dafür eintritt; diese Annahme wird nicht nur durch allgemeine Erwägungen nahegelegt, sondern unmittelbar gestützt durch Mitteilungen von Titchener bezüglich seiner wechselnden, dem jeweiligen Bedürfnis angepaßten Verwendung verschiedener bei ihm vorhandener Denktypen (Titchener, Lect. on exp. Psych. of Thought-processes. 1901 Lect. I.[1]).

In eine irgendwie breitere Darstellung der verschiedenen Sprachstämme einzugehen, kann nicht wohl Gegenstand der vorliegenden Schrift sein; immerhin wird sich der Ausblick auf dieselben mit verschiedenen Gründen motivieren lassen. Zunächst durch den aus einer solchen Betrachtung sich ergebenden Beweis, daß die Aphasie der Verschiedenartigkeit der Sprachstämme entsprechend sich in ihnen auch verschieden darstellen wird; wenn nun auch die Erwartung etwa über die Aphasie eines Chinesen wissenschaftlich belehrt zu werden, noch in etwas weiter Ferne liegt, so wird durch solche Studien immerhin der Wunsch nahegelegt, genauere, nach den hier dargelegten Gesichtspunkten gemachte Aufzeichnungen über Aphasien in der ungarischen [2]), türkischen, jüdischen und etwa finnischen Sprache vorgeführt zu bekommen, die, soweit Verfasser bekannt, bisher noch nicht vorliegen oder wenigstens nicht in die allgemeine Literatur übergegangen sind. Wir werden auch gewiß über die Psychologie des Agrammatismus besser belehrt als wir es bisher waren, wenn wir hören, daß es Sprachen gibt, die, wie z. B. das Aramäische, die Kopula „ist" nicht kennen, sondern die in anderen Sprachen durch dieselbe verbundenen Worte einfach nebeneinander setzen; und wenn wir erfahren, daß es im Rumänischen (Gheorgov, Arch. f. d. ges. Psych. V, S. 352) keinen Infinitiv gibt, dann wäre es gewiß äußerst lehrreich, zu hören, ob es im Rumänischen etwas dem aphasischen Sprechen in Infinitiven Entsprechendes gibt.

Ein Moment, das eine wenn auch nur flüchtige Beschäftigung mit den Sprachen primitiver Völker motiviert erscheinen läßt, ist der Umstand, daß

---

[1]) Um wieviel einfacher und leichter allen diesen Fragen eine Funktionspsychologie sich anpaßt als die früher ausschließlich benützte Erscheinungspsychologie sei hier speziell hervorgehoben.

[2]) Insbesondere das, was gelegentlich in deutschen Rezensionen ungarischer sprachwissenschaftlicher Werke von den wunderbar klaren und durchsichtigen Formen und dem bei aller Kompliziertheit dadurch begünstigten Eindringen in das innerste Wesen dieser Sprache gesagt wird, rückt diesen Wunsch sehr in den Vordergrund.

die von den Linguisten aus diesem Studium gewonnenen und von ihnen für das Verständnis der Sprachentwicklung herangezogenen Ansichten nicht ohne Bedeutung auch für das Verständnis aphasischer Störungen sein möchten; einerseits um daraus zu einem tieferen Verständnis der aus den stationären Erscheinungen zu ziehenden psychologischen Schlüsse zu gelangen, andererseits ganz besonders aber dazu, um zu sehen, ob jene Gesichtspunkte auch in der Rückbildung der aphasischen Störungen zur Beobachtung kommen; dadurch würde aber nicht bloß in die pathologischen Fragen Licht hineingetragen werden, sondern es könnten auch die am Kranken gewonnenen Erfahrungen ihrerseits wieder zum Verständnis, zur Bestätigung oder Ablehnung der von den Sprachforschern aufgestellten Thesen für die Sprachentwicklung wichtige Beiträge liefern.

Noch ein anderes Moment kann die Benützung anthropologischer Literatur, insbesondere solcher motivieren, welche sich mit der Psychologie und den Sprachen primitiver Völker befaßt. Einzelne Vertreter der Sprachpsychologie sind geneigt, weitgehende Schlüsse aus der Sprachform jener Völker nach der Richtung zu ziehen, daß der mangelhaften Sprachform eine Mangelhaftigkeit der Denkformen entspreche; es werden diese Anschauungen für die Beurteilung des Denkens Aphasischer gewiß nicht belanglos bleiben können; die Überspannung des Prinzips wird durch anthropologische Studien seine Korrektur erfahren.

Wenn A. Marty (Untersuchung. z. Grundl. I, 1908, S. 70) betont, daß wir infolge mangelhafter Kenntnis der Bedeutungsseite und Funktionsweise der Sprachmittel noch nicht darüber einig sind, ob in den verschiedenen Sprachen ein in den fundamentalen Elementen übereinstimmendes Seelenleben sich äußert oder nicht, dann wird auch die Aphasielehre im eigensten Interesse an der Lösung dieser Fragen in der Anthropologie der Naturvölker darüber Aufschluß zu suchen haben. Wenn wir dieser aber entnehmen, daß die so auffallende Mangelhaftigkeit der primitiven Sprachen durch den geringen Umkreis des sprachlich Auszudrückenden bedingt ist (Fr. Boas), dann wird es gewiß berechtigt sein, diesen Gesichtspunkt der Ökonomie auch für die Beurteilung des Sprechens Aphasischer heranzuziehen. Derselbe Autor stellt es auch als sehr fraglich hin, ob, wie man meist annimmt, der Mangel an bestimmten grammatischen Formen ein Hindernis für die Bildung allgemeiner Vorstellungen abgebe [1]). Es findet dieser Gesichtspunkt nicht bloß unmittelbare Anwendung auf die Psychologie des Agrammatismus, sondern erweist sich vor allem bedeutsam durch die wichtige Rolle, welche das sogenannte begriffliche Denken in der Aphasielehre spielt.

Gewiß wird es auch zum Verständnis der Sprachpathologie verwertbar sein, wenn wir z. B. den Berichten über die Leistungen weißer und farbiger Kinder derselben Schule entnehmen, daß sie hinsichtlich der Gedächtnisleistungen in der Grammatik, die bemerkenswerterweise mit denen der Arithmetik Hand in Hand gehen, bedeutende Differenzen aufweisen. (Zit. bei Piéron, L'évolut. de la mémoire 1910, p. 296.)

Daß wir übrigens selbst bei der Tierpsychologie gelegentlich eine Anleihe machen können, um gewisse Erscheinungen der menschlichen Pathologie

---

[1]) Smiths. Inst. Bureau of Am. Ethnol. Bull 40. Fr. Boas, Handb. of Am. Ind. Lang. 1911, p. 64.

zu erklären, mag Nachstehendes exemplifizieren. Dewey (How we think, 1910, p. 171) erwähnt, daß der direkte Sinneseindruck geeignet ist, die Aufmerksamkeit von dem, was damit gemeint oder angezeigt wird, abzulenken; er verweist auf die Beobachtung, daß, wenn man ein kleines Tierchen auf das Futter hinweist, das die Wirkung hat, daß es sich dem deutenden Finger und nicht dem gezeigten Gegenstande zuwendet; als Analogie dazu verweist Dewey auf das gleichgeartete Verhalten kleiner Kinder und jedem Pathologen dürfte das Gleiche von dementen Individuen, namentlich solchen bekannt sein, die an Hirnatrophie oder grober Herdaffektion mit Verblödung leiden. Es handelt sich bei der geschilderten Erscheinung vor allem um eine Störung in der Verteilung der Aufmerksamkeit und es wird sich in den dieser Frage zu widmenden Ausführungen zeigen, daß dieser Faktor bei einer Reihe von Erscheinungen der Aphasie eine wichtige Rolle spielt; so in der Frage nach dem Verständnis des eigenen Fehlers durch den Kranken; ist z. B. die Aufmerksamkeit des paraphasisch Redenden ganz ausschließlich auf den ihm vorschwebenden (korrekten) Sinn seiner Rede gerichtet, dann merkt er, ähnlich wie der sich Versprechende, nichts von seinem Sprachdefekt.

Endlich glaubt Verfasser noch einen allgemeinen Gesichtspunkt zur Rechtfertigung des Umfanges der der Linguistik zu entnehmenden Tatsachen und Ansichten geben zu können. Es ist eine bei den Sprachforschern einer noch nicht weit zurückliegenden Zeit zum Dogma gewordene Anschauung, daß, um ein Wort Potts (Zeitschr. f. allg. Sprachw., II, 185, S. 66) zu gebrauchen, „die isolierende Sprachklasse und die nicht über Agglutination hinausgekommene große Zahl von Sprachidiomen gewissermaßen die geistigen Vorstufen zu der Krone aller Menschenrede, der flektierenden bilden". Diese Ansicht ist begreiflicherweise nicht bloß von den Pathologen übernommen, sondern auch für den Rückschluß aus der Sprache nach der Intelligenz verwertet worden; um so mehr war es Pflicht einer die Psychologie der Aphasie bearbeitenden Darstellung der Änderung in den Anschauungen der Linguisten und Philologen, die sich auf diesem Gebiete vollzogen, zu gedenken, um dadurch berichtigend auf die davon hergenommenen Maßstäbe der Pathologen einzuwirken. Gewiß werden diese nicht wenig erstaunt sein, aus dem Munde erfahrenster Fachmänner zu hören, daß das moderne Englisch, doch nicht weniger „Krone der Menschenrede" als das Französische oder Deutsche, nur mit einer so isolierenden Sprache wie das Chinesische verglichen werden kann. —

Wenn B. Erdmann als allgemeine Grammatik die Wissenschaft vom Bestand und der Entwicklung der mannigfachen Verzweigungen der Sprache bezeichnet, der auch die Erforschung des gesetzmäßigen Zusammenhanges der Sprachvorgänge zukommt, dann wird man wohl verpflichtet sein, auch diese Quintessenz der Sprachpsychologie für unseren Gegenstand heranzuziehen; denn gewiß unterliegen die pathologischen Sprachvorgänge den gleichen, nicht minder gesetzmäßigen und nur durch die Krankheit modifizierten und verschleierten Zusammenhängen, deren Entwirrung durch das Verständnis der in dieser Richtung leichter zu erforschenden normalen Sprachvorgänge nicht geringe Förderung erfahren könnte.

Neben den bisher besprochenen Disziplinen war aber selbst die Heranziehung logischer Erörterungen nicht zu umgehen; sie ist übrigens schon dadurch aufgenötigt, daß, wie erwähnt, die in der Aphasielehre übliche Psychologie ihren Ausgangspunkt von der Logik genommen; die überragende Bedeutung, welche dementsprechend dem begrifflichen Denken bisher von den Pathologen zugesprochen worden, bietet ein besonderes Argument in dieser Richtung [1]).

Aber auch wichtige sachliche Momente sprechen für das hier eingehaltene Verfahren. Wenn wir bedenken, daß die Sprache in allen ihren Formen auch dem Ausdrucke der logischen Beziehungen der Gedanken zu einander dient, dann muß die Frage, wie sich das vollzieht, welche logischen Prozesse dem vorangehen, wie sie im Gesprochenen sich darstellen, eine wichtige Rolle in der Psychologie der Grammatisierung und demnach auch des Agrammatismus spielen; sagt doch Titchener (Lect. on the exper. Psych. of Thought-proc. 1909, p. 167) von der Psychologie der Denkvorgänge, daß sie direkt zu einer funktionellen Logik und Theorie des Wissens führt.

Eine solche Logik erscheint zunächst verkörpert in Baldwins genetischer Logik (Thought and Things). Wenn er als das Ziel dieser Logik die Feststellung des „wie, warum und wohin" hinstellt (l. c. II, p. 3) und (ibid. I, p. 37) den logischen Prozeß mit dem Denkvorgange identifiziert, hätte man dann denken können, daß eine solche Darstellung gerade für die Zwecke der vorliegenden Schrift reiche Ausbeute bieten müßte; das hat sich dem normativen Charakter der Logik entsprechend, doch nicht in dem gewünschten Maße erfüllt; immerhin konnte da und dort von ihren Resultaten Gebrauch gemacht werden.

Es lag nahe, auch in Stöhrs „Logik in psychologisierender Darstellung" (Leitf. 1905, Lehrb. 1910) gerade das zu suchen, was hier besonders vonnöten; insbesondere das Vorwort des „Leitfadens" schien von vorneherein diese Logik als ausgewählten Teil der introspektiven Psychologie zu charakterisieren; später freilich muß man sich durch Stöhr selbst (Lehrb. S. 12) über eine Änderung seines Standpunktes dahin belehren lassen, daß sich diese Auffassung nur zum Teil mit dem deckt, was dieser Autor selbst unter psychologisierender Logik versteht: („Den Ersatz des Mechanismus der Sprachbewegungen durch Denkoperationen"); trotzdem erwiesen sich beide Darstellungen in vielen Punkten ganz lehrreich, wobei freilich dort, wo sich Stöhr auf das Gebiet der Pathologie oder anatomisch-physiologischer Deutung begibt, mehrfach Stellung gegen seine Ausführungen zu nehmen war.

---

[1]) Hier gilt das, was H. Maier (Das emotionale Denken 1908, S. 11) von dem Einflusse der Logik auf die ältere Grammatik gesagt hat: „Was ihr not tat, war ein psychologisches Verständnis der tatsächlichen Denkfunktionen, das aber konnte ihr die Logik auch in ihrem eigensten Gebiete, dem des Urteils nicht bieten. Denn das Interesse der logischen Reflexion war von Anfang an nicht auf das Eindringen in die tatsächlichen Denkvorgänge, sondern auf deren normative Gestaltung gerichtet. Und die normative Besinnung war keineswegs durch psychologische Analyse vorbereitet". Für die Pathologie aber galt als ausschließlicher Gesichtspunkt die Möglichkeit einer Harmonie mit den ihr eigentümlichen anatomischen Gesichtspunkten, von der die Richtigkeit psychologischer Ansichten abgezogen wurde.

Verfasser mit seiner Laienauffassung in diesen Dingen hatte aber immer den Eindruck, daß ein Großteil von dem, was neuerlich Bradley Bosanquet u. a. in ihren Darstellungen der Logik gaben, Psychologie ist; von seinen logischen Untersuchungen sagt Husserl das ja selbst; nun findet Verfasser die gleiche Ansicht auch von Titchener ausgesprochen (Philos. Rev. 1898, p. 452).

Wir werden auch „Psychologien" benützen, denen man mit mehr oder weniger Recht vorhält, daß es konstruierte Logik ist, die aus ihnen spricht. Es wird sich dies damit rechtfertigen lassen, daß diese Konstruktionen, weil eben so tiefgehende, als willkommene Führer in dem Dunkel der Erscheinungen betrachtet werden müssen.

Zum Beweise dafür, daß auch logische bzw. erkenntnistheoretische Erörterungen nicht beiseite gelassen werden konnten, ja daß ihnen nicht selten entscheidende Aufklärung für Fragen der Pathologie entnommen werden konnte, mag folgendes Beispiel dienen: Es wird von Logikern vielfach betont, daß die Copula „ist" erst als sprachlicher Behelf sich nötig erweist und in dem der sprachlichen Formulierung vorangehenden Gedanken überflüssig ist, resp. nicht vorkommt [1]); wenden wir das auf die Sprache des Agrammatischen an, so wird die Auslassung der Kopula in ihr jedenfalls viel verständlicher als durch die alte Deutung, der Kranke habe die Hilfszeitwörter „vergessen".

Erkenntnistheoretische Erörterungen konnten auch deshalb nicht umgangen werden, weil die ganze Lehre von den Beziehungen zwischen Denken und Sprechen, wie sie bis in die neueste Zeit in der Aphasielehre maßgebend geblieben ist, auf Kants Lehre von den Vorstellungen und Begriffen zurückgeht, die, von jeder psychologischen Theorie prinzipiell absehend, eben erkenntnistheoretisch fundiert ist. Welchen Einfluß aber eine unklare Auffassung von den Beziehungen zwischen Wort und Begriff, vom begrifflichen Denken auf die Aphasielehre genommen, läßt sich auch schon an der so kurzen Geschichte derselben nachweisen.

Auf Grund der Begriffslehre der Wernickeschen Schule kam H. Sachs (Vortr. über Bau und Tätigkeit des Großhirns, 1893, S. 223) zu der Ansicht, daß das Begriffszentrum zum mindesten für alle formalen Bestandteile der Rede und für die abstrakten Begriffe nicht die gesamte Rinde, sondern der Schläfelappen ist, daß dort vor allem die Rede geformt, in Sätze und Satzperioden geordnet wird. Man hat diese Ansicht später wieder fallen lassen [2]). Nun ist sie wieder aufgelebt in dem „Zweierlei Denken" von A. Büttner (1909), der dem Sachdenken das Sprachdenken gegenüberstellt; dieses letztere, das neue sprachliche, begriffliche Denken, soll in der Sprachregion entstehen, insoferne eben die Worte und Begriffe die Vorstellungen vertreten. Man wird es dem Standpunkte des Verfassers zugute halten, wenn er auf dieses Resultat einer naturwissenschaftlichen Psychologie nicht weiter eingeht, die ihre Aufgabe darin sieht, alles seelische Geschehen in Ausdrücken von Leitungs- oder Ausschleifungsprozessen begreiflich zu machen.

Verfasser glaubt auf weitere Motivierungen für den Umfang der hier benützten Materialien nicht eingehen zu sollen; ausschlaggebend dafür war im Allgemeinen das Maß der Belehrung, die daraus für seine Zwecke zu schöpfen war [3]); von der Größe und Bedeutung derselben soll die Schrift selbst Rechenschaft geben.

---

[1]) Es ist nicht überflüssig darauf hinzuweisen, daß das hier Gesagte mit dem zusammenfällt, was wir zuvor aus dem Fehlen derselben Kopula im Aramäischen erschließen mußten.

[2]) Es ist vom Standpunkte der Wissenschaftslehre nicht uninteressant, daß trotzdem jenes scheinbar ausschlaggebende Argument nicht zutrifft, der Agrammatismus doch im Schläfelappen zu lokalisieren ist.

[3]) Ein Wort möchte Verfasser bei dieser Gelegenheit der Darlegung seiner

Wenn man gesagt hat, daß zuweilen an einem Werke nicht die positiven Daten, sondern seine Tendenz das eigentlich Förderliche sind, so möchte Verfasser in der Tat auf die Anerkennung der letzteren an seiner Schrift den Hauptwert legen; hat er doch wiederholentlich den Charakter derselben als Pionierarbeit betont. Seine feste Voraussicht von dem Nutzen derselben stützt Verfasser vor allem auf die Erfahrung, daß so oft er sich den auch mehrfach schon durchgearbeiteten Kapiteln des psychologischen Teils zuwendete, immer wieder sich ihm neue Seiten der Probleme darboten, deren Nutzanwendung für die Zwecke der Pathologie sich als außerordentlich aussichtsreich darstellen wird. —

Der vorliegende Versuch ist nicht der erste dieser Art; bekanntlich hat schon Kußmaul von den gleichen Gesichtspunkten aus einen ähnlichen unternommen [1] aber der ungenügende Stand der damaligen Sprachpsychologie vor allem ist schuld daran, daß die Fülle der von dort herangezogenen Tatsachen sich vielfach als ein nicht organisch mit dem Ganzen zusammenhängender Appendix darstellt. Das ist aber auch der Hauptgrund, daß bei der Lektüre des Kußmaulschen Buches niemals deutlich vor Augen tritt, wo die Lücken der Sprachpsychologie eine Verwertung dieser im Pathologischen unmöglich machen und wo andererseits die Pathologie hilfreich zur Aufklärung des Normalen eintreten könnte; gerade nach diesen beiden Seiten hin hofft Verfasser in seiner Schrift keinen Zweifel übrig gelassen zu haben.

Seither ist das besser geworden; die zur Sprachpsychologie entwickelte Lehre, die den ganzen Stoff der Sprachwissenschaften doch wesentlich besser verarbeitet dem Pathologischen entgegenbringt, ebenso wie die Fortschritte der Pathologie selbst gestatten es jetzt schon vielfach, beide in organischen Zusammenhang zu bringen. Aber auch die umfassende Darstellung der Aphasielehre, die v. Monakow in den beiden Auflagen des Nothnagelschen Handbuches gegeben, leidet an demselben Mangel wie die Kußmauls; Verfasser hat die Empfindung, daß es namentlich die Nichtberücksichtigung der neueren Psychologie dabei ist, welche die Durchdringung und vertiefte Ausnützung der Beziehungen zwischen der meist herangezogenen älteren Literatur und der

---

Ansicht widmen, daß eine erschöpfende Fundierung der Aphasielehre insbesondere in der Psychologie auch der Therapie der einschlägigen Störungen nicht bloß zum Vorteil gereichen, sondern erst die leitenden Gesichtspunkte ergeben muß, nach denen die Reedukation solcher Kranken zu leiten ist. Gewiß hat Mohr (Arch. f. Psychiatrie 39, 3) recht, wenn er bemerkt, daß in der Behandlung der Aphasie mit der Zentrenlehre nichts zu wollen ist; wenn er aber dann von der Notwendigkeit einer möglichst psychologischen Betrachtungsweise spricht, so hat er nicht die letzte Konsequenz gezogen; ebenso wie wir schon jetzt sehen, wie z. B. der Sprachunterricht aus der vertieften psychologischen Einsicht in den Sprachvorgang entscheidende Gesichtspunkte schöpft, darf man das Analoge auch für den Sprachunterricht der Aphasischen erhoffen.

[1] Es ist nur billig, hier des historischen Umstandes zu gedenken, daß auch früher schon Broadbent mehrfach in seinen Arbeiten mit Befriedigung konstatiert, daß die Tatsachen, welche „die durch die Krankheit zustande gebrachte Analyse des Sprachvorganges" zutage fördert, mit den Analysen der Logiker und Grammatiker im Einklang stehen, wie B. sich überhaupt schon im Beginn seiner Aphasiestudien oft auch ganz ausschließlich mit sprachpsychologischen Gedanken befaßt hat. (S. seinen Aufsatz in Cornhill - Magazine 1866, 13. u. 14. Vol.) Das Schriftchen von Oltuszewski „Psychol. und Philos. der Sprache" 1901, ist doch zu unkritisch, als daß es im Texte Erwähnung zu finden Berechtigung hätte.

Pathologie der Aphasie auch bei diesem Forscher nicht zu entsprechender Entwicklung kommen läßt.

Dabei spielt aber noch ein Anderes mit. Meist wenn ein Pathologe an die Quellen der Sprachpsychologie herangetreten, begnügte er sich, die allgemeinen ihnen entstammenden Gesichtspunkte für sein Gebiet zu übernehmen; aber bisher ist es eigentlich noch niemals versucht worden, die Einzelheiten jenes Gebietes in der Weise für die Pathologie zu verwerten, wie es hier beabsichtigt ist; und darin glaubt Verfasser den Grund dafür sehen zu dürfen, daß er mehr der Beziehungen zwischen beiden Gebieten klarzulegen und zu verwerten imstande ist, als dies seinen Vorgängern gelungen. Auch schon die Leser des ersten psychologischen Teiles werden sich überzeugen, daß er überall bemüht war, und wie er glaubt, nicht ohne Erfolg, nicht bloß die engen Beziehungen zwischen den den Hilfswissenschaften entnommenen Tatsachen und den klinischen Erscheinungen aufzuzeigen, sondern auch in den ersteren wichtige Nutzanwendungen für das Pathologische, insbesondere in der Richtung der Erforschung der Zusammenhänge innerhalb desselben nachzuweisen. —

Es könnte scheinen, als ob die eingehende Darstellung, welche die Resultate der „Würzburger" Schule und insbesondere der von ihr geführte Nachweis eines unanschaulichen Denkens hier gefunden haben, mehr dekorativen Charakter tragen; mit nichten; es ist schon gezeigt worden und wird sich an zahlreichen Punkten schon in den ersten vorbereitenden psychologischen Kapiteln zeigen, daß wir von jenen Resultaten vielfache Anwendungen auf pathologische Fragen werden machen können. Hier sei nur ein Gesichtspunkt angedeutet, der sich für eine individualpsychologische Betrachtung des Einzelfalles daraus ergeben muß. Es ist anzunehmen, daß ein mit anschaulichem Denken begabter Kranker jedenfalls günstiger gestellt erscheint, als ein anderer, bei dem das Denken seiner Anlage nach vorwiegend unanschaulich sich vollzieht; der erstere, z. B. agrammatisch geworden, wird noch immer seine auftauchenden Vorstellungen sozusagen ablesend, etwa im Telegrammstil fließender sprechen als der andere, dessen Sprechtempo mindestens dadurch leidet, daß er abwarten muß, bis das Unanschauliche sich zu anschaulichen Vorstellungen entwickelt hat.

Bei der Rechtfertigung eines solchen Versuches wie des vorliegenden soll nicht unterlassen werden, gleich hier darauf hinzuweisen, daß gerade Grammatik und Syntax, wie das noch letztlich der Sprachpsychologe Sechehaye programmatisch auseinandergesetzt hat, eines der unzureichendsten Gebiete der Sprachpsychologie darstellen. Die Nutzanwendung dessen, was die Semantik bisher zutage gefördert, ist auch dadurch beschränkt, daß die Vertreter derselben selbst noch darüber uneinig sind, ob man aus den Tatsachen derselben „Gesetze" abstrahiert habe oder ob es sich bloß um Regeln handle. Man wird billig diese Umstände bei der Würdigung der vorliegenden Schrift in Betracht ziehen. Trotzdem mußte der Versuch gemacht werden, einmal eine zusammenfassende Skizze alles dessen zu geben, was in diesen und allen dazu gehörigen Grenzgebieten für die Zwecke der Aphasielehre Verwertbares sich findet. Die Lücken, die sich dabei gerade vom Standpunkte der speziellen Anwendung ergeben, stellen gleichsam das Programm dar, wo die Gewinnung und Verwertung neuerer Tatsachen in den Hilfswissenschaften ganz besonders und immer wieder von neuem einsetzen soll. —

Je breiter nun die Basis für die vorliegende Schrift genommen wurde, um so mehr mußte man sich davor hüten, nicht direkt dazu gehöriges, etwa philosophisches Gebiet zu betreten; Verfasser glaubt streng im Rahmen beobachtender und deutender Wissenschaft geblieben zu sein. Freilich durfte ihn das nicht abhalten, zu einer als philosophisch angesehenen Frage aus praktischen Gründen präzise Stellung zu nehmen, nämlich in der Wahl zwischen Dualismus und Parallelismus. Der letztere stellt sich ihm vom Standpunkte der Naturwissenschaft als die zweckmäßigste Arbeitshypothese auch für die vorliegenden Fragen dar und um das zu begründen, will er nur auf die Schwierigkeiten hinweisen, die sich gerade in Rücksicht der hier behandelten Fragen für einen Sprachforscher vom Range Delbrücks aus der Anwendung des Dualismus ergaben und zwar gerade in derjenigen Arbeit, die dem Aphasieproblem zugewendet ist [1]).

Die Wertschätzung des Parallelismus seitens des Verfassers beruht nicht so sehr in seiner erkenntnistheoretischen Bedeutung, die ja hier gar nicht in Betracht kommt, als vielmehr in der außerordentlichen methodologischen Unterstützung, die gerade auf dem hier bearbeiteten Gebiete von seiner Verwertung zu erwarten ist; wie das möglich, ist schon im Vorangehenden gelegentlich zur Darstellung gekommen; es möge aber gestattet sein, der prinzipiellen Seite der Frage hier einige Erörterungen zu widmen. Die Theorie des Parallelismus muß als Hilfsmittel beschreibender Erklärung naturgemäß um so mehr versagen, je mehr wir von den peripherisch einsetzenden Prozessen ausgehend, uns den eigentlich zentralen nähern, weil der relativ befriedigenden Einsicht in die psychische Seite der Parallelvorgänge auf der physischen das entsprechend ausgestaltete Korrelat an Kenntnissen noch durchaus fehlt; jeder Fortschritt in der psychologischen Analyse der auf dem Wege zu den mehr zentralen Prozessen gelegenen Einzelvorgänge muß sich demnach zu einem Vorstoße der Erkenntnis in diesen dunklen Gebieten gestalten und aus hier nicht zu erläuternden Gründen bietet gerade die Pathologie manche Handhabe dazu. Es ist nun auch schon von anderen, z. B. noch letztlich von K. Goldstein (Ein. prinz. Bemerk. z. Frage d. Lokal. psych. Vorgänge. S.-A. aus med. Klinik. 1910, Nr. 35, S. 10) darauf hingewiesen worden, wie die psychologische Analyse uns in Fragen der Lokalisation auch im einzelnen leiten kann; aber die hier von der psychologischen Reihenfolge hergenommene „psychologische Lokalisation" als heuristisches Prinzip für die klinische Lokalisation ist bisher in dieser methodologischen Form noch nicht zum Ausdruck gekommen. Verfasser wird in der Lage sein, zu zeigen, wie wir diesem Leitgedanken die Beantwortung wichtiger lokalisatorischer Fragen unmittelbar entnehmen können. Während wir bisher über das gegenseitige Verhältnis der verschiedenen auf dem Wege vom Denken zum Sprechen liegenden Einzelfunktionen und ihrer Zentren verschiedene, vielfach bestrittene Ansichten haben, wird uns eine präzisere Feststellung der Reihenfolge der diesem Wege entsprechenden psychologischen Vorgänge gestatten, auch bezüglich jener Funktionen und Zentren

---

[1]) Delbrück (Jenaische Zeitschr. f. Naturw. 20. Bd., S. 92). Auch seitens der Naturwissenschafter sind die Schwierigkeiten zu beachten, die sich aus der Frage ergeben, ob analog den Sprachlauten auch für die Pausen, das Tempo und die anderen „musischen" Elemente der Sprache „Bilder in der Seele" wirksam sind.

die Reihenfolge und für manche derselben den bisher unbekannten oder bestrittenen Sitz zu fixieren. —

Wenn Dana in einer zusammenfassenden Arbeit (New York med. Journ. 1907, p. 240), die Hauptpunkte für eine praktische Diagnose betonend (der Agrammatismus findet sich unter den Symptomen der sensorischen Aphasie angeführt), ihr die metaphysische [1]) gegenüber stellt, so hofft Verfasser, daß man in seiner Schrift keine Metaphysik finden wird [2]). Daß eine solche Verwahrung doch nicht ganz unangebracht ist, mag eine moderne Darstellung der Aphasielehre (Ferrand, Le Language, la Parole, les Aphasies, 1894, p. 40) beweisen, die es offen läßt, ob die Stufenleiter der Ausdrucksformen von der Mimik bis zur Schrift etwa das Resultat einer „harmonie créatrice" ist. Verfasser möchte übrigens bei dieser Gelegenheit auch seiner Ansicht Ausdruck geben, daß einer der Gründe, warum die Monographie Kußmauls nicht die von dem theoretischen Teile erhoffte Wirkung auf die Aphasielehre hatte, der war: Kußmaul hat die der Metaphysik gegenüber gebotene Zurückhaltung nicht genügend gewahrt und ohne Nötigung die den Sprachwissenschaften entnommenen Resultate der damals in diesen maßgebenden Methode folgend bis weit über die sachlich gebotenen Grenzen hinaus ins Metaphysische verfolgt; unverkennbar liegt auch dieser Umstand der bis in die neueste Zeit nachwirkende Abneigung der Sprachpathologen gegen alles auch nur andeutungsweise an Philosophie Mahnende zugrunde.

In diesem Zusammenhange muß Verfasser jetzt nochmals auf Äußerungen Heilbronners (Münch. med. Wochenschr. 1911, Nr. 16, S. 12 d. Sonderabdr.) zurückkommen, die schon früher gestreift worden sind. Heilbronner hält

---

[1]) Vielleicht daß dieser Gegenüberstellung der Umstand zugrunde liegt, daß englische Linguisten gelegentlich die Behandlung der Denkvorgänge als Metaphysic of Language bezeichnen (A. H. Sayce, The Princ. of compar. Philology 1892). Daß es jetzt eine metaphysische Psychologie nicht mehr gibt s. G. Anschütz, (Arch. f. d. ges. Psychol. 20, 1911, S. 426). Wenn einzelne deutsche Gelehrte in der ersten Hälfte des 19. Jahrhunderts Studien über die Geschlechtsformen der Wörter als Metaphysik der Sprache bezeichnen, so ist man sich längst darüber klar, daß dieses Teilgebiet der Morphologie der Sprache nichts mit Metaphysik zu tun hat. Verfasser hofft, daß selbst in der, wie schon erwähnt, notwendigen Heranziehung logischer Untersuchungen wie derjenigen von Husserl, Stöhr, in der er sich übrigens großer Sparsamkeit beflissen, keine Bezugnahme auf Metaphysisches gefunden werden wird. Schließlich möchte er nur, um nicht etwa eines Widerspruches geziehen zu werden, bemerken, daß er natürlich von der Erkenntnistheorie im Sinne E. Dürrs als der Psychologie des Erkennens in weitestem Maße Gebrauch gemacht hat; ja, es scheint ihm nicht vermessen, wenn er die vorliegende Arbeit ähnlich wie einschlägige frühere direkt als Beiträge zur pathologischen Psychologie des Erkennens bezeichnet.

Insofern wir hier in ausgedehnterem Maße von sprachpsychologischen Arbeiten A. Martys Gebrauch gemacht haben, denen Wundt den Vorwurf eines metaphysisch orientierten psychologischen Systems macht, ist auf die diesbezüglichen Äußerungen A. Martys (Unters. z. Grundl. etc. I, 1908, S. 74) zu verweisen. Wenn andererseits Fr. Mauthner (Z. Gramm. u. Psychol. 1902, S. 277) die Psychologie die Metaphysik der Physiologie nennt, so wird man das jedenfalls auf die hier verwertete Psychologie nicht anzuwenden Veranlassung haben.

[2]) Nicht weniger als die von den Naturwissenschaftern gefürchtete „philosophische" hat Verfasser auch die vom Materialismus hergeholte Metaphysik beiseite gelassen; die Notwendigkeit dazu war um so mehr gegeben, als gerade diese sich oft unbewußt in die Nutzanwendungen der Pathologie eingeschlichen hat.

den verschiedenen neueren, an die Stelle der Lehre von der Lokalisation der Erinnerungsbilder gesetzten Erklärungsversuchen die Schranken entgegen, die, so lange sich uns nicht „ungeahnte neue Erkenntnismöglichkeiten" eröffnen, unserer Einsicht gesetzt sind [1]). Verfasser hat es streng vermieden, dieses wirklich metaphysische Gebiet zu betreten; es ist identisch mit dem bekannten, immer wieder auch in neuesten Darstellungen auftauchenden Du Bois-Reymondschen Welträtsel, von dem Mach so schön nachgewiesen, daß es überhaupt kein Problem darstellt. Heilbronner gedenkt auch neuestens (Der Stand der Aphasiefrage. Sep.-A. aus Fortschr. d. naturwiss. Forsch. Herausg. v. Abderhalden, IV, 1912, S. 149) der Enttäuschungen derer, die in „der Lehre von der Aphasie den Schlüssel zu finden hofften, mit dem sich uns das Verständnis der Lehre von der Sprache und damit des Geschehens im Gehirn in seinem Verhältnis zu psychischen Vorgängen überhaupt erschließen sollte." Verfasser glaubt weder jetzt noch für eine frühere Zeit den Stand der Frage als Enttäuschung qualifizieren zu können; man hatte eben den Weg zu jener Aufklärung, ähnlich wie auf anderen Wissenschaftsgebieten, zu kurz bemessen; andererseits waren die Ausgangspunkte der fortgesetzten Versuche verfehlt, nicht zum wenigsten deshalb, weil die zunächst dazu verwerteten theoretischen Grundlagen in weiterer Folge einer Revision nicht mehr unterzogen worden sind. Es ist einer der Hauptzwecke der vorliegenden Studien, eine solche Revision anzubahnen und ihre Notwendigkeit, ebenso wie die der ständigen Beachtung alles dessen, was die Hilfswissenschaften in so reichem Maße zutage fördern, für eine gedeihliche Fortführung der so behinderten Bestrebungen darzulegen. Auf einen der als irrtümlich hingestellten Ausgangspunkte ist aber noch besonders einzugehen, weil seine Klarlegung uns Gelegenheit gibt, die auch jetzt noch festgehaltene Ansicht von der Aussichtslosigkeit des hier ins Auge gefaßten Suchens nach Einblicken in das Psychische von der Aphasie aus zu widerlegen.

Der Optimismus, den Verfasser dem Standpunkte Wernickes entgegenbringt, gründet sich eben nicht bloß auf die der oben bekämpften gegenteilige allgemeine Ansicht von den Zwecken naturwissenschaftlicher Forschung, sondern vor allem auf Erwägungen, die seit Beginn seiner wissenschaftlichen Tätigkeit den Leitfaden einer von ihm gepflegten Arbeitsmethode gebildet haben. Es ist die Methode der psychologischen Erforschung der durch Herderkrankungen oder ihnen gleichgeartete funktionelle Hirnerkrankungen erzeugten Symptome bzw. die psychologische Bearbeitung des Grenzgebietes zwischen Neurologie und Psychiatrie; obwohl von Kraepelin in seiner Rede „über Methoden in der Psychiatrie" nicht erwähnt, hat sie sich in den letzten Jahrzehnten zu einer Disziplin entwickelt, die ein gewichtiges Argument dafür abgibt, daß ein bestimmter Teil der Neurologie nicht ohne schweren Schaden für die Sache dem Wirkungskreise des Psychiaters entzogen werden könne. Dieser Disziplin nun kommt naturgemäß eine entscheidende Funktion im Studium der Aphasien zu; sie ist es auch, die, ohne psychopathologische Probleme im engeren Sinne zu bearbeiten, doch gerade, sozusagen von der Außenseite dem Psychologischen als Pathopsychologie sich nähernd, die Erfüllung

---

[1]) Ähnlich hat sich Heilbronner schon im Handb. d. Neurol. I., 1910, S. 1066 geäußert.

dessen zum Ziele hat, was Wernicke von dem Studium der „psychischen Herdaffektion" erhoffte.

An einem besonderen Beispiele soll gezeigt werden, wie durch die hier dargelegte Methode der Betrachtung bis dahin dunkle Tatsachen, die sich Jedem aufdrängen mußten, ohne doch bisher Aufklärung gefunden zu haben, jetzt einer solchen zugeführt werden. Es ist eine altbekannte Tatsache, daß Sensorisch-Aphasische im Allgemeinen geistig schwerer geschädigt erscheinen, ohne daß bisher eine auch nur halbwegs zureichende Deutung dafür gegeben wäre. Darüber war man sich wohl klar, daß nicht etwa eine Komplikation mit psychischen Defekten im engeren Sinne vorliegen konnte, weil ja die Konstanz der Erscheinung diese Annahme als irrtümlich widerlegt. Die gegenteilige Ansicht, daß es die Läsion des akustischen Sprachfeldes sei, welche das bedinge, zog die Erklärung nach sich, daß in oder nahe den lädierten Partien die den höheren, intellektuellen Vorgängen näher stehenden Funktionen und Territorien gelegen sein müßten. Aber über solche ganz allgemeine, zum Teil recht unsichere Ausführungen ist man nicht hinausgekommen, vor Allem deshalb, weil die psychologische Deutung der Tatsache selbst fehlt. Einen wichtigen ersten Anhaltspunkt dazu bieten nun hier erörterte Tatsachen der Sprachpsychologie; sie sind ein weiterer Hinweis, wo die Fundamente für ein in erster Linie funktionelles Verständnis der Aphasielehre zu suchen sind, ehe auch nur der Versuch einer anatomischen Erklärung (und auch die nur im Sinne einer Beschreibung) gemacht werden kann. Der hier darzulegende Gesichtspunkt wird aber erst dann methodologisch in seiner vollen Bedeutung gewürdigt, wenn man in Betracht zieht, daß es sich dabei um eine negative, sprachlich nicht zum Ausdruck kommende Tatsache handelt, die dementsprechend auch bei noch so weitgehender Vertiefung von der Pathologie aus allein überhaupt nicht zu ergründen wäre.

Es handelt sich um das, was wir in dem Kapitel von den Ausdrucksmitteln als die „Situation", das „Vorausgesetzte", kennen lernen werden, dessen Umfang vor Allem die Form und das Ausmaß beeinflussen wird, in welchen die „Versprachlichung" des Gedankens sich vollzieht; das wird verständlich, wenn wir zur Erklärung dieser Erscheinung das allgemeine Prinzip der Orientierung und Anpassung als auch für den Sprachvorgang giltig heranziehen. Daraus nun wird sich zum Teil unmittelbar folgern lassen, warum Sensorisch-Aphasische unter gleichen Verhältnissen intellektuell schwerer geschädigt erscheinen, als solche mit motorischer Aphasie. Es ist die gestörte Anpassung an die gegebene Situation und die daraus resultierende Art ihrer Ergänzung durch das Gesprochene, worin es begründet ist, daß der Sensorisch-Aphasische wesentlich ungünstiger situiert ist, als der Motorisch-Aphasische. Das wird sofort klar, wenn wir beide als Hörer betrachten; der Sensorisch-Aphasische wird, falls sein Sprachverständnis irgendwie stärker geschädigt ist, dadurch an dem Erfassen des zur Ergänzung der den übrigen Sinnen offenbaren Situation [1]) Gesagten behindert und erscheint dadurch allein schon dem Motorisch-Aphasischen gegenüber, bei dem das nicht der Fall, intellektuell beträchtlich rückständiger, weil wir gewohnt sind, das Erfassen der Situation als die

---

[1]) Wir werden später hören, daß auch die „innere", emotionale Situation eine wesentliche Rolle spielt; es ist ersichtlich, daß der Sensorisch-Aphasische auch in Hinsicht dieser dem Motorisch-Aphasischen gegenüber sehr im Nachteil ist.

Grundbedingung für jede Reaktion auf dieselbe als unmittelbares Kriterium der Intelligenz anzusehen und denjenigen, der sich nicht ihr entsprechend adaptieren kann, als geistig defekt zu werten[1]).

Nicht ganz so deutlich ist diese Differenz, wenn wir die Beiden uns sprechend denken; dabei dürfte das eine Rolle spielen, daß der Motorisch-Aphasische sich seines Defektes meist bewußt ist, während beim Sensorisch-Aphasischen dies oft nicht der Fall ist; das Fehlen dieses Verständnisses wird aber insoferne für unsere Frage bedeutsam sein, als dadurch der Sensorisch-Aphasische nicht direkt auf die ihm etwa zur Verfügung stehenden Ersatzfunktionen verwiesen wird, die ja zum Teil wie die Zeichensprache erst des willkürlichen Impulses bedürfen; dieser setzt aber bei dem Motorisch-Aphasischen sofort ein, weil er nicht wie jener über seine Unfähigkeit, sich sprachlich auszudrücken, im Unklaren ist. Daß die hier nur angedeuteten Differenzen durch die Allgemeinwirkungen der Zerebralaffektion vertieft werden, ist ohne weiteres ersichtlich, namentlich wenn wir in Betracht ziehen, daß zur Erzeugung der motorischen Aphasie schon eine wesentlich kleinere Läsion genügt als diejenige, die sensorisch-aphasisch macht.

Aber noch von einem anderen Gesichtspunkte aus erscheint die Bedeutung der Situation als Ausdrucksmittel der Sprache von prinzipieller Bedeutung für die hier erörterte Frage; ihre Verwertung in Hinsicht der noch weiter nötigen sprachlichen Ergänzung stellt jedenfalls eine mehr psychische und nicht unmittelbar sprachliche Funktion dar, also, da sie andererseits einen ebenso wichtigen Faktor beim Sprechen darstellt, eine Art Brücke zwischen beiden Gebieten; das macht es aber wieder verständlich, wenn wenigstens psychologisch zwischen Sprachfeld und den psychischen Feldern[2]) keine scharfe Grenze gezogen werden kann; es bildet das in letzter Konsequenz ein weiteres Moment dafür, daß der Sensorisch-Aphasische den Eindruck stärkeren

---

[1]) Daß die hier gemachten Erörterungen doch auf dem realen Boden von Tatsachen gegründet sind und dadurch ihre Nutzanwendung auf solche wieder ihre Berechtigung erhält, mag der Hinweis auf analoge linguistische Tatsachen zeigen. Von der Hupa-Sprache, einem Dialekte der nordamerikanischen Indianer wird berichtet; „Die größere Mühe in der Hupa-Sprache ist auf Seite des Sprechers, der mit großer Genauigkeit die meisten der Begriffe und ihre Beziehungen ausdrückt und nur wenig der Ergänzung durch den Zuhörer überläßt". Sehr charakteristisch in dieser Beziehung ist auch das, was von den auch des Englischen mächtigen, jüngeren Personen gesagt wird. „Sie gebrauchen die Hupa-Sprache, wenn sie Aufträge bezüglich der zu verrichtenden Arbeit geben oder Vorfälle berichten, deren Lokalitätsbeziehungen sie genau ausgedrückt wissen wollen, während sie das Englische für den gewöhnlichen Verkehr benützen". (Aus Handbook of Am. Ind. Lang. by Fr. Boas Washington 1911, p. 151).

Dem hier Erörterten entsprechen auch klinisch ganz prägnante Tatsachen, die man bisher allerdings von diesem Standpunkte aus nicht betrachtet. Eben bei der Niederschrift dieser Notiz hat Verfasser in der Klinik zwei Fälle von sensorischer Aphasie vorgestellt; der eine eine Herdaffektion des l. Schläfelappens, der zweite ein Paralytiker nach schweren rechtsseitigen Anfällen; wie prägnant trat bei dem letzteren das Plus von Intelligenzdefekt als Unfähigkeit zur Erfassung der Situation und zu entsprechender Anpassung an dieselbe in die Erscheinung trotz sonst ziemlich gleicher Höhe der Sprachstörung. (Selbstverständlich wurde die Wirkung der paralytischen Anfälle in Rücksicht der Bewußtseinstrübung gebührend beachtet.)

[2]) Die hier gebrauchten Bezeichnungen sind ganz allgemein gemeint und nicht etwa im Sinne eines bestimmten lokalisatorischen Schemas.

psychischen Defekts macht als der Motorisch-Aphasische. Daß hierbei auch die sogenannte „Einfühlung" der Psychologie, bzw. ihr Defekt in gleichem Sinne wirksam ist, geht daraus hervor, daß man mit dieser Bezeichnung, soweit Menschen in Betracht kommen, auch das Verständnis fremder Ausdrucksbewegungen bezeichnen will.

Man wird bei dieser Beurteilung endlich auch noch eines Umstandes zu gedenken haben, der den Sensorisch-Aphasischen infolge mangelhafter Darstellung der Situation geistig defekter erscheinen läßt, als er es tatsächlich ist [1]). Vom Standpunkte des Sprechens besehen dient auch die sprachliche Formulierung der Rede dem Zwecke der Situation; denn einmal besteht sie nicht bloß in dem, was den Sinnen noch vor jeder Rede sich dargeboten, sondern sie wird auch ergänzt durch das Gesprochene, das die sprachliche Situation sich entwickeln läßt; jedes Wort bereitet auch schon durch seine Form (und natürlich ebenso auch durch Betonung u. Ä.) auf die nächsten vor; ist das z. B. durch mangelhafte Formgebung zerstört, dann ist eben der sprachliche Anteil der Situationsverwertung gestört, und es kann dadurch der Schluß von der ungenügenden Berücksichtigung der Situation auf die Intelligenz beeinflußt sein. Da der normale Hörer dem Gehörten mit seinem normalen Sprachgefühle entgegentritt, aus dem heraus die gehörten Wortformen das Verständnis der Situation nach sich ziehen, so macht sich dem Aphasischen gegenüber diese Wirkung in dem zuvor erörterten Sinne geltend.

Daß außer den hier dargelegten Momenten bei der geistigen Wertung zwischen motorisch und sensorisch Aphasischen auch der Umstand eine Rolle spielt, daß die bei letzteren betroffenen Hirnabschnitte auf einer höheren Stufe der Intellektualität (ganz allgemein gesprochen) stehen als die beim Motorisch-Aphasischen beteiligten, ist natürlich ebenso sicher; wenn das zuvor unter die allgemeinen Ausführungen bezüglich der bisherigen Aphasielehre eingereiht worden, so wird auch diese Frage in dieser Schrift eine wesentliche Förderung erfahren.

Der prinzipiell enge Zusammenhang zwischen Aphasie und anderen Zerebralaffektionen einschließlich der Psychosen, läßt es schon von vornherein erwarten, daß von den hier behandelten Fragen auch manche Aufklärung für die ihm näher stehenden Gebiete der letzteren zu erwarten sein wird; das wird insbesondere mit allgemeinen Fragen der Fall sein, so z. B. bezüglich der sogenannten „Attitude" der Amerikaner und Franzosen, der motorischen Einstellung bei sensorischen Vorgängen, deren Nichtbeachtung insbesondere von deutscher Seite zu mißverständlicher Auffassung damit zusammenhängender Probleme geführt hat; die Hinweise, die hier darauf gegeben werden sollen, werden. hoffentlich auch darin Wandel schaffen.

Wie diese „Attitude" zur Aufklärung wichtiger, bisher nur empirisch gewonnener Tatsachen im Rahmen der Aphasielehre dienen kann, soll hier an einem speziellen Falle aufgezeigt werden. Wir kennen seit Bastian für das Pathologische eine Regel hinsichtlich der Abstufung willkürlicher, assoziativer und sensorisch ausgelöster Erregung. Die durch den sensorischen Akt unmittelbar provozierte motorische Einstellung des betreffenden Organs, eben

---

[1]) Die Bedeutung dieses Scheins hat sich ja in der Geschichte der Sensorisch-Aphasischen bekanntlich dadurch bemerkbar gemacht, daß solche Kranke erst in den fünfziger Jahren als nicht direkt geisteskrank erkannt wurden.

die „Attitude", gibt uns durch die darin hervortretende Summierung zweier Faktoren eine Erklärung dafür, daß für peripherische Reize die Schwelle tiefer liegt als für die anderen zwei Formen der Erregung. Durch den Nachweis, daß es die Einstellung also ein motorischer Akt ist, welche den Schwellenwert verstärkt, wird aber ein Bedenken erledigt, das Heilbronner (Arch. f. Psych. 34, 2, S. 43 f.) gegen die vom sensorischen Reiz ausgehende stärkere Wirkung gegenüber anderen Reizen vorgebracht hat; Heilbronner folgerte aus dieser Annahme, daß das eine ständige Übererregung und Ablenkbarkeit zur Folge haben müßte; das Nichtzutreffen dieser Folgewirkung wird auch noch verständlich durch das jedesmalige Aufhören der Einstellung, die, nur wenn vorhanden, für die Herabsetzung der Schwelle verantwortlich war.

Insofern gerade das Denken es war, dem die neue Methode der Introspektion sich zuwandte, ist unser Einblick in die Denkvorgänge so wesentlich gefördert worden, daß davon auch das vor wenigen Jahren festgelegte Verhältnis zwischen Aphasie- und Apraxielehre eine Änderung erfahren muß. Ebenso wie über deren Zusammengehörigkeit — Bagley (in Amer. Journ. of Psych. XII, 1900—1901, p. 81) bezeichnet die Psychologie der Ausdrucksbewegungen direkt als einen Teil der „Psychologie of action" — war man sich darüber klar, daß die Aphasie von der Apraxieforschung aus vorwiegend Aufklärung zu erhoffen haben wird. Das wird vielleicht auch weiterhin hinsichtlich der motorischen Anteile so bleiben, aber bezüglich der sogenannten ideatorischen Komponente ist die Aphasie jetzt dank der Würzburger Schule doch wesentlich voran; erst bis die Introspektion auch das Gebiet der Praxie in ihr Bereich gezogen haben wird [1]), darf wieder eine Angleichung des Verhältnisses der beiden erwartet werden.

Hier seien einige allgemeine Bemerkungen angeschlossen, die Verfasser über die Beziehung der vorliegenden Studien zur Psychopathologie entwickeln zu müssen glaubt. Sie sollen in erster Linie der psychologischen Fundierung der Aphasielehre dienen; insoferne nun aphasische Erscheinungen, und zwar in erster Linie gerade der Agrammatismus, auch als Symptom psychopathischer Zustände vorkommen, ist wohl anzunehmen, daß von der psychologischen Vertiefung in Hinsicht der Sprache auch schon unmittelbar das Verständnis dieser Zustände Gewinn ziehen wird. Aber auch indirekt läßt sich von solchen Studien Gewinn für die Psychopathologie erwarten. Wie schon Wernicke von der Aphasielehre aus Licht auf die Psychopathologie werfen zu können glaubte, so dürfte auch hier Manches für diese Disziplin abfallen [2]). Die Gesichtspunkte, nach denen Verfasser die Hilfswissenschaften durchforscht hat, sind allerdings vorwiegend von der Aphasie her abgezogen, aber doch so vielfältig variierte, daß Verfasser auch schon da und dort auf psychiatrische Tatsachen verweisen konnte, die davon Nutzanwendung machen könnten. Zu breiteren Ausführungen war keine Veranlassung, aber Verfasser ist der Ansicht,

---

[1]) Die Grundlinien dazu sind schon von amerikanischen Psychologen gezogen. Nachtr. Bem. Seither hat Thorndike den ersten derartigen Versuch gemacht. (The Psychol. Rev. 1913 march.)

[2]) Daß insbesondere das Verständnis der geistigen Defektzustände, das sich vorläufig noch mit ganz oberflächlichen und allgemeinen Feststellungen begnügt, von Studien, wie die vorliegenden eine Vertiefung erfahren muß, kann wohl als sicher angesehen werden; jedem tiefer Blickenden wird es nicht allzu gewagt erscheinen, wenn sich Verfasser davon sogar für Fragen der Therapie mehr Klarheit erwartet.

daß sich dazu recht häufig auch unter psychopathologischen Gesichtspunkten Gelegenheit böte; er stützt sich dabei vor Allem darauf, daß er überall bemüht war, sowohl von der psychologischen, wie biologischen Basis aus bis zu allgemeinen, bisher in der Sprachpathologie nicht genügend beachteten Gesichtspunkten vorzudringen; mit diesen ist aber der Boden erreicht, von dem aus weitere Anknüpfungen zu anderen pathologischen Gebieten, insbesondere zur Psychopathologie, gegeben sind; es sei gestattet, auch das an einem Beispiel etwas ausführlicher zu erweisen.

Im Kapitel vom Bedeutungsproblem werden wir sehen, daß nach dem Vorgange von Mach und Dewey die „Bedeutung" in der „Reaktion" gesucht wird; es kann das auch nicht überraschen, wenn wir sehen, wie Dewey das Denken selbst als Zweckfunktion darstellt, die sich in die auch von Dewey vertretene Reflexbogentheorie eingliedert[1]).

Es bleibt aber ein unverlierbarer Ruhmestitel der medizinisch orientierten Forschungsrichtung in der deutschen Psychiatrie, daß vor 60 Jahren Griesinger (Arch. f. d. phys. Heilk. II. 1848) das schon ausgesprochen, was jetzt Dewey, ein Logiker, von einem anderen Standpunkte aus erreicht hat; und wenn neuestens als einer der grundlegenden Erfolge von W. James „Principles" hingestellt wird, „daß physiologisch betrachtet, der ganze nervöse Mechanismus eine Maschine darstellt, die dazu dient, Reize in Reaktion umzuwandeln", so geht auch das sichtlich auf Griesinger zurück. (Vgl. J. K. Catell, React. and Percept. Repr. from „Essays in honor of W. James". 1908[2]). Es dient wohl auch zur Beleuchtung des ganzen Gebietes, wenn wir darauf hinweisen, daß sich diese ganze Auffassung aus den Reflexstudien der Physiologen entwickelt hat (nichtmedizinische Leser seien auf Avenarius verwiesen, der eine gute und genügend breite Darstellung jener Studien bietet). Es sei daran erinnert, daß diese Studien Pflüger später zur Annahme seiner „Rückenmarksseele" führten, die zu solch heftigen Auseinandersetzungen (Lotze) Veranlassung gab; und damit vergleiche man die Fundierung seiner „Kritik der reinen Erfahrung" (2. Aufl. 1907, S. 217) durch Avenarius[3]); sie stellt sich direkt als eine Fortbildung jener biologischen Auffassung der Hirnfunktion dar, die letztlich der Physiologe Sherrington als die Krönung des Gebäudes der „Integrative action of the nervous system" (1906, p. 392) formuliert hat[4]).

---

[1]) Dewey (Studies in logical theory 1903, pag. 2): „Thinking is a kind of activity which we perform at specific need, just as at other need we engage in other sorts of activity: as converse with a friend . . . . take a walk; eat a dinner etc."

[2]) Verfasser hält es nicht für überflüssig einen Widerspruch aufzuklären, in den er mit einer eigenen, hier an anderer Stelle getanen Äußerung zu geraten scheint. Verfasser hat dort betont, daß er sich auch von der Metaphysik des Materialismus fernzuhalten bemüht ist. Es könnten nun die hier bezüglich der Reflextheorie gemachten Äußerungen etwa als Rückkehr zu dem Materialismus des homme-machine von La Mettrie gedeutet werden. Das wäre ein Irrtum, den schon Griesinger selbst in seinem Lehrbuch der Psychiatrie widerlegt hat.

[3]) „Unsere angegebene methodologische Forderung bedeutet also schließlich nicht mehr, als daß wir das höchst organisierte nervöse System zur Setzung solcher Änderungsreihen höchsten Ranges befähigt denken möchten — u. z. dieses nervöse System als solches: ohne „Bewußtsein", wenngleich unter diejenigen vorzüglicheren physiologischen Bedingungen gestellt, unter welchen seine Änderungen mit „Bewußtsein verlaufend, von der Physiologie angenommen zu werden pflegen".

[4]) „We thus, from the biological standpoint, see the cerebrum, and especially

Die Beziehungen, die von solchen Auffassungen, insbesondere von dem, was Eingang dieser Ausführung vom „Bedeuten" der Umwelt gesagt worden, zu dem hinüberführen, was wir im weiteren Sinne als „Orientierung" und in der Verwertung für Fragen der Psychiatrie mit Mercier als „Conduct" bezeichnen, liegen zu sehr auf der Hand (vgl. des Verfassers Aufsatz: Psychiatrie und soziale Medizin. Deutsche med. Wochenschr. 1909, Nr. 1), als daß an dieser Stelle etwas Besonderes darüber zu sagen wäre [1]. Nur zur Hervorhebung der Zwischenglieder sei die eine historische Bemerkung angeknüpft, daß sich ebenso wie in Deutschland an die Reflextheorie als letzter Ausdruck derselben die „Orientierung", so in England an Hughlings Jacksons Lehre vom etappenförmigen Aufbau und der entsprechenden Gestaltung der Funktionen des Nervensystems sich als letzter Sproß die Lehre vom „Conduct" anschloß.

Daß auch die Psychiatrie ganz ohne Rücksicht auf aphasische Begleiterscheinungen von Studien, wie die vorliegenden, reichen Gewinn erhoffen darf, sei nur exemplifiziert durch den Hinweis auf die von Neißer den Wortneubildungen Geisteskranker gegebene Deutung, daß die Kranken damit eine ganze Situation charakterisieren wollen; das, was wir von der Psychologie des einwortigen Satzes und von der „Gesamtvorstellung" hören werden, steht damit in schönem Einklang. Wir werden in dem Kapitel vom begrifflichen Denken sehen, wie noch in neuesten, der Psychiatrie zugewendeten Studien die Lehre von der Begriffsbildung rein logisch orientiert bleibt, eine wirkliche Psychologie derselben mit ihrer Trennung des empirischen Begriffes vom logischen überall nicht versucht wird; daß solche Differenzen auch für die Beurteilung geistiger Defektzustände nicht belanglos sind, wird dadurch erwiesen, daß die Fähigkeit zur Begriffsbildung dabei ein wichtiges Kriterium bildet.

Als ein Gesichtspunkt, der für die Psychiatrie den hier darzulegenden Tatsachen der neueren Denkpsychologie zu entnehmen ist, stellt sich der Nachweis verschiedener Bewußtseinsstufen im Prozesse des Denkens und Sprechens, ebenso wie des Verstehens dar. Wir werden speziell sehen, daß sich eine dieser Stufen klinisch durchaus analog den von H. Jackson als „dreamy states" bei gewissen lokalisierten epileptischen Zuständen beschriebenen Erscheinungen darstellt. Wir werden weiter zeigen können, daß die im Anschluß an Denk- und Sprachpsychologie versuchte Lokalisation mit derjenigen der Jacksonschen Zustände im Schläfelappen zusammenfällt; welche prinzipielle Bedeutung ein solcher Fortschritt einer wenn auch nur angenäherten Lokalisation psychischer Erscheinungen hat, braucht wohl nicht erst auseinandergesetzt zu werden.

Obwohl die ersten Aphasiearbeiten nicht mehr von der Identität von Sprache und Denken ausgingen, hielten sie die beiden doch im Wesentlichen

---

the cerebral cortex, as the latest and highest expression of a nervous mechanism which may be described as the organ of, and for, the adaptation of nervous reactions. The cerebrum, built upon the distance-receptors and entrusted with reactions which fall in an anticipatory interval so as to be precurrent (Lect. IX), comes, with its projicience of sensation and the psychical powers unfolded from that germ of advantage, to be the organ par. excellence for the readjustment and the perfecting of the nervous reactions of the animal as a whole so as to improve and extend their suitability to, and advantage over, the environment".

[1] Nur auf die Beziehungen zu der neuerlich betonten Psychologie des „Behavior" sei hier hingewiesen (S. Watson in The Psychol. Rev. 1913, p. 158). (Nachtr. Bem.)

für Parallelvorgänge und diese Auffassung ist seither, trotz der geänderten Anschauungen in den Kreisen der Psychologen, in der Pathologie maßgebend geblieben. In dem Augenblicke, wo sich darin ein Wandel zu vollziehen beginnt, wird die Pathologie zu einem noch mehr als bisher bedeutsamen Faktor unter jenen, die dazu dienen sollen, die komplizierten Beziehungen zwischen Denken und Sprechen klar zu legen. Sobald man sich der Ansicht zuwendet, daß der Übergang vom Denken zum Sprechen ein mehr oder weniger komplizierter Prozeß von, sagen wir, Koordinationen ist, ist es auch klar, daß die Störungen dieses Prozesses, der gewiß als einer der dunkelsten bezeichnet werden kann, zur Aufhellung der sich dabei in der Norm vollziehenden Einzelvorgänge im weitesten Maße dienlich sein können. Damit fällt aber der Aphasielehre das zu, wozu sie Wernicke zu machen versucht, zum Schlüssel für ein tieferes Verständnis der psychischen Geschehnisse im Allgemeinen; gerade die alte Warnung Steinthals, sich klar zu machen, wofür oder inwiefern oder wie es überhaupt für „geistige Funktionen ein lokal begrenztes Organ im Gehirn geben kann", läßt es im Lichte der modifizierten Auffassung der Beziehungen zwischen Denken und Sprechen klar hervortreten, wie richtig der Standpunkt Wernickes im Allgemeinen gewesen.

Aber, um das gleich hier anzuknüpfen, auch eine grundlegende Differenz in der Auffassung der Aphasien im Allgemeinen ist nur an der Hand einer auf solcher Basis vollzogenen Neuformation der ganzen Lehre zur Entscheidung zu bringen. Wenn Wernicke und Lichtheim einerseits den jeweiligen Komplex der Erscheinungen aus einer zentralen Störung abzuleiten versuchten, andere wiederum (Kußmaul, Bastian, Verfasser mit seiner „Differenzmethode") einer Kombination der Symptome das Hauptgewicht beilegten, so ist die hier präkonisierte Methode einer funktionell begründeten Sprachpsychologie und Sprachpathologie berufen, die Entscheidung zu treffen oder etwa die beiden Ansichten in einer umfassenden Synthese zu vereinigen; denn nur die Einsicht in die Einzelfunktionen und deren Zusammenhänge kann die Entscheidung dafür erbringen, inwieweit die Störung der einen notwendig solche der übrigen nach sich zieht oder eine komplexe Störung sich aus einer Mehrzahl solcher zusammensetzt. Je nach der Antwort, welche diese Fragen erfahren, wird sich auch die Auffassung von der Lokalisation gestalten, auf die jene Dichotomie der Deutungen noch kaum Anwendung gefunden. Verfasser ist in verschiedenen Arbeiten (ohne sich theoretisch eingehender darüber zu verbreiten), vorwiegend für die Annahme einer Kombination der Symptome infolge Ausbreitung der Störung über die verschiedenen, den Einzelfunktionen vorstehenden „Zentren" eingetreten; erweist sich diese Ansicht als die zutreffendere, insofern als die ihr entgegenstehende mit ihr wohl mitkonkurriert, aber an Bedeutung hinter jener zurücktritt, dann erscheint darin eine Lösung der Schwierigkeiten gegeben, die zwischen der alten Auffassung von den engbeschränkten Zentren und der neueren von der wesentlich größeren Ausdehnung derselben bestehen.

Daß durch die Klärung so vieler Detailfragen die vorliegenden Untersuchungen auch auf die Methodik der Aphasielehre einen durchgreifenden Einfluß nehmen müssen, bedarf wohl keines Beweises; wenn sich das nicht unmittelbar greifbar kundgibt, so kann das nicht überraschen, wenn wir berücksichtigen, daß die Lehre in jenem Stadium der Entwicklung sich befindet, in dem die Methoden noch nicht zusammengefaßt sind, vielmehr erst stückweise heranreifen. Der allgemeine Gewinn, der sich aus einer Verbreiterung und Vertiefung der Deskription ergeben soll, ist schon früher angedeutet worden.

Als eines jener Momente, die Verfasser als Erfolg seiner Studien hinstellen möchte, glaubt er das bezeichnen zu können, was er an Desideraten für eine künftige, in seinem Sinne reformierte Aphasieforschung herauszuarbeiten vermochte. Verfasser legt besonderes Gewicht auf den Nachweis des Unvollständigen und Lückenhaften, Kontroversen und Zweifelhaften in den hier dargestellten Hilfswissenschaften. Finden sich gelegentlich bei Pathologen einschlägige, das Normale betreffende Darstellungen, dann sind sie meist so gehalten, daß sie den Eindruck erwecken, als ob Alles schon sichergestellt und klar, die daraus gezogenen Konsequenzen für das Pathologische fest darauf gegründet wären; und doch werden wir sehen, daß, wenn vielleicht in einzelnen schulmäßigen Darstellungen der Standpunkt des Normalen sich so darstellt, über ganze Gebiete wichtiger und grundlegender Tatsachen die Kontroversen das Übereinstimmende weit übertreffen. Die Konsequenzen für die pathologische Forschung ergeben sich daraus ohne weiteres. Recht häufig im Laufe dieser Studien zeigte es sich, daß die Möglichkeit, das vom Gesichtspunkte der Anwendung auf pathologische Probleme verarbeitete Material schon unmittelbar in diesem Sinne zu verwerten, noch nicht gegeben war; immerhin war es nicht selten möglich, ihm bestimmte Richtlinien für das Erfassen und die Deutung neuer Beobachtungen zu entnehmen. Damit war wenigstens einmal ein den Kräften nach umfassender Versuch angebahnt, der Universalität der Beziehungen gerecht zu werden, die die Sprachpathologie mit den verschiedensten anderen Wissenschaften verbinden.

Wenn Verfasser sich der Hoffnung hingibt, durch eine solche Darstellung Förderliches für die Pathologie angebahnt zu haben, so muß er freilich andererseits, schon im Hinblick auf den Titel des Buches, sich fragen, ob auch für die Vertreter der dabei zu Rate gezogenen Fächer aus seinem Buche etwas zu lernen sein wird.

Über die gegenseitige Hilfeleistung zwischen Sprachwissenschaft und Psychologie ist ja noch neuerlich aus Anlaß des Erscheinens der Wundtschen „Sprache" von Delbrück und Sütterlin eingehend diskutiert worden; wenn Wundt dabei in seiner Gegenschrift „Sprachgeschichte und Sprachpsychologie" hervorhebt, daß bis dahin die Nutzanwendung der Psychologie für die Sprache in den Vordergrund gestellt worden, er dagegen die Verwertung der sprachlichen Tatsachen zur Gewinnung psychologischer Erkenntnisse in den Vordergrund stellen will, so kann man daran die Erwägung knüpfen, inwieweit die gleichen Gesichtspunkte auf die Sprachpathologie Anwendung finden können. Die Antwort auf solche Frage wird nicht schwer fallen. Der von Wundt hervorgehobene Gegensatz der beiden Forschungsrichtungen ist nicht bloß ein historischer, sondern er tritt überall dort hervor, wo zwei ungleich bedeutend entwickelte Wissenschaften zum Zwecke gegenseitiger Bereicherung in Beziehung gesetzt werden; dieser Erscheinung, auf die hier in Betracht kommenden Probleme angewendet, entspricht es, daß als der Hauptzweck der vorliegenden Schrift der hingestellt worden, die Fülle sprachpsychologischer Erkenntnisse für das Verständnis der in der Pathologie sich ergebenden Tatsachen und Probleme auszuschöpfen, möglichst viel Psychologie in die Pathologie hineinzutragen.

Als Gegenstück dazu wird man die Erwartung hegen dürfen, daß der Nutzen, den schon bisher [1]) die Psychologie aus der analysierenden Erkenntnis der pathologischen Spracherscheinungen geschöpft hat, aus der hier gegebenen Erweiterung des Gebietes weitere Vermehrung erfahren wird; man wird aber zugeben müssen, daß es einer gründlichen Durchdringung der Sprachpathologie mit psychologischen Gesichtspunkten bedarf, um das in ihr noch unverwertet liegende Material zugänglich zu machen und aus ihr Aufklärungen für die Psychologie zu gewinnen.

Einen Gesichtspunkt von prinzipieller Bedeutung für die allgemeine Psychologie will Verfasser hier kurz andeuten. Die große Frage nach der Lokalisation psychischer Funktionen hat durch die prinzipiell erwiesene Lokalisation des Agrammatismus eine wesentliche Förderung erfahren; denn selbst, wenn man auch nur anerkennen wollte, daß die störende Läsion bloß ein Rädchen des komplizierten dabei in Betracht kommenden Räderwerkes geschädigt hat, so ist doch damit prinzipiell die Lokalisation eines der Funktion zugrunde liegenden Funktionsträgers zugegeben. Nun werden wir schon im ersten Kapitel bei der Umgrenzung des Agrammatismus hören, daß sein bisher nach der äußerlichen Erscheinung abgegrenztes Gebiet auch Störungen von Funktionen umfasst, die nicht, wie man angenommen, der Syntax und Grammatik angehören, z. B. solche der Bedeutung; das zusammen mit dem eben prinzipiell von der Lokalisation des Agrammatismus Ausgesagten führt unweigerlich zu dem Schlusse, daß damit ein weiterer Schritt in der Lokalisation psychischer Funktionen angebahnt erscheint.

Der Nutzen, der einer möglichst engen Verbindung zwischen moderner Psychologie und Pathologie abzugewinnen wäre, ist schon der theoretischen Betrachtung zu offenbar, als daß er nicht bei der Betrachtung auch der Einzelheiten ins Auge fallen müßte. So, wenn wir bei Koffka (Zur Anal. d. Vorstellungen. 1912, S. 33) zunehmend häufige Perseveration bei schlechtem Befinden der Versuchsperson im psychologischen Experiment konstatiert sehen. Nicht bloß dies, sondern allgemeine Erwägungen legen die Möglichkeit nahe, die Experimente der „Würzburger" im Sinne einer Ausnützung von Ermüdungserscheinungen für die Zwecke der Pathologie zu erweitern.

Zum Beweise, bis in welche Details der Psychologie pathologische Erfahrungen Licht hineintragen könnten, mag eine Erwägung dienen, die an den „Strukturbegriff" anknüpft, wie ihn die „Würzburger" jetzt neuerlich in die Psychologie des Einzelvorganges eingeführt haben. E. Westphal (Arch. f. d. ges. Psychol. XXI, S. 307) bezeichnet damit ein bestimmtes, durch gewisse formale Beschaffenheiten des (psychologischen) Erlebnisses charakterisiertes Verfahren, das von der VP zunächst als zweckmäßig erprobt, dann immer wieder unabsichtlich angewandt wird; während nun das psychologische Experiment

---

[1]) Die engen Beziehungen zwischen einer naturwissenschaftlich orientierten Psychologie und der Aphasielehre hat schon W. James (Philos. Rev. I, 1892, p. 153) ganz scharf präzisiert; er stellt unter den Arbeitern für eine solche Psychologie die „nerve-doctors" direkt neben die „psychical researchers". Man beachte die Feinheit des Naturexperiments um die zu erwartenden Leistungen jener richtig einzuschätzen.

nur durch Variierung der Reize die Struktur des Vorganges jeweilig beeinflussen kann, steht dem die im Naturexperiment gegebene Möglichkeit einer fast unabsehbaren Variation von Modifikationen in der Versuchsperson selbst gegenüber; es erscheint gewiß nicht zu weit hergeholt, wenn man die auf letztere Weise gewonnenen Resultate durch Modifikationen des psychologischen Experiments (etwa nach Art der Kraepelinschen medikamentösen Versuche) ihre Ergänzung finden läßt.

Die Heranziehung pathologischer Erscheinungen zum Verständnis des Normalpsychischen rechtfertigt sich weiter auch noch dadurch: Auch schon das psycho-physiologische Studium ließ es bei tieferem Eindringen in den Zusammenhang der Erscheinungen gewahr werden, daß die Tatbestände sich dort doch erheblich verwickelter darstellen, als es dem naiven Beobachter erschien; die Pathologie hat aber auch da wieder, insbesondere bezüglich der Sprache, noch wesentlich weiter gehende Komplikationen erkennen lassen; die Auflösung derselben gibt uns nicht selten, um ein schon zitiertes Wort Broadbents zu benützen, die Analyse an die Hand, welche die Krankheit an der Sprachfunktion vollzieht. Dementsprechend ist der, übrigens historisch ganz unrichtige Ausspruch, den Sigwart noch in der 2. Auflage seiner „Logik" (II, S. 568) bezüglich der Lehre von den Sprachstörungen getan hat, zu korrigieren („aber nirgends ist noch erreicht worden, daß aus der klinischen Beobachtung der bestimmte Sektionsbefund vorausgesagt werden konnte"). Das entspricht ja auch nicht mehr den Anschauungen moderner Psychologie, die Verfasser nicht besser zu illustrieren wüßte, als durch das einträchtige Zusammenwirken, zu dem sich Psychologie und Pathologie noch letztlich auf der Frankfurter Tagung des Kongresses für experimentelle Psychologie (1908) zusammengefunden, um ein so wichtiges Kapitel der Sprachpsychologie, wie das Sprachverständnis, gemeinsam mit bedeutendem Erfolge aufzuklären.

Wenn auch von linguistischen Forschungen reiche Aufklärung für das Dunkel der pathologischen Sprache erhofft wurde, so wird man zögern, wenn die gegenteilige Frage aufgeworfen würde nach dem Nutzen, den die Sprachforschung aus der Pathologie ziehen könnte. Es muß dahingestellt bleiben, ob sich ein solcher Nutzen direkt ergeben wird; daß aber die der Psychologie unmittelbar daraus erwachsende Belehrung indirekt auch der Sprachforschung zugute kommen werde, kann füglich nicht bezweifelt werden. Wenn B. Erdmann (Philos. Monatsh. XXX, 1894, S. 137) sagt, daß die Psychologie die Basis für die ihr zugehörigen Probleme von den Beziehungen zwischen innerer und äußerer Sprachform in dem Studium der Aphasie zu suchen habe, so hat ebensowohl er selbst, wie Wundt, diese Basis nicht unberücksichtigt gelassen. Aber es haben die einschlägigen Studien im Kreise der Sprachpsychologen keine Nachfolge gefunden, so daß Verfasser auch aus diesem Grunde hoffen darf, durch die von der Aphasielehre aus zur Sprachpsychologie hergestellten Beziehungen auch für die Sprachwissenschaft Wünschenswertes geschaffen zu haben. Wenn man sieht, daß noch in den neuesten psychologischen Werken, oft unter Vernachlässigung alles dessen, was seither geschrieben worden, immer fast allein auf das doch jetzt ein Menschenalter zurückliegende, allerdings wegen der Zusammenfassung noch immer wertvolle Buch von Kußmaul zurückgegriffen wird [1]), dann glaubt Verfasser ein bescheidenes Verdienst auch nach

---

[1]) Diese Zeilen waren geschrieben vor dem Erscheinen der neuen von Gutz-

der Richtung gewonnen zu haben. Er glaubt wenigstens für ein Teilgebiet denjenigen, die von der normalen Seite her sich den Aphasiefragen nähern, die Fülle dessen wenigstens angedeutet zu haben, was sie da an für ihre Zwecke verwertbarem Materiale vorfinden. Er glaubt ihnen auch durch die Art, wie er die beiden Gebiete in Beziehung gesetzt, den Weg wesentlich kürzer und bequemer gestaltet zu haben.

Es kann in diesem Zusammenhange, wo gerade der von der Aphasielehre für die Psychologie der Sprache zu erwartende Gewinn so hoch eingeschätzt wird, eine Auffassung nicht übergangen werden, die zu einem fast gegenteiligen Resultate führt; sie nimmt ihren Ausgangspunkt von Bemerkungen, die Binet und Simon (Année psychol. XIV, p. 287 f.) über das Wertverhältnis der Aphasielehre zu der vom Studium des Kindes und der Imbezillen hergenommenen psychogenetischen Methode machen. Es sind diesbezüglich schon einige Bemerkungen anläßlich des Hinweises auf die Benützung der Kindersprache für Zwecke der Aphasielehre gemacht worden. Hier ist aber Folgendes zu bemerken: Binet und Simon gehen von der Ansicht aus, daß beim Erwachsenen zwischen den vier Einzelfunktionen der Sprache, dem Verstehen, Sprechen, Lesen und Schreiben nur wenige Zusammenhänge bestehen und die verschiedenen Aphasien uns über diese Zusammenhänge und insbesondere über die Entstehung der Funktionen und ihre in dieser Zeit engen Verbindungen keine Belehrung bieten können. Dabei übersehen die genannten Autoren Verschiedenes. Zuerst die Bedeutung der Aphasielehre für das Verständnis der Stillstände der kindlichen Sprachentwicklung; ferner die Einblicke, welche die gestörte Sprache in Zusammenhänge und Beziehung der Teilfunktionen eröffnet, die an der normalen Sprache oft gar nicht zu erkennen sind; und endlich übersehen sie ganz das Gebiet der Reevolution der anfänglich gestörten Sprachfunktion, dessen Theorie wir H. Jackson verdanken, und das eine noch lange nicht ausgeschöpfte Quelle von Belehrung auch für die Sprachentwicklung darstellt.

Wenn bezüglich der engen Beziehungen des hier zu behandelnden Stoffes zur Psychologie und zur Psychologie der Sprache eine weitere Begründung sich erübrigt, so möchte es Verfasser vergönnt sein, anzudeuten, was die übrigen in der Sprachpsychologie sich vereinigenden Spezialdisziplinen als Gewinn aus dem hier gebotenen Teile einer Pathologie der Sprache für sich abziehen können.

Zunächst ist dafür ein allgemeiner Gesichtspunkt durch den Umstand gegeben, daß die deutschen Sprachforscher bislang entweder ausschließlich oder wenigstens vorwiegend noch mit der Herbartschen Psychologie arbeiten; dem gegenüber darf es vielleicht als Nebengewinn der vorliegenden Studien angesehen werden, wenn sie dieser Schrift den Hinweis entnehmen, wieviel weiter eine wirklich moderne Psychologie sie zu fördern geeignet ist [1]).

---

mann mit Ergänzungen versehenen Auflage; sie behalten auch jetzt noch ihre Berechtigung, da Gutzmann selbst seine Anmerkungen zu dem im übrigen unveränderten Abdrucke als nur für den ärztlichen Praktiker geschrieben bezeichnet. Kußmauls Buch aber bleibt historisch und deshalb, weil nicht veraltend, ehrwürdig.

[1]) Noch eine neueste linguistische Arbeit (Ammann, Die Stellungstypen etc. Jdg. Forsch. 29, 1911/12, S. 4), die sich in außerordentlich belehrender Weise auch mit allgemeinen Fragen der Wortstellung befaßt, äußert sich dahin, daß wir keine Psychologie des Denkens besitzen und die Psychologie des Sprechens noch in

Auch neueste Darstellungen, sowohl deutsche wie anderssprachige sind noch ganz in der reinen „Vorstellungspsychologie" befangen; wenn dies z. B. noch bei Sechehaye nachweisbar ist, der 1908 seiner Sprachpsychologie den Haupttitel „Programme et Methodes de la Linguistique théoretique" gibt, dann ist es wohl unschwer zu erschließen, wie ganz anders ein Programm und wahrscheinlich auch die Darstellung der Methoden sich gestalten würden, wenn zur Basis des Ganzen die neue hier für die Aphasielehre verwertete Psychologie gemacht würde. Auch die knapp zuvor (1907) erschienenen „Princ. de Linguist. psych." von Jac. van Ginneken leiden unter dem gleichen Umstande, der natürlich in der Beurteilung des Werkes durch einen Vertreter der Würzburger Schule, Bühler, erst recht deutlich hervortritt (siehe Zeitschr. f. Psychol. 51, S. 274).

Bedeutsamer als dieser nur methodologische Gesichtspunkt erscheinen manche andere. Als grundlegend zunächst die allerdings schon durch frühere Arbeiten des Verfassers zur Tatsache erhobene Möglichkeit einer Lokalisation des Agrammatismus [1]) und die theoretisch daraus sich ergebenden Konsequenzen; die prinzipielle Bedeutung dieser Feststellung, die darin gipfelt, daß für eine den psychischen Funktionen jedenfalls nahestehende [2]) eine Lokalität nachgewiesen ist, von der aus, ganz vorsichtig formuliert, eine typische Störung jener Funktionen zustande kommt, bedarf wohl keiner breiteren Würdigung, wenn wir mit B. Erdmann (Die psychologischen Grundlagen der Beziehungen zwischen Denken und Sprechen. Arch. f. system. Phil. VII, 1901, S. 316) in den sprachlich-gedanklichen Vorgängen nur einen Spezialfall der Verwicklungen sehen, die unserem Vorstellungsleben überhaupt eigen sind.

Über die Frage, wie weit etwa eine Arbeit, wie die vorliegende, den Bedürfnissen einer wissenschaftlichen Linguistik entgegenzukommen imstande ist, mag der Hinweis auf das Aufschluß geben, was eine solche Linguistik (Princ. de Linguist. psychol. 1907, p. 1) sich zum Ziele gesetzt hat. Wenn van Ginneken dort als ihr Prinzip die Untersuchung der wahren Ursachen der linguistischen Erscheinungen hinstellt, dann könnten gerade die Sprachpathologen in die Lage kommen, eine Fülle von Aufschlüssen über solche Ursachen zu erbringen; das gilt wohl auch in gleichem Maße in Hinsicht der Gesichtspunkte, die derselbe Autor für eine psychologische Linguistik aufstellt. Wenn er ganz besonders auf die Erforschung der Erscheinungen in ihrem intimen Werden („dans leur devenir intime") Gewicht legt, so bietet gerade dafür das von der Natur oft so grausam an Menschen gemachte Experiment Handhaben, die innerhalb des Normalen sich überall nicht darstellen.

Wenn W. Scherer (Jakob Grimm 1885, S. 21) als die Aufgabe der Grammatik hinstellt, „die letzten geistigen Gründe für die sprachlichen Er-

---

den Anfängen steckt. Verfasser hat im Vorliegenden so viel dazu Gehöriges nachgewiesen und zur Darstellung gebracht, daß er dafür die Aufmerksamkeit der Linguisten erhoffen darf.

[1]) Daß die bis jetzt schwebende, durch die vorliegende Schrift, wie Verfasser glaubt, endgiltig entschiedene Kontroverse bezüglich des speziellen Sitzes der Störung die prinzipielle Frage der Lokalisation nicht irgendwie beeinträchtigt, versteht sich wohl von selbst.

[2]) Die Berechtigung einer solchen Wertung ergibt sich schon daraus, daß einzelne Pathologen früher den Agrammatismus überhaupt nur aus Störung psychischer Funktionen erklären wollten.

scheinungen aufzusuchen", dann muß die Pathologie derselben, als die wir im Wesentlichen den Agrammatismus bezeichnet ihr dabei ebenso behilflich sein können, wie die Pathopsychologie der Psychologie. Vollziehen sich die Funktionen der Sprachmittel nach bestimmten Gesetzen, dann ist das Studium ihrer Störungen, wie sie uns die Aphasie vorführt, auch der beste Leitfaden für die Bewährung dieser Gesetze; wenn die Erfolge dieser Hilfsmethode bisher hinter den Erwartungen zurückgeblieben, so hat ja Verfasser schon auseinandergesetzt, wie er sich eine Förderung dieser Bestrebungen in einer Reform der Grundlagen der Pathologie begründet denkt.

Gerade die im Vorangehenden berichtete Auseinandersetzung zwischen dem Sprachphilosophen Steinthal und dem Kliniker Westphal hinsichtlich des Anteils und der Benützung ihres Wissensgebietes für die Aufklärung der Aphasielehre ist in jener Hinsicht sehr belehrend; man kann es als zweifellos hinstellen, daß der dort angerufene Dilthey jetzt weiter gekommen wäre als damals, wo der Stand der beiden Wissensgebiete einer Kategorisierung der Erscheinungen im Wege stand.

B. Erdmann (Psychol. Grundbegr. d. Sprachphilos. S.-Abdr. aus Apophoreton 1903, S. 117) vindiziert der Aphasielehre einen entscheidenden Einfluß für die Neubelebung der vordem eine geraume Zeit vernachlässigten Sprachphilosophie; dazu fehlt es selbst an den primitivsten Ansätzen. Verfasser glaubt die wichtigste Ursache davon in der mangelhaften psychologischen Durcharbeitung des klinischen Materiales zu finden. Er hat schon in dieser Einleitung mehrfach auf die Untersuchungen Martys als den unmittelbaren Anknüpfungspunkt für analoge Bestrebungen hingewiesen.

Wenn wir sehen, wie jetzt auch die Sprachforscher in gleicher Weise wie die Psychologen das Fehlerhafte innerhalb der Norm, die lapsus linguae et calami, zur Vorlage für ihre Studien nehmen und daraus Bedeutsames für ihre Zwecke schöpfen, dann darf man hoffen, daß sie an dem umfassenden Gebiete derjenigen Störungen nicht achtlos vorübergehen werden, die vielleicht noch mehr als die physiologischen Entgleisungen auf durchsichtigen oder allmählich durchsichtig werdenden Gesetzmäßigkeiten beruhen.

Eben bei der Durchsicht dieser Zeilen geht uns durch die Güte des Verfassers eine Arbeit von Hans Oertel „Über grammatische Perseverationserscheinungen" (J. G. Forsch. XXXI, S. 49) zu, der direkt an die von der Pathologie ausgegangene Lehre von der Perseveration anknüpft. Verfasser kann hier auf diese Dinge nicht näher eingehen, aber er sieht in dieser pathologischen Erscheinung den Schlüssel auch zu manch anderer linguistischen Erscheinung. In dem, was die Germanisten „Angleichung" nennen, ist ebensowenig wie bezüglich des Lautwandels das Ausmaß des Anteils klargestellt, den daran das Denken oder der „leiblichere Teil des gesamten Sprachwerkzeuges" hat. Sollte man nicht davon Aufklärung erhoffen können, daß wir im Pathologischen von der Perseveration, die ja sichtlich dabei die Hauptrolle spielt, festgestellt haben, daß diese Tendenz ebenso das Motorische betrifft, wie es auch ins Gedankliche hineinwirkt?

Ein anderes Gebiet unmittelbarer Nutzanwendung des von der Perseveration Bekannten ist das der Kontamination. Als Vorlage dazu auf lautlichem Gebiete mögen folgende Ausschnitte aus einer vor vielen Jahren veröffentlichten Beobachtung des Verfassers (Arch. f. Psychiatrie XXIII, Heft 3) dienen. Es handelt sich um Perseveration nach einem paralytischen Anfalle: Was ist das? (Schlüssel.) Und das (Schere)? Schlüssel. Was tut man damit? Schleiden. Was tut man mit dem Schlüssel? Aufschneiden. Patient faßt den Schlüssel, macht die Scherenbewegung und sagt: Und so schnißt man usw. Entsprechende Beispiele für die übrigen Gebiete der Kontamination ließen sich leicht beibringen. Man hat ja auch bisher schon (vgl. z. B. Menzerath, Arch. f. d. ges. Psych. 23, S. 509) für die Erklärung der Kontamination die „schwebende Wortvorstellung" oder die Interferenz „zweier gleichzeitig ablaufender Satzrichtungen" benützt. Die Lehre von der pathologischen Perseveration macht es aber weiter verständlich, wie infolge ungleichmäßiger Verteilung derselben auf die Einzelprozesse, z. B. bei korrektem Vorsprechen seitens des Schreibenden im Geschriebenen die perseveratorische Tendenz sich geltend macht. Eine Epileptika mit Paragraphie nach einem Anfalle soll ihre Mutter auffordern, sie zu besuchen. Sie setzt zunächst richtig an, tschechisch, aber sehr bald, während sie sich fortwährend den Satz (račte mě navštivit, wollen Sie mich besuchen) richtig vorsagt oder er ihr suffliert wird, schreibt sie, sichtlich die drei Worte miteinander kontaminierend, „racete mne nacte mnecte mnete mne räte mene nacebemně mně ně ucte nmě" und später „račte mnete nne vetecte mě vetivite" usw. Dabei kann man immer wieder konstatieren, daß zu derselben Zeit, wo sie so perseverierend schreibt, sie sich diktiert, aber niemals etwa eine Silbe des Gesprochenen mit der gleichen Silbe des Geschriebenen zusammenfällt.

Wie Psychopathologie und Sprachwissenschaft auf einem ihnen gemeinsamen Gebiete an der Hand der Sprachpathologie zu gegenseitiger Belehrung wirken könnten, mögen folgende Hinweise lehren. Es bildet einen interessanten Teil der Sprachforschung, der Bildung neuer Worte, der Sprachschöpfung nachzugehen; auf pathologischer Seite sehen wir eine besondere Krankheitsform u. a. durch das wichtige Symptom der Wortneubildungen charakterisiert; sollte da die Erwartung gegenseitiger Aufklärung, bisher überall nicht ins Auge gefaßt, ganz ohne Erfüllung bleiben? Die Psychologie der sogenannten Impersonalien bildet noch immer den Gegenstand unausgetragenen Streites. Verfasser war in der Lage zu zeigen [1]), wie einschlägige, der Psychopathologie entnommene Tatsachen im Sinne einer bestimmten Deutung jener Erscheinung verwertet werden können.

Als ein Beispiel dafür, wie etwa ein genaueres Studium des Agrammatismus auch für die Sprachpsychologie nutzbar gemacht werden könnte, sei folgender Gedankengang hierher gesetzt; es kann, wiewohl wir mangels entsprechender Beobachtungen nichts Sicheres darüber wissen, wohl als gewiß angenommen werden, daß die verschiedenartigen und verschieden abgestuften, als Agrammatismus zusammengefaßten Störungen ebenso nach ganz bestimmten Gesetzen oder Regeln hinsichtlich der dabei wirksamen Mechanismen verlaufen, wie jede andere Krankheit. Sollte sich nun herausstellen, daß ganz bestimmte Ausfallserscheinungen, etwa solche gewisser Kasusformen, regelmäßig nebeneinander vorkommen, dann wäre daraus mit Recht eine Bestätigung gewisser Theorien hinsichtlich dieser Kasusformen zu folgern, bzw. ließe sich daraus eine Entscheidung bezüglich mancher noch recht strittigen Theorien ab-

---

[1]) Die betreffende Mitteilung soll demnächst erscheinen.

leiten. Eine solche Entscheidung würde natürlich noch an Festigkeit gewinnen, wenn sich, um bei dem Beispiele zu bleiben, zeigen ließe, daß dieselben Erscheinungen wie in unseren flektierenden Sprachen, auch bei einem anderen, etwa die Kasusformen durch Prä- und Suffixe ausdrückenden Sprachstamme in entsprechend veränderter Weise sich darstellen [1]).

Als ein anderes Beispiel, wie auch jeder kleinste Fortschritt der Pathologie für die Linguistik von Belang sein kann, mag Folgendes dienen: van Ginneken (Princ. p. 10) knüpft zur Erklärung gewisser linguistischer Tatsachen an die ihm bis dahin bekannt gewordenen Tatsachen der Amusie und deren Kombination mit aphasischen Störungen — die Deutung dieser Beziehungen durch den Verfasser war ihm offenbar noch nicht bekannt — eine ganz eigentümliche, von ihm als der Literatur entnommen bezeichnete Schlußfolgerung: Im akustischen und im Broca-Zentrum existiere ein besonderer Apparat für die Höhe und Intervalle der Töne, der nicht mit den Sprachzentren zusammenfalle. Verfasser ist der Ansicht, daß es sich bei diesen, einem besonderen Apparate zugewiesenen Funktionen um eine Mitarbeit der schon festgestellten musischen Zentren handelt; die verschiedenartigen Variationen, die sich dabei darstellen, erklären sich ganz ungezwungen einerseits aus der differenten Beteiligung der eben auch beim einfachen Sprechen mitwirkenden musischen Zentren und weiter aus der dem Gange der Dissolution entsprechenden Regel, daß die schwierigeren, bzw. komplizierteren Funktionen schon leiden, während die leichteren von denselben Zentren noch geleistet werden.

Es bildete für die Sprachforscher immer ein zu Erklärungen herausforderndes Rätsel, worin die Sprachnachahmung des Kindes begründet ist. Wenn man in der ersten Hälfte des vorigen Jahrhunderts von einer „nervösen Sympathie“ sprach, so ist die Sprachpsychologie auch jetzt noch zu keiner Klarheit darüber gekommen; Absicht und Willkür spielen noch immer in der Erklärung der Erscheinung die wichtigste Rolle; und doch ist es für den Sprachpathologen, vor allem an der Hand der Echosprache, zur Wahrscheinlichkeit erwachsen, daß die motorische Einstellung des Sprachapparates auf den akustischen Reiz das Ganze als etwas anderen Reflexerscheinungen Analoges, vielleicht zu den sogenannten bedingten Reflexen zu stellendes, erscheinen läßt.

Noch von einem anderen Gesichtspunkte aus könnten Studien, wie die vorliegenden, für die Sprachpsychologie, oder richtiger, für die sogenannte Sprachphilosophie, von Bedeutung werden.

Wenn man jetzt neuerlich im Gegensatze zu dem älteren ablehnenden Standpunkte, das Problem vom Ursprung der Sprache als „in den Mittelpunkt der wissenschaftlichen Sprachbetrachtung gerückt“ bezeichnet [2]), dann ist wohl zu erwarten, daß die Lehre von der Rückbildung aphasischer Störungen auch ihrerseits Tatsachen und Deutungen zu einer Lösung jenes Problems ebenso beibringen wird, wie die Lehre von den Störungen der Sprachentwicklung der Lehre von der Kindersprache hilfreich zu dem gleichen Zwecke an die Seite

---

[1]) Nachträglich findet Verfasser, daß F. O. Schultze (Arch. f. d. ges. Psychol. VIII, S. 333) sich ähnlich andeutend ausgesprochen: „so werden sich vielleicht die Prozesse syntaktischer Fügung als vielfach hochkomplizierte . . . Vorgänge erweisen. Es ist hier vom Studium pathologischer Sprachstörungen viel zu erwarten, vielleicht auch eine wesentliche Korrektur dieser Hypothesen“.

[2]) M. Frischeisen-Köhler (Germ. roman. Monatsschr. 1912, S. 121).

treten kann. Natürlich wird man, insbesondere in dem ersten Falle, nicht übersehen dürfen, daß die der Wiederherstellung einer schon gehabten Funktion entnommenen Erfahrungen nicht ohne weiteres auf jenes Problem übertragen werden können [1]; aber bei genügender Berücksichtigung der sich daraus ergebenden Gesichtspunkte und namentlich bei Beachtung der durch die Variationen des Naturexperiments verschiedenartig sich darstellenden Formen der Rückbildung der Störungen wird sich manche wertvolle Grundlage für das Entstehungsproblem abstrahieren lassen. Und gerade den Ausführungen Frischeisen-Köhlers ist die Berechtigung einer solchen Erwartung zu entnehmen. Wenn er (l. c. ibid.) auf den der Entwicklungslehre zu entnehmenden Grundsatz von der Identität der noch gegenwärtig wirksamen Kräfte mit denjenigen hinweist, die bei der Entstehung der Sprache mitgewirkt, so ist es klar, daß eine von der Pathologie mit Sicherheit zu erwartende Beihilfe zur Erklärung jener Kräfte auch auf das Entstehungsproblem der Sprache Licht wird werfen können [2]. Ja die Erwartung ist vielleicht nicht ungerechtfertigt, daß die Pathologie vielleicht imstande sein wird, als Richterin in Fragen aufzutreten, die vorläufig noch ein Objekt unentschiedenen Streites im Rahmen der Sprachphilosophie darstellen. Verfasser meint, die Frage nach dem Anteil des Einzelnen oder der Gemeinschaft an der Schöpfung der Sprache; die Aufklärungen, welche die Pathologie über die Vorgänge bei der Rückbildung der in verschiedener Weise gestörten oder verlorenen Sprachfunktionen geben kann, könnten recht wohl auch für jene Streitfrage verwertbare Gesichtspunkte ergeben. Stellen sich die dabei in Betracht kommenden Faktoren als eine Summe von Einzel- und Gemeinschaftsleistungen dar, so kann ein durch die Krankheit zustande gekommenes Verständnis für die Einzelleistungen auch auf die erwähnte Summe Licht werfen.

Insoferne die Aphasielehre auf die Feinheiten der mit oft in verschiedenem Maße partiell geschädigten Organen arbeitenden Sprachfunktion eingeht, wird ihr mancher Beitrag zur psychologischen Linguistik zu entnehmen sein. Dieser Gesichtspunkt kommt namentlich in Betracht bei der Beurteilung

---

[1] Man wird nicht vergessen dürfen, daß der aphasisch Gewordene noch immer einen mehr oder weniger großen Schatz von Sprachgewohnheiten behalten haben kann, der natürlich die Rückbildung der Störungen ganz anders und in ganz andere Bahnen lenken kann, als sie die sprachliche Entwicklung wandelt; es wäre irrtümlich daraus sich notwendig ergebende, zunächst auffällige Disparitäten gegen die Richtigkeit des der Methode zugrundeliegenden Prinzips ins Feld zu führen.

[2] Das gilt auch von dem Versuche Graßlers (Zeitschr. f. Philos. u. Pädag. XX, 1912, S. 20), der davon ausgeht, „daß die fundamentalen Gesetze des menschlichen Denkens, seitdem die Sprache besteht, unverändert geblieben sind und eine ebensolche Konstanz an den Gesetzen nachweisbar ist, nach denen sich Ausdrucksbewegungen und Gebärden gebildet haben". Sollte das richtig sein — Verfasser zögert das so ohne weiters anzuerkennen — dann kann es wohl keinem Zweifel unterliegen, daß bei entsprechender Berücksichtigung der differenten Ausgangsbedingungen das Studium der Wiedererlangung der durch Krankheit verlorenen Sprache, der Hughlings Jacksonschen Reevolution, wie es Verfasser mehrfach versucht hat, wichtige Behelfe zur Lösung jenes Problems bieten muß.
Wenn allerneuestens Sütterlin (Werden und Wesen d. Sprache 1913, S. 7) die moderne Psychologie als die Leuchte bezeichnet, die in das Dunkel der Sprachforschung Licht bringen soll, dann darf man hoffen, daß die von eben derselben Leuchte erhellte Pathologie ihrerseits auch dazu mithelfen wird. (Nachtr. Bem.).

ihrer Stellung zu der neuerlich von Raoul de la Grasserie prinzipiell erörterten vergleichenden Semantik. Wenn dieser die Aufgabe zufällt, die Übereinstimmungen und Differenzen der semantischen Phänomene und ihre Gesetzmäßigkeiten vergleichend zu studieren, dann wird die Erwartung nicht unberechtigt erscheinen, die Erfahrungen der Aphasielehre in den Kreis jener
Erwägungen einbezogen zu sehen im Hinblick auf gewisse, auch den aphasischen und agrammatischen Störungen zugrunde liegende Gesetzmäßigkeiten;
und mit Rücksicht darauf, daß, wie schon gesagt, bei den verschiedenen Sprachstämmen auch die Störungen sich verschieden darstellen müssen, darf man
es als das Ideal der Zukunft hinstellen, auch diese mit dem Maßstabe der vergleichenden Semantik einmal gemessen zu sehen.

Daß übrigens auch die Linguisten sich der Bedeutung der Pathologie
für die Sprachpsychologie bewußt sind, mag ein Zitat aus Sechehaye illustrieren,
das um so bemerkenswerter ist, als es geradezu auf den Ausgangspunkt der vorliegenden Schrift hinzielt: „On pourrait écrire aussi une pathologie grammaticale, car il est évident que si un individu est atteint de telle ou telle affection
mentale, on doit trouver la trace dans la forme de sa grammaire" (l. c.
p. 149).

Das ist übrigens selbst den älteren Sprachforschern nicht entgangen,
und schon Becker (Organism der Sprache. 2. Aufl. 1841, S. 22) sagt, allerdings mit einer Einschränkung zugunsten des Normalen, „die Sprachforschung
kann auch aus der Betrachtung mißgebildeter organischer Körper Vorteile ziehen".

K. Brugmann (Kl. Gram. d. indog. Sprachen. 1903, S. 30) bemerkt
am Schlusse seiner Einleitung, daß sich die Sprachforscher von den feststehenden
Ergebnissen der sprachgeschichtlichen Prinzipienwissenschaft, d. h. der Sprachpsychologie, zu leiten lassen haben; man darf das eben Dargelegte zusammenfassend hoffen, daß auch die Pathologie daran entsprechend teilhaben wird.

Vielleicht darf sich Verfasser das zum Verdienste um die Sprachpsychologie anrechnen, daß es ihm gelungen, ein noch umfangreicheres Material aus
den ihr unmittelbar nahestehenden Wissenschaften, insbesondere der Psychologie selbst, zusammenzutragen, als das bisher in anderen Darstellungen geschehen [1]); dadurch und durch eindringliche Analyse der damit zusammenhängenden Tatsachen glaubt er selbst manche wenig geklärte Probleme ihrer
Lösung näher gebracht oder wenigstens Gesichtspunkte für eine solche gegeben zu haben. Verfasser glaubt übrigens, daß die natürlich von der Pathologie hergeleitete Art der Betrachtung der sprachpsychologischen Probleme
auch schon an sich den von anderen Gesichtspunkten aus orientierten Auffassungen der Psychologen und Linguisten Interesse abgewinnen kann.

Gewiß wird die relative Seltenheit [2]) des Agrammatismus immer ein

---

[1]) Welche Bedeutung den von den Linguisten kaum noch berücksichtigten
Untersuchungen über die Denkvorgänge zukommt und wie wesentlich deren Heranziehung auch für die Sprachpsychologie ist, geht am besten daraus hervor, daß selbst
neueste der Sprachpsychologie von der Linguistik aus sich nähernde Werke kaum
über das metaphorische Stadium hinausgekommen. So z. B. Raoul de la Grasserie (Essai d'une Sémantique intégr. 1908, I, p. 31) „La parole est l'écran nécessaire ou l'idée se reflète. Il faut donc que les regards soient tournés vers cet écran
et non vers la pensée invisible".

[2]) Verfasser glaubt übrigens als eines der Resultate seiner Arbeit auch den
Nachweis hinstellen zu können, daß agrammatische Erscheinungen bei Aphasischen

Hindernis für seine weitergehende Verwertung in jenem Sinne bilden; trotzdem aber kann man hoffen, daß ein systematisches, nach den hier gewonnenen Gesichtspunkten [1]) gerichtetes Studium einschlägiger Fragen Einblicke in das grammatische und syntaktische Geschehen eröffnen könnte, dessen feinere Details im Normalen dem Verständnis verschlossen bleiben. Daß das Naturexperiment solches zu leisten imstande ist, wird dadurch verständlich, wenn wir in Betracht ziehen, wie zwei mühsam erarbeitete Methoden der experimentellen Psychologie, die der „verlangsamten Arbeit" (Geyser) und das „fraktionierte Verfahren" (Ach) geradezu als Abbilder der Folgen des Naturexperimentes am Kranken sich darstellen. —

Der Bearbeiter eines umschriebenen Gebietes verfällt nur zu leicht in eine Überschätzung der Bedeutung desselben für die ganze Disziplin; trotzdem hofft Verfasser, daß seine Wertung des hier Gebotenen nicht allzuweit von derjenigen sich entfernt, welche der objektive Beurteiler davon gewinnen wird. Wie immer man darüber denken mag, jedenfalls glaubt Verfasser, um mit Kant zu sprechen, dem alten Kleide nicht bloß einen neuen Lappen aufgeflickt zu haben.

Aber nicht weniger lebhaft als die Befriedigung über das, was Verfasser bezweckt und, zum Teil wenigstens, erreicht zu haben glaubt, ist auch sein Gefühl für die Mängel des vorliegenden Buches; er glaubt dem, soweit das Formale in Betracht kommt, ebenso offen Ausdruck geben zu sollen, wie seiner Ansicht von dem, was das Buch leisten kann.

Trotzdem Verfasser bemüht war, den ganzen Umfang des für seine Zwecke Brauchbaren möglichst auszuschöpfen, ist ihm gewiß manches entgangen; doch hofft er auch schon durch die Anregung zur Nachfolge in einschlägigen Studien für die Pathologie Nützliches geschaffen zu haben [2]).

Der Kreis des hier zu Berücksichtigenden war durch die spezielle Berücksichtigung des Agrammatismus und die mit ihm durch Klinik und Topik in

---

und Geisteskranken sich doch wesentlich häufiger darstellen, als es dem flüchtigen Überblick erscheint; wenn sie bisher entweder überhaupt nicht beachtet oder wenigstens nicht entsprechend gewürdigt worden, so ist das natürlich kein Grund, sie, so nebensächlich sie auch erscheinen, theoretisch nicht auch jetzt schon als bedeutsam zu werten. In allen Wissenschaftsbetrieben waren es gerade die „nebensächlichen" Erscheinungen, deren Beachtung und Erforschung neue Wege zum Verständnis des schon Bekannten gewiesen.

Zum Beweise, wie scheinbar für ganz belanglos gehaltene Beobachtungen bedeutsam werden können, mag ein Fall von Dingley (Brain VIII, p. 597) dienen, der seiner kaum als fachmännisch zu bezeichnenden Darstellung wegen in der Literatur nicht beachtet worden. Der Kranke zeigt neben Erscheinungen amnestischer Aphasie, sichtlich solche agrammatischer Art; anstatt des Wortes camel gebraucht er die Umschreibung: „Egypt . . . a long way . . . go a long way . . . . carry things . . . . hot place". Welche Bedeutung ein solches Nebeneinandervorkommen für die Frage der Lokalisation des Agrammatismus hat, bedarf keiner Ausführung; gilt es doch als Regel, daß der amnestisch Aphasische nicht agrammatisch ist.

[1]) Auch hier begegnet sich Verfasser mit der jetzt von Külpe (Psychol. u. Med. 1912, S. A. S. 44) ausgesprochenen Ansicht, daß der Psychologe, wenn er aus den pathologischen Phänomenen Gewinn ziehen soll, einer viel gründlicheren Analyse der Krankheitsbilder bedarf, als sie von medizinischer Seite geleistet zu werden pflegt.

[2]) „Wenn die Kunst Vollendung braucht, so kann in der Wissenschaft auch das Unfertige nützlich werden, wofern es nur nicht am Einzelnen haftet, sondern zum Ganzen strebt" (W. Scherer).

engerem Zusammenhange stehenden Sprachstörungen in etwas eingeengt; wenn sich Verfasser trotzdem bemüht hat, so viel als möglich auch den Anforderungen der übrigen Gebiete der Aphasielehre nach Aufklärung durch die herangezogenen Hilfswissenschaften gerecht zu werden, so muß es doch als selbstverständlich bezeichnet werden, daß in einem speziellen Falle die neuerliche Durchforschung des hier mehr umschriebenen Gebietes, geleitet von den besonderen Gesichtspunkten, noch manches Neue und Zweckdienliche zutage fördern wird. So konnte den vereinzelten, vom Verfasser gegebenen Hinweisen auf ihm lokal nahestehende Dialekte manche für die Sprachpsychologie wichtige und für die Pathologie verwertbare Tatsache entnommen werden; natürlich war es nicht Aufgabe des Verfassers, deshalb die Grammatik der hundertfältigen Dialekte (und das gilt ja auch für die fremdländischen Sprachen) durchzuforschen; das kann füglich jedesmal demjenigen überlassen bleiben, der dem vom Verfasser gegebenen Winke zur Beachtung dialektisch gefärbter Aphasien zu folgen Gelegenheit bekam.

Die zum Verständnis der hier behandelten Fragen herangezogenen Hilfsmittel sind aus so verschiedenen, dem Verfasser zum Teil ganz fremdartigen Gebieten hervorgeholt, daß es mit sonderbaren Dingen zugegangen sein müßte, wenn er trotz allem Bemühen in der Auswahl derselben oder in den Deutungen der zu behandelnden, oft recht schwierigen Probleme nicht da oder dort fehlgegriffen haben sollte. Bei so vielen Themen der Sprachpsychologie, namentlich in ihren Beziehungen zu erkenntnistheoretischen Fragen, wird ebensowohl über die Dunkelheit der Tatsachen wie über die Zwiespältigkeit der Ansichten der damit vertrauten Fachmänner geklagt; man wird es dem Laien auf diesen Gebieten nicht allzu schwer anrechnen, wenn er im Kreise der Meinungen, geleitet von dem vorläufig außerhalb derselben stehenden Gesichtspunkte des Pathologischen, anders wählt als der Fachmann und dabei vielleicht fehlgreift. Doch hofft Verfasser auch bei den Spezialforschern die Anerkennung zu finden, daß er die Quellen für das ihrem Gebiete Entnommene nicht bloß fleißig durchforscht, sondern das auch, ohne Wesentliches zu übersehen, zutreffend wiedergegeben; wenn er sich erlaubt hat, da und dort daran Kritik zu üben, so glaubt er die Berechtigung jedesmal erwiesen und den Ausgangspunkt dazu in der Regel vom Pathologischen genommen zu haben. Man wird billigerweise, namentlich in Rücksicht des engeren Themas der vorliegenden Schrift, auch noch in Betracht ziehen, daß gerade die dynamische Seite der Semantik noch recht wenig bearbeitet ist und dadurch die Lehre von der Dissolution der Sprache, das Ideal einer vollendeten Aphasielehre, eines wichtigen Leitfadens an der Evolution der Sprache entbehrt.

Als Entschuldigung für manches Versehen und Mißgriffe darf wohl auch der Hinweis gelten, daß es sich ja um einen ersten allgemeinen, nur zum Teil spezialisierten Versuch handelt, dessen kritische Weiterführung durch zu erhoffende Nachfolge auf diesem Gebiete gewiß auch zur Beseitigung der vom Verfasser unerkannt gebliebenen Fehler führen wird; auch glaubt derselbe, daß durch die Vielfältigkeit der herangezogenen Tatsachen und Ansichten eine Korrektur irrtümlicher Anschauungen sich fast automatisch vollziehen muß. Freilich, ob Verfasser trotz aller Bemühungen nicht doch der Unzulänglichkeit verfallen, mögen milde Kritiker beurteilen. Diese Unzulänglichkeit mag ja auch dort hervortreten, wo es sich um die Verwertung des den

Hilfswissenschaften entnommenen Materiales für die Klärung pathologischer Fragen handelte; doch hofft Verfasser irrtümlichen oder mißverständlichen Deutungen und Anwendungen möglichst vorgebeugt zu haben.

Ein Einwand könnte auch daher genommen werden, daß in der Heranziehung nichtmedizinischer Ausführungen vielleicht auf Manches eingegangen wird, das dem Psychologen und Philologen trivial erscheinen könnte; als Entschuldigung mag dienen, daß in erster Linie die Pathologen zu berücksichtigen waren und diesen der Stoff möglichst vereinfacht vorgelegt werden mußte; die Rücksicht auf die Pathologie ist andererseits aber auch der Grund, daß manches dem Spezialisten als wichtig Erscheinende hier nur kurz sich dargestellt findet, wenn davon zunächst nichts Wesentliches für die Pathologie zu verwerten war.

Es war natürlich nicht zu umgehen, daß Verfasser gelegentlich nicht bloß in Fragen psychologischer Art, denen er immerhin etwas näher steht, sondern auch in solchen andere Wissenschaftsgebiete betreffenden seine von derjenigen hervorragender Fachmänner abweichende Meinung äußern mußte; er hofft dabei mit jener Vorsicht und Bescheidenheit vorgegangen zu sein, die in solchen Fällen deshalb am Platze ist, weil dem Nichtfachmanne bei aller Bemühung nach Aufklärung eine Menge von Gesichtspunkten entgangen sein können, die die Ansicht der Fachmänner unausgesprochen und oft ganz unbewußt beeinflussen; maßgebend für den Verfasser war natürlich dabei immer der Ausblick auf das Pathologische und deshalb eine Richtlinie für solch kritisches Einschreiten besonders dann gegeben, wenn die aus dem Pathologischen sich ergebenden Ansichten zu einer solchen Stellungnahme die Möglichkeit boten. Natürlich steht es dem Verfasser nicht zu, in den großen Streitfragen auf dem Gebiete der Sprachpsychologie, allgemeinen Grammatik und Sprachlogik prinzipiell Stellung zu nehmen; auch da mußte er sich begnügen, die eben angeführten Gesichtspunkte walten zu lassen.

Man wird — und es ist nicht zu leugnen, daß es sich dabei um eine prinzipielle Frage handelt — der vorliegenden Schrift gerade vom Standpunkte der Pathologie, vorhalten, daß sie an Stelle der ihr bisher zugrunde gelegten einheitlichen Arbeitshypothese auf die Basis einer Mehrheit auch in sich noch nicht einheitlich fundierten Wissenschaften gestellt wird und damit eine ganze Reihe von Arbeitshypothesen in das Gebiet hineingetragen werden soll. Dazu wäre Folgendes zu bemerken: Zunächst braucht nichts von dem, was sich als tragfähig an der bisherigen Methode und den davon abstrahierten Grundlagen herausgestellt hat, aufgegeben zu werden; wenn dann der so entsprechend ausgeweiteten Arbeitshypothese noch andere, vor Allem aber die psychologische, hinzugefügt würden, so entspricht das der auch in anderen Wissenschaften geübten Methode, die man (Chamberlin[1])) als die der mehrfachen Arbeitshypothesen charakterisiert hat. Verfasser hat Eingangs hervorgehoben, daß er in der Verbindung synthetischer und analytischer Durchdringung des Stoffes das Ideal auch für die Sprachpathologie sieht; gegenüber der bisher in dieser fast ausschließlich maßgebend gewesenen, von Wernicke begonnenen, synthetischen Erforschung der Aphasie, möchte er doch zunächst der anderen von ihm geübten, eklektisch orientierten, Methode jetzt das Wort sprechen.

---

[1]) University of Chicago Press 1897.

Sieht man zu, so zeigt sich leicht, daß diese mit der Methode der mehrfachen Arbeitshypothesen, wie sie Chamberlin vertritt, zusammenfällt [1]).

Gewisse Bedenken dürfte auch das Ausmaß dessen erregen, was Verfasser an Ausführungen aus den benützten Schriften hier mitgeteilt hat. Der wichtigste Grundsatz, von dem er sich dabei leiten ließ, war der, daß in erster Linie alles das berücksichtigt werden müsse, was irgendwie zum Verständnis des Pathologischen beitragen konnte; wenn der so zu umfassende Kreis anfänglich nicht sehr bedeutend schien, so zeigte sich doch, vielfach erst nach längerer Erwägung, oft erst im Zuge der Ausarbeitung, daß ganz weitab liegende, für den Pathologen zunächst scheinbar ganz belanglose Tatsachen oder Deutungen derselben seitens der kompetenten Fachleute doch bedeutsame Gesichtspunkte zum Verständnis des Pathologischen darboten.

Der Umfang gestaltete sich aber auch deshalb etwas größer, weil es eine irgendwie zusammenfassende und doch für unsere Zwecke genügend ausführliche Darstellung z. B. der den „Würzburger Versuchen" entstammenden Resultate, auf die hätte verwiesen werden können, nicht vorliegt; das zwang aber zur Durchsicht vieler, scheinbar ganz fernab liegender Untersuchungen, die dann nicht selten trotzdem recht wichtige Beiträge für unser Thema ergaben und zur Berücksichtigung zwangen [2]).

Natürlich hat Verfasser nicht alles, was die hier herangezogenen Hilfswissenschaften darboten, auch völlig ausschöpfen wollen; dagegen sprach schon die Beschränkung auf die durch den Agrammatismus und seine Neben-

---

[1]) „Die Methode der mehrfachen Arbeitshypothesen unterscheidet sich von der einer einzigen solchen dadurch, daß sie die Arbeit und die Neigung verteilt. Die Aufstellung verschiedener Hypothesen bezweckt die Hervorhebung jeder rationellen Erklärung der einzelnen Erscheinung, die Entwicklung jeder haltbaren Hypothese hinsichtlich ihrer Natur, Ursache und Herkunft, ebenso wie sie bezweckt, ihnen allen möglichst unvoreingenommen die entsprechend wirksame Form und Stellung in der Untersuchung zu geben. Der Untersucher wird so der Vater einer Familie von Hypothesen und dadurch gehindert, einer einzelnen ungerechtfertigt seine Neigung zuzuwenden; dadurch erscheint die Hauptgefahr einer solchen Vorliebe beseitigt". (Übersetzt nach einem Zitat bei Turner, Adress to the math. a. physic. Sect. Brit. Assoc. f. the Adv. of Sc. 1911, Nr. 193, Repr. p. 13).

[2]) So z. B. wenn wir den Arbeiten von Grünbaum (Über die Abstraktion der Gleichheit. Arch. f. d. ges. Psych. XII) und E. Westphal (Über Haupt- und Nebenaufgaben ibidem XXI, S. 221) entnehmen, daß der herkömmliche Begriff vom Umfange des Bewußtseins durch die Verbindung von Haupt- und Nebenaufgabe wesentlich modifiziert wird. Verfasser kann den Hinweis nicht unterdrücken, daß die genannten Arbeiten eine unmittelbare Anwendung auf die Erklärung der von ihm beschriebenen, seither von Liepmann als ideatorische bezeichneten Apraxieform zulassen; das notwendige Festhalten an der Hauptaufgabe der vorliegenden Schrift gestattet nicht auf diese sich hier so reizvoll darbietende Nebenaufgabe näher einzugehen. Nur das sei angeführt, was E. Westphal (l. c. S. 222) bezüglich der Störung in der Rangordnung der „Aufgaben" anführt, weil es eine unmittelbare Verwertung auch für bestimmte Aphasieprobleme nahegelegt: „Sofort ist die Einheit aufgelöst, die Verschmelzung zu einer zusammengesetzten Handlung weicht einer zersplitterten und verwirrenden Mannigfaltigkeit von Aufgaben, man weiß nicht mehr, was man tun soll".

Nicht minder wertvoll erscheinen dem Verfasser die eben berührten Tatsachen für die Lehre von der Agnosie und namentlich für das, was Verfasser zuerst als Störung der Komprehension von Seheindrücken (Studien z. Hirnpath. u. Psych. 1908, S. 42) beschrieben; doch muß er sich ein Eingehen darauf erst recht versagen; nur auf die Differenz zwischen synthetischem und analytischem Auffassungstypus sei verwiesen.

gebiete gegebenen Grenzen; aber er hofft doch, das Wesentliche insoweit angedeutet zu haben, daß der nachbessernden Weiterarbeit wenigstens die Richtung gegeben erscheint [1]). Die Nötigung, scheinbar fernab liegende Teile der Hilfswissenschaften selbst ausführlicher heranzuziehen, war noch dadurch gegeben, daß auch andere Aphasieforscher schon ähnliche Versuche gemacht hatten und das Unzulängliche, ja selbst Irrtümliche dieser Versuche zwang, etwas eingehender mit den einschlägigen Tatsachen sich zu befassen. Gelegentlich stieß Verfasser auf Tatsachen oder Gesichtspunkte, denen nur weniges von den bisher bekannten klinischen Tatsachen entsprach, deren Beachtung aber für die Zukunft sehr aussichtsreich erschien; er glaubte, selbst auf die Gefahr hin, eines Zuviel geziehen zu werden, auf die Mitteilung solcher anscheinend beziehungsloser Tatsachen oder Deutungen im Interesse des dadurch zu provozierenden Fortschrittes der pathologischen Forschung nicht verzichten zu sollen; daß eine solche Darstellung, insbesondere bei nicht selten so durchaus unfertigen Vorlagen, einer Fülle von Anführungen nicht entraten konnte, liegt auf der Hand.

Gelegentlich ist die Breite der Darstellung auch dadurch bedingt, daß sich Verfasser veranlaßt sah, Deutungen psychologischer und sprachwissenschaftlicher Tatsachen durch bisher dazu nicht herangezogene Gesichtspunkte zu beleuchten und zu vertiefen; er glaubt das damit rechtfertigen zu können, daß ihm auch dabei immer der daraus zu erhoffende Gewinn einer Vertiefung des pathologischen Verstehens vorschwebte.

Wer an dieser Fülle des anderen Werken entnommenen Materials Anstoß nehmen sollte, möge auch in Erwägung ziehen, daß damit ebenso zahlreiche Anknüpfungspunkte gegeben sind für anders orientierte Studien als die des Verfassers, und daß in der Hervorhebung solcher, vielfach in der sonstigen Literatur nicht berücksichtigter Hinweise ein hoffentlich nicht überschätztes Moment gelegen war. Man wird vielleicht auch finden, daß Verfasser da und dort die anderen Autoren entnommenen Argumente desselben Gedankenganges zu sehr gehäuft; Verfasser glaubt damit deshalb nichts Überflüssiges getan zu haben, weil sich darin doch meist verschiedene Gesichtspunkte spiegeln, deren Betrachtung auch für die Zwecke der vorliegenden Schrift belangreiche Differenzen zu entnehmen wären.

Noch ein letztes Moment war für die gewählte Breite der Anführungen maßgebend; es bestand vielfach die Nötigung, dem Leser kontroverses Material unmittelbar vor Augen zu führen. Aber selbst dort, wo ein vorsichtiger Eklektizismus die Wahl zwischen einander widerstreitenden Ansichten im Bereiche der Hilfswissenschaften berechtigt erscheinen ließ, hat es Verfasser zuweilen

---

[1]) Hier ist auch Anlaß gegeben, zur Rechtfertigung des Umstandes, daß nur ein Teil des geplanten Werkes jetzt zur Ausgabe kommt, einige Worte zu sagen. Als Verfasser vor etwa fünf Jahren die Vorarbeiten dazu begann, fehlte ihm zunächst jeder Maßstab für die Ausdehnung der zu berücksichtigenden Hilfswissenschaften; aber je mehr er sich mit diesen befaßte, um so mehr erweiterte sich der Umfang des hier in einer den Zwecken der Pathologie angepaßten Synthese Wiedergegebenen; Verfasser hofft, daß Kenner dieses Umfanges vor den Pathologen bezeugen werden, daß ein etwas langsamerer Fortgang der in karg bemessenen Mußestunden ausgeführten Arbeit daraus erklärlich erscheint. Der Umstand, daß die „Studien" nicht eine systematische Darstellung beabsichtigen, mag das bruchstückweise Erscheinen als zulässig erweisen.

vorgezogen, auch die anders lautenden Darstellungen zu berücksichtigen; es geschah in der Absicht, nicht bloß dem Leser das gesamte Material vor Augen zu führen, sondern auch für spätere, auf ein besser fundiertes Tatsachenmaterial sich stützende Beobachtungen und geänderte Deutungen die Basis bereit zu halten. Deshalb hofft Verfasser auch, daß seine Schrift nicht bloß den Wert einer Materialiensammlung haben wird, die ja mit einem Werk, das Pionierarbeit zu leisten hat, notgedrungen verknüpft ist.

Wenn Verfasser infolge der gewählten Form der Darstellung in der dem Psychologischen gewidmeten ersten Hälfte der Schrift nicht selten für längere Zeit vollständig hinter seinem Stoffe zurückgetreten scheint, so hofft er, daß ihm der Leser auch dafür Dank wissen wird; einzig die feste Überzeugung, durch diese Arbeit einem nicht mehr zu umgehenden Bedürfnisse für eine Weiterbildung der Aphasielehre in großem Stile Genüge zu leisten, gab dem Verfasser die nötige Selbstüberwindung in der Rolle des scheinbar bloß Referierenden länger zu verharren, als es seinen Neigungen entsprach. Sollte Jemand deshalb dem Ganzen des psychologischen Teiles nur den Charakter einer allenfalls brauchbaren Kompilation zuerkennen wollen, dann beruft sich Verfasser auf Lotze, der sagt, „daß auf keinem Gebiete weniger als auf dem der Psychologie eine erträgliche Kompilation dem gelingen würde, der nicht mit selbständigem Urteil die Gesamtheit des Gegenstandes beherrscht." Deshalb glaubt Verfasser auch der Versuchung, in dem Ganzen nur eine Summe von Überzeugungen zusammenzutragen, die ein Spiegelbild seiner subjektiven Auffassung bieten sollen, möglichst vorgebeugt zu haben; er hat vielmehr als oberstes Prinzip festgehalten, nur das vorzubringen, was kontrollierbare Wissenschaft auszusagen berechtigt.

Vor allem glaubt er überall den Gesichtspunkt der für die Pathologie gewünschten Aufklärung nicht außer acht gelassen und deshalb seine Darstellung niemals auf eine beziehungslose Wiedergabe aus jenen Gebieten beschränkt zu haben; immer sollte wenigstens eine Auswahl dessen gegeben werden, was für die Zwecke der Pathologie entweder unmittelbar verwertbar, oder für eine spätere Zeit als aufklärend oder richtunggebend erhofft werden konnte. Daß eine solche Auswahl meist keine gerundete Darstellung zuließ, sei nicht verschwiegen; es mag als Entschuldigung für das Ungenügende der hier zu einem bestimmten Zwecke versuchten Synthese sprachpsychologischer Anschauungen dienen, daß auch van Ginneken am Schlusse seiner „Principes de Linguist. psychol." 1907, p. 532 f. die Lücken und die Fehlerhaftigkeit seines eigenen Versuches betont. Man wird insbesondere bei der Beurteilung des berücksichtigten sprachvergleichenden Materiales billig auch den Umstand in Betracht ziehen, daß, wie Meillet vor einem Jahrzehnt gesagt, es keine befriedigende Zusammenfassung der einschlägigen Tatsachen gibt, und soweit Verfasser sieht, auch jetzt noch nicht gibt; namentlich für das hier in erster Linie in Betracht kommende Spezialgebiet fehlt es an Hilfsmitteln, wie einer Äußerung von van Ginneken (l. c. p. 1) zu entnehmen.

Bei der Auswahl blieb Autor sich dessen bewußt, daß das Schöpfen aus zweiter Hand leicht zu Irrtümern führt und war deshalb bemüht, so weit als möglich auf die Quellen selbst zurückzugehen. Noch ein anderer Grund sprach für ein solches, nicht immer müheloses Verfahren; Darstellungen späterer Hand lassen vielfach die Fehler der ersten Auffassung und Deutung, die Irrtümer der weiteren Entwicklung, nicht mehr hervortreten; und doch ist gerade für den Pathologen, der ja vielfach mit den Analogien des Normalen arbeitet, zuweilen aus jenen Fehlern und Irrtümern mindestens ebensoviel zu lernen, wie aus den korrekten, abschließenden Darstellungen. Es sollte durch das Zurückgehen zu den Quellen überdies den Fachgenossen vor Augen gestellt werden, wie viel mehr, auch abgesehen von dem eben Gesagten, aus den Originalarbeiten als aus den Bearbeitungen zweiter und dritter Hand, die sonst so oft benützt werden, geschöpft werden kann.

Gelegentlich wurden allerdings auch zusammenfassende sekundäre Darstellungen benützt, namentlich dann, wenn sich zeigte, daß ein Zurückgehen auf die Quellen doch allzu weitab von dem Gegenstande führen und die Darstellung dadurch eine sachlich nicht mehr begründete Breite erreichen würde; besonders gerne benützte Verfasser solche zusammenfassende Darstellungen aber dann, wenn sie sich durch Klarheit und Weiterbildung der Probleme gegenüber den Quellenschriften auszeichneten.

War schon durch diese Umstände eine gewisse Breite der Darstellung gegeben, so schien es Verfasser überdies auch besser, das, was von Anderen gut und prägnant ausgedrückt worden, auch von diesen selbst hier sagen zu lassen, als zu versuchen, dasselbe nochmals in eigener Darstellung zu geben. Die Anführung der originalen Äußerungen der Autoren hat gegenüber der ohne nähere Angabe referierend oder scheinbar als original hingestellten Mitteilung derselben noch einen wesentlichen Vorteil für den Leser; in letzterem Falle stehen die Angaben nicht selten ganz isoliert da, der Leser muß vielleicht erst mühsam das Material für die Begründung und Entwicklung der betreffenden Ansicht suchen; ist aber das Zitat angeführt, dann ist es ihm ein leichtes, sich sofort den gewünschten Einblick zu verschaffen.

Dem Verfasser lag dabei noch ein anderer, eben angedeuteter Gesichtspunkt am Herzen; da es sich vielfach um die Vorführung von Tatsachen und Ansichten handelte, die demjenigen Teile der Leser, für die das Buch in erster Linie bestimmt ist[1]), mehr oder weniger gänzlich unbekannt sein mochten, wäre durch die Wiedergabe derselben in eigener, erneuerter Darstellung oder freier Übertragung sehr leicht der Eindruck einer Neuschöpfung und originalen Leistung hervorgerufen worden, gegen den allenfalls in einem Lehrbuche nichts einzuwenden wäre; hier aber sollte auch der Schein davon vermieden werden. Wenn sich die Schrift sozusagen nach zwei Fronten kehrt, wäre nichts leichter gewesen, als den Eindruck der Originalität nach beiden Seiten hin bedeutend zu steigern; aber es entspricht besser der Ansicht des Verfassers vom Aufbau der Wissenschaft als einem Mosaik, wenn hier jedes Steinchen, das er selbst dazu geliefert, sich deutlich von dem schon Vorhandenen abhebt. Trotzdem mag es vorgekommen sein, daß Verfasser durch die Fülle des Stoffes bedrängt, auf seinem eigenen Gebiete oder auf dem der herangezogenen Hilfswissenschaften etwas als seine eigene Ansicht anführt, was schon von anderen zuerst gesagt oder besser entwickelt worden; er hofft dem bei seiner gewohnten

---

[1]) Der eben erwähnte Grund muß es auch entschuldigen, daß der Verfasser, wenn auch selten, aber doch da und dort denselben Gegenstand wiederholt behandelt hat; er war dann meist bemüht, in der Darstellung differente Seiten des Themas zur Anschauung zu bringen.

Arbeitsweise möglichst entgangen zu sein; doch glaubt er hierfür im Voraus Generalpardon erwarten zu dürfen.

Man wird es dem Verfasser vielleicht verübeln, daß er nicht selten auch in sprachpsychologischen Fragen scheinbar ohne Nötigung auf die Quellen zurückgegangen; er darf das damit motivieren, daß er wiederholentlich in der Lage war, dadurch Feststellungen und Theorien, die der neuesten Zeit zu entstammen scheinen und selbst von Sprachforschern als ein Erwerb dieser rühmend hervorgehoben wurden, als die Weiterentwicklung von Ansichten festzustellen, deren Wurzeln er weit zurück mit Sicherheit nachweisen konnte. Die Mitteilung historischer Anführungen läßt sich auch damit rechtfertigen, daß dem Leser gelegentlich vor Augen geführt werden sollte, wie selbst zeitgenössische Autoren wieder in Fehler und Irrtümer verfallen, die an der Hand der Geschichte als längst verlassen zu erweisen waren.

Der gelegentlich von den Spezialforschern selbst als chaotisch bezeichnete Zustand einzelner Teile der gerade zu behandelnden Materie schloß es für den Verfasser von vorneherein aus, selbst eine zusammenfassende Darstellung davon zu geben; es bedurfte dann der ganzen, von keinem Zweifel an der Nützlichkeit seines Unternehmens eingeengten Opferwilligkeit des Verfassers, um ihn nicht in seinem Bestreben nach möglichst klarer Darstellung erlahmen zu lassen; aber auch in solchen Fällen wurde eine unmittelbare Wiedergabe schon vorhandener zusammenfassender Darstellungen doch aus zwei Gesichtspunkten zumeist vermieden. Einmal, weil in solchen zuweilen als eine Art Leitfaden für den Nichtfachmann gedachten Arbeiten die Mängel und Lücken nicht genug deutlich hervortreten, die Kontroversen möglichst zurückgestellt erscheinen; aber gerade diese sind nicht selten für denjenigen, der auf einem anderen Gebiete von dem Dargestellten Gebrauch machen will, das Wichtige und Anregende, schon deshalb, weil, um den hier zu berücksichtigenden Zweck zu markieren, die Mängel und Lücken des Normalen etwa durch das dem Pathologischen zu Entnehmende als korrigierbar sich erweisen mochten.

Andererseits unterließ es Verfasser, wie schon früher bezüglich der Psychologie erörtert, deshalb, zusammenfassende Bearbeitungen größeren Stils als ausschließliche Vorlage zu benützen, weil diese dann meist ein bestimmtes System oder bestimmte Gesichtspunkte zum Ausgangspunkt nehmen und dadurch, wenn auch in anderem Sinne, das Abweichende und Kontroverse einer für die vorliegenden Zwecke nicht förderlichen Nivellierung einheimfiel.

Man wird bei der Beurteilung des psychologischen Teiles der Schrift billig in Betracht ziehen, daß es dem Verfasser dort, wo die größten Geister ihre Arbeit daran gesetzt, nicht beifallen konnte, etwas Besonderes und Originales leisten zu wollen; es war ihm vor Allem darum zu tun, daraus allerdings als etwas Neues die Gesichtspunkte zu entwickeln oder anzudeuten, welche für das Verständnis des Pathologischen davon abgezogen werden konnten. Gewiß wird man in dieser Hinsicht berechtigt sein, dem vorliegenden Buche den Charakter des Subjektiven und Provisorischen zuzuschreiben; aber beides, auch im Titel zum Ausdruck gebracht, findet seine Rechtfertigung in dem Stande der ganzen pathologischen Disziplin ebensosehr wie der hier herangezogenen Hilfswissenschaften.

Wenn Verfasser da und dort gelegentlich auch methodologische Erörterungen eingeflochten, dann glaubt er sie immer an Ort und Stelle durch den

Nachweis des Ausgangspunktes derselben gerechtfertigt zu haben. Für Jeden, der von mehr allgemeinen Gesichtspunkten her an die Durchforschung medizinischer Spezialgebiete herantritt, wird es gewiß auffällig sein, wie der Wert mancher sachlich tüchtigen Arbeit durch einen Verstoß gegen die Methodenlehre aufs schwerste beeinträchtigt erscheint; besonders macht sich das bemerklich, wenn Arbeiten dieser Art mit solchen anderer, nicht naturwissenschaftlicher Gebiete in Beziehung zu bringen sind. Man wird es dem Verfasser zugute halten, wenn er dann im Interesse der Sache auch gelegentlich sich über „Denkfehler" ausgelassen hat.

Im Gegensatz zu der hier gerechtfertigten Breite der Darstellung sei auch des möglichen Vorwurfes gedacht, daß Verfasser da und dort sich etwa zu knapp gefaßt. Die Schrift will eben nicht die Lehrbücher der Psychologie oder anderer Wissenschaftsgebiete ersetzen und durfte sich deshalb gelegentlich auch mit Andeutungen und Hinweisen auf Tatsachen und Ansichten begnügen, die Beziehungen zur Pathologie erkennen lassen. Da das Ganze auch nicht als Hilfsbuch gedacht ist, hat sich Verfasser als selbstverständlich die Freiheit genommen, gewisse Kapitel nur insoweit zu behandeln, als es wegen ihrer Beziehungen zu den anderen, eingehender darzustellenden Erscheinungen notwendig erschien; so z. B. die „innere Sprache", deren Bearbeitung gerade seitens der Pathologen Gegenstand vielfacher Darstellung bis in die letzte Zeit hinein gewesen. Das mag über die gelegentlich auffallende Ungleichheit der Bearbeitung anscheinend in der Aphasielehre gleich wichtiger Themen aufklären; zu solcher Ungleichmäßigkeit forderte vielfach gerade der Umstand heraus, daß gewisse Tatsachen oder Anschauungen der Sprachpsychologie bisher seitens der Pathologen kaum beachtet worden waren und ihrer Wichtigkeit wegen, die sich oft erst bei eingehenderer Beschäftigung mit denselben herausstellte, auch einer eingehenderen Behandlung bedürftig erschienen.

Gewiß ist eine derartige Methode der Darstellung in einem nicht bloß für Fachgenossen bestimmten Werke nicht dazu geeignet, den ganzen Umfang dessen, was der Betreffende wissenschaftlich geleistet, außerhalb des Kreises der „Wissenden" in die richtige Beleuchtung zu stellen; aber sie hängt mit der ganzen Studienart des Verfassers so innig zusammen, daß sie auch diesem ja als Pfadfinder zu bezeichnendem Werke naturgemäß anhängt.

Noch eines möchte Verfasser bezüglich dieser „Studien" bemerken. Es würde Verfasser nicht überraschen, wenn Jemand daran Anstoß nähme, daß er zuviel mit „Anschauungen", „Standpunkten" und „Meinungen", eigenen und fremden, sich befaßt; dem mag entgegengehalten sein, daß es sich um ein Kapitel handelt, daß noch durchaus im Werden begriffen ist, und daß der Versuch des Verfassers auch wieder einen neuen Häutungsprozeß desselben herbeiführen will.

Es kann deshalb die vorliegende Schrift auch nicht etwa eine Methodenlehre der Aphasieforschung sein; dazu ist diese auch noch bei weitem zu arm an Umfang der Tatsachen; aber sie soll eine Vorarbeit dazu in dem Sinne sein, daß sie dem bisherigen wissenschaftlichen Verhalten der Forscher zu ihrem Stoffe die notwendige Wendung auf die bisher gegenüber den anderen noch zu wenig beachteten sprachphilosophischen Grundlagen geben will.

Als eines Mangels ist noch des Umstandes zu gedenken, daß bei der über mehrere Jahre hinaus sich erstreckenden Vorbereitung dieses ersten Teiles und infolge der außerordentlichen Produktivität auf dem Gebiete der Psychologie Manches von dem, was Verfasser auf Grund einschlägiger literarischer Studien hier zur Darstellung gebracht hat, durch gleichartige Publikationen seitdem überholt erscheint [1]). Verfasser mußte diesen der Beurteilung seiner Leistung einträglichen Umstand in den Kauf nehmen und war bemüht, soviel als möglich aus den anderweitigen Veröffentlichungen noch für die Zwecke der vorliegenden Schrift nutzbar zu machen.

Bezüglich der Anordnung der Notizen und Zusätze lagen zwei Möglichkeiten vor. Entweder konnten sie teils direkt dem Texte einverleibt, teils unmittelbar unter die dazu gehörigen Textstellen gesetzt oder aber alle vereinigt der abgeschlossenen Darstellung angehängt werden. Nach längerer Überlegung hat sich Verfasser für den ersten Modus entschieden, der allerdings mancherlei Unebenheiten der Darstellung namentlich dann nach sich zieht, wenn, wie hier, notwendigerweise die Belagstellen gehäuft zur Beleuchtung des Gegenstandes herangezogen wurden; ausschlaggebend für diesen Entschluß war die Überzeugung, daß die Anmerkungen und Zitate einen so integrierenden Bestandteil der ganzen Darstellung und Beweisführung bilden, die Rücksichtnahme auf dieselben eine so notwendige und unmittelbare war, daß man den Leser nicht in die Lage versetzen durfte, fortwährend im Anhange nach den Belagstellen zu suchen, wie das in solchen Darstellungen wohl möglich ist, die für den Leser auch schon unter Außerachtlassung der Notizen und Zitate verständlich sein sollen.

Bezüglich der Anführung der benützten Werke hat Verfasser meist immer wieder die Angaben wiederholt, weil er aus eigener Erfahrung genugsam weiß, wie peinlich es ist, oft durch ein halbes Buch hindurch den Hinweis auf die schon früher einmal zitierte Schrift suchen zu müssen. Auf eine zusammenfassende Anführung all der Werke, die Verfasser benützt, glaubte er verzichten zu dürfen, da die reichlichen Anführungen im Texte genügende Anhaltspunkte für eine Weiterbenützung der Literatur bieten.

Sollte jemand an dem Versuche der monographischen Darstellung des Gegenstandes Anstoß nehmen, dann kann man ihm entgegenhalten, daß eine solche zum mindesten versucht sein mußte, um endlich einmal all die Lücken übersichtlich zur Anschauung zu bringen, deren Ausfüllung von der fortschreitenden Forschung erwartet werden muß. Sollte umgekehrt wieder ein Anderer in dem Ganzen nur eine Reihe von Einzelaufsätzen erblicken wollen, so glaubt Verfasser in den hier zur Darstellung gebrachten Gesichtspunkten das einigende Band für das scheinbar etwas diffus sich Darstellende aufweisen zu können; er darf mit Goethe sagen: „ist es nicht aus einem Stück, so ist es doch aus einem Sinn". Ehe Jemand aber den Schluß ziehen wollte, daß es die fehlende Kraft sei, welche die Durchführung einer geschlossenen Synthese hemme, möge er den gegenwärtigen Stand sowohl der Pathologie, wie der hier herangezogenen Hilfswissenschaften auf ihre Tragfähigkeit zu einer solchen Synthese prüfen; auch mag manches Bedenken darin seine Aufklärung finden,

---

[1]) Neuere Erscheinungen im Gebiete der Pathologie lassen auch die Stellungnahme des Verfassers in Fragen der Psychologie, wie sie die Pathologen verwerten, als zu schroff erscheinen; das Entsprechende findet sich da oder dort vermerkt; im Speziellen war es aber vielfach die Divergenz der Auffassungen und Schlußfolgerungen, die dem Verfasser maßgebend für die Aufrechthaltung seiner Ausführungen war.

daß nicht selten der geringe Umfang dessen, was über die einzelnen Themata feststeht, für eine gerundete Darstellung sich als nicht zureichend erwies.

Sollte endlich Jemand den psychologischen Teil dieser Schrift nur als eine Art Referat gelten lassen wollen, wie sie jetzt wohl mit Recht so häufig zur Darstellung kommen, etwa in dem Sinne, wie sich die Aphasielehre unter dem Gesichtswinkel der Sprachpsychologie darstellt, so wird auch diese Wertung den Absichten des Verfassers gerecht; denn wenn es den weiteren Zwecken eines solchen Referates entspricht, alles zusammenzutragen, was an Aufklärung für das Thema anderen Gebieten zu entnehmen ist, Mängel der Grundlagen aufzuweisen, falsche Deutungen zu beseitigen und die Hohlheit ererbter Bezeichnungen aufzudecken, dann dürfte die vorliegende Arbeit, weil ganz diesen Zwecken gewidmet, für den psychologischen Teil jene Anerkennung zu finden hoffen, deren Referate jetzt teilhaftig werden.

Wenn Verfasser auch in seinem eigentlichen Arbeitsgebiete nirgends Fertiges und Abschließendes wird bieten können, so erklärt sich das vor Allem aus dem unfertigen Zustande der Aphasielehre überhaupt, der gerade durch die vorliegenden, insbesondere die einleitenden Studien die notwendige Basis zu einem prinzipiellen Fortschritte geboten werden soll.

Trotz all der Mängel dieses Versuches glaubt Verfasser mit der Ansicht nicht fehlzugehen, daß in der hier zum Grundzug der Darstellung gewählten Richtung dereinst die Basis für eine umfassende Synthese der Aphasielehre mit allen ihren Beziehungen im Rahmen der anderen Störungen des Bewußtseinsorgans gegeben sein wird. Das Zwingende dieser Ansicht war es auch, das ein Zuwarten ausschloß. Künftigen Bearbeitern mag es gegeben sein, die Fülle der bis dahin vielleicht auch unter Mithilfe der vorliegenden Studien gewonnenen Tatsachen und Einsichten zu einem einheitlichen Ganzen verarbeiten zu können. Im Übrigen ist dieser unfertige Zustand keine Besonderheit unserer Disziplin; klagt doch auch Bradley in der Vorrede zu seinen „Principles of Logic" 1883, p. VII über die Zweifel und Unsicherheiten, die sich ergeben, wenn man mit seinen Fragen in einer so alten, anscheinend doch fertigen Wissenschaft, wie die Logik, nur entsprechend tief dringt; und A. Stöhr spricht einige Jahrzehnte später (Leitfaden der Logik in psychol. Darstellung. 1905, S. V) von dem instinktiven Suchen nach einem Unterbau des vermeintlich letzten Fundamentes der Prädikationslogik.

So viel über das Formale; über den inneren Wert der Arbeit zu urteilen, muß der Kritik überlassen bleiben; was Verfasser mit ihr bezweckt, glaubt er in genügender Weise dargelegt zu haben. Goethe sagt: „Vor zwei Dingen kann man sich nicht genug in Acht nehmen. Beschränkt man sich in seinem Fache vor Starrsinn, tritt man heraus vor Unzulänglichkeit." Von dieser hat Verfasser schon gesprochen; was jenen anlangt, so hofft Verfasser gerade durch die vorliegende Arbeit eine Probe dafür abgelegt zu haben, daß es sich ihm nicht um „Rechthaberei, sondern um schaffende Polemik" handelt; daß nicht Halsstarrigkeit und noch weniger Tadelsucht oder Besserwissenwollen ihm die Feder geführt, glaubt er dadurch am besten zu beweisen, daß es ihm gelungen, eine Brücke zur Verständigung der einander diametral gegenüber stehenden Standpunkte in der Lokalisationsfrage des Agrammatismus zu finden. Auch sonst glaubt er ohne Voreingenommenheit für die von ihm aufgestellten und früher vertretenen Anschauungen objektiv nach allen Richtungen die sich darbietenden Gesichtspunkte geprüft zu haben; insbesondere glaubt er es nicht an der nötigen Objektivität gegenüber den ihm entgegengehaltenen Einwänden haben fehlen lassen und selbst nach Einwänden gesucht zu haben, die sich ihm etwa im Laufe der Diskussion als möglich darstellten. Immer war Verfasser bemüht, die gegenteiligen Standpunkte einander näher zu bringen, von dem Grundsatze ausgehend, daß es Aufgabe der Forschung ist, Möglichkeiten von Erklärungen zu schaffen und nicht Gegensätze, die der Erklärung trotzen, zutage zu fördern oder weiter bestehen zu lassen.

Es war natürlich nicht möglich, Polemik ganz zu vermeiden, ja, sie war dort nötig, wo Verfasser eigene oder fremde Anschauungen zu vertreten hatte, die von anderen Autoren bekämpft, nach Prüfung der Einwände neuerlich hier dargelegt werden mußten; doch war er bemüht, solche Polemik möglichst auf prinzipiell wichtige Gesichtspunkte zu beschränken. Gegenüber der trotzdem da und dort etwas stärker betonten Polemik wird aber gewiß die Übereinstimmung mit Denjenigen, die sich prinzipiell in der Förderung der Sprachpathologie vereinigen, weit überwiegen.

Wie Verfasser über Polemik im Allgemeinen denkt, hat er schon in der Vorbemerkung zu seinen Beiträgen" 1898 auseinandergesetzt; immer aber hat er sich das Wort „eripitur persona, manet res" vorgehalten.

Diese Schlußbemerkungen waren im Entwurf niedergeschrieben, als der ganz unqualifizierbare, den Eingeweihten allerdings verständliche Angriff v. Niessls (Die aphasischen Symptome und ihre kortikale Lokalisation. 1911, S. XII) erschien, der den Verfasser in Gemeinschaft aller derjenigen deutschen Autoren trifft, die sich eingehender mit Aphasieproblemen befaßt haben; das tiefer zu hängen, ist wohl die einzig mögliche Antwort darauf; es wird natürlich an der Darstellung des Verfassers nichts ändern; den Lesern mag die Entscheidung darüber, ob in ihr unbedingte Wahrheitsliebe als oberster Grundsatz herrscht, getrost überlassen bleiben.

I. Name, Geschichte, Definition und Abgrenzung des Agrammatismus.

Mit dem von Kußmaul (Störungen der Sprache, im Handbuche der Pathologie und Therapie, herausg. von Ziemssen 1877, 12. Bd., Anhang, S. 193) gewählten Namen des Agrammatismus bezeichnet er die verschiedenen syntaktischen Diktionsstörungen, deren Trennung von denjenigen der Diktion der Wörter Steinthal (Einleitung in die Psychologie und Sprachwissenschaft. 1871. 2. Aufl. 1881, nach dieser zit., S. 478) schon früher vollzogen hatte.

Die Anfänge der Geschichte des Agrammatismus gehen vor Steinthal zurück, denn auch dieser fußt schon mit der von ihm so feinsinnig aus der Aphasie im Allgemeinen herausgeschälten grammatischen Störung auf mehreren von ihm nicht näher bezeichneten, aber zum Teil in der Kasuistik hier berücksichtigten Berliner Dissertationen. Steinthal hatte selbst für die Störung unter Berufung auf Aristoteles (de interpret c. 4) die Bezeichnung „Akataphasie" vorgeschlagen, doch ist dieser Name nirgends durchgedrungen, vielmehr die von Kußmaul gegebene Bezeichnung in alle Sprachen aufgenommen worden, wohl hauptsächlich deshalb, weil sie auch für den Nichtphilologen ohne weiteres verständlich ist.

Sprachlich wäre die von einzelnen Autoren gewählte Bezeichnung „Asyntaktismus" (sie findet sich z. B. in Bianchis Lehrbuch der Psychiatrie, engl. Übersetzung, S. 341) scheinbar vielleicht besser sogar als die anderen, wenn wir mit O. Dittrich (Anz. f. indog. Sprach- und Altertk. XIX., S. 13) die Syntax definieren „als eine allgemeine Flexionslehre, insofern in ihr nicht etwa nur die Kasusendungen, sondern auch alle übrigen Flexionsmittel des Wortes zu behandeln sind" [1]).

---

[1]) Mit Rücksicht auf den, wie wir alsbald hören werden, gerade für die Lehre von Agrammatismus bedeutsamen Anteil der vom Verfasser sog. musischen Elemente der Sprache an der Syntaxierung der Sprache ist hier anzumerken, daß Dittrich dabei nach Ausweis der an das Zitierte anschließenden Ausführungen über die Satzbedeutung des Wortes „Oh!" auch jenen Teil der Ausdrucksmittel in ihrer Bedeutung für den Satz würdigt. Wenn Verfasser hier wie an anderen Stellen die von ihm geprägte Bezeichnung musisch beibehält, trotzdem es sich um solche Erscheinungen handelt, welche in der Sprachwissenschaft zum Teil als der Phonetik zugehörige klassifiziert werden, so geschieht dies hauptsächlich deshalb, um durch die Hervorhebung des Zusammenhanges mit den dem Pathologen geläufigeren amusischen Erscheinungen ebensowohl den genetischen wie den lokalisatorischen Gesichtspunkt besonders zu markieren.

Mit Rücksicht darauf, daß in der Linguistik die Bezeichnung Syn-, bzw. Asyntaktismus für etwas ganz anderes verwendet wird, wird man der zunächst als zutreffend anzusehenden Bezeichnung Bianchis nur mit Vorbehalt beistimmen dürfen (vgl. dazu V. Henry, Et. sur l'analogie en général etc. 1883, p. 27); ein weiterer Einwand gegen jene Bezeichnung wird noch später seine Darstellung finden.

Es lohnt zu diesen historischen Grundlagen der ganzen Lehre hinabzusteigen auch deshalb, weil sich schon hier die gleichen, auf der damals ausschließlich geltenden Ansicht von den bis zum Zusammenfallen der Beiden engen Beziehungen zwischen Denken und Sprechen basierten, Unklarheiten ergeben, denen wir auch noch bis in die letzte Phase der Aphasielehre hinein begegnen werden. Das tritt uns sofort als durch Vermischung der Beiden bedingt entgegen in dem Steinthalschen Satze, „denn die Unfähigkeit zur Satzbildung berührt gar leicht das logische Vermögen" (S. 478). Eine Andeutung dafür aber, daß Steinthal doch in dem angezogenen Falle den im Sprechen in der dritten Person sich ausprägenden Mangel an Intelligenz und den etwa anders bedingten Agrammatismus auseinanderhält, kann vielleicht darin gefunden werden, daß er in der Beschreibung eines Mädchens, das von sich in der dritten Person sprach, was Steinthal als Zeichen „herabgesunkener Intelligenz" bezeichnet, fortfahrend sagt: „Sie sprach aber auch ohne Verba finita und ohne Konjunktionen, ganz wie ein Kind, d. h. aber mit der Unfähigkeit wirklicher, voller Satzbildung; so sagte sie z. B. „Toni gemacht, alles schon gemacht", oder „Toni Blumen genommen, Wärterin gekommen, Toni gehaut""" [1]). Aber auch in der Darstellung der Grundlagen dessen, was in der Akataphasie behindert sein soll, macht sich das gleiche Schwanken geltend, wenn er diese Störung in der Weise zum Ausdruck bringt: „Das Lautbild ist aber mit einer Vorstellung assoziiert, und es ist eine tiefere Störung der Sprachfähigkeit, wenn der Kranke unfähig ist, nicht das Lautbild, sondern die Vorstellung selbst zu reproduzieren, dann ist der eigentliche Redeprozeß, die Funktion der Umwandlung der Anschauung in die Vorstellung, d. h. die Satzbildung gehemmt."

Es bedürfte einer eingehenden Darstellung, Stück für Stück, um alle in dieser Auffassung zutage tretenden Gegensätze zu jetzt herrschenden Ansichten aufzudecken; es mag das deshalb hier bloß angedeutet sein, da die weitere Darstellung dieser Ansichten in dem Kapitel vom Wege vom Denken zum Sprechen eine Klarlegung von selbst herbeiführen wird.

---

[1]) Es sei gestattet an diese durch ihr Alter ehrwürdig gewordene Deutung eine Bemerkung anzuknüpfen. Der Umstand, daß das Reden von sich in der dritten Person neben den auf die Imbezillität zu beziehenden agrammatischen Erscheinungen besteht, legt es nahe, auch für jene Erscheinung in dem Intelligenzdefekt die Erklärung zu suchen. Man wird aber billig fragen dürfen, ob das für alle Fälle zutrifft. Vor Kurzem machte Verfasser eine Beobachtung, die das recht zweifelhaft erscheinen läßt. Es handelt sich um einen Kranken mit mäßiger Worttaubheit, schwerer Paraphasie und Paragraphie, Wortamnesie hauptsächlich für Hauptwörter und Alexie; bei dem intellektuell nicht auffällig defekten 67jähr. Manne wurde nun wiederholentlich beobachtet, daß er von sich redend den ganzen Satz in der dritten Person konstruiert; da er daneben auch gelegentlich, freilich selten, Agrammatismen (weiche Konjugation statt der harten) darbot, liegt die Vermutung nahe, daß auch das Reden in der dritten Person eben der Seltenheit seines Auftretens wegen auf die Sprachstörung allein bezogen werden könnte. Nach einigen Wochen war diese Erscheinung verschwunden.

Noch in einer späteren Bemerkung tritt bei Steinthal (l. c. S. 485) die Verwischung der Grenzen zwischen Sprechen und Denken mit seinem Gefolge von Unklarheiten in der Abgrenzung der Akataphasie deutlich hervor, wenn er diese letztere als „Fehlen der Kraft" definiert, „die Vorstellungen nach den grammatikalischen Gesetzen zu apperzipieren oder zu verbinden".

Es wird die Aufgabe weiterer Kapitel sein, das Irrtümliche der hier von Steinthal zum Ausgangspunkt der ganzen Deutung gemachten Annahme von dem engen Parallelismus zwischen Sprache und Denken aufzuzeigen; aber es muß doch hier darauf verwiesen werden, daß auch moderne Autoren, z. B. Ziehen bis in die neueste Auflage seines Aphasieartikels in der Eulenburgschen Realenzyklopädie, an der Ansicht festhalten: „Die Zusammenordnung der Wörter zum Satze ist keine koordinatorische Leistung der Sprache, sondern von der assoziativen Verknüpfung der Objektvorstellungen abhängig."

Etwas klarer sind schon die Ausführungen Kußmauls, der die Störung als eine solche des „Vermögens, die Gedankenbewegung zur Darstellung zu bringen", präzisiert; aber auch bei ihm macht sich die anscheinend beseitigte, aber doch darin versteckt liegende Anschauung vom Gleichgang zwischen Denken und Sprechen in der Art geltend, daß er sagt (l. c.): „Um zu reden, muß der Gedanke, wie er sich logisch durch das Bewußtsein bewegt, in allen seinen feinen Teilen und mehr oder minder verschlungenen Wendungen zum Ausdruck kommen." (Die Hervorhebungen nicht bei Kußmaul.)

Schon in einer der Einleitung einverleibten Bemerkung ist auf das Irrtümliche der Annahme eines solchen weitgehenden Parallelismus zwischen Denken und sprachlicher Darstellung hingewiesen worden; man halte dagegen den 1844 geschriebenen, einem erst neuestens wieder hervorgeholten Büchlein entnommenen Satz eines Philologen: „Quelque riche que soit une langue en tournures syntactiques, il est impossible qu'elle en offre qui soient analogues à toutes les innombrables modifications dont la marche de la pensée est susceptible." (Weil, „De l'ordre des mots", p. 38.)

Das mag, da auf diese Frage bald eingehender zurückzukommen ist, für den Augenblick genügen; doch sei auch der Beachtung empfohlen, wie hier bei Kußmaul der logizistische Grundzug der in der Pathologie bis in die neueste Zeit benützten Psychologie deutlich hervortritt.

Ein anderer grundlegender Mangel der Umgrenzung des Agrammatismus durch Kußmaul liegt weiter in der vollständigen Nichtbeachtung eines bedeutsamen Teiles der syntaktisch wirksamen Sprachmittel [1]), die sich in dem Satze ausdrückt: „Die Gedankenbewegung besitzt zu ihrer Darstellung zwei sprachliche Mittel: die Wortbeugung und die Wortstellung, oder die Grammatik und die Syntax im engeren Sinne. Die Syntax im weiteren Sinne umfaßt die beiden."

Daß Kußmaul damit die musischen Elemente der Sprache, deren Bedeutung als Ausdrucksmittel im Satze wir alsbald, wenn auch vorläufig nur in Umrissen, kennen lernen werden, aus dem Bereich der dem Agrammatismus

---

[1]) Der Historiker wird den um so erfreulicheren Gegensatz dazu nicht übersehen, daß schon die Ideologen (S. Destut - Tracy: Élém. d'Idéologie 2. Part. Grammaire 2. Ed. 1817, p. 247) die musischen Elemente direkt als „moyens de syntaxe" ansprechen.

gewidmeten Erwägungen ausschloß, kann uns nicht Wunder nehmen; stand er ja doch im Banne zeitgenössischer Anschauungen, denen z. B. H. Lotze (Mikrokosmus. Bd. 2, S. 229 ff. [1])) Ausdruck verleiht; er bedachte eben nicht, daß der Satz sowohl den kognitiv urteilenden, wie den emotionalen Denkakt in sich faßt. In letzter Linie geht dieser Mangel auf die Nichtberücksichtigung der Sprechsprache zurück.

Etwas präziser herausgearbeitet als bei Steinthal, vor allem nach der Seite der Pathologie, findet sich die Frage bei Broadbent, der hier namentlich deshalb zu nennen ist, weil er als erster auch schon die Lokalisation des Agrammatismus zu präzisieren versucht. Die Worte als geistige Symbole lokalisiert er in die „superadded convolutions", die ziemlich genau dem entsprechen, was mehrere Jahrzehnte später Flechsig als Assoziationszentren den Projektionszentren gegenübergestellt; als motorische Vorgänge lokalisiert er die Worte in die linke dritte Stirnwindung, die, wie er annimmt, der Wortwahl zum Ausdruck der Idee dient („which is supposed, to select the words for the expression of an idea"). Wo das Denken und die Satzbildung erfolge, könne nicht präzise bestimmt werden, doch sind dabei die zuvor genannten „superadded" Windungen beider Hemisphären beteiligt; auch ist der Weg nicht bekannt, den die Sätze zur dritten linken Stirnwindung behufs ihres Ausdruckes gehen [2]).

Man vergleiche die letztere Ansicht von Broadbent mit der im Prinzip identischen allerneuesten v. Monakows, um sie in ihrer historischen Bedeutung ganz würdigen zu können; aber bei aller Wertschätzung der Leistung kann andererseits nicht übersehen werden, in welch grober Weise sich hier die von Hughlings Jackson schon damals beklagte und auch jetzt noch so häufig zu beklagende Vermischung von hirnmechanischen und psychischen Vorgängen darstellt. Die Auffassung, die Broadbent hier von der Formulierung des Gedachten gibt, ist abgesehen von der historischen Bedeutung dieses ersten Versuches einer Lokalisation des Agrammatismus vor Allem deshalb von Interesse, weil die Darstellung des Zusammenhanges zwischen Satzbildung und Wortwahl dahin geht, daß die erstere vorangeht; in den hier folgenden, den Fragen der Sprachformulierung gewidmeten Erörterungen spielt aber gerade die nach der Priorität des einen oder anderen der beiden Vorgänge eine wichtige Rolle; es wird sich zeigen, daß wir auch jetzt zu dem gleichen Resultate kommen, wie es Broadbent hier formuliert hat; das ist aber für die Entscheidung der lokalisatorischen Frage deshalb von so fundamentaler Bedeutung, weil jetzt wohl ziemlich allgemein anerkannt ist, daß wir wenigstens in der Regel über den Schläfelappen, d. h. unter seiner Mitbeteiligung sprechen, dort auch die Wortwahl statt hat, demnach die erste Phase der Satzbildung

---

[1]) Noch schärfer tritt die rein intellektualistische Auffassung bei dem Grammatiker Becker hervor, der in seinem „Organism der Sprache" (2. Aufl., 1841, s. S. 122) schreibt: „Da der Ton nur die in die Erscheinung tretende Tat des denkenden Geistes ist, so ist die Betonung der eigentlich organische Ausdruck der logischen Form".

[2]) „Where exactly the process of reasoning and propositionising or forming for the expression the product of intellectual action takes place cannot be stated; probably the whole area of superadded convolutions of both hemispheres is engaged in it; nor is the route known by which propositions pass to the third left frontal gyrus for expression". (Med. chir. Transact. 1872, Vol. 55, p. 191.)

nicht eine Funktion des beim Sprechen erst später in Aktion tretenden Stirnlappens oder gar der Brocastelle sein kann.

Knüpfen wir an die eben gegebene historische Darstellung noch die Angabe, daß Broadbent im Januarheft des „Brain" 1879, mit der Lokalisation des Agrammatismus im Stirnhirn präzise hervortritt, so ist auch schon Alles erschöpft, was gegenwärtig als historisch in dieser Frage bezeichnet werden kann; weiter darüber Geschichte zu schreiben, wäre nur eine in Schlagworten zu gebende Rekapitulation all der Autoren und ihrer Anschauungen, die, weil noch immer aktuell, in der folgenden Darstellung so reichlich zum Worte kommen werden. —

Auch Hughlings Jackson steht auf dem zuvor charakterisierten engen Standpunkte hinsichtlich des Umfanges der Sprachmittel (Brain. I 1879, p. 311), indem er die intellektuelle Sprache von der emotionellen trennt, aber es ist seinen Ausführungen über den einwortigen Satz mit seiner Differenzierung je nach dem interjektionellen (emotionellen) oder propositionellen Gebrauche des Wortes ganz präzise zu entnehmen, daß er wenigstens in dieser Richtung die Bedeutung der musischen Elemente als der vorwiegenden Träger des Affektausdruckes in der Sprache außerordentlich feinsinnig beurteilt hat.

Welche Gefahr aber in der scharfen Trennung der „beiden Sprachen" und der Nichtbeachtung der emotionalen Elemente in der „intellektuellen" liegt, zeigt sich schon an dem Nachfolger H. Jacksons Roß (On Aphasia 1877, p. 2), der direkt Ton, Melodie, Rhythmus als nicht zur intellektuellen Sprache gehörig bezeichnet. Wenn wir später in der Lehre von der Wortfolge hören werden, daß man der grammatischen eine affektische gegenüberstellt, so tritt uns auch darin wieder das Verfehlte einer solchen Trennung vor Augen, insofern uns auf diesem weiteren Gebiete vor Augen geführt wird, wie die „beiden" Sprachen an denselben Ausdrucksmitteln zur Wirkung kommen.

Die Vernachlässigung dieses Gesichtspunktes noch weiter ausführlich an der zeitgenössischen Sprachpathologie aufzuweisen, wird sich hier erübrigen; es muß vorläufig genügen, darauf hingewiesen zu haben, daß an dieser von der Sprachwissenschaft im Wesentlichen schon lange überwundenen rein intellektualistischen Auffassung der Sprachmittel die Pathologie bis in die letzte Zeit krankt, obgleich auch Wundt, dessen Monographie meist als Vorlage seitens der Pathologen genommen wird, die musischen Elemente als Ausdrucksform anerkennt, und selbst in der „reinen Logik" (siehe Husserl, Logische Untersuchungen II, p. 14) die Bedeutung dieser Elemente gegenüber den grammatischen Kategorien ihre volle Würdigung findet.

Ein drastisches Zitat eines neueren Linguisten mag zeigen, wie die moderne Sprachwissenschaft darüber denkt: „Man bildet sich nur zu leicht ein, zu einer Sprache gehöre nicht viel mehr, als was man schwarz auf weiß auf dem Papiere findet. Nein, alles gehört zu ihr, was bei der Rede in und mit den Sprachwerkzeugen geschieht: Rhythmus und Tonfall, Singen, Eintönigkeit, Breite oder Schärfe des Vortrages, aber auch die Haltung des Mundes, breit oder spitz gezogene Lippen, vorgeschobener Unterkiefer, schlaffes, verschnupftes Gaumensegel usw." (Von der Gabelentz Die Sprachwissenschaft. 2. Aufl., S. 35).

Wie ein Kunstsinniger davon denkt, mag der Ausspruch C. Fiedlers (Schriften über Kunst, herausg. von Morbach 1896, S. 200) zeigen: „Daß alle unsere sinnlichseelischen Fähigkeiten, all unser Fühlen, Empfinden, Wahrnehmen, Vorstellen beteiligt ist an der Beurteilung des Wertes der Sprache, daß es das gesamte Sein ist, welches in die Form der Sprache eingeht." Es darf hier auch angedeutet werden, daß die hier betonten Gesichtspunkte schon im nächsten Kapitel von der Satzdefinition in ihrer ganzen Bedeutung hervortreten werden.

Wenn freilich auch selbst im Kreise der Sprachpsychologen noch zu wenig beachtet worden ist, daß es auch Satzteile gibt, die keine Worte sind (z. B. die Satzmelodie, die den Fragecharakter des Satzes bestimmt), dann kann es nicht Wunder nehmen, wenn die richtige Ansicht erst recht nicht in den Kreis der Sprachpathologen gedrungen ist. Allmählich vollzieht sich bezüglich der Bedeutung des Gefühls auch auf dem bisher ausschließlich intellektualistisch gewerteten Gebiete des Vorstellungslebens ein Umschwung in den Anschauungen der Pathologen; im Hinblick auf das speziell hier diskutierte Thema ist auf eine seither erschienene Arbeit von Serog (Zeitschr. f. d. ges. Neur. u. Psych. Orig. 8. 1911, S. 107) hinzuweisen, der der Affektivität eine über die bloße assoziative Aneinanderreihung der Vorstellungen hinausgehende Wirkung bei der Zusammenordnung derselben zuspricht, als Vorbedingung zum geordneten, zielbewußten Denken. Wir sehen eben auch hier, wie die Pathologie, die gerade auf diesem Gebiete entscheidende, richtunggebende Tatsachen selbst zutage fördern könnte, der Psychologie nachhinkt.

Noch ein zweites Moment hat sich, wie schon in der Begründung der Kußmaulschen Definition, so auch in der seitherigen Behandlung des Problems hinderlich erwiesen. Die Anlehnung an den damals maßgebenden linguistischen Standpunkt seitens Kußmauls brachte ihm die Sprache vorwiegend, wie sie sich in den Dokumenten der Schriftsprache darstellt, in den Vordergrund seiner Beobachtung, und daran hat sich auch seither in der Pathologie nichts geändert, insbesondere da auch Wundt in seiner Sprachpsychologie nicht die gesprochene Sprache, die Umgangssprache, als Basis genommen; ist nun, wie in der Einleitung hervorgehoben, daraus auch schon die Einseitigkeit des Wundtschen Standpunktes abzuleiten, so muß die Sprachpathologie noch mehr Anlehnung an das lebendige Wort suchen; es wird sich zeigen, daß diese Psychologie der Umgangssprache in ihren verschiedenen, auch sozialen und dialektischen Modifikationen schon normalerweise wichtige Beziehungen insbesondere zum Agrammatismus aufzeigt; eine Analyse der in der Umgangssprache zutage tretenden Ausdrucksmittel wird, was insbesondere hier zu berücksichtigen ist, das Resultat ergeben, daß einige derselben, die in der Schriftsprache überhaupt nicht hervortreten oder erst aus der Analyse der Umgangssprache auch in jener erkennbar werden, eine um so wichtigere Rolle spielen, als sie durch den Niedergang der übrigen im aphasischen Zerstörungsprozeß eine zunehmend überragende Bedeutung im Ausdruck des Kranken gewinnen.

In allerneuester Zeit hat Kleist für die hier in Frage kommenden Vorgänge die Bezeichnung „Ausdrucksfindung" geprägt, die in Hinblick auf das Umfassende des Wortes „Ausdruck" recht zutreffend erscheint; aber bei näheren Zusehen haftet auch er (soweit sich das den bisher erschienenen Referaten über seinen Vortrag entnehmen läßt) doch wieder an den artikulierten Elementen der Sprache. —

Die bis daher für die Definition der als Agrammatismus zusammengefaßten Formen von Sprachstörung in Betracht kommenden Gesichtspunkte haben eine wesentlich reichere, nicht bloß durch gradweise Abstufungen charakterisierte Fülle von Formen erkennen lassen, als sie der älteren Definition entsprechen, ohne daß sich jedoch irgendwie prinzipielle Differenzen bezüglich der dabei in Betracht kommenden Ausdrucksmittel ergeben hätten; dagegen ist jetzt eines Umstandes zu gedenken, durch den eine solche Differenz aufgedeckt wird, deren Verfolgung (eines der Desiderate künftiger pathologischer Forschung) einen neuen Einblick in ein anderes Gebiet psychischen Geschehens eröffnen könnte.

Es war der Philologe Rieß, der 1894 in seiner epochemachenden Schrift „Was ist Syntax" (S. 96) darauf hingewiesen, daß die Flexionsformen nicht, wie man bis dahin angenommen und wie auch bis auf die Gegenwart zunächst für die Umgrenzung des Agrammatismus verwertet worden, nur zum Ausdruck der Beziehungen der Worte untereinander dienen; da dies — wenn richtig — auch für die Frage nach dem Umfange und der psychologischen Bedeutung der verschiedenartigen Agrammatismen von ebensolcher Bedeutung wie für die Sprachwissenschaft, und auch für die Frage der Lokalisation des Agrammatismus und ihm nahe stehender anderer Störungen von Gewicht wäre, sei das Wesentliche der Rießschen Beweisführung hierher gesetzt.

„Die Bedeutung der Flexionsformen ist . . . . . mehrfacher Art. Sie dienen sowohl zum Ausdruck von Beziehungen der Worte untereinander (z. B. die meisten Kasusformen in den häufigsten Arten ihres Gebrauchs) als zur Angabe einer weiteren Bestimmung, die zur eigentlichen Wortbedeutung hinzutritt, z. B. Genus und Numerus der Nomina, die Mehrzahl der Tempusbedeutungen) als auch zur Bezeichnung einer Modifikation der Wortbedeutung (z. B. die Steigerungsformen). Die irrige Ansicht, die ohne weiteres allen Flexionsformen und allen ihren Bedeutungen ein syntaktisches Interesse zuschreibt, hat zu einer Verschleierung und Verwischung der wesentlichen Verschiedenartigkeit der Flexionsbedeutungen geführt, die meist unbeachtet bleibt und oft völlig verkannt wird" [1].

„„Wie „der Vater kommt" syntaktisch ganz dasselbe ist, wie „der Bruder kommt", so ist es für die Syntax auch völlig dasselbe, ob ich sage: „der Vater kommt" oder „die Väter kommen", ob ich sage: „der Vater kommt" oder „der Vater kam"". „Und wie die Syntax keinen Anstoß nimmt an „2 × 2 = 5", was sie gar nicht von „2 × 2 = 4" zu unterscheiden vermag, so nimmt sie auch keinen Anstoß an: „Meine Köpfe tun mir weh", was ebenfalls von „Mein Kopf tut mir weh", syntaktisch gar nicht unterscheidbar ist. Was in diesen sich gleichbleibenden Gefügen verändert ist, das ist ausschließlich der materielle Inhalt. Dieser allein verändert sich durch die Vertauschung von kommt und kam, von der Vater und die Väter, von Kopf und Köpfe, wie er sich durch die Einsetzung von Bruder für Vater, von 5 für 4 ändern würde." . . . . „Daß gewisse, allen Worten der gleichen Art gemeinsame Formen zum Ausdruck gewisser allgemeiner Begriffe oder Denkkategorien

---

[1] Daß Rieß in dem amerikanischen Anthropologen und Sprachforscher Powell (Evolut. of lang. in I. An. Rep. Bureau of Ethnolog. Smithson. Inst. 1881, p. 7) einen Vorgänger hatte, weist Örtel (Lect. on the study of lang. 1901, p. 275) nach. Powell sagt (l. c.) einleitend zu der bezüglichen hier nicht weiter aufzuführenden Darstellung: „It should be noted that paradigmatic inflections are used for two distinct purposes qualifications and relation".

dienen, ändert nichts an der Tatsache, daß es sich dabei doch ausschließlich um die Bedeutung des einzelnen Wortes handelt, indem ein Begriff allgemeiner Art zu dem speziellen Wortbegriff hinzutritt. Das alles hat mit der Syntax nichts zu tun."

Der hier nach Rieß zur Darstellung gebrachte Gesichtspunkt ist später noch eingehender von F. N. Finck präzisiert worden, indem er den Teil der Flexionssuffixe wie die Dual- und Pluralendungen, die Genusbezeichnungen und Moduselemente als Bestimmungselemente den anderen als Beziehungselementen gegenüberstellt. Sehr gut bringt den Grundgedanken von Rieß der Latinist P. Morris (On Princ. and Meth. in latin Syntax, 1902, p. 38 ff.) zum Ausdruck, indem er sagt, daß die scharfe Trennung zwischen Semantik (Bedeutungslehre) und Syntax, die zu theoretischen Zwecken nicht selten beliebt wird, leicht den Glauben erwecken könnte, wie wenn die syntaktische Form nur die Schale darstellen würde, in die ein beliebiger Inhalt gefüllt werden könnte, ohne seinen Charakter damit zu ändern.

Die Argumentation Rieß' läßt auch für den Laien wohl keinen Zweifel an ihrer Richtigkeit aufkommen; sie hat zunächst die Wirkung für das Pathologische im Gefolge, daß Störungen in den von Rieß angedeuteten Richtungen nicht mehr ausschließlich als solche der Syntax bezeichnet werden können, sondern in das Gebiet der Bedeutungslehre hinübergreifen. (Vgl. dazu das in der Einleitung im Anschluß an ein Programm Meillets für eine individuelle Linguistik Gesagte bezüglich der Ablehnung einer schroffen Abgrenzung des für die Aphasielehre zu benützenden sprachwissenschaftlichen Materials.)

Daß eine Betrachtung agrammatischer Störungen von diesen Gesichtspunkten aus eine wichtige Aufgabe künftiger Forschung sein wird, daß sich daraus für die Pathologie, aber selbst für die Normalpsychologie der Sprache, zunächst rein theoretisch Wichtiges ergeben könnte, sei hier kurz ausgeführt als Begründung für die Vorführung scheinbar so fernab liegender linguistischer Erörterungen.

Als die nächste Aufgabe der Erforschung agrammatischer Störungen wird sich eine Scheidung derselben nach den von Rieß aufgestellten Gesichtspunkten ergeben; sollte sich dabei herausstellen, daß die in das Gebiet der Bedeutungslehre hineingehörigen Teile der Formbildung in solchen Fällen nicht an der Störung mitbeteiligt sind, dann wäre für den pathologischen Agrammatismus festgestellt, daß er tatsächlich wesentlich eine Störung in dem alten Sinne darstellt. Es ist aber schon a priori viel wahrscheinlicher, daß das nicht der Fall sein wird, weil die Grammatisierung der Rede als ein einheitlicher Prozeß angesehen werden darf. Dann gewinnt aber eine solche Feststellung mit Rücksicht auf Fragen der Lokalisation eine über das Tatsächliche weit hinausreichende theoretische Bedeutung. Denn wenn sich in einem solchen, der ganzen klinisch-anatomischen Sachlage nach genügend beweiskräftigen, Falle die vom Verfasser postulierte Lokalisation der den Agrammatismus nach sich ziehenden Läsionen, gleichgiltig ob Schläfelappen oder anderorts, bestätigen sollte, dann wären zwei Gesichtspunkte von eminenter Bedeutung daraus zu abstrahieren. Zuerst der prinzipielle einer möglichen Lokalisation einer Funktion, die den intellektuellen noch näher steht als die der Syntaxierung, ein Erwerb, der auch schon an sich einen wertvollen Schritt auf dieser Bahn dargestellt. Ein zweiter Gewinn wäre darin zu suchen, daß, abgesehen von der speziellen, etwa noch weiter zu verwertenden Lokalisation, die Nahestellung der den beiden Arten von Syntaxierung im Sinne von Rieß als Parallelprozesse entsprechenden Gehirnvorgänge damit gegeben wäre.

Einem Vorschlage des französischen Sprachwissenschafters Meillet folgend, bezeichnet man im Gegensatz zu den phonetischen Elementen, den „phonèmes", als „morphèmes" alles das am Worte, was den grammatischen Formen entspricht. Die Lehre vom Agrammatismus im weitesten Sinne wäre demnach eine Pathologie der Morpheme, und das umfaßt insofern mehr als die Bezeichnung des Agrammatismus, als Meillet auch die Syntax dazu rechnet, die mit der Morphologie die beiden Unterabteilungen der Grammatik darstellt (cf. die verschiedenen Schriften Meillets und letztlich seinen Artikel über Linguistik in „De la Méthode d. l. sciences". 2e série. 1911, p. 271 u. 276 und insbesondere die Ausführungen auf p. 277, wo er zeigt, wie die Trennung zwischen Morphologie und Syntax eine künstliche, im Detail gar nicht durchführbare ist).

A. Dauzat (Essai de Méthodol. linguist. 1906, p. 19) stellt neben die Phonetik als die Wissenschaft vom Laut die Semantik als die Lehre von den Ideen in ihren Beziehungen zu den Lauten. Die Semantik zerfällt in drei Teile: Morphologie, Lexikologie und Syntax; die Morphologie studiert das Wort in Bezug auf seine verschiedene Bedeutung, die Syntax behandelt die Worte und ihre Beziehungen zu einander. Auch dieser Darstellung ist zu entnehmen, wie die Lehre vom Agrammatismus über die Grenzen der Syntax hinausgreift.

Daß solche Erwägungen, wie die eben gebrachten, nicht belanglos für pathologische Fragen sind, ist im Vorangehenden dargelegt worden. Bei einem Autor, der sich neuestens mit dem Agrammatismus befaßt, findet sich die eben als nicht zutreffend erwiesene Einengung des Begriffes des Agrammatismus auf die syntaktischen Störungen festgehalten. Pelz (Zur Lehre von d. transkort. Aphasien. Zeitschr. f. d. ges. Neur. u. Psychol. XI, S. 129) spricht von einer Störung der Ordnung der Rede oder von Lockerung des organischen Satzgcfügos in Form des Agrammatismus. Sieht man von der Bezeichnung Asyntaktismus, die am ehesten der Störung der Ordnung der Rede entsprechen würde, aus den schon dargelegten Gründen ab, dann wird man, selbst unter Ausschaltung der an Rieß anknüpfenden Erwägungen, nicht übersehen dürfen, daß neben dieser Störung noch andere unter der gemeinsamen Bezeichnung des Agrammatismus zusammengefaßt sind. Daß eine solche Zusammenfassung doch auch klinisch vorläufig wenigstens gerechtfertigt ist, beweist übrigens gerade der Fall von Pelz, der nicht bloß die Ordnung der Rede, also Asyntaktismus aufweist, sondern auch die andere Form, die des Sprechens in Infinitiven („Kommen, Hannchen kommen", „heute Mama kommen").

Einige Worte sind einer anderen neuerlich hervorgetretenen Einengung des Gebietes des Agrammatismus zu widmen. Kleist (Über Störungen der Rede. Autorref. über den zuvor erwähnten Vortrag) beschreibt von sprachverwirrten Geisteskranken als eine Form von Störung der Ausdrucksfindung eine mehr oder weniger weitgehende Ausdrucksvereinfachung, die ihren höchsten Grad im Agrammatismus findet. Man wird dem gegenüber beachten müssen, daß diese Form des Agrammatismus nicht die einzige darstellt, die ebenso wie bei den eigentlich gehirnkranken Aphasischen bei Geisteskranken vorkommt.

Es kann nicht überraschen, daß auch sonst noch Erwägungen mehr prinzipieller Art den vorangehenden linguistischen Feststellungen entnommen werden können. Wenn Heilbronner in seiner Darstellung der Aphasie (im Handbuch der Neurol. I, S. 987) die Scheidung der beiden Hauptformen des Agrammatismus, des Telegrammstils und des sogenannten parler nègre als klinisch schwer durchführbar bezeichnet, so ergibt sich aus dem Vorangeführten Folgendes als Ausdruck des dadurch begründeten Standes auch in dieser Frage: Entweder ergibt sich die Scheidung der beiden als Konsequenz differenter psychologischer oder sprachwissenschaftlicher Grundlagen, dann ist sie auch klinisches Postulat, oder eine solche Differenz besteht nicht und es fällt damit auch die klinische Scheidung; das klinische Nebeneinandervorkommen wird aber in beiden Fällen lokalisatorisch von Bedeutung bleiben und je nach der Antwort bezüglich der vorangeführten Alternative entsprechend zu bewerten sein.

In Ergänzung der vorangehenden Erörterungen über den Umfang des zum Agrammatismus Gehörigen ist weiter noch darauf hinzuweisen, daß gewisse syntaktische Formen ebenso wie gewisse Wörter dazu dienen, dem Ausdruck zu verleihen, was wir später im Kapitel vom Satze als „Stellungnahme" des Sprechers bezeichnen hören werden. Auf den das zum Ausdruck bringenden Gefühlswert mancher Worte und ähnlich wirksamer Wendungen wird noch später zurückzukommen sein; hier sei nur folgende Äußerung eines Linguisten beigesetzt: „Man versteht, daß Ausdrücke dieser Art jeden Augenblick im Gespräche hervortreten; eine Menge von Adverben, Adjektiven, Satzteilen, die wir ebenso einschieben, sind Reflexionen oder Wertungen des Redners. Ich führe zunächst Ausdrücke an, welche den höheren oder geringeren Grad von Sicherheit oder Vertrauen des Redenden ausdrücken, wie sans doute, peutêtre, probablement, surement etc. Jede Sprache besitzt eine Menge solcher Adverbia." (M. Bréal, Essai de Sémantique 1897, p. 255.)

Nichts wäre leichter als an diese linguistischen Tatsachen, soweit sie die Frage des Agrammatismus tangieren, ähnliche Erwägungen für die Pathologie anzuknüpfen, wie dies zuvor mit den Feststellungen von Rieß geschehen. In Rücksicht darauf, daß der Stand der Pathologie noch weniger als dort schon tatsächliche Anknüpfungspunkte böte, sei nur darauf hingewiesen, daß der Gesichtspunkt, der sich an den Hinweis Meillets anknüpfen läßt, der Beachtung der Sprachpathologen gewiß würdig ist.

In diesem Zusammenhange ist noch eines Umstandes zu gedenken, den Marty (Unt. z. Grundleg. 1908, I, S. 532 f.) hervorgehoben hat. Gegenüber der Definition der Syntax als der Lehre vom Satze und der Satzbildung weist er die Enge derselben nach, indem es mit einer Gesamtbedeutung ausgestattete Wortfügungen gibt, die nicht Sätze im üblichen Sinne, sondern bloß Namen sind und doch syntaktische Erscheinungen aufweisen, z. B. ein Vater von fünf ungezogenen Kindern. Ein Einwand bezüglich der Enge der Definition läßt sich auch davon herleiten, daß auch Ausdrücke, die keine Mehrheit von Redegliedern aufweisen (lego, wehe!), der Bedeutung nach wahre Sätze sind. Es muß dahingestellt bleiben, ob die den ersten Einwand begründenden Tatsachen in der Pathologie Bedeutung haben; bezüglich des Zweiten ist auf die Erörterung vom Satze, insbesondere des einwortigen, zu verweisen.

Wenn sich angesichts der eben vorgeführten sprachwissenschaftlichen

Tatsachen die Bezeichnung Agrammatismus auch sachlich als richtiger gegenüber der des „Asyntaktismus" erweist und demnach auch weiterhin ohne Rücksicht auf solcher Art bedingte grundlegende Differenzen gebraucht werden kann, so wird man sich andererseits dem nicht verschließen können, daß der so zusammengefaßte Agrammatismus doch auch Dinge enthält, die von einander auch im Pathologischen zu trennen künftiger Arbeit vorbehalten werden muß. Nach welcher Richtung sich da für die Pathologie Scheidungen ergeben dürften, ist vorläufig noch kaum abzusehen; am ehesten wird man an eine Grenzregulierung gegenüber anderen gleichfalls im Schläfelappen lokalisierten Störungen (amnestische Aphasie), an gewisse, vorläufig als Paraphasie klassifizierte Erscheinungen denken können; welche Bedeutung diese eben angedeuteten lokalisatorischen Fragen für die vom Verfasser vertretene Lokalisation des Agrammatismus im Schläfelappen haben, wird in einem Kapitel des pathologischen Teiles auseinanderzusetzen sein.

Hier sei nur kurz noch Folgendes angedeutet: Den eben dargelegten Feststellungen Rieß' entsprechend, betrifft die Wirksamkeit der grammatischen Elemente sowohl die Wortbeziehungen, wie die Wortbedeutung; die diesen letzteren entsprechenden Funktionen stehen wohl mit der Wortfindung in engem Zusammenhange und dürften wie diese letztere, für die die Lokalisation im Schläfelappen als gesichert angesehen wird, zum mindesten in die Nähe des Schläfelappens zu lokalisieren sein [1]. Da es nun nach allem, was wir von der Lokalisation im allgemeinen wissen, nicht angeht, die zwei nach Rieß unterschiedenen, aber doch gemeinsam erlernten und geübten grammatischen Funktionen zu trennen, so ist auch in dem eben Gesagten ein weiteres, aus dem Gange der in Betracht kommenden Funktionen geschöpftes Argument für die Ansicht von der Lokalisation des „Grammatismus" im Schläfelappen gegeben.

Man hat solchen Fragen, wie den eben erörterten, in der Pathologie noch wenig Aufmerksamkeit gewidmet und doch ist vorläufig gar nicht abzusehen, welcher Gewinn nicht bloß für die Pathologie aus der Beachtung, ja schon aus der bisher überhaupt nicht für nötig erachteten genauen Aufnahme einschlägiger Tatsachen resultieren könnte. Eben zur Zeit der Niederschrift dieser Zeilen berichtet Vix (Arch. f. Psych. 48, 3, S. 5 des Sep.-Abdr.) aus der Phase der Restitution einer motorischen Aphasie neben agrammatischen Störungen: „Gelegentlich wurde auch ein Wort nicht dem gewöhnlichen Sprachgebrauche entsprechend angewendet". Man kann sich angesichts dieser so aphoristischen Beschreibung nicht gut auf irgend welche Deutung der eigentümlichen Erscheinung einlassen, aber es zeigt dieser Fall, der immerhin die Möglichkeit offen läßt, daß es sich um etwas dem hier besprochenen Nahestehendes handeln könnte, wie wichtig es sein kann, sich nicht bloß auf die in der Pathologie geläufigen Gesichtspunkte ebensowohl bei der Deskription wie bei der Beurteilung des Tatsachenmateriales zu beschränken.

Welche Bedeutung Fälle wie der eben berichtete gewinnen, wie weittragend sich gerade dieser bei entsprechend ausführlichem Bericht des hier besprochenen Gesichtspunktes hätte gestalten können, haben die vorangehenden Darlegungen erwiesen. Doch sei zur Vermeidung von Mißverständ-

---

[1] Dem Verfasser stehen zwei Fälle von Schläfelappenläsion zur Verfügung, die gleichzeitig mit einer Verschlimmerung der auch sonst vorhandenen amnestischen Aphasie Störungen der Wortbedeutungen aufwiesen.

nissen dem eine Bemerkung nachgeschickt. Schon frühere, dem hier dargelegten Fortschritte der Lokalisationslehre gewidmete Bemerkungen und die nicht bloß in dieser Schrift zum Ausdruck kommende Stellung des Verfassers zum Problem der Lokalisation der psychischen Funktionen lassen wohl keinen Zweifel aufkommen, daß er nicht glaubt, nun auch schon die betreffende Funktion lokalisiert zu haben; es wäre ein Rückfall bis auf Gall zurück, wollte man nun jetzt etwa schon die „grammatische Funktion" oder die „Bedeutungsfunktion" lokalisieren; aber es kann doch als ein wichtiger Fortschritt bezeichnet werden, daß es gelungen sein sollte, Stellen nachzuweisen, deren Läsion Störungen jener Funktionen etwa regelmäßig nach sich zieht.

Daß es aber auch sonst nicht an Tatsachen fehlt, welche die hier angedeutete, auf den Schläfelappen weisende Lokalisation zu unterstützen geeignet sind, mag Nachstehendes zeigen. Es wird im Kapitel vom begrifflichen Denken gezeigt werden, daß auf einer ersten niederen Stufe desselben die Bedeutung eines Objektwortes durch den Gebrauch des betreffenden Objektes bezeichnet wird. Nun beweisen Fälle von Schläfelappenläsion (vgl. dazu die zuvor erwähnten des Verfassers) durch das Nebeneinanderkommen von amnestischer Aphasie (Fehlen der Bezeichnung von Objekten) und etwa sensorischer Apraxie (Nichtauftauchen des Gebrauches des betreffenden Objektes), daß diese beiden Erscheinungen einander offenbar auch lokalisatorisch sehr nahe stehen; daraus ergibt sich für die zuvor erwähnten Tatsachen und Deutungen eine weitere Stütze. Verfasser will hier auf den Fall Vix, der den Ausgangspunkt der letzten Erörterungen bildet, nicht näher eingehen, so nahegelegt es auch wäre durch den Umstand, daß er apraktische Erscheinungen aufweist, die mit den hier gemachten Deutungen in schönem Einklang stehen; es müßte nicht bloß die ganze Kontroverse hinsichtlich der Lokalisation des Agrammatismus aufgerollt werden, wozu hier vorläufig kein Anlaß, sondern die ganze Deutung des Falles kritisch erörtert werden, was zu weit ab vom eigentlichen Thema des Kapitels führen müßte. —

Wenn unsere Rede sich in der Regel als eine Zusammenfügung, als Syntaxe mehrerer Zeichen darstellt, dann bildet die Lehre von eben dieser die Grundlage für die Deutung der als agrammatische zusammengefaßten Störungen und man hat dementsprechend den Agrammatismus definiert als die Pathologie der Syntax im weiteren Sinne; wir werden aber sehr bald in ausführlicherer Darstellung sehen, daß auch die Ausdrucksmittel der Sprache weit über den Rahmen dessen hinausgehen, was man bis dahin als Mittel zur Syntaxierung und Grammatisierung angesehen; trotzdem wird man auch in diesem weiteren Sinne die ältere Definition akzeptieren können, wenn man sich nur dessen bewußt bleibt. Man wird weiter nicht übersehen dürfen, daß bei der Bildung des Satzes auch gewisse Sprachmittel mitwirken, die dem Gebiete der Phonetik entstammen, in der sie als ihr syntaktischer Teil zusammengefaßt sind. Man wird diesen Gesichtspunkten mehr gerecht, wenn man etwa folgendermaßen definiert: Agrammatismus ist die Form pathologisch veränderten Sprechens, in welcher die bei dem grammatischen und syntaktischen Aufbau der Sprache wirksamen Vorgänge in verschiedenfältiger Weise gestört oder überhaupt nicht oder nur unvollständig sich vollziehen. Dieser letzte Zusatz erweist sich als nötig, um auch die durch mangelhafte oder fehlende Sprachentwicklung bedingten Agrammatismen zu charakterisieren.

Mit der Bezeichnung als Vorgängen soll der Standpunkt der angenommenen Funktionspsychologie und der Gegensatz zur strukturellen Psychologie angedeutet, vor Allem aber die Ablehnung der „Erinnerungsbilder" zum Ausdruck gebracht werden. Wenn Verfasser diesen Vorgängen bestimmte funktionelle Mechanismen für koordiniert ansieht, so soll damit schon der eigenen Annahme von der Stellung der Störung, ebenso wie andererseits ihrer Lokalisierbarkeit, Ausdruck gegeben sein; die Definition soll eben über den Rahmen einer beschreibenden hinausgehen und die Ansicht des Verfassers von der Art und dem etwaigen Sitze der zugrunde liegenden Störungen markieren.

Mills (Journ. of Amer. med. Assoc. 1904, II, p. 1945) charakterisiert die Störung des Agrammatischen als „difficulty in regaining those parts of speech which are concerned with qualifying and correlating.' The grammar of language no longer exists for them." Nach den Ausführungen dieses Kapitels erübrigt es sich, die Enge dieser Definition noch des weiteren erörtern zu müssen.

Hacker (Arch. f. d. ges. Psychol. 21, S. 48) und ihm nachfolgend Köhler (ib. Bd. 23, S. 427) trennen neuestens Akataphasie vom Agrammatismus, indem sie mit der ersteren Bezeichnung die Störung benennen, wenn ein ganzer oder mehrere Sätze falsch angewendet werden, so daß sie sich mit dem Inhalt des Gedankens nicht decken, während der Agrammatismus eine unrichtige sprachliche Gliederung des Satzbaues nach ihnen darstellt. Es leuchtet nach dem Vorstehenden ein, daß sich so bezüglich der Akataphasie eine Verschiebung gegenüber ihrem ursprünglichen Geltungsbereich vollzieht, die hier weiter zu erörtern, keine Veranlassung gegeben ist.

In Anknüpfung an die hier gegebene Definition ist, obwohl nicht direkt hierher gehörig, aber doch als prinzipiell wichtig für die Präzisierung der Stellung des Agrammatismus im Rahmen der Beziehungen zwischen Sprechen und Denken eines schon in der Einleitung gestreiften Tatsachengebietes zu gedenken. Dort ist die Tatsache angeführt worden, daß eine so hoch kultivierte Sprache, wie das Englische, z. B. sich im Laufe ihrer Entwicklung immer mehr dem flexionslosen Chinesischen genähert; dem reiht sich die den Linguisten geläufige Feststellung an, daß die Flexion keine den indogermanischen Sprachen unveränderlich anhaftende Erscheinung ist, ihnen vielmehr nachweislich einmal gefehlt hat; es wird dieser Gesichtspunkt jedenfalls bei der Beurteilung der Dissolution der Sprache in Form des Agrammatismus von prinzipiell belehrender Bedeutung sein in der Richtung einer Bewährung des von Hughlings Jackson dafür aufgestellten Prinzips vom Rückschlag auf ältere Entwicklungsstufen. Aber auch für die vom Verfasser vertretene Funktionspsychologie im Gegensatze zur alten Erscheinungspsychologie wird daraus ein unterstützendes Moment sich ableiten lassen. Als unmittelbarste Konsequenz daraus aber ergibt sich die schon zuvor angedeutete prinzipielle Verwerfung jenes Standpunktes, der in der Annahme gipfelt, daß der Agrammatismus bedingt sei durch eine Amnesie der Formwörter und demnach eine Spezialform der amnestischen Aphasie darstelle.

Eine weitere Konsequenz betrifft die bisher meist im Rahmen der Paraphasie fixierte Stellung des Agrammatismus. Der letzte Autor, der sich mit dieser Frage befaßt, v. Niessl (Die aphasischen Symptome. 1911, S. 137) qualifiziert im Anschluß an Bonhöffer und Heilbronner den Agrammatismus als die vierte Form der Paraphasie, „wenn die einzelnen Worte zwar richtig gebildet, die Sätze aber des grammatischen Zusammenhanges entbehren" [1]). Wenn wir auch schon in der Einleitung die Zusammenlegung von Agrammatismus und Paraphasie als nur gradweise differenter Störungen abgelehnt, so müssen wir hier auf diese Frage etwas näher eingehen, da Pelz neuerlich (Zeitschr. f. d. ges. Neur. u. Psych. XI, S. 129) als schweren Grad des Agrammatismus jene „Lockerung der Ordnung der Rede" bezeichnet, die „bis zu einem völlig sinn- und ordnungslosen Durcheinander von Worten" geht. Als Beispiel zitiert er gerade den Fall transkortikaler sensorischer Aphasie von Pick, in welchem „die einzelnen sonst korrekten Worte sinnlos aneinandergereiht sind." Wir sind nun der Ansicht, daß die sinnlose Aneinanderreihung von Worten allein mit Agrammatismus überhaupt nichts zu tun hat und können im Anschluß an W. James ausführen, wie auch eine sinnlose Folge von Worten, wenn diese nur den Charakter des Grammatischen an sich tragen, den Eindruck des „Sinnvollen" macht [2]).

Wir sind weiter der Ansicht, daß selbst die höchsten Grade von Paraphasie, also selbst die, wo nicht bloß korrekte Worte sinnlos aneinander gereiht werden, sondern völlig im Jargon gesprochen wird, dadurch allein noch nicht als agrammatisch erwiesen sind, daß vielmehr in gewissen Fällen, wo tatsächlich agrammatisch auch im engeren Sinne des Wortes gesprochen wird, eine weitere Störung, eben die des Agrammatismus, hinzugetreten ist. Das wird für die von uns als nicht agrammatisch angesehenen Fälle vor Allem durch den ganzen Tonfall und Akzent, in dem die Kranken sprechen, bewiesen; es liegt eine Störung in einem tieferen Stadium der Exekutive vor, während jene höheren Vorgänge, die wir der Grammatisierung zurechnen, ganz ungestört sind oder sein können. Dies gilt auch für die Deutung, die Pelz (l. c.) von diesen Vorgängen gibt; es kann dies hier nicht ausführlicher dargelegt werden, vielmehr muß auf Erörterungen verwiesen werden, die dem in einem späteren Kapitel („Der Weg vom Denken zum Sprechen") gewidmet sind.

Es wird eine der Hauptaufgaben des psychologischen Teils dieser Schrift bilden, diejenigen Vorgänge möglichst eingehend kennen zu lernen, deren Störungen sich als agrammatische darstellen; es wird sich auch sehr bald im Laufe dieser Darstellung, auch schon bei der Lehre von den im Satze zur Ver-

---

[1]) Wenn hier als Gegenargument das Hauptgewicht darauf gelegt wird, daß es nicht angeht, die Zusammensetzung des Satzes aus Worten in Analogie zu bringen mit der angenommenen Zusammensetzung des Wortes aus Buchstaben, so mag es den Vertretern der letzteren Ansicht überlassen bleiben, sich mit denjenigen auseinanderzusetzen, die auch das bestreiten (E. B. Huey, The Psychol. and Paedag. of Reading 1910, p. 125 „we shall find that the word is not a mere collection of syllables and letters"). Nur angedeutet sei, daß es in letzter Linie wieder die Nichtbeachtung der gesprochenen Sprache ist, die zur Ansicht geführt, daß das Wort sich aus den angeblich immer wieder in absolut gleicher Form auftretenden Buchstaben zusammensetzt. Es ist an anderer Stelle ausgeführt worden, wie solche im Lichte moderner Sprachforschung als verfehlt zu bezeichnende Auffassungen auf einer synthetischen Deutung des Sprachvorganges beruhen, die besser durch eine analytische Betrachtung desselben zu ersetzen wäre.

[2]) „Wenn die Worte demselben Vokabular entstammen und die grammatische Struktur korrekt ist, dann können absolut sinnlose Sätze geäußert werden . . . . ohne aufzufallen". (Princ. I, p. 263). Vgl. ibid. das Zitat aus einem 784 Seiten starken Buche voll des blühendsten Unsinns bei korrektester Grammatisierung, sowie ähnliche Schriftstücke von Fällen von Dementia praecox.

wendung kommenden Ausdrucksmitteln und später bei der Besprechung derjenigen Station des Sprachvorganges, in der die Störungen der Grammatisierung einsetzen, herausstellen, daß es sich dabei um Vorgänge handelt, die der Wortwahl vorangehen, also vorwiegend psychische Vorgänge betreffen und demnach mit dem Motorischen, das der Wortwahl folgt [1]), in gar keinem Zusammenhange stehen; die unmittelbare Konsequenz daraus ist, daß die Vorgänge der Paraphasie mit denjenigen des Agrammatismus nichts gemein haben, außer das, daß sie in der Reihenfolge der Sprachvorgänge miteinander in Beziehung stehen. Das letztere freilich ermöglicht die schon zuvor erwähnte Kombination von Agrammatismus und Paraphasie, die ihrerseits wieder eine Bestätigung der Lokalisation beider im Schläfelappen erbringt.

Natürlich kann man nicht übersehen, daß vereinzelte Verstöße gegen Grammatik und Syntax auch sonst neben anderen Störungen aphasischer Art vorkommen und wird man deshalb nur dort von Agrammatismus sprechen dürfen, wo die diesem entsprechenden Erscheinungen in breiterem Maße und mehr oder weniger ständig zur Beobachtung kommen. In den übrigen Fällen wird zu untersuchen sein, welche Bedeutung jenen Verstößen zukommt; ob dieselben nicht etwa in der gleichen Weise zu beurteilen sind wie die auch in der Norm vorkommenden derartigen Störungen, oder ob es sich um den Ausdruck solcher Störungen handelt, die funktionell in der Reihenfolge der den Sprachvorgang konstituierenden Einzelprozesse dem grammatischen und syntaktischen nahe stehen und demnach als leichtere Störungen der letzteren Prozesse genetisch und vielleicht auch lokalisatorisch für ein Studium dieser verwertet werden können; daß man dabei nicht anders vorgehen wird, wie bei der Wertung anderer Erscheinungen, daß dabei ebenso die Gesichtspunkte der Scheidung zwischen direkten und indirekten Erscheinungen, Nachbarschafts- und Fernwirkungen, die Diaschisis (v. Monakows) im Auge behalten werden, sei als natürlich noch besonders hervorgehoben.

In einem späteren Kapitel werden wir sehen, daß die als Agrammatismus zusammengefaßten Störungen zum Teil an Vorgängen sich vollziehen, welche die Sprachphilosophen seit W. v. Humboldt als „innere Sprachform“ bezeichnen, und daß diese Bezeichnung, bzw. die neuerlich von Marty gewählte Bezeichnung der sogenannten „konstruktiven inneren Sprachform“ jene Vorgänge präziser faßt, als die alten Bezeichnungen der Syntax und Grammatik. Da es sich aber andererseits zeigen wird, daß auch in der engeren Fassung Martys doch wieder manches darunter subsumiert erscheint, was nichts mit dem Agrammatismus zu tun hat, die ganze Frage überdies trotz ihres hohen Alters noch immer recht kontrovers ist, mag es vorläufig genügen, auf diese auch für die Pathologie aussichtsreiche und deshalb schon für die Definition zu beachtende Richtung der Forschung hingewiesen zu haben.

Auseinandersetzungen, wie sie Verfasser seinerzeit z. B. mit Ziehen gepflogen, ob der Agrammatismus als eine psychische oder eine sprachliche Störung anzusehen sei, können jetzt wohl als überwunden bei Seite gestellt werden; immer mehr überzeugt man sich, daß scharfe Grenzen zwischen den beiden nicht zu ziehen sind, und daß, ebenso wie man bei dem Vorgange des

---

[1]) Das Obige ist etwa dahin zu modifizieren, daß in gewissen Fällen, bei den „moteurs“, etwas Motorisches schon mit der Wortwahl zusammenfällt; es ist ersichtlich, daß die damit verknüpfte Argumentation des Textes keiner Abänderung bedarf.

Sprachverständnisses eigentlich gar nicht sagen kann, wo das Psychische beginnt, sich auch hier nicht sagen läßt, wo das Psychische aufhört. Wenn solche Grenzen jetzt doch noch aufgezeigt werden, dann sind es jedenfalls nur praktische Gesichtspunkte und Rücksichten der Darstellung, welche dafür maßgebend sind. Es muß aber gesagt sein, daß jene Kontroverse, von einem höheren Standpunkt aus besehen, bei strenger Beachtung des Prinzips des Parallelismus in sich zusammenfällt; schon H. Jackson hat, wie auch wir hier schon zitiert, die Vermengung des Psychischen und Physischen als methodisch verwerflich gerügt.

Schicken wir am Schlusse dieser einleitenden Umgrenzung des Stoffes der weiteren Darstellung einige Worte über die Anordnung desselben voraus, so hat schon diese gezeigt, daß psychologische und sprachliche Erörterungen einen breiteren Raum in unserer Darstellung für sich beanspruchen werden; dementsprechend und um in die Fülle des Stoffes einiges System hineinzubringen, ist das Ganze in einen psychologischen und einen pathologischen Teil geschieden; im ersteren sollen auch die linguistischen und den übrigen Hilfswissenschaften entnommenen Tatsachen und Deutungen untergebracht werden, wie ja auch sonst schon diese Dinge als Hilfsmittel der Sprachpsychologie dienen. Der zweite, pathologische Teil soll nicht bloß alles zur Pathologie des Agrammatismus Gehörige umfassen, sondern auch alle jene allgemeinen Gesichtspunkte der Aphasielehre zur Erörterung bringen lassen, zu denen Stellung zu nehmen Veranlassung gegeben erscheint. Insofern hier der Versuch gemacht wird, den ganzen Stoff der Sprachpsychologie in seiner Bedeutung für Fragen der Pathologie aufzurollen, wird sich natürlich auch jene Stellungnahme etwas ausführlicher gestalten.

Im ersten Teile, dem psychologischen, werden für die detaillierte Anordnung des Stoffes maßgebend sein die in einem nächsten Kapitel zur Darstellung gelangenden Vorgänge auf dem Wege vom Denken zum Sprechen und die Kenntnis der dazu dienenden Ausdrucksmittel; daran soll sich eine ins Einzelne gehende Darstellung all der Einzelheiten sowohl wie auch aller übrigen Momente anschließen, die in jenen Vorgängen zum Vorschein kommen oder sie beeinflussen und deshalb auch für das Verständnis des Pathologischen von Bedeutung sein werden; damit ist natürlich auch schon gesagt, daß es sich nicht etwa um eine Darstellung der Sprachpsychologie handeln kann, die zu schreiben Verfasser sich nicht vermißt. Natürlich wird es sich nicht umgehen lassen, diese Tatsachen in ihrer Bedeutung für die Pathologie auch schon an der betreffenden Stelle, wenn auch nur kurz, zu würdigen und dadurch das zunächst ohne Beziehung zum Pathologischen erscheinende Psychologische der Erscheinungen auch dem Interessenkreis der Pathologen näher zu rücken. Daran wird sich in zweiter Linie die Erörterung der psychologischen Erscheinungen anreihen, die sich von der Pathologie her als bedeutsam zum Verständnis dieser darstellen und deren Psychologie jetzt ebenfalls klarzulegen ist (Psychologie der Grammatik).

Im Weiteren wird die Kindersprache als die Grundlage für das Verständnis des nativen Agrammatismus und als Leitfaden für die Pathologie der Dissolution und der Reevolution (der Rückbildung der Erscheinungen) zu behandeln sein; dem folgen die der Taubstummensprache als zweckdienlich zu entnehmenden Tatsachen und die übrigen zum Verständnis des Agrammatismus beitragenden Ausdrucksformen. Den Schluß machen solche Tatsachen aus der Philologie und Sprachvergleichung, die Beziehungen oder Analogien mit den zuletzt abgehandelten defekten Sprachen erkennen lassen.

Der pathologische Teil soll zunächst die Symptomatologie und Lokalisation des Agrammatismus und daran anschließend eine ausführliche Besprechung aller dabei in Betracht kommenden Momente, endlich alles dessen bringen, was von den hier gewonnenen Resultaten für die Aphasielehre im allgemeinen und insbesondere für die Zusammenhänge des Agrammatismus mit den einzelnen anderen Formen von Belang erscheint.

II. Der Satz und seine Definition.

Wenn schon bei den ersten Schritten, alles zu umgrenzen, was innerhalb des den engeren Vorwurf dieser Schrift bildenden Gebietes zu behandeln wäre, der unzureichende Zustand der Pathologie die Grundlagen für eine solche Definition vermissen ließ und diese in den Gebieten der in der Sprachpsychologie zusammengefaßten Wissenschaften gesucht werden mußten, dann kann es nicht überraschen, wenn beim Fortgang dieser Studien das noch in weit höherem Maße der Fall ist. Sehen wir von einem ersten originalen Versuche einer Satzdefinition ab, den ein Pathologe, allerdings vom Range H. Jacksons unternommen, so reduziert sich das, was die Pathologie in dieser Richtung hervorgebracht, im Wesentlichen [1] auf gelegentliche knappe Ausführungen handbuchmäßiger Darstellungen; nirgends auch nur der Ansatz eines Versuches, sich eingehender dort Rats zu erholen, wo man die Grundlagen dafür zu finden hoffen durfte.

Verfasser wüßte keine bessere Rechtfertigung für dies Kapitel als den Hinweis darauf, daß sich H. Jackson in seinem berühmten Aufsatze im 1. Bande des „Brain" mit Erwägungen befaßt, wann man von einer Störung der „propositionising fonction" im Rahmen der aphasischen Störungen im Allgemeinen sprechen könne. H. Jackson hat sich auch sonst noch zu dieser Sache geäußert, so in der Differenzierung von „wordless" und „speechless" (l. c. II, 205), wo er schon den Einwortsatz sehr gut von der gleichlautenden „recurring utterance" unterscheidet, wie er ja auch später (l. c. p. 209) von „propositionwords" spricht [2].

---

[1] Gerade im Hinblick auf die irrtümlichen, aus dem bisherigen mangelhaften Stande der pathologischen Einsicht in diese Fragen resultierenden Anschauungen ist es bemerkenswert, daß schon Lordat (zit. bei Pitres L'Aphasie amnes. 1898, p. 107) dieselben Unterscheidungen aufgestellt hat, wie die modernsten Sprachpathologen: „Amnésie verbale c'est-à-dire l'oubli des mots nécessaires à l'expression de la pensée, l'asynergie verbale c'est-à-dire la suspension, ou la perte des associations musculaires qui entrent en jeu dans l'action de parler".

[2] Mit Rücksicht auf den von Broatbent in die Sprachpathologie eingeführten und von H. Jackson weiter benützten Ausdruck des „propositionising", das man für gewöhnlich im Deutschen mit Satzkonstruktion übersetzt, entnehmen wir einer Bemerkung des deutschen Übersetzers Kleinpeter von Jevons Leitfaden der Logik (1906, S. 62) einige nicht unwichtige Hinweise über sprachliche Differenzen. Der Engländer stellt dem judgement als „Urteilsakt" die „proposition", das in Worte gefaßte Urteil, an die Seite und hat als dritte Bezeichnung noch das Wort „sentence" zur Verfügung, während im Deutschen nur die beiden Worte Urteil und Satz zur Verfügung

Man hat diese Frage von Seite der Sprachpathologen nicht weiter verfolgt, trotzdem z. B. die Würdigung, die die Psychologie der Kindersprache bei ihnen gefunden, schon in ihren Anfängen immer wieder auf die Wichtigkeit dieses Problems hindeutete; wie in der Kindersprache, so spielt auch beim Aphasischen der einwortige Satz eine bedeutsame Rolle und ist demnach eine Erwägung dessen, was wir unter einem Satze zu verstehen haben, eigentlich nicht gut zu umgehen.

Das ist auch der Fall, wenn wir von dem Satze, seinem Zustandekommen und den dazu wirksamen Ausdrucksmitteln handeln müssen, nicht bloß um zu einem daraus sich ergebenden Verständnis der pathologischen Erscheinungen vorzudringen, das bisher überhaupt noch nicht Gegenstand der Erforschung gewesen, sondern um auch zu einer natürlichen Einteilung dieser Erscheinungen zu gelangen.

Immerhin mag es zunächst etwas weit hergeholt erscheinen, in einer pathologischen Studie aus dem Gebiete der Aphasie sich mit den verschiedenen Definitionen, die vom Satze gegeben werden und den Vorgängen, die sich bei der Satzbildung abspielen, zu befassen; aber ein kurzes Besinnen muß schon prinzipiell ein solches Beginnen als gerechtfertigt erscheinen lassen, wenn man einerseits erwägt, daß es gerade für die Lehre vom Agrammatismus, die ja die Pathologie des Redens in Sätzen darstellt, eigentlich gar nicht umgangen werden kann, sich danach umzusehen, was ein Satz ist und wie das, was man als Satz definiert, aus dem Gedanken sich gebildet hat.

Andererseits aber betonen wir in Wiederholung einer prinzipiell geäußerten Ansicht, daß man in dieser Anleihe bei den sprachpsychologischen Hilfswissenschaften nicht etwa ein Abweichen von naturwissenschaftlichen Forschungsmethoden sehen wird, da diese Art des Wissenschaftsbetriebes doch unmöglich weniger zu billigen wäre, als etwa der Versuch, nach berühmten Mustern aus den in Betracht kommenden Tatsachen der Pathologie eine Lehre von der Grammatisierung der Sprache selbständig zu entwickeln. Verfasser hofft aber, daß auch hier wieder die sichtbare Fülle dessen, was für Zwecke der Pathologie sich aus der von ihm gewählten Methode ergeben wird, schon allein die Art der Behandlung als gerechtfertigt erscheinen lassen wird.

Wenn wir die Satzfügung als diejenige Funktion hinstellen, deren Störungen den Mittelpunkt der vorliegenden Arbeit bilden, so muß den Ausgangspunkt aller weiteren Studien die Feststellung dessen bilden, was wir als Satz anzusehen haben. Wie eben erwähnt, ist eine auch nur etwas tiefergehende Aufklärung darüber nur von Seite der Sprachpsychologie zu gewinnen; die Darstellung des Standes der Frage wird in gewissem Sinne dadurch erleichtert, daß auch unter den Vertretern der Linguistik und Sprachpsychologie der Streit darüber, was ein Satz sei, niemals geruht hat, wie Wundt geradezu von einem „zweifelhaften Zustande" des Problems spricht.

---

stehen. Englische Leser werden jedenfalls die Konsequenzen zu beachten haben, die sich daraus ergeben und die Jevons an der zitierten Stelle folgendermaßen formuliert: „Was die Logik ein Urteil, nennt der Grammatiker einen Satz. Während aber jedes Urteil ein Satz ist, darf man nicht glauben, daß jeder Satz auch ein Urteil sei". Auch andere englische Logiker, wie z. B. Bosanquet (Essent. of Logik. 1897, p. 82) stimmen dem zu, indem er für den Befehlssatz und als allgemeine Bezeichnung die „sentence" gebraucht; es ist zu betonen, daß die Ausführungen H. Jacksons diese Differenzen nicht beachten.

Es kann jetzt als eine ziemlich allgemein von Linguisten und Sprachpsychologen angenommene Tatsache hingestellt werden, daß der Satz die ursprüngliche Redeform, die „Einheit" in der Sprache darstellt, und daß überall dort, wo in unseren flektierenden Sprachen ein einzelnes Wort die Rede darstellt, dieses einen Satz oder, wie einzelne, z. B. Wundt behaupten, ein „Satzäquivalent" darstellt.

Es wird auf diese letztere Frage ausführlicher dort zurückzukommen sein, wo von der Nutzanwendung der in einem ersten Stadium ganz ausschließlich den einwortigen Satz benützenden Kindersprache, gleichwie der primitiven Sprachen auf die Erscheinung der Aphasie und insbesondere der motorischen die Rede sein wird.

Es hat nun allerdings, wie erwähnt, schon H. Jackson die grundlegende Bedeutung des Satzes in der Pathologie der Aphasien entsprechend betont, aber seine diesen wichtigen Punkt betreffenden Ausführungen sind so aphoristisch gehalten, daß sich auch schon deshalb eine ausführlichere, an der Hand der Sprachpsychologie mögliche Darlegung wünschenswert macht. Es ist das vom Standpunkte der Pathologie um so nötiger, als, wie schon früher hervorgehoben, diese gerade in der Psychologie der Umgangssprache ihre natürliche Basis gegeben hat, in dieser aber ebenso wie auch im Schreiben die Zerlegung des Satzes in seine Teile erst recht mangelhaft ist.

Schon W. v. Humboldt (Über d. Verschiedenheit des menschlichen Sprachbaues S. 42) sagt: „Nur die verbundene Rede muß man sich in allen Untersuchungen, welche in die Wesenheit der Sprache eindringen sollen, als das Wahre und Erste denken. Das Zerschlagen in Wörter und Regeln ist nur ein totes Machwerk wissenschaftlicher Zergliederung" und (Ges. Schriften V, S. 445): „der Mensch denkt ursprünglich den ganzen Gedanken als Eins und spricht ihn so aus. Er glaubt nicht, ihn aus einzelnen Wörtern zusammenzusetzen, sondern würde vielmehr Mühe haben, ihn in solche zu zerlegen." In neuerer Zeit scheint der Anthropologe Waitz der erste gewesen zu sein, der die primäre Natur des Satzes gegenüber dem Worte betont hat (Anthropol. d. Naturvölker. I, S. 271).

Sehr belehrend ist der Hinweis von R. Lenz (in „Die neueren Sprachen" h. v. Viëtor. VIII, 1901/01, S. 466) auf die Schwierigkeiten, die es für einen selbst gut spanisch redenden Indianer hat, wörtlich zu übersetzen. „Einzelne Wörter, soweit es nicht ganz deutliche Konkreta sind, oder gar Verbalformen zu verlangen, ist ganz umsonst, nicht weil der Indianer die Bedeutung nicht wüßte, sondern weil ihm das Wort nur in Verbindung mit anderen als Gedankenausdruck geläufig ist in unbewußter Tätigkeit und weil ihm das Bewußtsein grammatischer Kategorien völlig fehlt."

Die Tatsache, daß der weniger Gebildete sich bezüglich der Worttrennung im Sprechen und Schreiben dunkelsten Vorstellungen hingibt, kann Niemanden, der sich um die Kenntnis dieser Dinge bemüht, entgehen (an anderer Stelle finden sich einschlägige Tatsachen mitgeteilt [1])). Hier sei nur noch Folgendes angeführt:

K. Brugmann (Kurze vergl. Gramm. d. indogerm. Sprach. II, 1903, S. 281) verweist darauf, daß noch heute für das normale Sprechen in der

---

[1]) In diesem Zusammenhange ist darauf hinzuweisen, daß die alten Griechen auch im Schreiben die Worte nicht getrennt haben.

Regel nur da ein wirklicher Ein- und Abschnitt ist, wo ein Satz zu Ende kommt, und daß die Worttrennung häufig willkürlich und konventionell ist („es kommt zustande", „es kommt zu stande"[1])). In einem Referate über „Briefe Napoleon I. von Kircheisen 1910" lesen wir, daß Napoleon oft ohne Trennung der Wörter schrieb, und daß er oft die Endsilbe wegließ. Er schrieb später in abgerissenen befehlenden Sätzen, so daß manche seiner Schriften wie Depeschen anmuten.

B. Erdmann (Die psycholog. Grundlagen etc. Arch. f. syst. Philos.) hat hervorgehoben, daß, insbesondere in den romanischen Sprachen, die Worttrennung beim Sprechen und demzufolge auch im sprachlichen Denken anscheinend beträchtlich geringer ist als in den germanischen. Diesem Umstande ist es vielleicht zuzuschreiben, daß insbesondere romanische Linguisten dieser Frage näher nachgegangen. So hat Dauzat (La vie du lang. 1910, p. 94) darauf hingewiesen, daß in gewissen französischen Dialekten (und gewiß ist etwas Ähnliches auch in anderssprachlichen Dialekten nachweislich) sich eine Zusammenlegung zweier Worte zu einer unlöslichen Einheit vollzieht[2]). Eingehend befaßt sich derselbe Autor im Anschluß an einschlägige Ausführungen Bréals mit der hier besprochenen Frage in seiner Philos. du lang. 1912, p. 15 seq. Besonders interessant ist sein Hinweis auf die in solchen Fällen gelegentlich selbst für den Philologen unlösbaren Schwierigkeiten der Worttrennung[3]).

Von den Bréal selbst entnommenen Tatsachen sei nur die eine hierher gesetzt, daß sich die Nichtdifferenzierung der Wörter im Satze besonders prägnant in den Telegraphenbureaus darstellte; wir heben das deshalb hervor, weil wir an anderer Stelle hören werden, wie Meistertelegraphisten und ebenso Meistermaschinenschreiber nicht das einzelne Wort erfassen oder wiedergeben, sondern den ganzen Satz; die Nutzanwendung dieser Tatsachen auf ganz spezielle Fragen der Pathologie springt zu sehr in die Augen, als daß es noch besonderer Ausführung hier bedürfte.

Wenn sich in all diesen und noch anderen Tatsachen die zwingende Kraft der Satzeinheit durchsetzt, so ist es von vorneherein klar, daß das tief in der Psychologie des logischen Denkens begründet sein müsse, die offenbar jene äußere Form des Wortzusammenhanges im Satze zur Folge hat[4]).

---

[1]) Für die Zwecke der vorliegenden Schrift ist auch die Äußerung desselben Autors (l. c. S. 282) zu beachten, daß die jetzt noch übliche Gegenüberstellung von Wort einerseits, Wortgefüge und Satz andererseits den sprachpsychologischen Tatsachen nicht mehr hinlänglich gerecht wird.

[2]) Vgl. dazu Studien über die Sprachen der amerikanischen Indianer, aus denen hervorgeht, welche Schwierigkeiten es oft macht, eine bestimmte phonetische Gruppe als Wort oder Wortteil zu bestimmen. (Boas Handbook of Am. Ind. Lang. 1911, Washington, p. 28). Schon an anderer Stelle ist die Nichtberücksichtigung der dabei maßgebenden phonetischen Gesichtspunkte seitens der Pathologie hervorgehoben worden, die wesentlich modifizierend z. B. für die Auffassung von dem „Worte" sein dürfte.

[3]) „Parfois certains mots de la phrase, dans des combinaisons spéciales, arrivent à s'amalgamer de telle sorte que le philologue le plus expert ne sait plus où pratiquer la coupure; comment les paysans pourraient-ils se reconnaître là où les linguistes ne voient plus clair?" (l. c. p. 16).

[4]) Bezüglich weiterer Hinweise auf die Einheit des Satzes, entnommen den polysynthetischen oder holophrastischen Sprachen vgl. Peeters Pensée et lang. (Rev. des quest. sc. Vol. 42, p. 472.)

Sehr gut zeigt das Bosanquet (Logic. I, p. 34, 1888), dessen Argumentationen mehrfach von anderen wiederholt werden. Spricht Jemand in unserer Gegenwart das Wort „Sonne" aus, so nehmen wir entweder an, daß er damit meint, „die Sonne ist sichtbar", oder, falls diese Deutung durch die Umstände ausgeschlossen erscheint und eine andere sich nicht darbietet, werden wir ihn fragen: „Gut, was ist's damit?" Das setzt voraus, daß die Worte einen, wenn auch unvollständigen Sinn für uns gehabt, der, von der logischen Seite betrachtet, wenn nicht ergänzt, eine unbestimmte Serie von Urteilen nötig machen wird. Die weiteren Ausführungen Bosanquets können für unseren Zweck fortbleiben, der darin bestand, hier schon zu zeigen, daß auch ein Wort, falls es einen Sinn haben soll, durch die Situation, durch das Vorausgesetzte, durch die ihm gegebene Form (z. B. der Frage) zu einem einwortigen Satze ergänzt erscheint. Darin aber spiegelt sich die psychologische Annahme von dem fundamentalen Primat des Satzes als Spracheinheit.

Bosanquet (Essent. of Logic. 1897, p. 87) geht endlich soweit, aus der primären Natur des Satzes zu folgern, daß die Logik nicht vom „Begriff" zu handeln hat („The name or concept has no reality in living language or living thought, except when referred to its place in a proposition or judgement"); tatsächlich findet sich der Begriff in seiner Logik nicht selbständig behandelt.

Verfasser hat diese Bemerkungen Bosanquets nicht ohne besonderen Grund hierher gesetzt; gegenüber der bisher dem „Begriff" und dem „begrifflichen" Denken in der Aphasielehre ebenso wie in der allgemeinen Psychiatrie von den Pathologen zugewiesenen überragenden Bedeutung ist es gewiß im Interesse entsprechender Korrektur, schon jetzt auf die Ansicht Bosanquets hinzuweisen; im Kapitel vom Begriff und begrifflichen Denken wird auseinandergesetzt werden, wie diese auch von anderen Logikern geteilte Auffassung zur Hervorhebung des psychologischen Begriffs führt.

Unterstützt wird die Ansicht von der primären Natur des Satzes durch die seit Joris (1832), dem Psychologen der neapolitanischen Volkszeichensprache, feststehende Tatsache, daß auch die Gesten der natürlichen Zeichensprache den Sätzen der Lautsprache, nicht einzelnen Worten entsprechen, und ebenso die instinktive Gebärde einen ganzen Satz zum Ausdruck bringt. Endlich wäre noch daran zu erinnern, daß, wie z. B. Jespersen (Progress in Lang. 1894, p. 360) ausführt, in der primitiven Bilderschrift jedes Zeichen einen ganzen Satz oder mehr darstellt, das Bild einer Situation oder einen Vorfall als ein Ganzes zur Anschauung bringt; dabei weist Jespersen selbst darauf hin, daß ja auch jedes Zeichen der primitiven Zeichensprache einen ganzen Satz darstellt, eine Tatsache, die uns bei der Analogie zwischen Zeichen- und Kindersprache nicht weiter auffallen kann.

Hier ist auch einer anderen, von demselben Jespersen vertretenen Ansicht zu gedenken, der zufolge die Sprache mit untrennbaren, unregelmäßigen Konglomeraten, ähnlich den holophrastischen Sprachen begonnen, und daß die sie zusammensetzenden Elemente sich erst nachträglich auseinanderlösten; erst die Entwicklung der Sprache sollte jedem Element zur Selbständigkeit verhelfen und Behelfe für die grammatikalischen Beziehungen schaffen. Es steht ja dahin, welche der beiden Konstruktionen — denn um etwas Anderes handelt es sich ja nicht — die richtige sein mag; an der Sprachentwicklung des Kindes gemessen, wäre es ja richtiger, anzunehmen, daß zunächst ein Wort

die Funktion des ganzen Satzes hatte; das wird namentlich nahe gelegt durch
die Erwägung, daß es ja vor Allem Affektausdrücke waren, die das auslösende
Objekt begleiteten und die einfache Bezeichnung durch Mimik und Hinweis
zum Satze gestalteten, daß weiter die ersten Kinderworte nicht bloß als Substantive fungieren, sondern ihnen je nach der Situation auch adjektivische,
adverbiale, verbale Funktionen zukommen.

Einen höheren Gesichtspunkt entnimmt Wunderlich (Der deutsche
Satzbau. 1901, II, S. XIX) der hier dargelegten Tatsache von der Satzeinheit, indem er daraus, „daß die Satzteile eine bedingte Selbständigkeit nur
durch die Sprengung des ursprünglichen Rahmens gewinnen" die Konsequenz
zieht, „daß sich für die Forschung davon ein analytischer Gang im Gegensatze
zu dem synthetischen Vorgehen, das im Namen Syntax liegt, ergibt." In demselben Sinne äußert sich der Logiker Bosanquet (Logic I, 1888, p. 12 [1])).

Der Tragweite einer solchen Orientierung der Betrachtung auch auf
pathologischem Gebiete etwas näher nachzugehen, dürfte sich aus prinzipiellen
Gründen zur Erwägung empfehlen; als eine der am nächsten liegenden Konsequenzen einer solchen Auffassung stellt sich unmittelbar die Ablehnung der
bisher von den Pathologen festgehaltenen Analogisierung zwischen Wort- und
Satzbau und der darauf basierten Nahestellung zwischen Paraphasie und Agrammatismus dar, der auch schon an anderer Stelle Ausdruck verliehen worden.

Aber nicht bloß in Rücksicht dieser Frage, sondern wohl ganz allgemein,
dürfte sich gegenüber der bisher im Kreise der Pathologen festgehaltenen synthetischen Auffassung der Rede die Berücksichtigung des analytischen Verfahrens empfehlen; in den folgenden Kapiteln wird sich die Berechtigung dieses
Standpunktes an zahlreichen Tatsachen zur Evidenz erweisen. Hier sei nur
noch eines prinzipiellen Gesichtspunktes Erwähnung getan; es ist die Wendung, die sich durch die Annahme der analytischen Betrachtung an Stelle der
bisher ausschließlich geübten synthetischen, als Leitfaden für die Betrachtung
der anatomisch-physiologischen Parallelvorgänge ergibt. —

Es darf freilich nicht verschwiegen werden, daß der Sprachforscher
K. Bruchmann (Berl. philol. Wochenschr. 1906, S. 626) der hier dargelegten
Ansicht widerspricht und die seine, allerdings ganz isoliert dastehende, in dem
Satze formuliert: „Ich sehe . . . . nicht, welche psychologische Beobachtung
gegenwärtig existierender Sprachen oder welche experimentelle Analyse der
Sinnesvorstellungen uns den Ursprung der Sprache aus dem Satz beweist."

Verfasser maßt sich nicht an, den Dissens der Sprachforscher irgendwie
aufklären zu wollen, aber insoweit die Psychologie in Frage kommt, glaubt
er, daß die Ansicht vom Parallelismus zwischen Denken und Sprechen, bzw.
die gegenteilige Ansicht eine Rolle in der Differenz der Auffassungen spielen
dürften (vgl. dazu das spätere Kapitel „der Weg vom Denken zum Sprechen").
Halten wir das, was wir dort als gedankliche Formulierung bezeichnen und sich
als die Auseinanderlegung eines anfänglichen Ganzen darstellt, scharf ge-

---

[1]) „This enquiry hardly belongs to logic, though it helps to rouse us out of
the analytic abstraction in which we are now at home." Es bedarf wohl nicht besonderer Erörterung, daß trotz der nicht bloß sprachlichen Differenz in der Darstellung es sich bei dem Linguisten Wunderlich und dem Logiker Bosanquet um
denselben Gedanken handelt. Vrgl. dazu auch noch die Ansicht Bosanquets
(Essent. of Logic 1897, p, 87) „We ought not to think of propositions as built
up by putting words or names together, but of words or names as distinguished
though not separable elements in propositions."

trennt von der sprachlichen, die sich einer Mehrheit von Phonemen (wir vermeiden aus verständlichem Grunde die „Wörter") bedient, dann dürfte dadurch manche Schwierigkeit behoben sein.

Es wird später ausführlicher auf den einwortigen Satz und seine Fortbildung zum ganzen Satz, mehrfach auch im Pathologischen zurückzukommen sein; hier sei nur einzelner entsprechender Beobachtungen gedacht.

Es ist eine jedem Psychiater geläufige Beobachtung, daß die Entwicklungsreihe der Gehörshalluzinationen sehr häufig mit dem einwortigen Satz beginnt und zu ganzen Sätzen fortschreitet. Daß dies auch für fast mit Sicherheit als kortikal ausgelöst zu deutende Gehörshalluzinationen gilt, beweist eine neueste Mitteilung von Lemos (Halluc. unilat. de l'ouie. Porto 1911) über linksseitige Gehörshalluzinationen durch einen Herd in der rechten ersten Schläfewindung. Etwas ganz Ähnliches berichtet Freud (Z. Auff. d. Aphasien. 1891, S. 63) von sich selbst, indem er zweimal während drohender Lebensgefahr die Worte: „Jetzt ist's aus mit Dir" akustisch und optisch hallunierte.

Gehen wir jetzt zur Besprechung der verschiedenen Satzdefinitionen über, so können wir die sichtlich ganz unzulängliche Definition der älteren Grammatiker, die von der Identität zwischen Denken und Sprechen ausgehend, den Satz bezeichnet, als „eine Gruppe von Wörtern . . . . . die in einer gesprochenen Sprache als Ganzes erscheint", beiseite lassen und kommen sofort zu der zweiten, der logischen, die den Satz als den „sprachlichen Ausdruck eines Gedankens" erklärt und etwa noch das äußere Merkmal der „Mitteilung des Gedankens" heranzieht [1]).

Wundt hält diesen älteren Definitionen entgegen (Die Sprache. 2. A. S. 233), daß sich eine wirkliche Einsicht in die Natur des Satzes nur auf psychologischem Wege „durch Rücksichtnahme auf den begleitenden Bewußtseinsvorgang gewinnen lasse"; er zeigt aber, daß auch die Berücksichtigung dieses Gesichtspunktes seitens neuerer Philologen, z. B. H. Pauls, nicht das Richtige trifft, wie wir glauben, infolge der Anlehnung an die in dieser Frage ebenfalls nicht zureichende Psychologie Herbarts. Der genannte Philologe (Prinzipien der Sprachgeschichte. S. 111) definiert den Satz als „Symbol dafür, daß sich die Verbindung mehrerer Vorstellungen oder Vorstellungsgruppen in der Seele des Hörenden vollzogen" [2]); ein Hauptargument gegen diese Defini-

---

[1]) Da keine Veranlassung gegen ist, weiter auf das Historische der Frage einzugehen, sei hier nur die Definition W. v. Humboldts hierhergesetzt (Die sprachphilos. Werke W. v. Humboldts, herausgegeben v. Steinthal, S. 435): „Ein Satz ist jede noch so unvollständige Aussage, die in der Absicht des Sprechenden wirklich einen geschlossenen Gedanken ausmacht". Gerade die beiden hier unterstrichenen Momente machen die im Übrigen der damals herkömmlichen entsprechende Definition für Aphasiefragen sehr geeignet, insofern darin auch schon die Satz-Natur des einzelnen Wortes klar hervortritt; daß auch die „Absicht" hinsichtlich der Satznatur für die Pathologie von Bedeutung, wird noch später zu erörtern sein.

[2]) Eine ähnliche Definition Delbrücks (Vergleichende Syntax) „der Satz ist eine in artikulierter Rede erfolgende Äußerung, welche dem Sprechenden und Hörenden als ein Zusammenhängendes und Geschlossenes erscheint" erklärt auch der Philologe Schuchardt (Literaturblatt für germanische und romanische Philologie p. 420) wegen ihrer empirischen Unbestimmtheit als nicht befriedigend. Man wird aber wenigstens in der Heranziehung des Hörenden bei Delbrück einen Vorzug gegenüber Wundt sehen dürfen.

tion bei Wundt (l. c. p. 286) bildet der Nachweis des Irrtums, der dadurch hervorgerufen wird, daß die so definierenden Autoren den Satz als eine Verbindung von Vorstellungen bezeichnen, also annehmen, daß diese vorher selbständig existiert hätten.

Dem setzt nun Wundt (l. c. S. 241) seine eigene Definition entgegen; er geht dabei von der psychologischen Deutung aus: „Das Ganze des Satzes steht zunächst in allen einzelnen Teilen, wenn auch noch relativ dunkel bewußt, als eine Gesamtvorstellung vor uns und diese gliedert sich in ihre Teile, indem einer dieser Teile nach dem anderen apperzipiert wird" und demzufolge ist der Satz (l. c. p. 245) „der sprachliche Ausdruck für die willkürliche Gliederung einer Gesamtvorstellung in ihre in logische Beziehung zueinander gebrachten Bestandteile" [1]).

Dazu ist auch in Rücksicht unserer Zwecke zu beachten, daß diese Definition Wundts eine Nachbildung seiner Urteilsdefinition ist (Urteil ist „Zerlegung einer Gesamtvorstellung in ihre Bestandteile", oder „Zerlegung eines Gedankens in seine begrifflichen Bestandteile"); dementsprechend hebt Maier (Das emotionale Denken. 1901, S. 16) hervor, daß Wundts Satzdefinition günstigenfalls für mehrgliedrige Sätze, nicht für eingliedrige („ein Hase" — „Feuer") Geltung habe. Wundt allerdings läßt die eingliedrigen nicht als Sätze gelten, das ist aber für die in der vorliegenden Schrift in Betracht kommenden Zwecke insofern belanglos, als es nicht darauf ankommt, ob das betreffende vom Aphasischen gebrauchte Wort ein Satzäquivalent im Sinne Wundts darstellt, sondern daß es für den Sprechenden (und natürlich auch für den Hörenden) einen Satz in dem Sinne darstellt, daß ein ganzer Satz damit ausgesprochen sein will [2]).

Für den Pathologen namentlich bedeutsam ist der von Maier Wundt entgegengehaltene Einwurf, daß er die Frage des emotionalen Denkens nicht berücksichtige und Maiers eigene darauf basierte Definition des Satzes (l. c. S. 359) als des „Ausdruckes eines logischen, sei es kognitiven, sei es emotionalen Denkaktes" lautet.

Den Vorwurf, daß diese Definition sich als eine Rückkehr zur logischen Satzauffassung Beckers, des bekannten Philologen aus der ersten Hälfte des vorigen Jahrhunderts, darstelle, entkräftet Maier zunächst durch den Hinweis, daß es sich dabei nicht um die Logik als normative Wissenschaft handle, was ja auch schon durch die Subsumption des emotionalen Denkens

---

[1]) Da der Wundtschen Gesamtvorstellung ihrer Bedeutung wegen ein besonderes Kapitel gewidmet werden wird, werden die an diese Frage anknüpfenden, aber auch hier bedeutsamen Kontroversen in dieser Frage dort nachzusehen sein. Da sich auch die Auseinandersetzungen Pauls (siehe dessen letzte Aufl. 1909, S. 121) mit Wundts Kritik vorwiegend mit der „Gesamtvorstellung" befassen, ist hier keine Veranlassung, darauf einzugehen.

[2]) Nebenbei bemerkt wird dieser Standpunkt Wundts vielfach nicht geteilt; es ist von Philologen (R. de la Grasserie, Psychol. du Lang. 1889, p. 21) wie von Sprachpsychologen (A. Stöhr, Lehrb. d. Logik in psych. Darst. 1910, p. 64) u. a. ausgesprochen, daß Worte wie „ja", „nein", „vielleicht" u. a. für einen ganzen Satz stehen. Auf diese und ähnliche Fragen, so auf die damit übereinstimmende Form der primitiven Sprachen wird noch zurückzukommen sein, da wir ja wissen, daß dem Aphasischen oft nur noch einzelne Worte zur Verfügung stehen, woraus auch schon H. Jackson die Anregung zu seinen früher zitierten Erörterungen geschöpft.

erwiesen erscheint; er erörtert dann weiter, daß, wenn auch der Definition zufolge der logischen Einheit des Denkaktes der Satz als Spracheinheit entspreche, dies weder im Sinne der Identitätslehre noch auch im Sinne eines Parallelismus der Denk- und Satzakte, der Denk- und Satzformen gedeutet werden könnte (was er dann eingehend darstellt, worüber später im Kapitel vom „Wege vom Denken zum Sprechen" ausführlich gehandelt werden wird).

Aber auch in dieser Definition des Satzes finden wir noch einen Gesichtspunkt nicht genügend hervorgehoben, der uns für die Beurteilung aphasischen Sprechens besonders bedeutsam erscheint, und dem wir deshalb im Nachstehenden eine breitere Erörterung widmen wollen; er findet sich direkt ausgesprochen in der unseren Zwecken ganz entsprechend erscheinenden Definition W. Sterns, die lautet: „Ein Satz ist der Ausdruck für eine einheitliche, vollzogene oder sich vollziehende Stellungnahme zu einem Bewußtseinsinhalt" (Cl. u. W. Stern, Die Kindersprache. 1907, S. 164).

Diese Definition faßt in knapper Form zunächst das Wesentliche der bisher gegebenen Definitionen zusammen und berücksichtigt außerdem einen Faktor, den Stern (nach seiner Angabe in Anlehnung an Münsterbergs „Selbststellung"[1]) als Stellungnahme bezeichnet; er motiviert diese Bezeichnung damit, daß „Vorstellung" nur das indifferente Vorhandensein eines Bewußtseinsinhaltes gegenständlicher Art, „Stellungnahme" dagegen ein alternatives Verhalten eines einheitlichen Subjektes, ein Anerkennen oder Leugnen, Zustimmen oder Ablehnen, Wünschen oder Fliehen, Loben oder Tadeln bedeutet[2].

Man könnte einwenden, daß in den meisten Urteilsdefinitionen (z. B. derjenigen Sigwarts [Logik I. 1911, S. 296] „der Satz ist der sprachliche Ausdruck eines bestimmten Denkaktes im lebendigen Denken") das hier von Stern hervorgehobene Moment implizite gegeben erscheint, wenn man darin auch das „emotionale Denken" (Maier) mitumfaßt und sich der in diesem implizite gegebenen Stellungnahme bewußt bleibt. Die Notwendigkeit der Einbeziehung der affektuösen Momente in die Definition ist selbst den Schülern von Wundt nicht entgangen, weshalb O. Dittrich die „Gesamtvorstellung" Wundts durch die Bezeichnung „Tatbestand" ersetzen will. (Vgl. hierzu noch spätere Ausführungen in diesem Kapitel). Es hieße den Primat des Gefühls nicht bloß im Bereiche der geistigen Funktionen, sondern, um das gleich hier zu sagen, auch bei der Entstehung der Sprache und ihrem weiteren Funktionieren — auch unter pathologisch veränderten Bedingungen — verkennen, wollte man dem nicht auch in der Satzdefinition ausgesprochen Rechnung tragen; es war eben Ausdruck der bisher fast ausschließlich herrschenden in-

---

[1]) Vgl. Münsterberg, Grundzüge der Psychol. I, 1900, S. 343. Historisch vgl. hierher einen von G. v. d. Gabelentz (Die Sprachwissenschaft. 2. Aufl., 1901, S. 327) zitierten Ausspruch seines Vaters.

[2]) Daß in diesen subjektiven Momenten auch ein Anknüpfungspunkt an Erkenntnistheoretisches, gegeben sei nur kurz angedeutet. Wenn jetzt immer mehr auch im Urteil die Stellungnahme zum Wahrheitswert seines Inhaltes als gleichwertiges Moment anerkannt wird, dann wird die Berücksichtigung dieser Stellungnahme auch in der Satzdefinition als berechtigt erscheinen. Sehr eingehend erörtert Baldwin (Thought and things II, 1908, p. 151 ff.) die Logik des Satzes je nach dem Hörer und Sprecher eine Bedeutung im Sinne haben, die sie glauben oder bezweifeln.

t∍llektualistischen Auffassung, wenn dem im Kreise der Pathologen nicht
entsprochen worden.

Des Breiteren sich über den Gefühlsanteil am Gesprochenen auszulassen
dürfte sich erübrigen; aber prinzipiell muß darauf hingewiesen werden, daß
Wissen und Gefühl auch in den Einzelheiten des sprachlich zu Formulierenden
nicht von einander zu trennen sind und nur je nach dem Standpunkte das Verhältnis der beiden zueinander sich verschieden darstellen wird [1]).

Sehr gut tritt das Verhältnis der beiden bei K. O. Erdmann (Die Bedeutung des Wortes. 2. Aufl. 1910, S. 106—110) hervor, der dem begrifflichen
Inhalte des Wortes als Grundlage des objektiven Urteils den im Worte liegenden
Gefühlswert als subjektives Urteil gegenüberstellt. Als Illustration dazu mag
auf pathologischem Gebiete Nachstehendes dienen: H. Jackson (Brain II,
p. 206) führt aus, daß, wenn eine „recurring utterance" eines Aphasischen als
Gefühlsausdruck dient, es eigentlich der Ton ist, der dieser Funktion dient;
„es wäre ganz korrekt, zu sagen, der Patient „„„singt""" seine „„„recurring
utterance""".

Wir werden bei der Besprechung der Ausdrucksmittel später hören, daß
die Situation, das „Gegebene", vom Sprecher ebenso wie vom Hörer Vorausgesetzte, unter jenen eine wichtige, in der Pathologie bisher kaum berücksich-
tigte Rolle spielen. Wenn nun unsere Sprachmittel dem Ausdruck der psychischen Phänomene des Sprechenden in einer bestimmten Situation dienen,
dann kann der Satz, der doch die Gesamtheit dieser Phänomene zur Darstellung
bringt, den wichtigen Anteil desselben, der in der Stellungnahme gelegen ist,
nicht missen und muß derselbe auch in der Definition zum Ausdruck kommen.
Dabei ist zum nicht geringen Teil das, was man nach H. Swoboda (Viertelj.-
Schr. f. V. Philos. 27., 1903, S. 169) als „inneren Standpunkt" bezeichnen könnte,
beteiligt; „zum Verstehen muß man in der gleichen psychischen Situation
sein, in welcher das zu Verstehende . . . . . gesprochen wurde"; wir setzen
hinzu, daß bei der vom Sprecher zu versuchenden Angleichung der Situation
des Hörers an die seine vor Allem der affektuöse Faktor eine Hauptrolle spielen
wird; der Sprecher will durch den Ausdruck seiner Stellungnahme die des
Hörers beeinflussen.

Wenn Swoboda dann (l. c. S. 140) als psychische Situation den Inbegriff aller psychischen Elemente hinstellt, welche wir für einen gegebenen
Ausdruck nach Inhalt und Akt als zureichenden Grund anerkennen, so ist
darin erst recht der Inhalt der „Stellungnahme" mitinbegriffen. Die psychische Situation wird gegenüber allen übrigen Faktoren des Gegebenen
um so mehr hervortreten, als die in der Außenwelt gegebene Situation sich ja
im Wesentlichen als identisch für Sprecher und Hörer darstellt, während der,
sagen wir hinzutretende psychische Anteil der Situation in der Regel wohl
für Sprecher und Hörer different, jenen zu einer Beeinflussung des letzteren
im Sinne einer Angleichung der inneren Situation veranlaßt. In dieser Darstellung tritt auch schon hervor, daß in einem speziellen Falle das auch für den
erst zu gebenden Ausdruck gilt. A. Marty (Viertelj.-Schr. f. wiss. Philos.
VIII, S. 303) betont schon, daß die Worte zunächst den eigenen Zustand des

---

[1]) Vgl. die an plastischer Darstellung kaum zu übertreffenden Ausführungen
W. James, die dieser in seine Princ. of Psychol. (I, 1891, p. 478) nach einer eigenen
früher veröffentlichten Arbeit hereingenommen.

Redners zu erkennen geben. Es fällt diese Erklärung mit dem zusammen, was er (Unters. z. Grundlegung. 1908, S. 363) bezüglich der von ihm sogenannten interesseheischenden Äußerungen (oder „Emotive") ausführt; diese dienen dazu, ein Fühlen oder Wollen beim Sprechenden auszudrücken, „durch Kundgabe des eigenen Gemütslebens" das „Fühlen und Begehren des Hörers zu beeinflussen" . . . . . Es ist aber, wie Marty weiter sagt, „das nächste Ziel der primären Intention dieser Äußerungen nicht die Belehrung, sondern die Beeinflussung des fremden Gemütslebens". Es hieße das wichtigste Hilfsmittel zu solcher Beeinflussung außer acht lassen, wollte man dabei auf diejenigen Ausdrucksmittel verzichten, die diesem Zwecke dienen, und zumal auch dadurch die „Stellungnahme" als ein wichtiger Teil des Satzes erwiesen wird, erscheint deren Berücksichtigung in der Definition des Satzes gerechtfertigt. Insofern es endlich das Interesse des Sprechers an seiner Orientierung in der Umwelt, zu der ja auch der Zuhörer gehört, es ist, welches in letzter Linie die sprachlichen Äußerungen veranlaßt, bildet auch dieses Moment eine Unterstützung der „Stellungnahme"; man würde dem Denken und dem seinen Inhalt zum Ausdruck bringenden Sprechen Gewalt antun, wollte man die Einflüsse, die der übrige geistige Inhalt des Individuums, die „innere Situation" Swobodas, auf jene ausübt, nicht berücksichtigen; erst aus der Berücksichtigung dieses Faktors erhellt, daß in jeder Rede eben der ganze Mensch sich sozusagen zum Ausdruck bringt. Es wird genügen, hier darauf hinzuweisen, in welch scharfem Gegensatz die hier dargelegte Ansicht zu der in der Pathologie gebräuchlichen steht, die nur die Verbindung von Objekt- und Wortbegriff berücksichtigt.

Recht drastisch entwickelt die Psychologie der Stellungnahme, sowohl vom Standpunkte des Redenden wie des Hörers, der Neuphilologe E. T. Owen (Repr. fr. Transact. of the Wiscousin Acad. Vol. XII, p. 3), indem er zeigt, wie wenigstens in der Mehrzahl der Fälle gerade der Ausdruck der Stellungnahme das Wichtige für beide Teile ist [1]). Der Zuhörer „muß nicht nur wissen, daß der Redende an etwas denkt, sondern dieses Etwas als gewünscht oder unerwünscht gefürchtet, erhofft, geglaubt, bezweifelt dargestellt bekommen" [2]).

Man wird bei der Beurteilung des in die Rede gelegten subjektiven Faktors auch eines weiteren allgemeinen Gesichtspunktes nicht vergessen dürfen; ebenso wie auch schon die Vorstellungen der Objekte nicht die Abbilder dieser sind, sondern Modifikationen derselben durch Zutaten des Ichs, so sind auch die Zeichen, so konventionell auch ihre Grundlagen sein mögen, nicht der Ausdruck selbst der irgendwie modifizierten Objekte, vielmehr haben sie auch das

---

[1]) „Suppose you taste in my presence an unfamiliar fruit. It is of no great interest to me to know that you have it in your mouth. What might be useful to me is to know whether you like it; and this J might learn from the expression of your face. So too, when you taste a mental combination, my gain for the most part lies in knowing how the combination affects you. In my knowledge of such affects lies also your own greatest gain. Your ability to inform me of your personal attitude toward your own ideas and combinations is the basis of my ability to serve you". (Man beachte in dem Schlußpassus wie das dort Ausgeführte namentlich mit Martys „Suggestiven", deren Zwecken und Wirkungen, zusammenstimmt.)

[2]) Wie wichtig dieser Gesichtspunkt ist, geht auch daraus hervor, daß die Meinung, die Überzeugung, das im Satze ausgedrückte Urteil es sind, welche diesen von einem Wortkomplex unterscheiden, der alles enthält, was im Satze an Gegenständlichem anzutreffen ist (S. Meinong, Über Annahmen. 2. Aufl. 1910, S. 31 f,).

modifizierende Subjekt zu passieren und vom Standpunkte des Hörers besehen, sogar zweimal diesen Weg zu gehen, was dem Ganzen erst recht einen
subjektiven Einschlag verleiht; es hängt demnach auch den scheinbar objektiven Teilen der Sprache etwas Subjektives an, das die Rede mehr oder weniger
wiederspiegelt.

Es ist klar, daß diese Art der Betrachtung unmittelbar zu biologischer
Deutung hinüberführt; auch vom Standpunkte einer so begründeten Auffassung des Sprachvorganges als einer Teilfunktion im Rahmen einer Einordnung in das Ganze der Umwelt, also im Sinne einer „Orientierung", drängt
sich die Berücksichtigung des Subjektiven als unumgänglich notwendig auf;
noch weniger als von anderen Standpunkten aus wäre hier eine Scheidung
des Subjektiven vom Objektiven auch nur theoretisch denkbar [1]).

Die Berücksichtigung der Subjektivität in der Satzdefinition läßt sich
auch noch dadurch rechtfertigen, daß es sich dabei um einen Faktor handelt,
dessen Bedeutung auch in der grammatischen Entwicklung der Sprachen nicht
gering zu schätzen ist. Wenn v. d. Gabelentz (Die Sprachwiss. 2. Aufl. S. 438)
die Grammatik eines Volkes als die bündigste Darstellung seiner Denkgewohnheiten bezeichnet und diese einerseits auf den objektiven Inhalt der Rede und
andererseits auf das subjektive Verhalten des Redenden zur Rede gerichtet
sein läßt, so darf eben dieser zweite Punkt die gleiche Würdigung in der Lehre
vom Satz beanspruchen; wollte man das als eine die Sprachpathologie nicht
tangierende innere Angelegenheit der Sprachforschung bezeichnen, so würde
man dabei übersehen, daß auch der Einzelne an den Sprachgewohnheiten
seines Volkes partizipiert und sich Störungen darin auch hinsichtlich der
subjektiven Seite der Sprache werden erwarten lassen.

Die prinzipielle Bedeutung der Stellungnahme wird vor Allem dadurch
klar, wenn wir uns vor Augen führen, daß Zeichen, und unter ihnen auch die
Wörter, nur durch den Sinn, die Bedeutung, die ihnen zukommt, wirksam
sind, und daß dafür Alles das entscheidend sein wird, was in dem speziellen
Falle der Sprechende in sie hineinlegt (also auch der ganze Gefühlsgehalt).

Eine umfassende psychologische Betrachtung des Gesprochenen läßt
auch von vorneherein eine Nichtberücksichtigung der Stellungnahme als ausgeschlossen erscheinen; denn wenn wir in Betracht ziehen, daß die Rede doch
nicht etwas Isoliertes in der Psyche des Redenden darstellt, sondern mit dem
Ganzen derselben in der innigsten Weise bewußt und unbewußt verknüpft ist,
aus demselben herauswächst, so ließe sich der Ausdruck der Stellungnahme
nur mittelst einer gewaltsamen Durchtrennung jener intensiven Verknüpfungen,
die oft das Beste der psychischen Funktionen in sich schließen, ausschalten;
aber selbst wenn wir die affektuösen Momente bei Seite lassen, wird man
sich der Ansicht nicht verschließen können, daß auch die rein intellektuellen
Denkprozesse, insofern sie sich auch auf dem Boden einer bestimmten Grundauffassung abspielen, zu einer „Stellungnahme" Veranlassung geben.

---

[1]) Nachträglich finden wir eine Bestätigung des hier angedeuteten Standpunktes bei W. Stern (Diff. Psychol. 1911, S. 23) „Eine Abwehrreaktion oder
Fluchtbewegung ist daher ebenso eine negative Stellungnahme wie die Verneinung
einer Frage oder die Mißbilligung einer Handlung; hier wie dort ist die Tat der Ausdruck dafür, daß das Individuum das Objekt aus seiner individuellen Zielstrebigkeit
ausschließt".

Diesen tieferen Grundlagen endlich nähert sich auch eine Ausführung von Royce (Outl. of Psychol. 1904, p. 282): „Ein Wort, ein Satz, ein Gespräch sind doch immer auch die Reaktion auf gewisse Vorgänge in der inneren oder äußeren Welt und ein Appell an das Bewußtsein des Zuhörers." Daß der erste der von Royce angedeuteten Gesichtspunkte mit dem hier verschiedenorts festgelegten von der biologischen Bedeutung der Sprache als Mittel zur „Orientierung" in der Umwelt zusammenfällt, braucht wohl nur angedeutet zu werden. Faßt man die Sprache als eines der Mittel auf, durch das der Mensch auf seine Umgebung reagierend, gleichzeitig auch den Zustand seines Nervensystems zum Ausdruck bringt, ja unvermeidlicherweise bringen muß, dann ist damit auch schon die Stellungnahme, wie sie sich aus den Beziehungen zwischen Außenwelt und Individuum mit seiner Innenwelt ergibt, als untrennbarer Bestandteil der Rede erwiesen. Die Nebeneinanderstellung von Stellungnahme als Reaktion [1]) mit den übrigen Funktionen der Rede erfährt eine weitere Vertiefung durch das, was wir von der Bedeutung als Reaktionsform im Kapitel vom Bedeutungsproblem kennen lernen werden; der zweite oben nach Royce entwickelte Gesichtspunkt entspringt dem, was wir als die Aufgabe der „Emotive" Martys kennen gelernt.

Daß in den sprachlichen Erscheinungen, und zwar auch bei den artikulierten, ebensosehr die Stellungnahme der Sprechenden, wie die eben erwähnte Angleichung des Hörers, ihren Ausdruck finden, läßt sich leicht erweisen. Zunächst durch den Hinweis auf den Ausrufsatz, der sich direkt als ein Ausdruck der Affektentladung darstellt. Es hat dann weiter zuerst Bréal (Essai de Sémantique. 1897, p. 255 [2])) gezeigt, daß im Französischen eine Menge von Adverbien, Adjektiven, Satzstücken ausschließlich zum Ausdruck der Stellungnahme des Sprechenden dienen, und daß das Gleiche auch bezüglich der Modi gilt. Aber auch im Deutschen, insbesondere im Dialektischen, fehlt es nicht an analogen Erscheinungen; man vergleiche die Konstruktion „es jammert mich", „es graut mir" u. a.; hier tritt als Stellungnahme das Ichmoment direkt in den Vordergrund der Aussage. Aber selbst für jene Erscheinung, die wir zuvor als Grundlage der „Emotive" Martys kennen gelernt, fehlt es nicht an sprachlichen Beweisen; man vergleiche die dialektische Ausdrucksweise: „Das ist Dir ein Lump!", die sichtlich als Suggestiv für die Stellungnahme des Hörenden wirken soll. Angesichts der auch sonst noch zu behandelnden Gefühlsworte wäre es eine durch nichts gerechtfertigte Einschränkung der Erlebensdarstellung, wollten wir die der Gefühle nicht gleichfalls in der Satzdefinition berücksichtigen. Die Nutzanwendung des eben Dargelegten auf Probleme der Sprachpathologie wird durch Manches nahegelegt; wir wissen, daß Affektausdrücke dem zerstörenden Einflusse der Krankheit als älterer Erwerb länger standhalten als die übrigen; man wird sich fragen, ob sich das auch an den von Bréal erwähnten Satzstücken in der gleichen Weise darstellt.

---

[1]) Sehr gut gibt dem A. D. Sheffield (Grammar and Thinking 1912, p. 27) Ausdruck: „The sentence represents a meaning plus a kind of emphasis that projects it into the field of vital concerns".

[2]) Bréal handelt ganz ausführlich von dem, was er le coté subjectif du langage bezeichnet und sagt: „Une quantité d'adverbes, d'adjectifs, de membres de phrase, que nous intercalons . . . . sont des réflexions ou des appréciations du narrateur".

Eben während der Durchsicht dieser Zeilen bringt eine eigene Beobachtung des Verfassers eine Bestätigung der ausgesprochenen Ansicht. Der betreffende Patient zeigt neben mäßiger Störung des Sprachverständnisses schwere Paraphasie, die vorwiegend den ganzen Satz betrifft, insofern aus vielfach unzutreffenden Worten korrekte Sätze gebildet werden; daneben leichte Parese der rechten Hand und des rechten Fazialis, so daß mit großer Wahrscheinlichkeit ein linker Schläfelappenherd, Erweichung, zu diagnostizieren ist. In dem mit etwas Beschwerde gesprochenen Widersinn taucht nun plötzlich die ganze korrekte Wendung auf: mě se zdá (tschechisch; deutsch: es scheint mir!). Wir sehen also, wie mitten im paraphasischen Sprechen eine der interjektionellen Sprache gleichgewertete Formel, welche der gemütlichen Stellungnahme dient, ganz korrekt, wie ein Affektausdruck, produziert wird.

Die Berücksichtigung der Stellungnahme in der Satzdefinition motiviert sich insbesondere vom Standpunkte des Hörers auch noch durch die Lehre von der Einfühlung. Wenn ich einen Satz höre, so ist dieser Satz ebensosehr Ausdruck eines Sinnes, wie die Äußerung, der Ausdruck einer Persönlichkeit, die die Mitteilung macht, wovon namentlich bei den verschiedenen Dichtungsarten Gebrauch gemacht wird. (Vgl. das Ref. von M. Geiger über das Wesen und die Bedeutung der Einfühlung auf dem IV. Kongr. f. exp. Psych. Ber. 1911, S. 39.)

Von einer anderen Seite, der Geschichtsphilosophie, her sich diesem Problem nähernd, hat Simmel (Probl. d. Geschichtsphilos. 1912, S. 14 f.) das Verstehen des Gesprochenen vom Verstehen des Sprechers unterschieden; wenn er dementsprechend dann rationales und psychologisches (einfühlendes) Verstehen unterscheidet, so liegt hier der gleiche Gedankengang vor, wie er zuvor für die Definition des Satzes als „Stellungnahme“ entwickelt worden. Wie das vom Standpunkte des Hörers bedeutsam sein kann, lehrt die bekannte Erfahrung, daß das Sprachverständnis Aphasischer oft ganz auffallend von der Persönlichkeit des Sprechers abhängig ist.

Wir werden im Kapitel von der „Bedeutung“ hören, daß nach Husserl (vgl. dazu die gekürzte Darstellung durch seinen Schüler Schwarz: Zeitschr. f. Philos. und philos. Kr. 132. 1908, S. 152 ff.), die Funktion des Satzes in der Darstellung der Gegenständlichkeit, wie sie sich in der Auffassung des Sprechenden darstellt, gelegen ist; es ist klar, daß diese Auffassung die „Stellungnahme“ des Sprechenden unmittelbar involviert und dadurch die hier akzeptierte Ergänzung der Satzdefinition motiviert erscheint. Wenn wir ebendort weiter hören, daß, wie Husserl ausgeführt, das Wort anzeigt, ausdrückt, nennt und schließlich (wie Schwarz annimmt) auch kundgibt, so ist sichtlich auch darin die Stellungnahme subsumiert; wenn wir dann an der eben erwähnten Stelle nachweisen, daß die Phasen des durch Krankheit herbeigeführten Dissolutionsprozesses in typischer Anordnung den eben genannten Funktionen des Wortes entsprechend sich darstellen, so erfährt das eine Ergänzung und Bestätigung durch die hier angedeutete Tatsache, daß in den aphasischen Sprachstörungen die Funktion der Stellungnahme in letzter Linie geschädigt und aufgehoben erscheint, weil sie als eine affektuöse zu den ersten und ältesten Funktionen des sprachlichen Ausdrucks gehört.

In den ersten Sprechversuchen des primitiven Menschen wird gewiß die Stellungnahme mindestens die gleiche Rolle mit der bezeichnenden Funktion gespielt haben [1]), aber falls es dafür noch eines Beweises bedürfte, so wäre derselbe in der Entwicklung der Kindersprache gegeben, in der Affekt und Begehrung das erste Stadium charakterisieren. Dem entsprechend werden wir auch bei der Betrachtung der Ausdrucksmittel sehen, daß ein nicht geringer Teil derselben, und wie verständlich, die genetisch ältesten, der Stellungnahme dienen.

Waren wir selbst imstande, sprachliche Hinweise für den Ausdruck der Stellungnahme beizubringen, dann ist es wohl selbstverständlich daß ihre Bedeutung auch den Linguisten nicht entgangen sein konnte. Ganz deutlich gibt dem schon J. N. Madwig (Kleine philologische Schriften, 1875. Deutsche Übersetzung S. 6) Ausdruck. Klarer findet sich dieselbe Ansicht ausgesprochen bei v. d. Gabelentz (Die Sprachwissenschaft. 1891, S. 89 f.) „Die menschliche Sprache soll aber nicht nur die zu verbindenden Begriffe und die Art ihrer logischen Beziehungen ausdrücken, sondern auch das Verhältnis des Redenden zur Rede: Ich will nicht nur etwas aussprechen, sondern mich auch aussprechen, und so tritt zum logischen Faktor, diesen vielfältig durchdringend, ein psychologischer."

Seine Zustimmung zu Sterns Definition spricht endlich der Linguist Thumb direkt aus, der seine eigene Definition hinzusetzt: „Satz ist der sprachliche Ausdruck irgend eines psychischen Erlebnisses, dessen Inhalt an irgend einen Träger gebunden wird" (Anz. f. indog. Sprachen u. Alt. K. 27. 1910, S. I f.). Von sonstigen Linguisten, die sich in dem gleichen Sinne ausgesprochen, wollen wir nur noch Sechehaye hier nennen, weil wir bei ihm das Gegenstück eines Gesichtspunktes finden, der seit Hughlings Jackson zu den Grundpfeilern der allgemeinen Sprachpathologie gehört. Sechehaye (Progr. et méth. de la Linguist théor. 1908, p. 35) weist direkt einen Teil der Ausdrucksformen der Darstellung des „Subjektiven" zu. „Est modal en grammaire tout ce qui exprime le mode du sujet, son attitude psychologique a l'égard de l'idée exprimée" [2]).

Noch ein letztes der Linguistik entnommenes Moment für die Berücksichtigung der Stellungnahme mag hier seinen Platz finden; es ist die für die französische Syntax nachgewiesene (S. Gröbers Zeitschr. f. roman. Philol. XXIII. 1899. S. 491) Mischung indirekter und direkter Rede mit ihren differenten

---

[1]) „L'activité mentale dans les primitifs est trop peu différenciée pour qu'il soit possible d'y considérer à part les idées ou les images des objets indépendamment des sentiments, des émotions, des passions qui évoquent ces idées ou ces images qui sont évoqués par elles. Les représentations collectives des primitifs ne sont pas de pures représentations; il s'y associe constamment la notion d'une influence, d'une vertu, d'une puissance occulte, variable mais toujours réelle pour le primitif et faisant partie intégrante de représentation". (Levy - Bruhl, Les fonctions mentales dans les sociétés inférieures. 1910, p. 23 seq.)

[2]) Vgl. bei Sechehaye auch (l. c. p. 226 fg.) die Ausführung dazu: „Nous constatonsd'abord que si l'on veut distinguer les diverses sortes de valeur, il n'en a pas deux, mais trois. A côté des idées de représentation qui ont leur origine dans ce que les sens fournissent, et des idées de relations qui sont d'ordre intellectuel, viennent à se placer d'autres idées que nous appelons modales (p. 35), et qui correspondent aux diverses catégories de la volonté; les idées modales sont tout entières dans l'attitude prise par le sujet à l'égard de l'objet auquel il pense: ainsi le doute, l'affirmation réservée, la concession, l'interrogation réservée, le souhait, l'ordre catégorique etc. en sont des exemples".

Tempusverhältnissen; Jeder, der viel mit Aphasischen zu tun gehabt, dürfte sich an ähnliche Dinge bei Erzählung von Erlebnissen zu erinnern wissen.

Nach all dem, was im Vorangehenden von der Stellungnahme gesagt, kann es schließlich nicht überraschen, wenn in gewissen Definitionen der subjektive Faktor gegenüber den übrigen als ausschlaggebend bezeichnet wird; so wenn P. Kretschmer (Einleit. in d. Altertumswiss. v. Gercke u. Norden I. 1910, S. 226) den Satz als eine sprachliche Äußerung definiert, der ein Affekt oder Willensvorgang unmittelbar zugrunde liegt. Das bildet insofern den Übergang zur Pathologie, als uns diese im Gange des Dissolutionsprozesses die zunehmende Präponderanz des Subjektiven im Gesprochenen vor Augen führt.

Halten wir den ganzen, im Vorstehenden der Bedeutung der Stellungnahme gewidmeten Ausführungen entgegen, daß noch jetzt in der Pathologie der Sinn des Satzes als vollzogen bezeichnet wird, wenn Objekt- und Wortstellung sich assoziiert haben, so genügt schon das, um die ganz unzureichende Dürftigkeit der bisher in der Pathologie benützten Aufstellungen in das richtige Licht gestellt zu sehen. Man lege sich doch z. B. nur die Frage vor, was die alte Auffassung mit dem zuvor nach Bréal und aus deutschen Dialekten Angeführten anfangen sollte, um die ganze Hilflosigkeit solchen Tatsachen gegenüber erwiesen zu sehen.

Wir haben im Vorstehenden so innige Zusammenhänge der Grundlagen für die Stellungnahme mit den verschiedenen anderen im Satze zum Ausdruck kommenden psychischen Momenten kennen gelernt, daß schon daraus sich absehen läßt, daß es an pathologischen Nutzanwendungen dafür nicht fehlen wird; dementsprechend sollen einige davon zu abstrahierende Gesichtspunkte aufgezeigt werden.

Wir haben gesehen, welch großen Einfluß die Stellungnahme auf die Satzform hat, wie sich ihre modifizierende Einwirkung auch auf die Modi der Zeitwörter geltend macht; wir werden später eingehend zu erörtern haben, wo etwa (natürlich funktionell genommen) die Satzformulierung auf dem Wege vom Denken zum Sprechen zu lokalisieren ist; hier ist jedoch schon eines festzustellen, daß die Stellungnahme als ein affektuöser Faktor und deshalb oft am frühesten wirksam, auch der Wortfindung gewiß vorangeht; sprachpsychologisch läßt sich das beispielsweise durch Nachstehendes klarlegen. Die Philologen haben gezeigt, daß die Funktion einzelner Kasus (Dativus sympathicus) in den indogermanischen Sprachen darin besteht, „die innere Teilnahme an der vom Verbalbegriff betroffenen Person auszudrücken". Diese innere Teilnahme wird gewiß der Wortwahl vorausgehen, sie stellt den Faktor dar, der an dem gewählten Worte die Dativform nach sich zieht, und daraus folgt weiter, daß die Ansicht des Verfassers, daß der sprachlichen Formulierung eine gedankliche Hand in Hand mit der affektuös bedingten vorangehe, auch dadurch ihre Bestätigung findet; daraus ist aber zum mindesten der negative Schluß gewiß zu ziehen, daß die Satzformulierung, wie es Verfasser vertritt, nicht im Stirnlappen, sondern in einer früheren Station (also doch wohl im Schläfelappen) zu lokalisieren ist. Daran knüpft sich sofort die Frage, wie sich der im Dialekt bekannte Dativus sympathicus bei verschiedenen aphasischen Störungen darstellen mag.

Wenn Stern auf die durch seine Definition beseitigten Schwierigkeiten hinweist, die sich sonst beim Versuche einer Anpassung des einwortigen Satzes des Kindes an die Definition Wundts ergeben, so liegt gerade für die Pathologie, in der der einwortige Satz eine nicht minder bedeutende Rolle spielt, darin ein weiterer Anlaß der Zustimmung zu dem Sternschen Versuch, diese Schwierigkeiten durch eine geänderte Definition zu beheben. Wenn Stern weiter darauf hinweist, daß O. Dittrich von der Basis der Wundtschen Definition aus in der Analyse des einwortigen Satzes nicht eine Gliederung in mehrere Teilvorstellungen, sondern eine solche in Vorstellung und Gefühl findet, und deshalb die Wundtsche „Gesamtvorstellung" durch die Bezeichnung „Bedeutungstatbestand" ersetzt (siehe Wundts Philos. Studien. XIX, S. 93 u. 124), so liegt auch in der so präziser ausgesprochenen Heranziehung des Gefühlsfaktors ein weiteres Moment für die Zustimmung des Pathologen zur Sternschen Definition; wir werden später auch in pathologischen Fällen in einer Verschiebung des Verhältnisses zwischen Ausdruck des Gefühls und dem der Vorstellung eines der wichtigsten Charakteristika agrammatischer und aphasischer Sprachformen überhaupt finden. Wir haben zuvor erwähnt, daß die der Stellungnahme dienenden Sprachmittel als die primitivsten auch am frühesten in Funktion treten; dementsprechend werden wir erwarten dürfen, daß nach dem Gesetze der Dissolution diese Teile der Sprachfunktion sich als die der Krankheit den hartnäckigsten Widerstand leistenden darstellen werden. Der zuvor zitierte Linguist Sechehaye hat das bezüglich der Evolution Erwähnte so formuliert: „Tout indique, que dans l'évolution des langues vers une perfection relative l'expression des valeurs modales a toujours précédé celle des valeurs d'ordre."

In der Pathologie sehen wir im Gegensatze dazu, wie der Gefühlswert der Sprache, der insbesondere in den musischen Elementen derselben zum Ausdruck kommt, auf dem Wege der Dissolution knapp vor der Mimik als dem Ultimum moriens des Ausdruckes verschwindet.

Auf diesem Wege vollzieht sich aber entsprechend dem Zerfalle der intellektuellen Faktoren ein zunehmendes Überwiegen der affektuösen, und das zieht wieder eine zunehmende Änderung sowohl in der Satzformulierung wie in der Wortfolge nach sich; es wird die Aufgabe künftigen Studiums sein, diese theoretischen Voraussetzungen in der Klinik nachzuweisen [1]).

Wir haben im Vorangehenden gehört, daß gewisse Wörter ausschließlich Ausdruck der Stellungnahme sind; mit der dieser Tatsache zugewendeten Aufmerksamkeit ist nun allerdings ein Gebiet berührt, bezüglich dessen vorläufig irgendwelche Beziehungen zu bekannten oder auch nur beachteten Erscheinungen in der Sprachpathologie noch nicht aufweisbar sind; aber die Tatsache, daß in dem durch die Krankheit gesetzten Dissolutionsprozesse der Sprache die übrigen der Stellungnahme dienenden Ausdrucksmittel wesentlich widerstandsfähiger sind als die intellektuellen, legt die Annahme nahe, daß etwas Ähnliches auch bezüglich der hier besprochenen Wortkategorien der Fall sein könnte. Man hat schon mehrfach Verzeichnisse der den Kranken erhalten gebliebenen Wörter angelegt; es wird jedenfalls der eben erwähnte Gesichtspunkt dabei besonders zu beachten sein. Daß die übrigen früher damit im Zusammenhang erwähnten linguistischen Tatsachen ebenfalls klinischer

---

[1]) Besonders bemerkenswert durch das reichliche Erhaltensein von Affektworten und -sätzen ist ein Fall von Buchholz (Mitteil. a. d. Hamburger Staatskrank. A. IX, p. 13).

Beachtung wert sind, bedarf wohl keines besonderen Beweises und dürfte da insbesondere dialektisches Krankenmaterial viele Belehrung bringen.

Noch von einem anderen Gesichtspunkte drängt sich auch dem Pathologen die Bedeutung, welche die Stellungnahme in der Beurteilung der Rede des Aphasischen haben muß, zwingend auf; wenn wir die Sprache als vielleicht das wichtigste der höheren Mittel zur Orientierung in der Umwelt betrachten, dann leuchtet ohne weiteres ein, daß Alles, was in der Rede dazu dient, die Auffassung des Gegenständlichen seitens des Redenden zur Darstellung zu bringen, zur Beurteilung der Intelligenz des Aphasischen von nicht außer Acht zu lassender Bedeutung sein wird; wenn wir hören, daß die dem besonders entsprechenden affektiven Momente des Ausdrucks das Ultimum moriens bei langsamem Niedergange der Intelligenz sind, dann tritt uns erst recht die Bedeutung dieser Momente in der Sprache als Wertmesser für jenen Niedergang entgegen. (Als Gegenstück dazu vergleiche den vom Verfasser zuerst beschriebenen sprachlichen Infantilismus als Folge zerebraler Herderkrankung bei Erwachsenen [Journ. abnormal. Psychol. 1906, I., p. 190] und die gleichartige eigene, schon früher veröffentlichte Beobachtung [Arch. f. Psychiatr. 28, S. 33 d. Sep.-Abdr.]).

Noch eines weiteren für die Natur des Satzes nicht belanglosen, gelegentlich definitorisch gewürdigten Momentes wäre zu gedenken, weil sich daran Gesichtspunkte knüpfen lassen, die vielleicht ebenfalls in der Aphasielehre bedeutsame Beziehungen finden. Wenn Maier (l. c.) die Satzdefinition so formuliert: „Der Satz ist ein Wort oder ein Wortkomplex, wodurch ein Akt logischen Denkens zum Ausdruck gebracht werden will (oder soll)“, dann aber das mit Rücksicht auf die doch immer wieder erkennbare Intention für überflüssig hält, so wird eben im Hinblick auf die Erscheinungen an Aphasischen das Beachten dieser „Intention“ wenigstens in den Vordergrund gerückt werden dürfen. Es ist dieser Gesichtspunkt auch den Sprachforschern nicht entgangen und schon W. v. Humboldt (Sprachphilos. Werke. Herausgeg. von Steinthal, S. 135) definiert den Satz als „jede noch so unvollständige Aussage, die in der Absicht des Sprechenden wirklich einen geschlossenen Gedanken ausmacht [1].

Auf pathologischem Gebiete sehen wir, daß schon H. Jackson, der, wenn auch vielfach nur andeutend vorbildlich für die Verwertung der Sprachpsychologie in der Pathologie gewirkt hat, das Moment der Intention voll erfaßt hat, wenn er (Brain I, p. 311) im Anschlusse an den Satz: „To speak is not simply to utter words, it is to propositionise“ den Unterschied zwischen

---

[1] Es ist hier am Platze, mit Rücksicht auf die für die vorliegende Darstellung prinzipiell akzeptierte Funktionspsychologie auf die insbesondere von H. Maier (Die Psychol. d. emot. Denkens 1908, p. 360 flg.) hervorgehobene Unterscheidung zwischen Satz und Satzakt hinzuweisen. „Ein Satzakt ist ein Vorstellen oder Aussprechen eines Wortes oder Wortkomplexes, wodurch ein Akt logischen Denkens zu psychischem oder physischem Lautausdruck kommt“. „Satz ist ein . . . . Wort . . . . oder Wortkomplex, wodurch das Objekt eines logischen Denkaktes bezeichnet wird“. Wenn Maier dabei auch noch „das Vorhandensein einer . . . . Intention, einen logischen Akt, eine Objektvorstellung lautlich auszudrücken“, hervorhebt, so ist damit eine Anknüpfung an das Problem der Bedeutung gegeben, von der wir hören werden, daß sie erst durch die „Intention“ gegeben ist. (S. das Kapitel vom Bedeutungsproblem.)

echten „propositions" und „dead propositions" toten, leeren Sätzen, entwickelt. Daß diese Andeutungen H. Jacksons von grundlegender Bedeutung für gewisse Fragen der speziellen Aphasielehre sind, sei in den nachstehenden Bemerkungen kurz illustriert. Der von der Bedeutung der Intention für die Beurteilung des Satzcharakters hergenommene Gesichtspunkt gibt nämlich Anlaß zu einer allgemeinen Auseinandersetzung mit B. Erdmann. In seiner Logik (I, S. 319) spricht er der Grammatik die Berechtigung zu, den Satz auf eine sinnvolle Verknüpfung von Worten zu beschränken und stellt dem unter anderem auch die sinnlose Aneinanderreihung von Worten in Fällen von Sprachstörung und geistiger Erkrankung gegenüber. Man dürfte nach den vorangehenden Ausführungen H. Jacksons, die auch jetzt noch ganz zu Recht bestehen, berechtigt sein, die Fälle davon auszunehmen, in welchen vom Redenden der sinnlosen Wortzusammenstellung doch ein Sinn unterlegt erscheint. Daß das übrigens nicht bloß für die Pathologie, sondern auch für sinnloses, aber grammatisiertes Wortgeklingel überhaupt zutrifft, haben wir an anderer Stelle unter Beziehung auf W. James dargelegt.

Die Richtigkeit des hier gegen Erdmann formulierten Einwandes scheint eine Bestätigung zu finden durch eine von demselben Autor gemachte Äußerung (l. c. S. 269) bezüglich der im Übrigen gleichen Bezeichnung für den „Satz", in der das „sinnvoll" in Klammer gesetzt erscheint; noch mehr aber durch die Anmerkung, daß auch schon das formulierte Denken eine Art des Sprechens im weitesten Sinne darstellt. Nun kann es nicht einen Augenblick zweifelhaft sein, daß in nicht wenigen Fällen von Aphasie das formulierte Denken eine Art des Sprechens im weitesten Sinne darstellt. Wenn man zu dem hält, daß in manchen Fällen von Aphasie das formulierte Denken der Kranken ein korrektes ist, und erst auf dem Wege nach außen die Störung einsetzt und den richtig formulierten Satz zuweilen bis zur Unkenntlichkeit verändert, so wird demnach für jeden einzelnen Fall die Richtigkeit der einen oder anderen Deutung erst zu erweisen sein [1]).

Wie auf die in das Gesprochene gelegte Intention wird von manchen Linguisten auch auf den „Abschluß", der sich durch die Unterbrechung der Sprechtätigkeit, meist in Verbindung mit einer besonderen Art der Betonung, ausprägt, als Kriterium des Satzes in ihrer Definition Gewicht gelegt. So entwickelt Kretschmer im Anschlusse an seine zuvor zitierte eigene Satzdefinition, die die Affekte und Willensvorgänge in den Vordergrund rückt, Nachstehendes (l. c. S. 225 f.): „Diese Affekte oder Willensvorgänge konstituieren das Wesen des Satzes. Sie beginnen mit einem Spannungs- und Erregungsgefühl, das schließlich seine Lösung findet und eben dieser Lösung, die lautlich in vielen Sprachen in der Senkung der Stimme ihren Ausdruck erhält, entspricht das Ende des Satzes, jene Eigenschaft der Vollständigkeit und Abgeschlossenheit, die ältere und neuere Definitionen an dem Satze hervorheben, ohne doch in das Wesen der Sache einzudringen. Eine sprachliche Äußerung ist erst dann ein Satz, wenn der Affekt, der sie veranlaßt, seine Lösung gefunden hat, der Willenstrieb, der ihr zugrunde liegt, befriedigt ist. Hierauf beruht der Unterschied zwischen Wort und Satz. Errare humanum est ist

---

[1]) In den letzten Auseinandersetzungen ist schon auf Erscheinungen reflektiert worden (formuliertes Denken, formuliertes Sprechen), deren Erörterung erst in folgenden Kapiteln stattfindet; es muß deshalb auf diese verwiesen werden.

ein Satz, aber errare allein nicht, solange kein psychisches Motiv vorhanden ist, dieses eine Wort auszusprechen. Sobald aber ein solches besteht, kann auch das einzelne Wort allein einen Satz darstellen.“

Man beachte dieses Moment der Differenzierung zwischen dem einwortigen Satz und dem einzelnen Worte [1]), das jedenfalls auch in der Aphasielehre von Bedeutung ist. Aber noch ein anderer Gesichtspunkt rückt die Bedeutung des Satzabschlusses in den Kreis der Beachtung seitens der Pathologen. Wir kennen bekanntlich in der Aphasie Zustände, in denen gerade die Fähigkeit zur Unterbrechung der Sprechtätigkeit Schaden gelitten, die Kranken oft nicht zu hemmenden Wortschwall produzieren. Von der hier dargestellten Satzdefinition aus werden entsprechende Fälle sowohl bezüglich ihrer Fähigkeit, das Satzende zu markieren, zu prüfen sein, wie bezüglich der Art, wie sie dies etwa durch entsprechende Betonung tun; es wird sich weiter daran alsbald die Frage knüpfen, ob dieser Fortfall von Hemmungen so intensiv ist, daß die den Abschluß des Satzes markierende Pause davon in der Weise berührt wird, daß sie nicht zum Ausdruck kommen kann, oder dadurch unbeeinflußt bleibt. Beides dürfte nach den bisherigen Beobachtungen der Fall sein, die es auch wahrscheinlich machen, daß die Besserung der Erscheinung sich als ein Fortschritt von dem einen zum anderen Modus darstellt.

Daß der angedeutete Gesichtspunkt auch Beziehungen zu lokalisatorischen Fragen haben könnte, sei hier nur angedeutet. Verfasser vertritt seit längerer Zeit die allerdings mehrfach widersprochene Ansicht, daß es sich in den eben erwähnten Fällen hemmungslos produzierten Wortschwalls um eine Störung einer dem Schläfelappen zukommenden Hemmungsfunktion handelt; hält man dazu, daß in der vorliegenden Schrift im breiteren Umfange erwiesen werden wird, daß die satzbildenden Funktionen ebenfalls im Schläfelappen zu lokalisieren sind, daß dasselbe auch bezüglich der zu den musischen Elementen der Sprache zählenden Betonung und des Tempos gilt, dann wird man jedenfalls zu prüfen Veranlassung haben, inwieweit diese Deutungen einander gegenseitig zu stützen geeignet und mit den zuvor erwähnten Momenten der Satzdefinition in Beziehung zu setzen sind.

Einen anderen, gerade in solchen Fällen ebenfalls wohl zu beachtenden Gesichtspunkt hat W. James (Princ. of Psychol. I, p. 256) herausgearbeitet; er hebt den Gegensatz hervor zwischen dem Bewußtsein, daß ein bestimmter Gedanke zum Abschluß gelangt ist und dem, daß der Gedanke endgiltig fertig ist [2]). An Analogien zu dieser Schilderung fehlt es gewiß nicht in der Sprache der Aphasischen; der eine schließt seine Rede durch den Stimmfall, beim zweiten hat man sichtlich die Empfindung des „et cetera“. W. James hat übrigens selbst an der zitierten Stelle an dem Beispiele vom Einflusse der Ermüdung auf das Denken und das in solchem Zustande vor sich gehende Sprechen einen direkt auf pathologische Zustände anwendbaren Maßstab für die hier besprochenen Differenzen gegeben.

---

[1]) Vgl. dazu auch Erörterungen in dem Kapitel „Der Weg vom Denken zum Sprechen“.

[2]) „The awareness that our definite thought has come to an end is an entirely different thing from the awareness that our thought is definitively completed. The expression of the former state is the falling inflection which betokens that the sentence is ended . . . . The expression of the former state is ‘hemming and hawing’ or else such phrases as ‘et cetera’“.

Aber auch sonst noch ergeben sich manche Ausblicke von dem eben behandelten Gesichtspunkte des Abschlusses auf pathologische Erscheinungen; so wird z. B. in Fällen motorischer Aphasie das Erfassen des „Abschlusses" durch den Kranken selbst, andererseits das Fehlen dieses Momentes für die Frage, ob der Kranke noch in Sätzen spricht, sein Satzfragment einem Satze entspricht, von Bedeutung sein. Daß eine Täuschung des Kranken darüber auch als Ursache seines mangelnden Verständnisses des eigenen Defektes mitwirken könnte, sei ebenfalls angemerkt; daß sich daraus endlich auch Gesichtspunkte für die Beurteilung der Intelligenz Aphasischer ergeben können, sei zum Schlusse noch hervorgehoben.

An die hier gegebene Darstellung vom Satz schließen einige kritische Bemerkungen hinsichtlich des Umfanges dessen, was man noch als Agrammatismus bezeichnen kann; wird das, was darüber zu sagen ist, nicht genügend beachtet, dann werden die Grenzen gegenüber den aphasischen Störungen vollständig verwischt und alle Mühe, die daran gewendet worden, den Agrammatismus als eine einheitliche Störung oder wenigstens als eine Gruppe solcher abzusondern, ist ebenso verloren, wie die vom Verfasser daran geknüpften Hoffnungen einer diese Störungen in sich fassenden Funktionslokalisation.

Diese Bedenken wollen wir an einer neuesten Äußerung der Literatur exemplifizieren, die zeigen wird, wie das Vage der Deutungen jene Bedenken nur zu sehr rechtfertigt. In einer Arbeit über die Erscheinungen und Grundlagen der Worttaubheit (Deutsche Zeitschr. f. Nervenh. 35, S. 28) berichtet Quensel von einem Falle sensorischer Aphasie (mit zutreffendem Sektionsbefunde) neben Wortarmut und Paraphasie „unvollkommene Satzbildung"; von der letzteren heißt es dann, sie ergebe sich schon aus der amnestischen Störung, die hauptsächlich konkrete Hauptwörter prägnanter sinnlicher Bedeutung betrifft. Handelte es sich in dem Falle Quensels tatsächlich um Agrammatismus, so leuchtet die Bedeutung des Falles ohne weiteres ein, wenn wir unsere These daran halten, daß der Agrammatismus durch Läsionen im Schläfelappen, und insbesondere durch solche bedingt ist, die die Wernickesche Stelle entweder gar nicht, oder wenig beteiligen, was gerade für den Fall Quensels zutrifft. Sehen wir nun aber das durch, was die Mitteilung des Falles an sprachlichen Äußerungen gibt, so bekommt man nirgends den Eindruck, daß die Satzbildung in dem hier dargestellten engeren Sinne des Wortes gestört erscheint; dort, wo der Kranke Verständliches gesprochen, sind es entweder vollständige Sätze mit richtiger grammatischer Konstruktion und auch dort, wo die Paraphasie das Gesagte unverständlich macht, bekommt man den Eindruck, daß der Kranke Sätze spricht, nirgends Telegrammstil oder style nègre. Man kann deshalb unseres Erachtens nicht von unvollkommener Satzbildung in dem Sinne sprechen, daß der Kranke Sätze nicht oder nicht vollkommen bilden könne, sondern etwa nur in dem Sinne, daß die Sätze des Kranken unvollständig nicht qua Form, sondern nur bezüglich des Inhaltes sind; demnach liegt hier nicht ein Fall mit Agrammatismus vor; wir nennen auch das Sprachprodukt selbst bei schwerer amnestischer Aphasie nicht unvollkommen bezüglich der Satzbildung. Natürlich ist die Entscheidung in solchen Fällen an dem gedruckten Materiale erst recht schwer, vielfach vielleicht überhaupt unmöglich; im Vorstehenden sind die Momente angedeutet worden, die in einer sachlich korrekten Deskription zur Lösung solcher Fragen vonnöten sind.

III. Die Ausdrucksmittel der Sprache.

Im Anschlusse an die im Vorangehenden gelegentlich gegebenen Hinweise bezüglich einzelner von den Sprachpathologen bisher nicht berücksichtigten Sprachmittel und der dadurch bedingten Enge der Definition des Agrammatismus wird es sich empfehlen, eine kurze Zusammenfassung dessen zu geben, was über die Gesamtheit der Sprachmittel im Allgemeinen zu sagen ist; im Rahmen dieser sollen dann einzelne der in der Pathologie bisher vernachlässigten Ausdrucksmittel in breiterer Darstellung und unter besonderer Betonung ihrer pathologischen Bedeutung erörtert werden; dabei werden wir uns nicht bloß auf jenen Teil derselben beschränken, welcher für die Lehre vom Agrammatismus in Betracht kommt, weil, wie in der Einleitung auseinandergesetzt, auch anderes für die Aphasielehre im Allgemeinen Bedeutsames hier einer Betrachtung unterzogen werden soll. Eine detaillierte Einzelbetrachtung der verschiedenen Ausdrucksmittel bleibt späterer Darstellung vorbehalten.

A. Marty umschreibt (Unters. z. Grundleg. 1908. I, S. 53) die Aufgabe der Semasiologie als der Lehre von den Sprachmitteln dahin, daß sie die Sprache als Mittel des Ausdruckes für die psychischen Vorgänge im Redenden und die entsprechende Beherrschung des fremden Seelenlebens ins Auge faßt; demnach stellt sich das Gebiet der Aphasie als die Lehre von den Störungen dieser Ausdrucksmittel in ihrer Gesamtheit dar. Es tritt in dieser Definition insbesondere das Irrtümliche einer bloß die Schriftsprache dabei berücksichtigenden Betrachtung hervor und rückt die Stellung der nicht artikulatorischen Ausdrucksmittel erst in das richtige Licht.

Die grundlegende Bedeutung, welche ein von solchen Gesichtspunkten ausgehender, tiefer dringender Einblick in die Natur der verschiedenen Ausdrucksmittel und ihrer psychologischen Funktionen z. B. für das Verständnis und die Beurteilung der Richtigkeit sowohl der sogenannten Ribotschen Regel wie des Jacksonschen Gesetzes vom Gange der sprachlichen Dissolution durch die Krankheit hat, leuchtet wohl ohne weiteres ein, wenn man die Gesichtspunkte in Betracht zieht, die den beiden eben zugrunde liegen; denn um das bezüglich der ersteren auszuführen, sind es die Störungen der in der Anwendung der Wörter sich ausprägenden psychologischen Vorgänge, die die Reihenfolge für den Verlust der einzelnen Kategorien derselben bedingen; daß die bisher darüber rein empirisch gewonnenen Feststellungen auf diese psychologischen Grundlagen hin nicht genügend geprüft und deshalb irrtümliche Konklusionen daraus gezogen werden, ist schon erwähnt worden [1]).

Die Tragweite solcher Betrachtungen soll auch gleich hier an einem bisher weniger beachteten Sprachmittel durch einen der Literatur entnommenen Fall etwas ausführlicher nachgewiesen werden. Daß auch in Fragen der Akzentuierung der Dissolutionsprozeß nach ganz bestimmten, wohl einmal auf Grund reicherer Erfahrung festzustellenden Normen sich vollzieht, zeigt der Fall von Broadbent (bei Bastian, A Treat. on Aphasia. 1898, p. 110) eines in England aphasisch gewordenen Deutschen: „In allem, was er sprach, war ein starker deutscher Akzent zu merken, während er vorher das Englische besonders gut gesprochen hatte.‟ Es liegt hier neben anderen Störungen im Gebiete der Akzentuierung offenbar ein Defekt jenes sich unbewußt vollziehenden Vorganges zutage, den wir als „Einstellung‟ noch vielfach kennen lernen werden. Bei dem das Englische früher perfekt beherrschenden Deutschen stellt sich jetzt, so wie er Englisch zu sprechen beginnt, der deutsche Akzent ein; hat seine Sprache gelitten, dann leidet auch die Mitarbeit der Akzentgebung und es stellt sich beim Englischsprechen der ihm von Kindheit auf geläufigere deutsche Akzent unwillkürlich ein, also ein Rückschlag von einem erst später erworbenen Mechanismus auf einen früher besessenen. Daß sich als Folge eines in dieser Weise tiefergehenden Verständnisses der einzelnen Ausdrucksmittel zusammen mit einer darauf basierten Korrektur der eben erwähnten Ribotschen Regel auch Gesichtspunkte lokalisatorischer Art ergeben könnten, läßt sich leicht erweisen. Insoferne die hier besprochene Störung eine Funktion betrifft, die in der Reihenfolge der Entwicklung der Sprachmittel eine alte, früh erworbene darstellt, wird man den Dissolutionsprozeß in seiner Gesamtheit als einen weiter vorgeschrittenen taxieren dürfen. Dem ganzen Zusammenhange ist als wahrscheinlich zu entnehmen, daß die Störung der Betonung nicht auf eine direkte Läsion musischer Zentren, sondern auf eine indirekte Beteiligung derselben zurückgeht. Daß die so gewertete klinische Erscheinung einen Maßstab für die Berechtigung der Annahme einer Diaschisis im Sinne v. Monakows an die Hand gibt, ist wohl ebenso gewiß wie der Umstand, daß sie an Sicherheit der Deutung auch den feinst ausgeführten Serienschnitt weit hinter sich lassen dürfte. Die Richtigkeit dieser Erwägungen läßt sich durch andere Erscheinungen des Falles leicht erweisen. Zunächst durch die die Sprache betreffenden; dass sich bei dem Kr. tatsächlich ein Rückschlag auf eine Stufe älteren Erwerbs vollzogen, wird dadurch bestätigt, daß in dem Gesprochenen auch deutsche Worte vorkommen; man muß bedauern, daß die knappe Wiedergabe der Beobachtung ein näheres Studium dieser Sprachmischung, das gewiß viel des Interessanten dargeboten hätte, nicht gestattet. Die zweite hier gemachte Annahme von der funktionellen Beteiligung der musischen Zentren wird durch den Nachweis der Mitbeteiligung einer zweiten diesen zugehörigen Funktion bestätigt; als offenbar besonders auffällig berichtete Broadbent aus der Zeit der beginnenden Besserung (eine Woche nach dem Beginn) das vollständige Fehlen jeder Modu

---

[1]) Daß mit einer solchen funktionellen Betrachtung die Erscheinungen ebenso wie durch das hier angedeutete Resultat der Lehre von den Erinnerungsbildern eines ihrer wichtigsten Fundamente entzogen ist, sei nur nebenbei bemerkt.

lation [1]) der Sprache. Man kann es nur auf das lebhafteste bedauern, daß diese sichtlich der Beachtung sich aufdrängende Erscheinung in ihrem Ablaufe nicht weiter verfolgt worden ist. Gewiß wird aber auch diese mangelhafte Beobachtung genügen, eine umfassende Berücksichtigung der Ausdrucksmittel für eine nach tieferem Verständnis der Erscheinungen suchende Aphasielehre als unerläßlich zu erweisen. —

Knüpfen wir eine Skizze der Ausdrucksmittel, wie sie im Satze zur Geltung kommen, etwa an die davon gegebene Darstellung eines der hervorragendsten Lehrer der Sprachwissenschaft, so lassen sich H. Pauls (Prinzipien der Sprachgeschichte. 4. Aufl. 1909, S. 123) Ausführungen darüber folgendermaßen zusammenfassen. Die Sprachmittel bilden folgende Gruppen. 1. Die Wortstellung (wobei wir die von Paul getrennte Nebeneinanderstellung und Reihenfolge der Wörter in eins zusammenfassen), 2. die Betonung, 3. die Modulation der Tonhöhe, 4. das Tempo (mit Einschluß der Pausen), 5. die Verbindungswörter (Präpositionen, Konjunktionen) und 6. die Flexion der Wörter, durch deren Übereinstimmung oder Nichtübereinstimmung im ersten Fall die Zusammengehörigkeit, im letzteren irgendwelche andere Beziehungen der betreffenden Wörter zur Darstellung gebracht werden.

Diese Zusammenfassung H. Pauls läßt nichts an Klarheit zu wünschen übrig, so daß für deutsche Leser vielleicht nur die eine Bemerkung zu machen wäre, daß im Englischen wegen der Abschleifungen der im Deutschen doch wesentlich überwiegenden Flexionsformen die Wortstellung an Bedeutung als Ausdrucksmittel überwiegt, und daß darin, wie schon in der Einleitung erwähnt, die Nahestellung des Englischen zum Chinesischen mit seiner nur auf Wortstellung beruhenden Grammatik begründet ist. Daß die Berücksichtigung dieses hier nur angedeuteten Gesichtspunktes nicht ohne Belang für die Betrachtung der Aphasieformen in den beiden so differenzierten Sprachen sein mag, erhellt ohne weiteres, wenn man die beiden Hauptformen des Agrammatismus, den Telegrammstil und das parler nègre von jenem Standpunkte aus betrachtet.

Mit der von Paul gegebenen Einteilung fallen im wesentlichen auch die verschiedenen anderen in linguistischen Werken wiedergegebenen Darstellungen der sprachlichen Ausdrucksmittel zusammen und eine noch engere Zusammenfassung derselben unter eine höhere Einheit kommt hier, wo es sich uns gerade darum handelt, sie einzeln kennen zu lernen, gewiß ebensowenig in Betracht (vgl. z. B. Oertel, Lect. on the study of lang. 1901, p. 274), wie irgendwelche Kontroverse hinsichtlich der Details derselben. Dafür aber, daß im

---

[1]) Über die Berechtigung, hier bei der Besprechung von Aphasiefragen auch den Rhythmus der Rede zu berühren, mögen folgende Äußerungen des deutschen Linguisten Thumb (Fortschr. d. Psychol. I, S. 14) aufklären.

„Rhytmus, d. i. Wechsel von dynamisch stärker und schwächer betonten Silben, und Modulation oder Satzmelodie, d. i. Wechsel von Silben verschiedener Tonhöhen, sind Merkmale der natürlichen Rede des Menschen, und die Erörterung dieser Gegenstände gehört ebenso wie die Lehre vom Akzent in die Grammatik, im besonderen in die Lehre vom Satz; denn wie durch die Wortstellung, so werden durch Rhytmus und Modulation die Teile eines Satzes zu einem sinnlich wahrnehmbaren Ganzen verbunden; der Tonfall ist außerdem ein wichtiges syntaktisches Hilfsmittel, denn z. B. Frage und Aussage unterscheiden sich im Schluß des Satzes durch eine charakteristische Tonbewegung".

Gegensatze zu letzterem es gelegentlich doch wieder der Gesichtspunkt der Einheit ist, der hier interessiert, sei auf folgendes verwiesen: in Befehls-, Wunsch- und Fragesätzen kann das entsprechende Zeichen „ebensowohl ein ganzes Wort, wie ein lautlicher Einschlag in ein Wort, die Wortstellung, die Betonung oder der Stimmfall sein" (Stöhr, Leitfad. d. Logik in psychol. Darstell. 1905, S. 49).

Es kann nun nicht Aufgabe dieser ersten orientierenden Zusammenfassung sein, etwa an der Hand des Paulschen Lehrbuches die einzelnen Sprachmittel abzuhandeln, vielmehr bleibt es der späteren Darstellung vorbehalten, Einzelheiten, die für die Pathologie von besonderer Bedeutung sind, gesondert zu behandeln.

Anders jedoch ist die Stellung, die wir einer von der Umgangssprache hergenommenen Vermehrung der für unsere Zwecke in Betracht kommenden Ausdrucksmittel gegenüber einnehmen werden. Nicht bloß die vor Allem aus dem Pathologischen selbst sich ergebende Bewährung der Tatsachen ist dafür maßgebend, sondern noch ein unmittelbarer praktischer Gesichtspunkt; während die übrigen im Ausdruck zur Anwendung kommenden Sprachmittel auch dem Laien auf diesem Gebiete, so weit als zur vorläufigen Orientierung nötig ist, bekannt sind, ist das bezüglich des jetzt zu Besprechenden nicht der Fall, und da schon in dem nächsten Kapitel ausführlich von seinem Verständnis Gebrauch gemacht werden wird, muß schon jetzt davon etwas eingehender gehandelt werden.

Wunderlich (Der deutsche Satzbau. I, 5, XXXV) führt aus, daß eine der beiden Vorstellungen, die, seiner Auffassung nach, im Satze vereinigt sind, im Zusammenhange enthalten sein kann, ohne sprachlichen Ausdruck zu gewinnen [1]). Damit erscheint ein wichtiger, bisher in der Sprachpathologie, aber auch in der die Umgangssprache beiseite lassenden Sprachpsychologie kaum beachteter Faktor in unseren Gesichtskreis gerückt, der Zusammenhang, in dem die Rede steht. Die ganze Bedeutung dieses Faktors für Aphasiefragen und insbesondere für die des Agrammatismus, wird sich erst übersehen lassen, bis im Folgenden eine breitere Darstellung der verschiedenen Richtungen, in denen er sich wirksam erweist, diese so recht zum Bewußtsein bringen wird; handelt es sich doch bei diesem Ausdrucksmittel eigentlich um ein negatives Moment, insofern gerade das Fehlen oder Fortlassen des ihm entsprechenden Ausdruckes sein hervorragendstes Kriterium bildet.

Neben allen anderen für H. Jacksons glänzende Auffassung der Sprachpsychologie sprechenden Momenten darf auch das angeführt werden, daß er (Brain I, p. 312) an dem hier besprochenen Faktor nicht achtlos vorübergegangen, sondern mehrfach die Bedeutung des Gesprochenen für den Hörer in Betracht gezogen hat; unter den Neueren ist auch dem Pathologen H. Sachs die Bedeutung der Situation, des „Vorausgesetzten", für das Verständnis des Gesprochenen nicht entgangen (siehe „Gehirn und Sprache". 1905, S. 67), aber er selbst verwertet diesen Gesichtspunkt nicht weiter und sein und Hugh-

---

[1]) Die Bedeutung des zu Ergänzenden und deshalb vom Redner Vorausgesetzten wird auch sehr gut exemplifiziert durch das Wörtchen „wenn", das entsprechend selbständig gebraucht, einen ganzen Satz vorstellen kann.

lings Jacksons Hinweis sind fast ganz unbeachtet [1]) in der Aphasielehre geblieben [2]).

Welche umfassende Bedeutung aber auch schon theoretisch dem Momente des „Vorausgesetzten“ zukommt, geht daraus hervor, daß die Nichtberücksichtigung dieses intersubjektiven Faktors für die ganze Lehre vom Satze, wie sie Wundt z. B. aufgestellt, von entscheidendem Einflusse war [3]). (Vgl. dazu eine Besprechung der Wundtschen Sprachpsychologie durch Gardiner, Psychol. Rev. 1902, p. 509 f.)

Wir werden im Kapitel über das Bedeutungsproblem noch ausführlicher auseinanderzusetzen haben, welche außerordentliche Bedeutung die Situation auch für den Sinn des einzelnen Wortes des ganzen Satzes hat; es drängt sich das aber auch der einfachen Überlegung ohne weiteres auf. Das an der Situation als bekannt Vorausgesetzte wird entweder überhaupt nicht ausgedrückt oder nur stückweise, je nach dem den Einzelheiten zugewendeten Interesse für den Sprecher oder Hörer, jeweils zum Ausdruck gebracht [4]). Daraus erhellt unmittelbar, wie mangelhaft jede Würdigung der Ausdrucksmittel bleiben muß, die dieses, die übrigen sichtlich beherrschende, wenn auch unausgesprochene Instrument der Rede nicht berücksichtigt, wie dies bisher in der Pathologie fast allgemein geschehen. Die Bedeutung des Vorausgesetzten für das Verständnis aphasischer Erscheinungen wird aber erst dadurch ins richtige Licht gesetzt, wenn wir dazu das im Sprechen wirksame Gesetz der Ökonomie halten, das beim Aphasischen seines Defekts wegen als besonders wirksam sich darstellt.

Zum Verständnis eines Gesichtspunktes, der bei der Wertung des hier besprochenen Momentes für pathologische Fragen in Betracht kommt, seien analoge, dem Normalen entstammende Tatsachen herangezogen. Als besonders belehrend für das eigentümliche, gelegentlich umgekehrte Verhältnis zwischen Umfang des in der Situation Gegebenen und des zum Ausdruck Gebrachten sei auf die in einem späteren Kapitel nach R. Dodge und V. Egger angeführten Beispiele von Selbstgesprächen verwiesen. Für den das Selbstgespräch Führenden ist Alles, die im Kapitel vom Satz besprochene „innere“, ebenso wie die äußere Situation gegeben, da er ja aus ihnen heraus spricht und nur was dem Gange der Gedankenbewegung entstammt, wird als neu, aber weil alsbald auch schon gegeben, ebenfalls nur in stenogrammatischer Verkürzung sprachlich ausgedrückt. Bergson (Matière et Mémoire p. 133) hat übrigens bezüglich des Normalen der Ansicht Ausdruck gegeben, daß das Nichtgesagte über das in Worten Ausgedrückte überwiegt. Es erscheint in diesem Zusammen-

---

[1]) Historisch ist es interessant, daß sich in einer psychologischen Arbeit von Gätschenberger (Grundzüge der Psychol. d. Zeichen. 1901, S. 87) ein Hinweis auf die Situation des Aphasischen findet. In einer neuesten pathologischen Arbeit hat allerdings nur von einem bestimmten Gesichtspunkte aus die „Situation“ Berücksichtigung gefunden (S. Pelz, Zeitschr. f. d. ges. Neur. u. Psych. XI, S. 134).

[2]) Verfasser möchte darauf hinweisen, daß Wundt diesen Gesichtspunkt wenigstens bei der Besprechung der Gebärdensprache, wo er sich allerdings aufdrängt, nicht außer acht gelassen. (Die Sprache I. 1904, S. 199.)

[3]) Siehe bei Heilbronner (Arch. f. Psychiatr. 33. Bd., 2. Heft. S. Abdr. S. 20).

[4]) Daß dabei auch die Absicht des Sprechers auf Erregung des Interesses an der Situation beim Hörer eine wichtige Rolle spielt, hat, wie an anderer Stelle gezeigt, namentlich Marty ausgeführt.

hange gewiß nicht zu weit hergeholt, wenn wir in dieser Hinsicht gewiß weitgehende individuelle und wohl auch ethnologisch begründete Differenzen annehmen; ihre Einschätzung in pathologischen Fällen wird wohl als Desiderat künftiger Forschung hingestellt werden dürfen [1]). Für die Berechtigung, diesen Gesichtspunkt hier heranzuziehen, mag auf eine im Kapitel von der Gesamtvorstellung erörterte Ansicht hingewiesen sein; van Ginneken (Princ. de Linguist. psych. 1907. p. 282) leitet die differenten Auffassungen von der Formulierung des Satzes bei Wundt und James unmittelbar aus dabei wirksamen individuellen Differenzen ab.

Wenn wir in Berücksichtigung des eben Behandelten bei den aphasischen Sprachstörungen konstatieren können, wie der Ersatz der durch die verschiedenartigsten Störungen herbeigeführten Ausfälle an sprachlich sonst ausgedrückten positiven Momenten in ganz besonderem Maße dem „Vorausgesetzten", der Verwertung der Situation zufällt, und die übrigen dafür eintretenden Funktionen zum Teil nachweislich um die Darstellung des Vorausgesetzten sich bemühen werden, so wird gerade durch diese sozusagen pathologische Hypertrophie der Erscheinung noch mehr Licht auf diese selbst geworfen. Wenn wir weiter hören, daß schon normalerweise das sogenannte psychologische Subjekt dort, wo es selbstverständlich ist, in der Sprache unterdrückt (H. Paul, Prinzipien der Sprachgeschichte. S. 129, 4. Aufl.) oder durch eine Gebärde ausgedrückt wird, dann wird solche normale Lizenz mit allem anderen schon Erwähnten eine nach Ansicht des Verfassers umwälzende Einwirkung auf die ganze Fragestellung in der Aphasielehre ausüben müssen.

Der Linguistik entnehmen wir noch ein weiteres hierhergehöriges Moment. Aus einer Besprechung historisch-syntaktischer Studien erfahren wir, daß die Deutung gewisser sprachlicher Erscheinungen sich verschieden gestaltet, je nachdem der einzelne Satz isoliert oder aus dem Zusammenhange des Textes heraus erklärt wird (Lit. Zentralbl. 1912. Nr. 41, S. 1323); auch das zeigt die umfassende Bedeutung des Zusammenhanges an.

Man hat die Störungen des Aphasischen bisher ganz ausschließlich vom Standpunkte seines Defektes betrachtet und vielfach angenommen, daß das, was im Ausdruck seiner Gedanken fehlt, deshalb fehlt, weil er es eben nicht denkt (woraus sich auch oft der Fehlschluß auf die Intelligenz des Kranken ergab), oder weil er es nicht zum Ausdruck bringen kann. Mit der im Vorangehenden dargestellten Lehre vom „Vorausgesetzten" kommt aber ein neuer, bisher bei der Wertung der Aphasie gar nicht in Betracht gezogener Faktor hinzu, dessen Heranziehung bei dieser Wertung sehr wohl die bisher gezogenen Kalküle wesentlich verschieben könnte. Man wird jetzt in jedem Fall mit Sprachdefekt auch noch fragen müssen, inwieweit entsprechend dem auch im Pathologischen als wirksam nachgewiesenen Gesetze der Ökonomie das Fehlende etwa, weil in der Situation gegeben oder vom Kranken vorausgesetzt, unterdrückt, fortgelassen wird. Die letzteren Ausdrücke sind natürlich nicht etwa in dem Sinne zu verstehen, daß der Kranke nun jedesmal

---

[1]) Daß Krankheit in dieser Richtung Änderungen nach sich ziehen kann, ist durch entsprechende Beobachtungen im Gebiete der Psychiatrie außer Zweifel gestellt und wenn Verfasser nicht alles täuscht, dürfte die Weitschweifigkeit mancher gebesserter Fälle von Aphasie zum Teil wenigstens auf das hier besprochene Moment sich zurückführen lassen.

bewußt das oder jenes fortläßt, vielmehr wirkt dieses negative Sprachmittel ebenso wie die positiv zum Ausdruck kommenden, sehr bald unbewußt und automatisch; es akkommodiert sich der ganze psychische Sprachapparat (ebenso wie der motorische Anteil desselben) außerordentlich rasch der durch die Krankheit geschaffenen Situation und an dieser Adaption partizipiert gewiß auch der in der intensiveren Ausnützung des Vorausgesetzten sich ausdrückende negative Faktor der Sprache. Es ist vielleicht nicht überflüssig, an dieser Stelle hervorzuheben, wie in dem hier betonten Gesichtspunkte der Adaption einerseits der allgemein biologische Standpunkt zu seinem Rechte kommt; andererseits zeigt sich dabei, um wieviel besser eine Funktionspsychologie gegenüber der früher maßgebenden Erscheinungspsychologie der Fülle der Tatsachen gerecht wird [1]). Daß dieser Standpunkt auch besser unseren allgemein-pathologischen Auffassungen sich anpaßt, tritt sofort klar zutage, wenn wir uns erinnern, daß Krankheit Funktionieren unter veränderten, abnormen Bedingungen darstellen soll.

Gerade der zuvor angedeutete Umstand des Automatischwerdens des neuen in die pathologische Betrachtung eingeführten Faktors gibt einen Hinweis für die weit ausgreifende Bedeutung des in Rede stehenden Gesichtspunktes selbst in Hinsicht therapeutischer Fragen. Es ist eine bekannte Tatsache, daß eine wichtige und nicht selten recht schwierige Aufgabe einer Therapie aphasischer Störungen in der Beseitigung automatisch gewordener Mechanismen besteht; so wird der mechanisch gewordenen störenden, weil hypertrophischen Ausnützung der Situation therapeutisch durch entsprechende Übungen entgegenzutreten sein.

Der hier ausgearbeitete neue Gesichtspunkt, der ja prinzipiell an die Lehre Hughlings Jacksons von der Evolution und Dissolution des Nervensystems anknüpft, bedarf noch einer Erläuterung, insofern er mit gewissen Ausführungen dieser Lehre im Widerspruch zu stehen scheint. In seinen Darstellungen vom staffelweisen Niedergange der Nervenfunktionen führt H. Jackson [2]) in der Anwendung des Prinzips auf psychopathische Erscheinungen aus, daß die Krankheit nur negative Symptome, Ausfälle geistiger Funktionen verursacht und alle positiven Erscheinungen der Funktion der von der Krankheit nicht geschädigten Entwicklungsstaffeln entstammen. Der Widerspruch, der sich zwischen dieser Ansicht und den hier dargelegten Tatsachen geltend macht, ist jedoch nur ein scheinbarer; ziehen wir in Betracht, daß auch Hemmungen, bzw. das durch sie veranlaßte Nichthervortreten bestimmter Erscheinungen eine aktive Funktion darstellen, dann löst sich der Gegensatz ganz einfach. Durch den Wegfall einer oder mehrerer Staffeln höherer Bildung erscheint die Sprache in bestimmter Weise defekt; nun treten andere Staffeln in Funktion, die aber in der stärkeren Ausnutzung sonst weniger benutzter Ausdrucksmittel, insonderheit der „Situation" besteht und dieses aktive Eingreifen bedingt eine Verringerung des Gesprochenen.

Wir haben hier nicht ohne Absicht von anderen Staffeln gesprochen, da nicht wohl anzunehmen ist, daß tiefer in der Rangordnung der Sprach-

---

[1]) Daß mit solchen Deutungen speziell die alte Theorie vom Nichtauftauchen der Erinnerungsbilder, vom Ausgelöschtsein der „Spuren" als Ursache der aphasischen Erscheinungen nicht vereinbar ist, liegt so auf der Hand, daß kein Wort darüber zu verlieren ist.

[2]) The Croonian Lect. Repr. fr. Brit. med. J. 1884, p. 4.

funktionen stehende Staffeln mit einer so hochstehenden geistigen Funktion, wie die Ausnützung der „Situation" betraut sein sollten. Das führt aber wieder zurück zu der zuvor gemachten Erwägung, daß die Art und Weise, in der sich der Kranke zu einer solchen reparatorischen Ersatzfunktion, wie es die stärkere Ausnützung der Situation ist, stellt, eine Handhabe für die Beurteilung des Grades seiner geistigen Intaktheit bieten wird. Man hat ja bisher schon das Verhalten des Kranken in Rücksicht seiner Fähigkeit zur Ausnützung reparatorischer Funktionen als Maßstab seiner Intelligenz benützt; die hier gegebenen und ihnen analoge Gesichtspunkte geben dem Ganzen die gesicherte theoretische Basis. Es leuchtet auch ohne weiteres ein, daß dieser Gesichtspunkt wieder zu dem hinführt, was zuvor bezüglich der Einordnung des hier Behandelten in eine biologisch orientierte Auffassung der Aphasien (Adaption, Orientierung) gesagt worden ist. Es fällt in letzter Linie diese Art der Betrachtung direkt zusammen mit der objektiven Psychologie des „Behavior", wie sie, von der Tierpsychologie ausgehend, der der Introspektion entgegengestellt wird [1]. Insofern gerade diese beim Aphasischen vielfach versagen muß und nur auf dem Wege eines Analogieschlusses verwertet werden kann, ist jene andere Art der Betrachtung bei ihm gewiß am Platze [2].

Wenn Verfasser auch schon hier im psychologischen Teile seines Buches immer wieder die Gelegenheit wahrnimmt, die Bedeutung der dort niedergelegten Tatsachen und Ansichten für Zwecke der Pathologie zur Darstellung zu bringen, so darf eine solche Gelegenheit auch hier, wo etwas Derartiges vielleicht nicht ohne weiteres dem Pathologen vor Augen tritt, nicht verabsäumt werden. Die Bedeutung der Situation und des auch sonst noch Vorausgesetzten tritt vor Allem darin hervor, daß alles das in seiner Wirksamkeit auf die zu wählende Satzform allen übrigen Ausdrucksmitteln, oft selbst den musischen Elementen, vorangeht. Wenn wir schon im Normalen sehen, daß unter der Einwirkung des Vorausgesetzten oft ein einzelnes Wort einen ganzen Satz darstellt, dann ist in dieser Feststellung hinsichtlich des Zeitpunktes für die Einwirkung des Vorausgesetzten auf die Wahl der Satzform ein weiteres Argument gegeben für die vom Verfasser verteidigte Ansicht von der Lokalisation des Agrammatismus im Schläfelappen gegenüber der von anderer Seite vertretenen Ansicht von seiner Lokalisation im Stirnlappen.

Man hat mit Recht betont, daß die Psychologie der Rede nicht bloß (wie das besonders Wundt tut) vom Standpunkte des Sprechenden, sondern ebenso sehr auch von dem des Angesprochenen zu betrachten ist. Von diesem Standpunkte aus ist insbesondere die Berücksichtigung des vom Redner nicht

---

[1] Vgl. dazu J. R. Watson, Psychology as the Behaviorist views it. Psychol. Rev. 1913 march.

[2] Verfasser muß sich ja in der Erörterung solcher Gesichtspunkte wie der hier gestreifte mit kurzen Andeutungen begnügen, aber mit Rücksicht auf die Bedeutung einer objektiven Psychologie für die Psychiatrie (vgl. hierher auch die Bestrebungen v. Bechterews) seien doch die einleitenden Sätze Watsons hierher gesetzt. „Psychology as the behaviorist views it, is a purely objective branch of natural science. Its theoretical goal is the prediction and control of behavior". Mit Rücksicht auf die hier geübte Bevorzugung der funktionellen Psychologie gegenüber der älteren strukturellen ist ein Wort zu dem zitierten Aufsatze Watsons zu sagen; er kehrt sich in gleich schroffer Weise gegen die beiden genannten Psychologien. Dem gegenüber muß Verfasser seiner Ansicht wie im Texte Ausdruck geben, daß die funktionelle zur Psychologie des Behavior hinüberführt.

bloß im Allgemeinen, sondern noch besonders beim Zuhörer Vorausgesetzten
in Betracht zu ziehen. Es wird vielleicht Gelegenheit gegeben sein, an anderer
Stelle darauf einzugehen; hier möchte nur angemerkt werden, daß vielleicht
gerade die Fähigkeit, das Richtige beim Hörer vorauszusetzen und dementsprechend die Rede einzurichten, was ja in leichteren Fällen von Sprachstörung
möglich wäre, einen weiteren Gesichtspunkt für die so schwer zu beurteilende
Frage nach der Intelligenz Aphasischer [1]) abgeben könnte. Gerade diese Form
der Anpassung dürfte einen Fortschritt zur Lösung dieser Frage ermöglichen.
Verfasser hat in einer den Zwecken der gerichtsärztlichen Beurteilung Aphasischer
entgegenkommenden Erörterung der Frage nach deren Intelligenz (Handb.
d. Sachv. Tätigkeit. IX, S. 387 ff.) die allgemeinen Gesichtspunkte dafür dargelegt; er hat dort auch auseinandergesetzt, welche Rolle dabei das Wissen des
Kranken um seinen Defekt bzw. seinen Sprachfehler hat. Auch das hier in
Rede stehende Moment, die Möglichkeit richtiger Erfassung dessen, was beim
Hörer vorausgesetzt werden kann, die dem entsprechende Fähigkeit der Adaption, werden ähnlich zu verwerten sein; daß diese Tatsachen in letzter Linie
auf die Selbstkorrektur erworbener Defekte zurückgehen, braucht wohl nur
angedeutet zu werden.

Durch die vorstehend dargelegten Gedankengänge hat sich unsere
Kenntnis der dem Sprechenden, also auch dem Kranken zur Verfügung stehenden Ausdrucksmittel infolge der Berücksichtigung des in der Umgangssprache
zum Ausdruck kommenden, nichtsprachlichen wesentlich erweitert. Wir haben
auch gesehen, wie die Störung des Verhältnisses dieses nichtsprachlichen Ausdrucksmittels zu den übrigen eine wichtige Rolle in den aphasischen Störungen
spielt.

Es wird sich dann später zeigen, daß auch das Verhältnis der verschiedenen anderen Ausdrucksmittel zueinander in verschiedenem Maße gestört
sein kann — stehen sie doch in einem Ersatzverhältnis zueinander. Die Berücksichtigung dieser Tatsachen führt nun hinüber zu einem weiteren allgemeinen Gesichtspunkte.

Die Ansicht vom Fehlen eines Gleichgangs zwischen Sprechen und Denken
hat uns auch schon prinzipiell die zuvor zitierte Ansicht Kußmauls vom
Reden ablehnen lassen; nun erweitert H. Paul (Prinzipien der Sprachg. 1909,
S. 124) das noch dahin, daß der sprachliche Ausdruck für Art und Weise der
Vorstellungsverbindungen „durchaus nicht dem psychischen Verhältnisse, wie
es in der Seele des Sprechenden besteht und in der Seele des Hörenden erzeugt werden will, adäquat zu sein braucht; er kann viel unbestimmter sein".
Wir werden später noch ausführlicher zu erwähnen haben, daß das Gesprochene
nur eine vom Hörer zu rekonstruierende Skizze des vom Sprecher Gedachten
ist und es ist ersichtlich, daß daran das Vorausgesetzte einen Hauptanteil hat.

---

[1]) Man wird auch noch folgende Umstände bei der hier erörterten Frage
in Erwägung ziehen können. Der motorisch Aphasische mit seiner im Sinne der
Hemmung gesetzten Sprachströmung ist in Rücksicht der Ausnützung der Situation
und des beim Zuhörer Vorausgesetzten jedenfalls günstiger gestellt als der sensorisch
Aphasische bei dem gerade die nicht selten vorhandene Hemmungslosigkeit seiner
Rede der Ausnützung jenes Momentes hinderlich im Wege steht. Der motorisch
Aphasische wird infolge besserer Ausnützung der ihm gebotenen Möglichkeit auch
intellektuell einen besseren Eindruck machen.

Gerade seine Berücksichtigung spielt aber unter den Argumenten für jene These eine wichtige Rolle, insofern die daraus sich ableitende Kürze des Ausdrucks uns eines der Momente an die Hand gibt zum Verständnis des Umstandes, warum die formale sprachliche Gliederung hinter der materiellen zurückbleibt. Es bildet dieser Gesichtspunkt einen wichtigen Beitrag zu der im nächsten Kapitel zu diskutierenden und abzulehnenden Ansicht vom weitgehenden Parallelismus zwischen Sprechen und Denken, die noch jetzt ganz allgemein in der Pathologie verwertet wird.

Die Bedeutung der einzelnen Ausdrucksmittel für den Satz, die hier nur bezüglich der „Situation" etwas breiter dargestellt wurde, wird natürlich später den Gegenstand ausführlicher Darstellung zu bilden haben, denn nur ein tieferes Eindringen in das Wesen derselben kann den Leitfaden zum Verständnis dafür abgeben, welches der Ausdrucksmittel im einzelnen Falle von Sprachstörung gelitten hat, ob bloß eines oder mehrere und in welchem Grade, woraus sich wichtige Gesichtspunkte für die Genese, unter anderem auch eine darauf zu gründende natürliche Einteilung der Agrammatismen ergeben. Daß daraus endlich auch ein Verständnis für das Verhältnis der Ersatzfunktionen zu schaffen sein wird, in dem die einzelnen Ausdrucksmittel zu einander stehen, wird gewiß auch nicht gering einzuschätzen sein; lassen sich doch daran Erwägungen anknüpfen, inwieweit die Ausnützung der Ersatzfunktionen bewußt oder unbewußt sich vollzieht, was seinerseits wieder zur Beurteilung der Intelligenz der betreffenden Krankheit Handhaben bietet.

Welche Bedeutung das im Einzelnen haben kann, wird noch bei den verschiedensten Gelegenheiten hervortreten; hier soll nur bezüglich einiger prinzipieller Gesichtspunkte die davon zu erhoffende Förderung nachgewiesen werden. Es ist in der Einleitung dargelegt worden, daß einer der Gründe für die geringe Beachtung des Hughlings Jacksonschen Gesetzes von der Evolution und Dissolution des Nervensystems darin gelegen war, daß an den bisherigen Beobachtungen der staffelförmige Niedergang im Sinne jenes Gesetzes nicht deutlich erkennbar war; es ist ebendort unter Hinweis auf Arbeiten des Verfassers über die Reevolution angedeutet worden, daß dieser Umstand darin begründet ist, daß der staffelweise Niedergang die einzelnen Funktionen betrifft und deshalb in den Krankheitsbildern mit ihrer jeder Einsicht spottenden Mischung der Einzelfunktionen nicht zum Ausdruck kommen wird. Erst eine Analyse derselben nach den einzelnen Ausdrucksmitteln, die ja Resultate von Einzelfunktionen sind, setzt uns in die Lage, jene Gesetzmäßigkeiten vor Augen zu führen und dadurch das Gesetz wieder in der Ansicht der Interessenten zu rehabilitieren.

Der für später angesetzten ausführlichen Besprechung der einzelnen Ausdrucksmittel vorausgeschickt, sollen doch auch hier schon ein und das andere, hinweisend auf die daran anknüpfenden pathologischen Gesichtspunkte einer kurzen Erörterung unterzogen werden, wäre es auch nur, um immer wieder den Pathologen Beweise für den Nutzen vor Augen zu führen, der aus der Behandlung scheinbar so fernab liegender Fragen auch für sein Arbeitsgebiet erwachsen könne.

Es ist schon erwähnt worden, wie nahe das Englische dem flexionslosen Chinesischen steht wegen der gegenüber der Flexion überragenden Bedeutung

der Wortstellung in demselben; ein Zitat nach dem Sprachforscher Whitney [1])
soll dem Leser vor Augen führen, wie sich das im Speziellen darstellt. Whitney verweist auf den Unterschied zwischen den Bedeutungen je nach der attribu-
tiven oder prädikativen Stellung des Adjektivs und zeigt, wie einfach durch
die Stellung Subjekt und Prädikat unterschieden werden, während, abgesehen
von den Pronomina, der Nominativ und Objektiv im Englischen als Kategorien
überhaupt nicht zum Ausdruck kommen.

Die Frage der Wortstellung als sprachliches Ausdrucksmittel war in
der Lehre von den Aphasien bisher überhaupt noch niemals als Problem in
Erwägung gezogen worden; es stellt sich als eines der Desiderate künftiger Beobachtung dar, inwiefern z. B. in Sprachen, die, wie die unsere, mehr mit
Flexionsmitteln arbeiten, die konventionelle Wortstellung etwa durch Reste
erhaltener Grammatisierung beeinflußt erscheint oder die rein okkassionelle
Wortfolge zur Darstellung kommt oder schließlich der Verlust jeder verständ-
lichen Wortstellung vorliegt [2]). Man kann schon jetzt sagen, daß diese verschiedenen Störungen in der Tat nachweisbar sind [3]). Es wird sich weiter
fragen, wie sich in Sprachen mit vorwiegender Benützung der Wortfolge diese
in pathologischen Fällen darstellt, ein Gesichtspunkt, der ebenfalls bisher
noch nicht in Betracht gezogen worden. Über alle diese Fragen und ihren Zusammenhang insbesondere mit dem Agrammatismus soll ein besonderes Kapitel
Aufschluß geben. Erwägungen, wie die eben vorgeführten können aber schon
eine Vorahnung alles dessen geben, was ein auf die richtige Basis gestelltes
Studium des Agrammatismus in den Bereich seiner Erwägungen zu ziehen hat. —

---

[1]) „If in a given tongue an epithet placed before a name as good man is always
unterstood as attributive, and, placed after it, as man good, is predicative, so that
the phrase means „the man is good", then the formal relations of attribute and
predicate are, at least in an imperfect way, distinguished and brought to the cog-
nizance of the speaker. Here, as in many other similar cases, our own highly analytic language is able to illustrate the peculiarities of an uninflected tongue; we
also have no other way to distinguish in nouns the object from the subject; thus,
in father loves son and son loves father a change of position effects a change of logical
office. Indeed, so bound are we to this method of indicating relation, that, when
we come to read or use languages, more liberally provided with other methods, we
are a little surprised and puzzled by their freedom of syntactical arrangement. But
I think we can also see in our own experience that the relations indicated by position
are more dimly brought before the mind than those exhibited by a change of form.
Were it not for our pronouns I and me and their like, as already noticed, nominative
and objective would never make their appearance as categories in English grammar".
W. D. Whitney, Repr. fr. the Transact. of the Amer. Philol. Assoc. 1872, p. 4 ff.
Wenn Verfasser nicht irrt, ist etwas Ähnliches, wie es Whitney für das Englische
darstellt, auch im Russischen vorhanden.

[2]) Wenn in der Einleitung auf die Dialektologie als für das Verständnis der
entsprechenden Aphasiefälle wichtig hingewiesen worden ist, so ist hier der Platz
darauf hinzuweisen, daß sich wie in den verschiedenen Sprachen so auch in den
Dialekten einer Sprache die verschiedenen Ausdrucksmittel als verschiedenwertig
darstellen. Wenn sich andererseits z. B. die Wortstellung in verschiedenen deutschen Dialekten verschieden darstellt, so kann auch der Einfluß in entsprechenden
Fällen von Bedeutung sein.

[3]) Natürlich sind einschlägige Tatsachen den Beobachtern nicht entgangen;
so berichtet Heilbronner (Zeitschr. f. Psychol. 24, S. 108) von der Unfähigkeit zur
geläufigen Wortfolge (bemerkenswerterweise neben Agrammatismus); es ist aber
selbstverständlich, daß diese Frage ohne sprachpsychologische Grundlegung
überhaupt nicht in Angriff genommen werden kann.

Gewiß sind auch schon früher die Sprachpathologen an den musischen Elementen der Sprache nicht achtlos vorbeigegangen; aber sie haben, wie z. B. J. Roß (The Dis. of the nerv. Syst. II, p. 538. 2. ed. 1883) entsprechend ihrer auf H. Jackson zurückgehenden Einteilung der Sprache in eine Gefühlssprache und eine intellektuelle, jene Elemente ausschließlich der ersteren zugewiesen und damit die intellektuellen Funktionen, die ihnen doch auch zukommen, vollkommen übersehen [1]. Noch 1903 trennt E. Storch (Monatsschr. f. Psych. u. Neur. XIII, 1903, S. 2407) die musikalischen Vorstellungen scharf von der Betrachtung der akustischen Wortvorstellungen und stützt das insbesondere auf die „weitgehende Unabhängigkeit beider Reihen vom Gehörsinn erregbarer Vorstellungen" und auf die Tatsache, „daß es ebensowohl Aphasie ohne Amusie, wie Amusie ohne Aphasie gibt."

Dem gegenüber ergab die vom Verfasser wenige Jahre später gemachte Zusammenstellung, daß die musischen [2] Anteile der Sprache sowohl isoliert erhalten bleiben können bei gestörter Sprache und ebenso auch in ungleichem Verhältnis gleichzeitig mit der letzteren gestört sein können; es erlaubte das die Deutung, daß es sich bei dem Verhältnis zwischen musischen und den übrigen Sprachmitteln um eine beim Sprechen in Aktion tretende Mitwirkung der Zentren für die ersteren handelt, die entweder intakt bleiben oder miterkranken können. Obwohl nun Verfasser in dieser Arbeit an der Hand einer reichen Kasuistik die Betrachtung der musischen Elemente innerhalb der aphasischen Störungen als Anhaltspunkt für die Weiterbildung der Aphasielehre empfahl und darauf hinwies, daß dieselben direkte Übergänge von der in der Aphasie einseitig betonten intellektuellen Seite zu den Gebieten des Fühlens und Wollens bilden, wurde diese wesentliche Seite der Arbeit, wie aus Referaten hervorgeht, ganz verkannt und die Arbeit als eine ins Detail gehende Studie über Amusie gewertet. Die Richtigkeit des dort Dargestellten wird noch wesentlich vertieft durch den jetzt geführten Nachweis von der grammatischen und syntaktischen Bedeutung dieser also nicht bloß musikalischen Elemente und auch die Richtigkeit des Ausspruches von der Bedeutung dieser Studien für eine Weiterentwicklung der Aphasielehre erwiesen [3].

Den Sprachforschern natürlich konnte die Bedeutung der musischen Elemente nicht entgehen; so spricht K. O. Erdmann (Die Bedeutung des Wortes. 2. Aufl. 1910, S. 106) von den „Begleitgefühlen und Stimmungen", den Obertönen, die unwillkürlich anklingen, wenn ein Wort ertönt, und die natürlich ebenso zur Bedeutung des Wortes gehören, wie der begriffliche Inhalt, den es bezeichnet. Wenn er dann weiter diesen Gefühlswert oder Stimmungs-

---

[1] „Language may therefore be divided into that of the feelings or emotional language and that of the cognitious or intellectual language or speech. All the variations of tone, the melodious voice, the graces of attitude and gesture, the charm of elegant and rhythmical language and the thousand other ways by which a great orator knows how to sway and influence his audience, belong to emotional and not to intellectual language".

[2] Verfasser hat, wie er glaubt, mit Recht dieses Adjektiv gewählt; es tritt in der zuvor zitierten Ansicht Storchs deutlich hervor, wie irreführend die Bezeichnung musikalisch gewesen.

[3] Wenn hier die Bedeutung der musischen Elemente im Satze allgemein gewürdigt wird, so ist damit wieder eines jener Momente aufgezeigt, das in das Gebiet der Phonetik hineinweist und die schroffe Abgrenzung der Aphasielehre gegenüber diesem Teil der Sprachwissenschaft als nicht gerechtfertigt erscheinen läßt.

inhalt als den Inbegriff aller reaktiven Gefühle und Stimmungen bezeichnet, so berührt sich das sichtlich mit dem, was in der Satzdefinition unter der Stellungnahme als ein wichtiger Bestandteil des Satzes bezeichnet worden ist; und in der Tat gibt Erdmann dem gleichfalls Ausdruck (l. c. S. 110). „Aber nicht selten kann man auch ein und derselben Sache von verschiedenem Standpunkt aus und in verschiedener Stimmung gegenübertreten. Und indem das Wort diesen subjektiven Zustand mit zum Ausdruck bringt, hat es einen bestimmten Gefühlswert, der mit den objektiven Merkmalen des begrifflichen Inhalts nichts zu tun hat. Der Gefühlswert kennzeichnet dann nicht sowohl das, wovon gesprochen wird, als vielmehr den, der spricht.“

Daß Tonfall, Modulation der Stimme für die Bedeutung und das Verständnis des Gesprochenen von wesentlicher, nicht selten überragender Bedeutung sind, ist schon verschiedentlich betont und neuerlich in der experimentellen Denkpsychologie erst recht bestätigt worden durch die Wirkung, die sie im Ausfrageexperimente gezeigt.

Die Bedeutung der musischen Elemente wird aber in noch helleres Licht gebracht, wenn wir dieselben in ihrer Ersatzfunktion für ausgefallene andersartige Ausdrucksmittel würdigen. Ist hier von ihnen gesagt worden, daß sie auch schon normalerweise eine solche Funktion haben, so ist es eine an Aphasischen seit H. Jackson geläufige Beobachtung, daß das, was man als Affektsprache bezeichnet und wobei die musischen Elemente in den Vordergrund treten, mehr oder weniger als Ersatz für die verloren gegangene sogenannte intellektuelle Sprache eintritt. Auch in dieser Richtung tritt die bisherige ungenügende Beachtung der musischen Elemente seitens der Pathologen darin deutlich hervor, daß z. B. O. Groß (Zeitschr. f. Psychiatrie. 61, S. 803) nur in der Gebärdensprache die Möglichkeit der von ihm sogenannten biologischen Korrektur der Aphasien findet, während dieselbe doch sichtlich schon in dem Vorwiegen der Affektsprache hervortritt.

Nur die vollständige Nichtberücksichtigung der musischen Elemente im Sprechen als derjenigen, die das, was wir als Stellungnahme in dem Kapitel vom „Satze“ kennen lernten, zum Ausdruck bringen, konnte z. B. Heilbronner zu dem Ausspruche führen: „Sätze — auch geläufige Phrasen stellen immerhin keine derart gefesteten sprachlichen und insbesondere motorischen Komplexe dar, wie die immer wieder in absolut gleicher Form auftretenden einzelnen Worte.“

Welche Bedeutung die Beachtung der musischen Elemente gewinnen kann, mag folgendes exemplifizieren: Bei der Erörterung der Frage nach den Beziehungen zwischen Paraphasie und Agrammatismus wird man zu achten haben auf die bei paraphasischen Kranken mehr oder weniger deutlich hervortretende richtige Akzentuierung, die, wenn vorhanden, eben auch als ein Rest von Syntaktisierung angesehen werden muß. Sieht man daraufhin die Fälle an, so treten Einem in dieser Hinsicht ausgesprochene Differenzen entgegen; einerseits Fälle, wo die Betonung, sowohl die Wort- wie die Satzbetonung, vom Kranken sichtlich vollständig korrekt geübt und gelegentlich sogar wahrscheinlich pathologisch forciert wird (man erinnere sich an den in der Literatur geläufigen Fall von Jargonaphasie, wo der Kranke sichtlich infolge der prägnanten Akzentuierung auf die Umgebung den Eindruck machte, er spräche in einer fremden Sprache); andererseits Beobachtungen, bei denen die Betonung mehr oder weniger geschädigt erscheint, der Wortschwall ohne Betonung vorgebracht wird. Wie außerordentlich fein solche Störungen hervortreten, möge ein Fall von mehr funktioneller Beteiligung des Schläfelappens bei Läsion des Okzipitallappens beweisen, den Collins (The Genesis and Dissol. of the Funct. of Speech. 1898, p. 299) mitteilt „he talks with a little more emphasis on words than one usually does".

Gerade der hier dargelegte Gesichtspunkt ist an den Fällen der Literatur oft recht schwer zu beurteilen, weil dieser Seite der Erscheinungen, falls sie sich nicht auffällig bemerkbar machen, bisher noch wenig Aufmerksamkeit zugewendet worden und überdies ein formales Moment, das Fehlen entsprechender Schriftzeichen für die Betonung in der Pathologie, die Darstellung beeinträchtigt. (Man denke wieder an Fälle als Gegenstück zu dem vorigen, wo die Kranken korrekte Sätze mit falschem Tonfall sprechen, wie sie z. B. Verfasser mitgeteilt.)

Den mit der Erforschung der lebenden, gesprochenen, Sprache sich beschäftigenden Philologen konnte natürlich nicht entgehen, daß das Tempo der Gedankenentwicklung ebenso wie das der Rede auf das Satzgefüge von einschneidendem Einflusse sein muß (vgl. z. B. Wunderlich, Der deutsche Satzbau. I, 1901, S. XXVII); eine natürliche Konsequenz dieses auch schon im Normalen hervortretenden Einflusses ist es denn auch, daß einerseits psychische Störungen mit ihren zeitlichen Änderungen der Gedankenfolge, andererseits motorisch-aphasische Sprachstörungen mit ihrem das Tempo der Sprache schwer schädigendem Einflusse primär oder sekundär zu Störungen des Satzgefüges führen, die zunächst äußerlich betrachtet, sich ganz gleichartig darstellen und einfach als agrammatische klassifiziert worden sind. Die Nichtbeachtung der Grundlagen dieser Fälle hat aber zu einer irrtümlichen Identifizierung solcher durch das Tempo der Rede bedingten Störungen mit solchen geführt, wo primär der grammatisierende Mechanismus defekt ist, worauf in letzter Linie, wie schon an anderer Stelle ausgeführt, der Dissens in der Auffassung von der Lokalisation des Agrammatismus zurückgeht.

Das Moment des Tempos gibt auch sonst noch Gelegenheit zu Ausblicken auf das Pathologische. Verfasser vertritt seit langem die Ansicht, daß dem Schläfelappen eine Hemmungsfunktion im Rahmen der Sprachfunktion zukommt; es wird sich Gelegenheit bieten, im Laufe der vorliegenden Arbeit darauf zurückzukommen; hier mag die kurze Bemerkung Platz finden, daß ebenso sehr die Bedeutung des Tempos unter den Ausdrucksmitteln wie seine engen Beziehungen zu den übrigen musischen Elementen der Sprache, die doch unzweifelhaft im Schläfelappen lokalisiert sind, für die vom Verfasser vertretene Anschauung sprechen, daß die Logorrhoe in Schläfelappenfällen eine Folge der Beeinträchtigung der dort lokalisierten Hemmungsfunktion ist.

Die Pausen, ebenfalls ein bisher in der Pathologie noch gar nicht berücksichtigtes Element, haben eine um so größere Bedeutung, als einzelne Philologen das Hauptgewicht in der Definition des Satzes auf das abschließende Moment legen und neben der Betonung eben die Unterbrechung der Sprachtätigkeit dieses abschließende Moment zum Ausdruck bringt; man beachte den Einfluß einer Pause auf die Aufmerksamkeit des Hörers, um die Bedeutung dieses negativen Ausdrucksmittels ganz zu würdigen. Daß ebensowohl wie dem Tempo auch den Pausen gegenüber die bisher von den Pathologen zum Verständnis des Agrammatismus verwerteten Anschauungen vollständig versagen, ist ohne weiteres klar, wenn man zusieht, daß diese bloß auf die auch in der Schriftsprache zum Ausdruck kommenden Ausdrucksmittel zugeschnitten sind und den Pausen als etwas Negativem natürlich mit der Lehre von den Erinnerungsbildern überall nicht beizukommen ist.

Es ist nach all dem von der Bedeutung der musischen Elemente der Sprache hier Gesagten wohl ganz klar, daß ebenso wie in der Aphasielehre, so auch in der Beurteilung der Sprache von Imbezillen auf jene auch für die Frage nach dem Stande der Intelligenz Rücksicht zu nehmen sein wird; daß dies bisher nicht immer der Fall, zeigt sich z. B. in der Arbeit von Binet und Simon (L'Année psychol. XIV, 1908, p. 330); bei der Beurteilung der Sprache einer Imbezillen wird die phonetische Seite als erledigt angesehen, weil die Betreffende normale Artikulation und normale Schnelligkeit der Sprache zeigt; und das, trotzdem es den Autoren nicht entgangen ist, daß ihre Patientin für die Betonung sehr empfindlich war (l. c. p. 300 [1])).

Welche weitgehenden, vorläufig nur als Fragen hinzustellenden Probleme sich an das hier von den musischen Elementen der Sprache Gesagte anknüpfen, mag folgende Auseinandersetzung beweisen. Wir haben im Vorangehenden schon davon Gebrauch gemacht, daß die den affektuösen Teil der Sprache ausdrückenden musischen Elemente auf einer anderen Station des Weges vom Denken zum Sprechen hervortreten als die innere Sprache; es wird deshalb an den Elementen dieser letzteren auch der Einschlag der ersteren nachweisbar sein; im Allgemeinen hat man in den der inneren Sprache zugewendeten Studien diesem Momente keine besondere Aufmerksamkeit zugewendet, doch findet sich eine Beobachtung, die zeigt, daß beim inneren Sprechen die musischen Elemente das übrige übertönen können. Siehe die Bemerkung von Biervliet darüber (bei Saint-Paul, L'Art de parler en public. 1912, p. 112 berichtet): „Je m'entends toujours penser . . . . . ce n'est pas tant le son des paroles que je perçois, mais plutôt l'intonation voulue, le renforcement des parties de mes phrases qui importent d'avantage".

Betrachtet man diese Tatsache, die jedenfalls die Möglichkeit verschiedener Stärke der Beiden zuläßt, in Rücksicht pathologischer Erscheinungen, dann wirft sich sofort das Problem auf, ob das Fehlen der den musischen Elementen zukommenden Wirkungen in der Sprache ein primäres, schon im Denken vorhandenes ist, oder ob dieser Defekt etwa erst in einem späteren Stadium einsetzt, etwa bedingt durch Unvollkommenheiten des Ausdrucks; es ist ersichtlich, daß diese Frage unmittelbar zu Erwägungen hinführt wie sie zuvor der Sprache Imbeziller gewidmet worden.

Daß alles das, was hier von der mitbedeutenden Funktion der musischen Elemente gesagt worden, auch allgemein pathologisch von Bedeutung in der Aphasielehre ist, mag folgende Erwägung illustrieren: Daß ein so wichtiger Teil der Bedeutung des Wortes, wie eben z. B. seine Betonung durch die Mitwirkung anderer Zentren als der akustischen erzeugt wird, bildet, falls es dessen noch bedurfte, ein unwiderlegliches Argument gegen die Lehre von den Erinnerungsbildern im akustischen Sprachzentrum.

---

[1]) Die Beziehung dieser Tatsache zu solchen der Tierpsychologie sei hier nur angemerkt.

In diesem Zusammenhange ist einer Einwendung zu gedenken, die der hier mehrfach zitierten Arbeit des Verfassers gemacht worden. Knauer hat dem Verfasser vorgehalten, daß die Heranziehung der musischen Zentren zur Erklärung der Aphasien einer Neuschaffung solcher (im älteren Sinne des Wortes) gleichkomme. Dem ist zunächst zu erwidern, daß die musischen Elemente, wie hier gezeigt, so wichtige Bestandteile der Sprache bilden, daß eine Loslösung derselben aus der Sprache diese nur als eine Summe von Fragmenten zurückließe; man kann aber weiter darauf verweisen, was allerdings das Vorangehende genetisch verständlich macht, daß die Sprache sich aus der Musik entwickelt hat, was sich auch darin kundgibt, daß die musischen Teile der Sprache die artikulierten in der Dissolution überdauern. Diesen Überlegungen entsprechend liegt in der Heranziehung der musischen Zentren keine Neuschaffung von Zentren, sondern nur die korrigierende Ausgestaltung der Aphasielehre nach einer Richtung, die in der bisher allzu intellektualistischen Form derselben ausgeschlossen war.

Verfasser würde übrigens selbst vor einer solchen Neuschaffung nicht zurückschrecken, falls sich aus der Feststellung entsprechender Tatsachen eine solche als notwendig erweisen sollte. (Vgl. dazu Ausführungen in der Einleitung über Zentren und Funktionsherde, sowie über die irrtümliche Anwendung der lex parsimoniae in der Aphasielehre.)

Daß das eben besprochene Problem auch für Fragen der Psychopathologie Bedeutung erlangen kann, tritt uns durch den Hinweis auf die sogenannte „Verbigeration" entgegen, jene eigentümliche Erscheinung, daß der Kranke sinnlos aneinandergereihte Worte mit dem Tonfall eines sinnvollen Satzes verbindet und oft hemmungslos wiederholt. Das ist nicht bloß dadurch interessant, daß sich uns in dieser Erscheinung eine Dissoziation zwischen Wort und Betonung darstellt, analog der, wie sie uns von der Aphasie her bekannt ist, sondern auch durch einen Hinweis lokalisatorischer Art. Die Dissoziation deutet, insofern die Betonung im Schläfelappen lokalisiert werden kann, auf eine dort lokalisierte Störung; andererseits mißt Verfasser, obwohl nicht unwidersprochen, dem eben genannten Lappen eine Hemmungsfunktion im Sprachvorgange zu. Dementsprechend könnte die Hemmungslosigkeit des verbigatorischen Wortschwalls ebenso in Störungen im Schläfelappen ihre Erklärung finden.

Sollte aber Jemand in dem Kreise der Pathologen an der Gleichwertigkeit musischer Elemente mit den übrigen Ausdrucksmitteln noch zweifeln, so sei er auf J. v. Rozwadowski (Wortbildung und Wortbedeutung 1904, S. 70) verwiesen. Dieser Linguist führt, von der Zweigliedrigkeit jedes Satzes ausgehend, aus, daß dieselbe Annahme auch für die einwortigen Sätze gilt, insofern das zweite Glied in der Gefühlsbetonung liegt und demnach in diesen Fällen nur Wort-, nicht Ausdruckseingliedrigkeit vorliegt. Die Bedeutung der Betonung gerade im einwortigen Satze wird uns auch durch Stöhr (Leitf. d. Logik in psychol. Darstellung 1905, S. 63) klar gemacht, wenn er ausführt, daß in „Feuer!" die Betonung für drei Namen: jetzt, hier, wirklich, steht. (Vgl. dazu die ausführliche Darstellung in desselben Autors Lehrb. d. Logik 1910, S. 117, wo er diese Art der Namensvertretung als emphatischen Benennungsersatz qualifiziert.)

Die zuvor erwähnten Beziehungen der Affektsprache zu den Gebärden
geben Veranlassung, nochmals auf die letzteren zurückzukommen. Man hat
sie bisher nur als Ersatzfunktion in pathologischen Fällen berücksichtigt;
das neuerlich bevorzugte Studium der Umgangssprache seitens der Linguistik
rückt die Bedeutung der Geste mehr in den Vordergrund. So hat Bréal
(Mém. de la Soc. de linguist. de Paris 29. 1896, p. 28) gezeigt, daß [1] sich
etymologische Differenzen aus der Berücksichtigung der Gesten erklären. Es
ist Verfasser nicht bekannt, ob diese Erscheinung auch sonst noch beobachtet
worden und den Gegenstand besonderer Erwägung gebildet hat. Jedenfalls muß
auch schon im Hinblick auf bekannte ethnologische Differenzen in dem Verhältnis der sprachlichen und gestikulatorischen Komponente in der Rede und
in Rücksicht der letzteren für die Situation, ebensowohl die Gestikulation wie
die Mimik der Kranken von diesen neuen Gesichtspunkten aus in Betracht
gezogen werden. Wenn man vielleicht etwas forciert gesagt hat, ein fragender
Blick verwandle eine Behauptung in eine Frage, so werden dadurch immerhin
die Stellung der Mimik im Systeme der Ausdrucksmittel markiert und ihre
Störungen in Beziehung zu denjenigen gesetzt, die hier im Speziellen zu behandeln waren.

Nach der ganzen Anlage dieses mehr die Ausdrucksmittel im Allgemeinen
besprechenden Kapitels haben nur die bisher weniger beachteten derselben
eine etwas ausführlichere Darstellung erfahren. Doch legt Verfasser Gewicht
darauf, schon hier dem Leser auch die Bedeutung einer Differenzierung zwischen
den benennenden und demonstrierenden Wörtern einerseits und den unter-
geordneten, verhältnisbezeichnenden Wortklassen, den grammatischen Wortformen und Formwörtern andererseits vor Augen zu führen. Während jene
einzelnen Vorstellungen oder Teilen solcher entsprechen, bringen die anderen
die Beziehungen dieser Vorstellungen zu einander oder in ihrem Verhältnis
zum Sprechenden (dazu gehören auch das zeitliche) zum Ausdruck. Angesichts
dieser die Natur der Worte selbst betreffenden, grundlegenden Differenz erscheint schon von vorneherein die Berechtigung fraglich, alle Worte als etwas
Einheitliches, Gleichmäßiges dem zerstörenden Einflusse der Krankheiten
gegenüber anzusehen; ein genaueres Studium des auf dieser letzteren Ansicht
begründeten sogenannten „Ribotschen Gesetzes" wird auch erweisen, daß
insbesondere die Erklärungen, die dafür gegeben worden, infolge Nichtbeachtung dieses Gesichtspunktes an dem richtigen Sachverhalt vorbeigegangen sind.

Den vorgängigen Ausführungen ist zunächst ein bisher nur gestreifter
prinzipieller Gesichtspunkt zu entnehmen, dessen vollständige Außerachtlassung in der Pathologie wieder einmal so recht geeignet ist zu zeigen, welche
Bedeutung die Heranziehung linguistischer Tatsachen für die Lehre von der
Aphasie im allgemeinen hat und wie die Nichtbeachtung derselben zur Zusammenlegung von Erscheinungen führen muß, die mit einander nur Unwesentliches
gemein haben. Je nach der vorwiegenden Bedeutung, welche das eine oder
andere Ausdrucksmittel in dieser oder jener Sprache hat, müssen sich auch
die aphasischen Erscheinungen in denselben wesentlich different darstellen.

---

[1] Nebenbei gesagt zeigt auch diese Tatsache wieder, wie sich scharfe Grenzen
zwischen den für die Aphasielehre in Anspruch zu nehmenden und den dabei nicht
in Betracht zu ziehenden sprachwissenschaftlichen Tatsachen überall nicht ziehen
lassen.

Theoretisch läßt sich das ohne weiteres exemplizieren am Chinesischen, dessen Grammatik, abgesehen von den der Angabe hervorragender Sinologen nach auch da nicht fehlenden musischen Elementen, nur in der Wortfolge sich ausdrückt; der Agrammatismus eines Chinesen müßte demnach im Unvermögen, diese Wortfolge sachlich entsprechend zu gliedern, hervortreten. Inwieweit diese Deutung sich am Englischen bewährt, das in dieser Beziehung dem Chinesischen nach Ansicht der kompetentesten Linguisten nicht allzufern steht, darf wohl als eines der Desiderate künftiger Aphasieforschung bezeichnet werden; gewiß ist es auch, daß der gleiche Gesichtspunkt für die Beurteilung der flexionslosen und nur durch Prä- oder Suffixe die Wurzeln modifizierenden Sprachen, z. B. das Ungarische, in Anwendung kommt.

Ebenso muß auch die Wirkung, welche der Verlust der musischen Ausdrucksmittel haben wird, sich gewiß verschieden in den verschiedenen Sprachen darstellen; welche Bedeutung das für die englische Aphasieforschung hat, mag man aus der dem englischen Grammatiker Sweet (Transact. of the Philol. Soc. 1875—1876, p. 501) entnommenen Darstellung von der syntaktischen Bedeutung jener Ausdrucksmittel entnehmen [1]).

Insoferne im Allgemeinen (wir werden dabei sehen, daß gerade die Ausnahmen in der Psychologie des Agrammatismus eine wichtige Rolle spielen), der Satz Ausdruck für ein Urteil, oder sagen wir besser für einen psychischen Tatbestand ist, wäre nun an die Ausführungen über die Ausdrucksmittel, welche dieser Darstellung zur Verfügung stehen, auch sofort eine Darstellung dessen anzuschließen, was wir über die Beziehungen dieser psychologischen Tatbestände zu ihrem Ausdruck wissen; doch wird es sich empfehlen, dem zunächst noch allgemeine Erwägungen über jene Vorgänge voran zu schicken, in welcher Weise der Übergang vom psychischen Innenleben zum sprachlichen Ausdruck sich vollzieht.

---

[1]) „Die Betonung bildet einen wichtigen Teil der englischen Grammatik. Eine immense Zahl allgemeiner Ideen, emotionale und rein logische, werden im Englischen durch den Anstieg oder das Senken der Stimme ausgedrückt. Die Unterscheidung zwischen Behauptung und Frage, Subjekt und Prädikat, Zweifel und Sicherheit etc. werden auch entweder ausschließlich oder teilweise durch die Betonung ausgedrückt."

IV. Der Weg vom Denken zum Sprechen.
(Die Formulierung des Gedankens.)[1]

Die für dieses Kapitel gewählte Überschrift gibt unmittelbar Zeugnis dafür, daß Verfasser nicht bloß die viel und lange diskutierte Frage bezüglich der angenommenen Identität von Sprechen und Denken in negativem Sinne für entschieden hält, sondern auch die später an ihre Stelle gesetzte Ansicht von dem engen Parallelismus der beiden nicht als den zutreffenden Ausdruck für ihr Verhältnis ansieht; damit erscheint auch die ganze Größe des Problems angedeutet, wie sich der Übergang vom Denken zum Sprechen, beim Hörenden vom Hören des Gesprochenen zu seinem Denken vollzieht.

Es hieße hunderte Male Gesagtes wiederholen, wollte man jetzt, nachdem der letzte große Vertreter der Identitätslehre, Max Müller, schon geschlagen, vom Schauplatze abgetreten, nochmals auf die Diskussion dieser seit Jahrzehnten bis zur Neige ausgeschöpften Frage eingehen; sie gilt im Kreise der Fachmänner allgemein als im Sinne einer Trennung der beiden entschieden und die hier folgenden Ausführungen basieren auf dieser Ansicht, indem sie an wichtige Arbeiten anknüpfen, die sich bemühen, mehr Licht in die nicht mehr wie früher als untrennbar, später auch nicht mehr als parallel laufend angesehenen Beziehungen zwischen Denken und Sprechen zu bringen[2]. Die Nötigung zu solchen Versuchen war natürlich mit dem Momente einer solchen Trennung gegeben und ihre im Sinne einer radikalen Umgestaltung im Gebiete der Sprachpsychologie merkbaren Wirkungen lassen von vorneherein auch für die hier daran zu knüpfenden Studien aus dem Gebiete der Pathologie eine ähnliche Wendung erhoffen.

Ein neuer Vertreter ist der alten Identitätslehre seither in Fr. Mauthner erstanden; wenn er (Zur Sprachwissenschaft 1901, S. 63) die These von der Identität von Denken und Sprechen noch dahin ergänzt, daß sie ein und der-

---

[1] Ein noch öfter in dieser Frage zu zitierender amerikanischer Neuphilologe, E. T. Owen, hat dafür eine besonders vom Standpunkte der Funktionspsychologie als recht zweckmäßig zu bezeichnende Benennung gewählt. „Die Lebensgeschichte eines Gedankens in Worten ausgedrückt". („The Life-History of a Thought expressed in words".)

[2] Zur Vermeidung von Mißverständnissen ist schon hier zu bemerken, daß B. Erdmann, dessen Ausführungen uns noch später beschäftigen werden, in seiner Logik mit dem nicht durch einen weiteren Zusatz charakterisierten Denken stets das formulierte, in Aussagen vollzogene Denken meint, und daß deshalb formuliertes Denken und Sprechen für ihn identisch sind.

selbe wirkliche Vorgang im Gehirn sind, so hält sich Verfasser für berechtigt, dem auf das schärfste zu widersprechen; soweit Physiologie und Pathologie des Gehirns in Frage kommen, spricht Alles gegen diese Ansicht. Von Kennern, die sich der Frage von der anderen Seite her genähert, ist nicht bekannt geworden, daß sich seither ein anderer zu ihr bekannt hätte; übrigens mildert Mauthner selbst (Zur Grammatik und Logik 1902, S. 266) die Schroffheit des Ausspruches bezüglich der Identität, ohne jedoch die entscheidende Wendung ganz mitzumachen.

Eine möglichst eingehende Darstellung der Vorgänge, die sich beim Übergang vom Denken zum Sprechen vollziehen, muß für die ganze Lehre von den Aphasien von grundlegender Bedeutung werden; vor Allem deshalb, weil, wenn der Nachweis gelingt, daß ähnlich, wie schon erwiesen, im Sprachverständnis, auch dieser Übergang ein etappenförmiger ist, dadurch auf einem weiteren Gebiete der Aphasielehre die von H. Jackson prinzipiell ausgearbeitete Anschauung von dem schichtweisen[1]) Niedergange der sprachlichen Funktionen und dem ebenso sich gestaltenden Gange der Rückbildung ihrer Störungen eine für diese Auffassung entscheidende Bestätigung findet. Die dann auf diesem Wege gefundene Übereinstimmung pathologischer und normal-psychologischer Erscheinungen erlangt aber vor Allem dadurch weiter noch prinzipielle Bedeutung, als sich damit die Erwartung Wernickes, in der Aphasie die Basis gefunden zu haben, von der aus es ermöglicht würde, in das Gebiet des Psychischen tiefer und leichter als von anderen Gebieten aus hineinzuleuchten, entgegen manchen Zweifeln doch wieder als gerechtfertigt erweist. Denn es ist von vorneherein klar, daß wir uns in der Erörterung dieser Fragen unmittelbar der Psychologie des Denkens nähern, jenem Gebiete, das in der älteren Reflexionspsychologie trotz seiner sichtlich zentralen Bedeutung als das Stiefkind der ganzen Disziplin einer etwa als Logizismus zu bezeichnenden Behandlungsmethode verfallen war, so daß schon deshalb deren Resultate auf das Pathologische angewendet, recht sterile blieben und auch bleiben mußten. Wenn wir im Gegensatze dazu der neueren Denkpsychologie die wichtigsten Aufschlüsse über die Gedankenformulierung und ihre Versprachlichung werden entnehmen können, dann steht zu erwarten, daß die davon zu erhoffende Klärung der Aphasielehre auch diese dazu instand setzen wird, ihrerseits wieder wichtige Aufklärungen, insbesondere gerade für den Weg vom Denken zum Sprechen zu formulieren. Es erscheint namentlich durch die Erfolge der Pathologie im Gebiete des Sprachverständnisses die Hoffnung gerechtfertigt, daß das Naturexperiment, in entsprechender Weise gedeutet, im Bereiche jener Vorgänge Manches an den Tag bringen dürfte, was auch die feinsten Laboratoriumsversuche nicht zu offenbaren vermögen. Die Berechtigung zu

---

[1]) Der von Jackson selbst schon gemachte Vorbehalt bezüglich dieser Bezeichnung als nicht anatomisch gemeint gilt natürlich auch jetzt noch, obzwar eine im anatomischen Sinne schichtweise Anordnung der Elemente gemeinsamer oder unmittelbar an einander anschließender Funktion durch die neueren Erfahrungen über den Rindenbau jetzt wesentlich an Wahrscheinlichkeit gewonnen hat (vgl. des Verfassers „Studien zur Hirnpathologie und Psychologie 1908, S. 24 und eine später folgende Arbeit von van Valkenburg (Fol. neurobiol. IV, p. 335). Sonderbarerweise hat van Valkenburg den ebenso in den Verhandlungen des Amsterdamer Kongresses wie in der zitierten Schrift abgedruckten, vom Verfasser gerade also in Holland gehaltenen Vortrag übersehen.

solcher Hoffnung schöpft Verfasser übrigens aus einer schon jetzt erweisbaren Feststellung. In einer allerneuesten Darstellung des Denkens spricht R. Bühler (Handwörterb. d. Naturw. 1912, II, S. 895) von der wahrscheinlichen Gliederung des Gedankens, die im Sprecher vor sich geht und sagt, daß das darüber Aufgestellte aus sprachwissenschaftlichen Tatsachen erschlossen wurde. Verfasser hat nun in diesem Kapitel nicht bloß eine Reihe von Tatsachen zusammengetragen, durch deren Vereinigung er einen weiteren wichtigen Beitrag zu der ganzen Frage erbracht zu haben glaubt, sondern er war auch in der Lage, schon hier allerlei Pathologisches beizubringen, das sich mit dem Übrigen in schönen Einklang bringen ließ und dadurch eine Förderung des Ganzen herbeiführt.

Die Frage, ob Denken und Sprechen identisch oder in welchem Verhältnis zu einander sie stehen [1]), ist auch deshalb für die Pathologie von prinzipieller Bedeutung, weil sich unter Anderem daran Erwägungen knüpfen, inwieweit der Agrammatismus mehr als Störung des Sprechens oder als solche des Denkens anzusprechen ist, eine Frage, die, wenigstens bis in die letzte Zeit, noch recht verschiedenartig beantwortet worden. Die Beantwortung wird natürlich ganz davon abhängen, je nachdem als Grundlage dafür die Identitätslehre, bzw. der Parallelismus, oder die diesen gegenteilige Ansicht genommen wird; ebenso wird anderenfalls die Betrachtung der Frage verschiedenartig sich gestalten, je nach der Ansicht, die man sich bezüglich der zeitlichen Reihenfolge und des Zusammenhanges der dabei in Betracht kommenden Stationen der Formulierung machen wird.

Es muß einem späteren Kapitel überlassen bleiben, diese Fragen, soweit sie der praktischen Lokalisation zugute kommen, ausführlicher zu erörtern; hier sei nur gesagt, daß die Polemik, die Verfasser seinerzeit (siehe dessen „Beiträge" 1898, S. 129) gegen die Ansichten von Ziehen [2]), Bastian [3]) und Eskridge [4]) (l. c. p. 133) geführt, jetzt durch die Nutzanwendung der hier vorgeführten und in dieser Schrift zur Grundlage der Aphasielehre gemachten Lehren auf eine wohl fundierte, empirische Basis gestellt erscheint; nur ein dabei zu beachtender prinzipieller Gesichtspunkt sei hier erwähnt; man wird jetzt ebenso wie bezüglich dessen, was im Cerebrum motorisch oder sensibel ist, sich sagen müssen, daß eine scharfe Grenze zwischen Psychischem und Sprachlichem überall nicht zu setzen ist. —

Es möchte dem Einen oder Anderen eine so eingehende Erörterung der hier zur Sprache gebrachten Fragen vielleicht etwas weit hergeholt und zu weit ausgreifend erscheinen; es läßt sich aber an der eben zitierten Äußerung Ziehens leicht zeigen, daß wir erst auf dem Fundamente einer richtigen Beantwortung solcher allgemeinen Fragen einen wirklichen Fortschritt auch im Speziellen erwarten dürfen; bereits Mohr (Arch. f. Psych. 39. 3, S. 27 des Sep.-Abdr.) hat, die Tragweite solcher prinzipieller Anschauungen betonend,

---

[1]) Wenn sich die Pathologen mit dieser Frage recht wenig befaßt, so legt auch das wieder Zeugnis dafür ab, wie sie von den Fortschritten der Psychologie und Sprachwissenschaft kaum Kenntnis genommen, vielmehr an dem alten von den Anderen verlassenen Dogma, das einmal zum Leitfaden genommen war, festhielten.

[2]) „Die Zusammenordnung der Wörter zum Satz ist keine koordinatorische Leistung der Sprache, sondern von der assoziativen Verknüpfung der Objektvorstellungen abhängig".

[3]) „a general though perhaps not deep, mental and linguistic impairement".

[4]) „impaired mental condition of the patient".

darauf hingewiesen, daß schon die Taubstummensprache allein die Ansicht Ziehens widerlegt.

Die zuvor angedeutete Bezugnahme auf anatomische Tatsachen legt die Erörterung eines weiteren, in dieser Richtung liegenden Gesichtspunktes nahe. Die Erforschung des „Weges vom Denken zum Sprechen“ wird nämlich zeigen, wie vollständig unzureichend alle uns bisher bekannten anatomischen und physiologischen Tatsachen sind, um von ihnen aus etwa konstruktiv sich bezüglich der auf jenem Wege sich vollziehenden Funktionen zu informieren; sie wird die Tatsache ins richtige Licht stellen, daß das von Meynert aufgestellte ideale Programm, die Psychiatrie als die Klinik der Erkrankungen des Vorderhirns auf dessen Bau, Leistungen und Ernährung zu gründen, selbst hier, wo es sich doch um die Nutzanwendung desselben auf wesentlich einfachere Vorgänge handelt, als bei den von ihm ins Auge gefaßten Psychosen, in gleicher Weise und nicht bloß an der Mangelhaftigkeit unserer Kenntnisse scheitern muß. Im Gegensatze zu der Aussichtslosigkeit, das Problem von dieser Seite zur Klarheit und Lösung zu bringen, will dieses Kapitel zeigen, wie die Aussicht, die Reihenfolge der sich auf dem Wege vom Denken zum Sprechen abspielenden Vorgänge mit einer gewissen Sicherheit festzustellen, es auch unmittelbar ermöglichen wird, die diesen entsprechenden klinischen Tatsachen dem Verständnis auch in Hinsicht der Lokalisation der ihnen zugrunde liegenden Hirnprozesse wesentlich näher zu bringen, als dies bis jetzt der Fall gewesen. Sollte sich nämlich erweisen lassen, daß die so sich ergebenden Schlüsse hinsichtlich dessen, was Verfasser als psychologische Lokalisation bezeichnet, mit den aus der klinisch-topischen Diagnostik entnommenen Erfahrungen im Einklang zu bringen sind, so erwüchse daraus für die doch immerhin noch spärlichen und nur empirisch gewonnenen, übrigens noch recht kontroversen Ansichten der Pathologen in diesen Fragen eine gewiß willkommene Stütze.

Die jeder eingehenderen kritischen Betrachtung vorweggenommene Aufstellung, daß Grammatik und Syntaxe [1]) Etappen in der Reihenfolge der zwischen Denken und Sprechen sich abspielenden Vorgänge darstellen, und daß Störungen dieser Vorgänge nicht bloß durch eine sie isoliert treffende Schädigung, sondern auch durch eine solche der übrigen, ihnen voraufgehenden oder nachfolgenden, mit ihnen innig verflochtenen Vorgänge zustande kommen werden, umgrenzt das Hauptthema der vorliegenden Arbeit; es rechtfertigt sich so, wenn an die Spitze der Erörterung der in den verschiedenen Phasen in Betracht kommenden Einzelmomente eine, wenn auch da und dort wegen der mangelnden Kenntnisse nur skizzenhafte Darstellung des ganzen Weges vom Denken und Sprechen gestellt wird.

Verschiedene Momente werden auf Seite der Pathologie dazu Veranlassung geben; zunächst der Umstand, daß insbesondere gerade das Kapitel der pathologischen Grammatisierung der Rede von den Pathologen kaum noch in Angriff genommen. Gewiß haben auch manche Neurologen, die mit Aphasiefragen befaßt waren, sich zum Teil ganz zutreffende Anschauungen über die bei dem grammatischen Aufbau des Satzgefüges vor sich gehenden psychologischen Prozesse gebildet, aber man tritt dem Ansehen der betreffenden

---

[1]) Zur Vermeidung jedes Mißverständnisses sei besonders hervorgehoben, daß diese beiden Ausdrücke hier im Sinne eines Vorganges als „nomina actionis“ gebraucht sind. (Vgl. dazu Dittrich in Wundts Philosoph. Studien XX, S. 119).

Forscher gewiß nicht nahe, wenn man ihre Ausführungen, ganz losgelöst von jeder Kritik, als recht dürftig bezeichnet im Entgegenhalt zur Fülle dessen, was uns die Sprachpsychologie dazu bietet.

Das ist in dem Sinne zu verstehen, daß die ganze Frage nicht über den von Kußmaul formulierten Standpunkt hinaus gefördert wurde; dieser (in seiner Monographie 1877, S. 15 u. 32) schließt an „die Vorbereitung der Rede in Geist und Gemüt", „die Diktion oder die Bildung der inneren Worte samt ihrer Syntax" an und definiert dieses Stadium unter den Akten des Sprechens als „einen gemischt sensorisch-intellektuellen, durch den die Wörter als sinnliche Zeichen nicht nur mit den Vorstellungen verbunden, sondern auch grammatisch geformt und syntaktisch gegliedert werden, um der Gedankenbewegung ihren Ausdruck zu geben"; es darf bei dieser Gelegenheit darauf hingewiesen werden, daß das von Kußmaul noch gewürdigte „gemütliche" Moment in der Satzbildung in den späteren, rein intellektualistischen Deutungen der Pathologie ganz verschwunden ist und daß es eine der wichtigsten Aufgaben der vorliegenden Schrift ist, jenes Moment wieder in seine richtige Position zu bringen.

Noch kürzlich hat Knauer eine solche der Grammatisierung zugewendete Arbeit als ein Noli me tangere hingestellt, so daß es sich schon aus diesem Grunde verlohnen mußte, einmal Nachschau zu halten, was uns Psychologie und Sprachwissenschaft darüber zu sagen wissen. Ein weiterer Grund ist der darin zum Ausdruck kommende Wunsch, auf diese Weise über die dabei sich abspielenden Vorgänge eine möglichst tiefgehende Einsicht zu gewinnen, weil sich daraus nicht bloß ein Verständnis für verschiedene Formen dessen, was jetzt vorläufig rein äußerlich als Agrammatismus zusammengefaßt erscheint, ergeben muß, sondern weil nur auf dieser Basis eine wirklich als natürlich zu bezeichnende Einteilung der Formen desselben sich aufbauen läßt. Endlich kann es keinem Zweifel unterliegen, daß erst das hier beabsichtigte Verständnis der Vorgänge der Grammatisierung ein rationelles Programm für das weitere Studium der agrammatischen Erscheinungen eröffnet, das bisher rein empirisch und der leitenden Gesichtspunkte entbehrend gepflegt worden war.

Wir bedürfen der genaueren Analyse jener Vorgänge aber auch deshalb, um daraus ein Verständnis der verschiedenen Formen von Stillstand dieser Einzelfunktionen zu schöpfen, einerseits als Anhaltspunkt für die Lehre von den partiellen Störungen, andererseits auch als Schema für das Verständnis der durch die Krankheit gesetzten Dissolution und die in umgekehrter Folge zu dieser verlaufende Reevolution in der Besserung der Krankheitserscheinungen [1]).

Als einer der wichtigsten Mängel der bisherigen Sprachpathologie ist schon in der Einleitung die Nichtberücksichtigung jener neueren Denkpsychologie hingestellt worden, die unaufhaltsam zu einer vollständigen Umgestaltung unserer Ansichten über das Denken führen muß; daß das Nötige hierüber schon hier kurz zu sagen ist, liegt auf der Hand. Daß namentlich die ganze Lehre vom anschauungslosen Denken, wie sie jetzt allmählich zu breiterer Anerken-

---

[1]) Es darf hier auch darauf hingewiesen werden, daß erst auf Grund solch detaillierter Erkenntnis der Einzelvorgänge die Lehre H. Jacksons jene Bewährung finden wird, die ihr bei der bisherigen Betrachtung vielfach im Urteile der Fachgenossen fehlen mußte.

nung sich durchringt, mit der landläufigen Auffassung der Sprachpathologie überhaupt nicht in Einklang zu setzen ist, bedarf nach dem schon bisher über die Kompliziertheit der entsprechenden Vorgänge Gesagten wohl nicht erst des Beweises und deshalb ist es auch ganz untunlich, sich über diese mangelhafte Weiterbildung in der Auffassung der Sprachpathologen noch weiter hinwegzusetzen, die zu einer für die ganze Klinik und Pathologie der Aphasie bedenklichen und für den Stillstand derselben mitverantwortlich zu machenden Konsequenz geführt hat. Bestände die Diktion im Wesentlichen tatsächlich, wie das noch in den neuesten Darstellungen gelehrt wird, bloß in einer Verbindung der Wörter mit den ihnen vorangehenden Vorstellungen [1]), dann genügte es freilich für diesen anscheinend so einfachen Akt auch eine einfache, vom „Begriffszentrum" ausgehende Verbindung zu postulieren, wie sie das Schema zur Darstellung bringt; wir werden aber sehen, daß sich auf diesem Wege eine Fülle von Vorgängen vollzieht, denen anatomisch natürlich auch ebenso viele Zentren oder Funktionsherde als Stationen auf diesem Wege entsprechen müssen. Die prinzipielle Bedeutung einer solchen Feststellung tritt sofort ins hellste Licht, wenn wir dazu die wenig klaren Deutungen halten, die in der Bezeichnung „transkortikal" für eben jene Vorgänge liegen; es erscheinen die trotz aller Deutungen darin gelegenen Schwierigkeiten mit einem Schlage beseitigt, wenn wir diese eben alle in die Rinde verlegen und auf Grund der „psychologischen Lokalisation" auch räumlich in Beziehung zueinander bringen können.

Es ist hier nicht der Ort, die Konsequenzen einer solchen Änderung der Auffassung auch schon im Einzelnen zu beleuchten, es mag genügen, darauf hingewiesen zu haben, daß unter anderem auch die durch das Schema veranlaßte und bis in die letzte Zeit reichende Vernachlässigung einer so natürlichen Krankheitsform, wie es die amnestische Aphasie ist, dem Verständnis derselben alsbald weicht, wenn man sich nur halbwegs darüber klar wird, daß die dabei gestörte Funktion einem ganz bestimmten Vorgange auf dem Wege vom Denken zum Sprechen entspricht.

Zum Beweise dafür, daß auch in der neuesten Zeit die Sprachpathologen nicht über jenes von Kußmaul aufgestellte Schema von den Beziehungen zwischen Sprechen und Denken hinausgekommen sind, sei z. B. Saint-Paul (Progrès méd. 1909. 3 avril, p. 177) zitiert, der ohne weitere Ausführung unterscheidet: „la conception d'une idée, l'adaption des mots à la conception, l'émission des mots représentatives de l'idée". Es gibt dieser Hinweis übrigens weiter Veranlassung, es auszusprechen, daß wir mit der von Saint-Paul so warm vertretenen Lehre von den differenten Formen der Sprachvorstellungen allein in Rücksicht der hier besprochenen Tatsachen der Formulierung der Gedanken nicht vorwärts kommen, weil, wie sich zeigen wird, ihr Auftreten erst einer späteren Etappe auf dem Wege vom Denken zum Sprechen entspricht, in der die wichtigsten, die Formulierung vorbereitenden Prozesse schon vollzogen sind. Daß die deutsche Sprachpathologie nur mit

---

[1]) Die Pathologen hatten, darin freilich vielfach den Psychologen nachfolgend, ganz übersehen, daß Vorstellungen im Kantschen oder Herbartschen Sinne die Gesamtheit der theoretischen, interessefreien Funktionen des Bewußtseins darstellen und dieser Begriff nicht ohne weiters auf das anschauliche Vorstellen im Gegensatz zum Denken eingeengt werden kann (Windelband).

den Beziehungen zwischen Objekt- und Wortbegriff, mit der Lockerung oder dem Ausfall derselben und ähnlichen, sachlich eigentlich nichtssagenden Formeln bis in die allerletzte Zeit arbeitet, bedarf nicht erst des Hinweises, so reichlich sind die einschlägigen Darstellungen. Es soll natürlich nicht verschwiegen werden, daß einzelne deutsche Autoren, die gerade durch ihren Stoff zu einem tieferen Eindringen in diese Fragen Veranlassung hatten, die alte Auffassung verwarfen; dementsprechend ist es auch kein Zufall, daß gerade der Autor, der eine schöne Studie über den Agrammatismus geliefert, Mohr, hier zu nennen ist; freilich hat er darin ausschließlich Anlehnung an Wundts Sprachpsychologie gesucht, die gerade in diesen Fragen noch an dem strengen Parallelismus zwischen Denken und Sprechen festhält.

Der hier der Pathologie gemachte Vorwurf der Rückständigkeit muß allerdings eine gewisse Milderung erfahren, wenn wir sehen, daß auch die normale Psychologie noch recht weit von dem Ziele entfernt ist, welches darin bestünde, über die Vorgänge, die wir hier im Auge haben, eingehende, wirklich gesicherte Aufschlüsse geben zu können; und wenn wir hören, daß auch die Sprachpsychologie und die jetzt mit ihr vereint wirkende allgemeine Linguistik wohl Programme entwerfen, wie die breite Lücke zwischen Denken und Sprechen auszufüllen wäre, aber schon dadurch deren Bestehen in der alten Breite konstatieren, werden wir unsere Erwartungen nach einer vollen Aufklärung in diesen Fragen auf ein bescheidenes Maß eindämmen; die Psychologie hat eben bis in das letzte Jahrzehnt hinein sich in denjenigen Kapiteln, in denen die Darstellung des Denkens beginnen sollte, aus Mangel an Unterlagen mit einer meist dem Nachbargebiete der Logik entnommenen Darstellung der Denkprozesse begnügt und darin sind ihr Pathologie und Linguistik nachgefolgt.

Verfasser wüßte diese einleitenden Bemerkungen nicht besser zu schließen, als mit dem Hinweise auf eine nur etwas ältere Darstellung der Beziehungen zwischen Sprechen und Denken, die zeigen soll, welche gewaltigen Fortschritte trotz allem, was noch zu einem irgendwie befriedigenden Einblicke in jene Vorgänge fehlt, da gemacht worden; sie ist hier um so mehr am Platze, als sie dem einzigen Sprachforscher entstammt, der sich seit Steinthal mit der Betrachtung der aphasischen Störungen von seinem Standpunkte aus befaßt hat. Die einfache Anführung wird genügen, den Gegensatz zu dem, was in der nachfolgenden Darstellung darüber zusammengetragen werden konnte, ins rechte Licht zu stellen [1]).

Wenn im Eingange dieses Kapitels die Lehre von der Identität vom Denken und Sprechen als eine kaum mehr zu diskutierende, im Kreise der Fachmänner als abgelehnte hingestellt wurde, so ist doch eine kurze Erörterung derselben nahegelegt durch die neuerliche Betonung des unitarischen Standpunktes von medizinischer Seite aus Anlaß der von P. Marie aufgerollten Revision der Aphasielehre. Moutier, dessen großes Buch: „L'Aphasie de Broca 1908" die ausführlichen Unterlagen für P. Maries Thesen bringt,

---

[1]) „Die Zumutung an die Sprachorgane erfolgt von unserem Innern aus, wo dasjenige, was wir sagen wollen, vorbereitet und geformt wird und es ist kein Zweifel darüber, daß wir uns von den Sätzen und Wörtern, die wir sprechen sollen, zunächst in der Seele die Vorstellung machen und daß auf diese Vorstellung hin die Äußerung erfolgt" (Delbrück, Jenaische Zeitschr. f. Naturw. 20. Bd., 1887, S. 92).

hat auch jene in Fachkreisen seit Langem als entschieden angesehene Frage
wieder hervorgezogen; wenn er nun seine Stellung zu derselben dahin zusammenfaßt (l. c. p. 239): „On ne peut à moins d'être métaphysicien abstraire la
pensée du langage", so wird gerade die in den folgenden Kapiteln darzulegende Fülle von Beobachtungen uns eines Anderen belehren; wir werden
sehen, wie die neuesten Arbeiten über die Denkvorgänge und bemerkenswerterweise gerade die aus dem schroff antimetaphysischen Lager kommenden alle
zur gegenteiligen Ansicht hinüberführen; andererseits zwingt ein solcher Ausspruch doch auch noch zu der Frage Stellung zu nehmen, die freilich nur in
einer angedeuteten Wiedergabe eines Teiles von dem bestehen kann, was sich
in den Jahrzehnten darüber in der Literatur angehäuft und Moutier gar
nicht berücksichtigt hat, als er seinen doch recht dogmatisch klingenden Ausspruch getan [1]; der kann aber nicht ganz unwidersprochen bleiben, nicht bloß
weil er als theoretische Stütze für die Lehre von P. Marie angeführt wird,
sondern vor Allem, weil die Medizin nicht neuerlich einer Wiederholung der
alten ihr von der Psychologie gemachten Vorhaltungen wegen der Nichtbeachtung der Resultate anderer Wissenschaftsgebiete ausgesetzt sein soll.
Man könnte aber schließlich von der Widerlegung einer anscheinend vereinzelt
gebliebenen Stellungnahme absehen, wenn sich nicht zeigte, daß Moutier
in der einschlägigen französischen Literatur mit seiner Ansicht von der Identität von Sprechen und Denken [2] doch nicht so ganz isoliert dasteht; so bekennt sich Egger (La Parole int.) auch in der zweiten, 1904 erschienenen Auflage in wenig modifizierter Form zu derselben Ansicht, ohne freilich sich der
Tatsache, daß bedeutsame Ausnahmen bestehen, verschließen zu können
(l. c. p. 5, 7, 216).

Daß übrigens auch allerneueste deutsche Autoren solchen Anschauungen
nicht ganz ferne stehen, beweist nachstehendes Zitat aus einer Schrift von
Norb. Stern (Das Denken und sein Gegenstand. 1909, S. 25 ff.). „Die oben
schon aufgeworfene Frage, ob Sprechen und Denken miteinander identisch
sind, könnte sowohl mit einem Ja als auch mit einem Nein beantwortet werden,
denn nur ein Teil von beiden ist identisch. Denken ist mehr als Sprechen,
nach der geistigen Seite hin; Sprechen ist mehr als Denken nach der körper-
lichen Seite hin betrachtet. Sprechen und Denken als Ganzes sind nicht miteinander identisch. Wohl aber treten beide Tätigkeiten gleichzeitig in
uns auf." „Sprechen und Denken sind trotzdem ein einziger Prozeß in uns. Wir
können nicht schneller denken als sprechen. Die Gedanken, die unserer Rede
voraneilen, sind selbst wieder Sprache. „„„Eine Melodie können wir im Ge-

---

[1] Daß sein linguistischer Gewährsmann P. Regnaud der Mangelhaftigkeit
seiner Methode wegen im Kreise seiner Fachgenossen keine Anerkennung gefunden,
sei hier nochmals vermerkt (J. Meillet, Introd. à l'ét. comp. des lang. indo-europ.
1903, p. 414), weil vielleicht darin das erklärende Moment für den Irrtum in der
Stellungnahme Moutiers gefunden werden könnte.

[2] Es ist vielleicht nicht überflüssig, so zu sagen pro memoria die Lehre von
der Identität des Denkens und Sprechens, wie sie der auch jetzt noch in der Sprachpathologie vielfach führende Steinthal (Einleit. in die Psychol., 2. Aufl., 1881,
S. 46) zusammengefaßt, hierher zu setzen, weil schon in dieser Formulierung selbst,
an neueren Anschauungen gemessen, die wichtigsten Momente zu ihrer Widerlegung
gegeben sind: „Sprache ist Gedanke selbst, Wort ist Begriff selbst, Satz ist Urteil
selbst, nur zugleich sprachlich ausgedrückt, lautlich wahrnehmbar, verleiblicht".

danken nicht in schnellerem Tempo durchlaufen, als in welchem wir imstande
sein würden, sie zu singen"", sagt Lotze. Die Fähigkeit des Denkens ist,
physiologisch betrachtet, durch die des Sprechens bedingt. So wird dem,
dessen Sprachorgane gewandter sind, auch eine raschere Entwicklung seiner
Gedanken möglich sein."

Die beiden Lotze entnommenen Argumente Sterns sind durchaus
unzutreffend; bezüglich des ersteren kann man sich auf die viel zitierte Äußerung Mozarts über seine musikalische Produktion berufen [1]), das Letztere
kann doch nur in dem Sinne als richtig anerkannt werden, daß die raschere
motorische Entäußerung der Gedanken damit gemeint ist. Bezüglich des
Verhältnisses der Tempi vom Sprechen und Denken sei nur verwiesen auf das
Vorkommen von Redeflucht bei Denkhemmung und auf das später zitierte
Argument Fr. Müllers gegen die Identitätslehre.

Auch in einer neuesten Erörterung der Beziehungen zwischen Denken
und Sprechen stellt sich wieder die unscharfe Abgrenzung zwischen den beiden
ein; Müller-Freienfels (Zeitschr. f. Psychol. 60, S. 416) sagt direkt: „Nicht
etwa ist zuerst der Gedanke da und nachher formten wir ihn in Worte, sondern
im Gegenteil, ganz automatisch tritt auf bestimmte Auslösungen hin die Sprach-
bewegung ein und im Sprechen selber formt sich der Gedanke . . . . . Das
Sprechen ist eben das physische Korrelat des Denkens". (Vgl. auch ibid.
S. 420.) Insbesondere den letzten Passus darf man vom Standpunkte der
Pathologie ohne weiteres ablehnen.

In der englischen Literatur steht das auch jetzt noch mit Recht sehr
geschätzte Buch von Roß: On Aphasia, 1887 (siehe p. 115), ganz im Banne
der Lehre M. Müllers, die damals den Höhepunkt ihrer Bedeutung etwa noch
inne hatte; auch an diesem Buche läßt sich die Tragweite einer Korrektur
der jetzt abgetanen, aber den Pathologen sichtlich ans Herz gewachsenen,
vielleicht weil bequemen Lehre ermessen. (Eines anderen englischen Forschers,
der ebenfalls die Identitätslehre zur Basis weitgehender Schlüsse macht, wird
noch später zu gedenken sein.)

So wenig sich Verfasser damit befassen darf, etwa die von Moutier
hervorgeholte Identitätslehre hier ausführlich widerlegen zu wollen, ebenso
wenig kann es seine Aufgabe sein, ihre Geschichte, wie sie sich seit Aristoteles
durch das Mittelalter hindurch entwickelt, hier vorzuführen; aber es ist vielleicht nicht unangebracht, wenigstens ihren Höhepunkt im 18. Jahrhundert
und ihr Festhalten bis in die Hälfte des verflossenen zu markieren. Condillac
lehrte, daß die Grammatik einen Teil der Kunst zu denken bilde und bis zu
welcher Überspannung des Identitätsprinzipes es kam, mag zuerst ein Ausspruch von Dégérando erweisen (Des Signes et de l'art de penser II. An
VIII, p. 263): „De l'ordre suivant lequel nous associons les signes

---

[1]) Wir entnehmen W. James die Äußerung Mozarts: „First bits and crumbs
of the piece come and gradually join together in his mind . . . and at last it gets
almost finished in my head even when it is a long piece, so that I can see the whole
of it at a single glance in my mind . . . . But the best of all is the hearing of it
all at once". (Man beachte die vollständige Analogie mit dem, was wir später vom
intuitiven, genialen Denken hören werden.)

Nachträgliche Bemerkung bei der Korrektur. Der nachträglich aufgefundenen
Stelle bei Lotze (Med. Psychol. 1852. S. 481) entnehmen wir, daß die Formulierung
Sterns doch eine viel schärfere ist als diejenige Lotzes.

dans le discours dépend la suite, que nous établissons entre nos idées“, ein Rückfall auf den mittelalterlichen Nominalismus, für den die Begriffe lediglich als „flatus vocis“ existierten. Hatte sich doch schon vorher Laromiguière in seinem Discours d’ouverture geäußert: „L’art de penser ne dépend pas seulement de l’art de parler, mais il se réduit à l’art de parler“ (A. II, p. 106). Noch schroffer hat das Joubert formuliert, der behauptete, daß wir nicht wissen, was wir sagen wollten, bis wir es gesagt, so daß W. Mitchell (Struct. and Growth of the Mind 1907, p. 363), dem das Zitat entnommen, hinzusetzt, das klinge so, wie wenn wir sagen würden, daß wir nicht wissen, was wir denken, bis wir es uns selbst gesagt. Kleine Rückfälle auf solche Gedankengänge lassen sich auch noch in der neuesten Zeit nachweisen, so wenn Dugas (Le Psittacisme 1896, p. 143) sagt, „die Sprache ist dem klaren Gedanken voraus“. Trotzdem hat man auch vorher schon Ausnahmen zugelassen und selbst ein so schroffer Vertreter der Identität wie Degérando wird durch die Tatsachen gelegentlich zu der richtigen, der sonst festgehaltenen entgegengesetzten Ansicht gebracht; so wenn er sagt (l. c. p. 140): „Beim Sprechenden geht die Zerlegung des Gedankens der Sprache voraus.“

Auch sonst finden sich da und dort selbst bei den älteren Vertretern der Unitätslehre Ansichten angedeutet, die den hier zu entwickelnden Gedankengängen nicht so ganz ferne stehen. Wenn der Satz von Bonald (eines hervorragenden Denkers des 18. Jahrhunderts) „der Mensch denkt das Wort, ehe er seinen Gedanken spricht“, in seiner geistreichen Antithese noch Zweifel läßt, so tritt die Ansicht ganz präzise in der Darstellung hervor: „Der Geist verlangt und sucht sie (sc. die Wortvorstellungen [expressions de la mémoire verbale]), die Vernunft prüft sie . . . . . das Gedächtnis ist das Wörterbuch für den Gebrauch des Geistes . . . . . ein Depot von Ausdrücken, wo jeder Geist die aussucht, die am besten seine Gedanken ausdrücken.“ (Zit. nach V. Egger, La Parole intér. 2e éd. 1904, p. 31.)

Noch im 19. Jahrhundert halten die Sprachforscher an der Identitätslehre fest und auch W. v. Humboldt steht solchen Gedankengängen recht nahe; doch schon 1854 tadelt ein englischer Linguist Stoddart (Philos. of lang.) die Ansicht vom Primat der Sprache über die Intelligenz: „Anstatt die Sprache nach dem Geiste zu formen, wird in vordringlicher Weise der Geist auf die Sprache gegründet.“

Ganz prägnant gibt dem Ausdruck eine fast ein halbes Jahrhundert zurückliegende, etwas drastisch gehaltene, aber um so überzeugendere Besprechung des Max Müllerschen Werkes durch Whitney [1]), deren Ausführungen deshalb auch so bedeutsam sind, weil sie über die Beziehungen zwischen Wort und Begriff Ansichten vorführen, die, wie wir in dem Kapitel über das begriffliche Denken sehen werden, den neuesten Anschauungen entsprechen.

---

[1]) „An idea, then of any class may exist independently of any word expressing it . . . . To maintain that the idea waits for its generation till the sign is ready or that the generation of the idea and of the sign is a simple, indivisible process, is in our view, precisely equivalent to holding because infants cannot live in this climate without clothing and shelter, that no child is or can be born until a layette and a nursery are ready for its use, or that along with each child are born its swadling-clothes and a cradle“. Whitney in einer Besprechung von Max Müllers Lect. on the science of language (Repr. fr. the North Am. Review 1865, p. 569).

Natürlich sind auch den deutschen Sprachforschern am Beginn des vorigen Jahrhunderts, die sich mit diesen Fragen befaßt, die nach den Vorgängen bei der Formulierung des Gedachten nicht entgangen; so spricht schon W. v. Humboldt (Über die Verschiedenheit des menschlichen Sprachbaues, herausgeg. von Pott. II, S. 175) von der „ordnenden inneren Form des Sprachsinnes", und wenn er dann an einer anderen Stelle (Ges. Schriften IV, S. 257) sagt, „daß die grammatischen Verhältnisse durchaus von der Absicht abhängen, die man damit verbindet", so ist es vielleicht nicht gezwungen, das im Sinne einer hier dargelegten, der sprachlichen Formulierung vorhergehenden gedanklichen Formulierung zu deuten; es wird diese Deutung auch nicht dadurch hinfällig, daß v. Humboldt ganz auf dem Standpunkte des Zusammenfließens von Denken und Sprechen gestanden, da er selbst (l. c. V, S. 462) sagt, daß „die Wirksamkeit der Grammatik, als zu den Denkgesetzen selbst gehörend, im Geiste nie fehlen kann und notwendig auch dann in die Sprache hineingetragen werden müßte". Noch viel prägnanter tritt das trotz des gleichen Standpunktes bei einem bekannten Grammatiker der ersten Hälfte des vorigen Jahrhunderts auf, bei Becker (Organism der Sprache. 2. Aufl. 1841, S. 180 ff. [1])) und gerade der letzte Passus seiner Ausführungen, in denen er den Denk- und Anschauungsformen die in den verschiedenen Sprachen mehr oder weniger differenten und unvollkommenen Ausdrucksformen gegenüberstellt, zeigt deutlich, wie Becker, wenn man von dem auch für ihn feststehenden Dogma der Identität von Denken und Sprechen, bzw. der logischen und grammatischen Begriffe absieht, sichtlich ganz modernen Anschauungen betreffs der vorsprachlichen Formulierung des Denkens, nahesteht; und selbst einzelne Äußerungen W. v. Humboldts lassen sich ganz ungezwungen damit in Einklang bringen [2]), wenn wir an Stelle des Begriffs der grammatischen Ansicht der Sprache einfach die gedankliche Formulierung setzen.

Auch sonst finden sich noch gelegentlich Ausblicke auf eine der sprachlichen vorangehende Formulierung, wie sie in den folgenden Ausführungen dargelegt erscheint. Ganz scharf tritt sie bei einem älteren Grammatiker hervor, dessen Schriftchen (De l'ordre des mots 1844) jetzt neuerlich als eine

---

[1]) „Es drängt sich daher die Frage auf, wie sich die grammatischen Beziehungen der Begriffe in dem Gedanken zu ihrer Darstellung in der Sprache verhalten und ob alle Beziehungen, welche sich mit einer organischen Notwendigkeit und mit dem Gedanken als besondere Arten von Beziehungen entwickeln, auch notwendig als besondere Beziehungen in der Sprache ihren Ausdruck finden; und man wird bald gewahr, daß man allerdings zwischen den Beziehungen in dem Gedanken und ihrem Ausdrucke in der Sprache unterscheiden muß. Die Beziehungen der Begriffe in dem Gedanken sind mit den dem ganzen Geschlechte gemeinsamen Formen des Denkens gegeben und weil die Sprache der organische Ausdruck des Gedankens ist, so müssen auch die mit den Formen des Denkens gegebenen Beziehungen in allen Sprachen ihren Ausdruck finden".

[2]) „Wenn man sich nun den Konstruktionsbau einer Sprache in seiner allgemeinen Form und abgesehen von jeder einzelnen Rede denkt und die Beziehungen aufsucht, in welche die einzelnen Wörter auf diese Form gestellt werden, so bildet man sich einen Begriff von der grammatischen Ansicht der Sprache. Diese Form ist in dem Kopfe des Redenden vorhanden und jede einzelne Rede prägt sich in ihr aus". (W. v. Humboldt, Ges. Schr. V, S. 454).

„Der Sprechende legt immer den Begriff der grammatischen Verhältnisse in die Sprache hinein, aber die Sprache ist nicht immer auf den einen und vollständigen Ausdruck derselben organisiert". (W. v. Humboldt, Ges. Schr. V, S. 471.)

hervorragende Leistung gerade auf dem hier besprochenen Gebiete hervorgezogen worden; Henri Weil stellt es (l. c. p. 1) direkt als die Aufgabe der Grammatiker hin, „d'expliquer comment la pensée se traduit par la parole"; ganz präzise spricht er sich zu unserer Frage (l. c. p. 34, 35) aus: „On paraît avoir supposé que l'arrangement des mots n'était qu'un travail accessoire qui n'arrivait qu'en dernier lieu, après que la pensée s'était déjà tout-à-fait transformée en paroles. Mais si l'ordre des mots correspond à l'ordre des idées, si cette marche des idées existe dans la pensée même, avant qu'elle ait revêtu les formes grammaticales, si la conformation syntaxique ne vient qu'après et n'a qu'une influence secondaire sur l'ordre des mots, alors il est évident que l'aspect de la chose se change entièrement." —

Es könnte zunächst überflüssig scheinen, immer wieder auch nur Stücke des Rüstzeugs gegen die alte, so zäh von Max Müller verteidigte Lehre hervorzusuchen, wenn man nicht ebenso oft bis in die neueste Zeit wieder konstatieren müßte, daß ein Pathologe in seinen im Übrigen hervorragenden Arbeiten jene Theorie zum Ausgangspunkt seiner Deutungen nimmt. So neuerlich Shaw Bolton (Liverpool med. chir. Journ. July 1909, p. 224 und Brain P. 129, p. 119 u. 36), dessen aus jener Lehre gefolgerte Aussprüche [1]) von der nicht über das Niveau des anthropoiden Affen hinausgehenden Intelligenz des ungebildeten Taubstummen unsere Auffassung davon auf mehr als ein Jahrhundert zurückwerfen.

Es liegt natürlich nahe, in solchen irrtümlichen Anschauungen von der Intelligenz des ungebildeten Taubstummen, die ja, wie an anderer Stelle erwähnt, bis auf Kant, bzw. seinen Gewährsmann Eschke, zurückgehen und damals in der mangelhaften Kenntnis der Tatsachen begründet waren, umgekehrt eine Stütze für die Identitätslehre zu sehen; dementsprechend kann es auch nicht überraschen, daß der Taubstummenlehrer Scott in seinem Buche (The Deaf and Dumb. 2. ed. 1870 [2])) das erste Kapitel der Widerlegung von Max Müllers Darstellung der Identitätslehre widmet; und ebenso sehen wir, daß Steinthal, dessen Ansichten über Psychologie der Taubstummen noch recht rückständig sind, doch auch (Einleitung in die Psychol. 2. Aufl. 1881, S. 46) die Intelligenz derselben als Argument gegen die Lehre von der Untrennbarkeit von Denken und Sprechen verwertet.

---

[1]) „Language is produced by the coordination of different symbolic values; and by its means alone it is possible to perform the highly intricate processes of cerebral association which form the physical basis of judgement and reasoning".

„A person suffering from congenital or early loss of hearing is necessary dumb; and unless he lives in association with other individuals suffering from the same disability or be educated by special means, his mental functions differ little from those of the anthropoid apes". Es wird diese Frage, die ja auch für die Beurteilung des Denkens Aphasischer als Ausgangspunkt dient, den Gegenstand der Erörterung anläßlich der Besprechung des begrifflichen Denkens in dem Kapitel vom Bedeutungsproblem sein, auf welches deshalb verwiesen sei. Hier aber sei doch, weil psychologisch auch sonst für die einschlägige Frage bedeutsam, eine Stelle aus dem Briefe Helen Kellers an die Verleger ihres Buches „The story of my life" zitiert; indem sie auf das Mißtrauen reflektiert, das man ihrem Buche entgegengebracht, sagt sie: „If it is true that I have no sensations it is of course very unreasonable to suppose that I write or think. The arrogance of those who see is very amusing".

[2]) Kußmaul, der in diesen Fragen noch ganz im alten Fahrwasser sich bewegt, hat nachweislich die erste Auflage von Scott benutzt.

Es soll nun im Folgenden nicht wieder die ganze Reihe der Argumente, die schon damals und später in dem gleichen Sinne vorgebracht wurden, wiederholt werden, weil einer solchen Darstellung nicht wie anderen hier in größerer Ausführlichkeit gebrachten, der gleiche Nutzen für die Zwecke dieser Schrift erwüchse [1]); dagegen soll, wovon sich Verfasser größeren Vorteil verspricht, an einer Zahl von Tatsachen, der neueren Sprachpsychologie entnommen, die Lehre der Unitätsidee gemessen werden; es wird sich daraus auch für den jetzt noch in breiterem Maße festgehaltenen Standpunkt vom weitgehenden Parallelismus zwischen den Denkprozessen und ihrem sprachlichen Ausdrucke reichliche Aufklärung ergeben, die deshalb direkt als aktuell zu bezeichnen ist und unmittelbar zu den dem Parallelismus gewidmeten Erörterungen hinüberführt. Daß dieser in der Pathologie maßgebend, läßt sich leicht erweisen. Kleist (Monatsschr. f. Psych. u. Neurol. S.-A. Bd. XVII, S. 518) basiert eine Erklärung des Agrammatismus direkt auf der Annahme, daß der grammatische Verband das Spiegelbild, die Übersetzung der logischen Beziehungen zwischen einer Anzahl von Begriffen darstelle; und ebenso tritt der Parallelismus zwischen Denken und Sprechen noch in allerneuesten Aphasiearbeiten hervor, so z. B. bei Pelz (Z. f. d. ges. Neurol. u. Psych. XI, S. 134), was freilich nicht Wunder nehmen kann, wenn wir sehen, daß der einzige nicht medizinische Autor, den er neben Lipps heranzieht, doch wieder Steinthal ist.

Die Annahme eines so schroffen Parallelismus seitens der Pathologen muß um so mehr auffallen, als sich gerade vom Standpunkte der Psychologie und des Prinzips des Parallelismus von Leib und Seele ein entscheidendes Argument gegen jene Annahme ableiten läßt. Wir wissen, daß unsere Sinneswelt mindestens ebensosehr durch die „Bilder“ der wirklichen Dinge wie durch den Reichtum unserer in den „Spuren“ niedergelegten Erfahrungen bestimmt ist; umso größer ist natürlich dieser zweite Faktor auf jenen höheren Stufen psychischer Verwertung, auf denen sich das vollzieht, was wir nach Wernicke als sogenannte sekundäre Identifikation, im Prozeß des Sprachverständnisses als Wortverständnis bezeichnen; daraus aber ergibt sich stringent, daß von einem Parallelismus zwischen gesprochenem Worte und dem dadurch im Hörer provozierten Prozesse (gleichgiltig, ob wir dabei den psychischen oder den nervösen ins Auge fassen), überall nicht die Rede sein kann und ganz das Gleiche gilt in entsprechender Umsetzung von dem Verhältnis des Auszudrückenden und den Worten, die es zum Ausdruck bringen. Es wäre überflüssig, das noch etwa an der Differenz zwischen Kind und Erwachsenem, Ungebildetem und Genie zu erläutern. Die Bedeutung, welche eine Klarlegung dieser Frage besonders für die Lehre vom Agrammatismus haben muß, tritt aber erst recht hervor, wenn wir sehen, daß die daraus gefolgerte Lehre von der Identität der Struktur der Denkvorgänge, des Urteils, mit derjenigen der Struktur der Sprache, des Satzes, einen tieferen Einblick

---

[1]) Was sollte es auch nützen, Argumente gegen jene Lehre zu wiederholen, wie die von Fr. Müller (in seinem Abriß der Sprachwissenschaft) angeführten: „Wenn das Denken, welches bekanntlich zu den schwierigsten Dingen gehört, gar nicht gelehrt zu werden brauchte und einfach durch Sprachfertigkeit ersetzt werden könnte! Der fließende Redner, der unverschämteste Schwätzer wäre dann der größte Denker“. (Vgl. dazu die Ansicht von N. Stern).

in die zu dieser Struktur führenden Vorgänge überhaupt verhindern muß; auf der einen Seite führt auch diese Lehre wieder zu der nach langen Kämpfen im negativen Sinne erledigten Annahme, daß aus der Sprache allein Schlüsse auf die Vorgänge in dem ihr vorausgehenden Denken, Urteilen, Schließen gezogen werden können, andererseits wird dadurch die Struktur des Gesprochenen so festgelegt, daß ein über eine schablonenmäßige Anpassung hinausgehendes Werden desselben überhaupt ausgeschlossen und damit auch sein Studium im Wesentlichen überflüssig erscheint [1]).

In wenige Worte scharf zusammengefaßt hat der Sprachforscher Sayce die Frage: „Das Symbol für das Symbolisieren zu verkennen, ist der Fehler derjenigen, die das Innere aus dem Mechanischen entwickeln wollen (The Princ. of compar. Philol. 1882). Drastischer und deshalb besonders eindringlich hat die Differenz der Gedankenstruktur gegenüber derjenigen des Ausdruckes D. S. Miller (The psychological Rev. 1895. II, p. 547) hervorgehoben, deren Darstellung hier [2]) wiederzugeben sich Verfasser nicht entschlagen kann, weil sie manches enthält, wie z. B. das bezüglich der Überflüssigkeit der Kopula, was direkt auf den Agrammatismus anwendbar ist.

Wenn wir erwägen, daß der Vorstellungsinhalt als solcher nicht übertragbar ist und der gehörte Satz nur als Mittel dazu dient, um in unserer intellektuellen Welt eine Art von Plan oder Schema zusammenhängender Meinungen aufzubauen (Bosanquet, The Essent. of Logic 1897, p. 84), dann tritt die hier zu entwickelnde Ansicht in ein wesentlich anderes Licht hinsichtlich ihrer Bedeutung für das Verständnis aphasischer Störungen und des Agrammatismus im besonderen. Man wird im Hinblick auf das auch für ihn geltende Gesetz der Ökonomie es besser verstehen, wie der Agrammatische auch durch ein wesentlich verringertes Quantum von Worten und trotz mangelhafter Konstruktion dieselben Vorstellungsinhalte überträgt wie der Gesunde, bzw. richtiger ausgedrückt, dem Hörer die Anregung zu entsprechenden Vorstellungsinhalten gibt oder zu geben versucht.

---

[1]) Der Linguist Dauzat führt als warnendes Beispiel an, daß Chaignet noch 1875 (Philos. de la sc. du lang.) schreibt, que „le système des formes grammaticales n'est lui-même que le système des rapports logiques qui constituent la science de la pensée". Derselbe Autor weist auf allerneueste Bestrebungen, eine logische Sprache künstlich zu konstruieren und ein noch letztlich erschienenes „Bulletin de la logique du langage" hin. Man halte dazu die moderne Formulierung „daß von einem Parallelismus der Sätze und Denkakte . . . keinesfalls gesprochen, daß der Satzakt überhaupt nicht als adäquater Ausdruck eines logischen Denkakts definiert werden darf". (Maier Psychol. d. emotionalen Denkens 1908.)

Mit der prinzipiellen Festlegung dieses Satzes ist natürlich, das sei im Hinblick auf die Pathologie besonders angemerkt, nicht auch die Möglichkeit, aus der Sprache auf das ihr zugrunde liegende Denken zu schließen, abgesprochen; es hat neuerlich Sheldon in einer auch für unsere Zwecke sehr belehrenden historisch-kritischen Darstellung diese Frage eingehend erörtert (The psychol. Bull. IV, 1907, p. 244 ff.); ein nicht geringer Teil von A. Stöhrs Lehrb. d. Logik in psychol. Darstellung (1910) bewegt sich in dieser Richtung.

[2]) „In language the predicate comes after the subject; in thought they come together. In language they are connected by a copula; but there is no copula in thought. In thought there are but pictures, painted in the pigments of the different sense-pictures in endless substitution". Es soll hier nicht unvermerkt bleiben, daß die neuere Psychologie etwas anders über die „Bilderfolge" als Ausdruck des Gedankenganges urteilt. Zur Frage der Kopula sei auf entsprechende schon früher mitgeteilte Anschauungen aus der Logik und Tatsachen der Linguistik hingewiesen.

Wir stellen an die Spitze der in Betracht kommenden Argumente das ausschlaggebende derselben, die Lehre vom anschauungslosen Denken[1]), wie sie sich insbesondere seit den Arbeiten der Würzburger Schule als fester Besitz der neueren Denkpsychologie entwickelt hat [2]). Messen wir sie an der noch jetzt den Pathologen geläufigen Lehre, daß der sprachliche Ausdruck in der Verbindung von Wort- und Objektvorstellungen besteht [3]), so tritt die entscheidende Bedeutung der neueren Feststellungen auch ohne eingehende Erörterung klar vor Augen [4]), selbst in Hinsicht der Lehre vom Parallelismus zwischen Denken und Sprechen.

Nur an einem speziellen Beispiele sei die Wirkung unserer so umgewandelten Vorstellung vom Denkvorgange vor Augen geführt. Nach H. Sachs (Gehirn und Sprache 1905, S. 22) macht den Unterschied eines unverstandenen und eines verstandenen Wortes nichts Anderes aus, als der Umstand, „daß an diesen bestimmten Wortklang eine ganze Reihe von Erinnerungsbildern sich anknüpft, die durch den Wortklang ausgelöst werden im Geiste, von denen ein mehr oder minder großer Teil sich in das Bewußtsein schiebt oder doch wenigstens mit Hilfe dieses Wortklanges an der Hand der Vorstellungsverkettung ins Bewußtsein gehoben werden kann". Man halte dagegen die Lehre vom unanschaulichen Denken und die im Kapitel von der „Bedeutung" zu erörternden Probleme, wo sich zeigen wird, daß die Objektvorstellung zum

---

[1]) Vgl. dazu Bemerkungen von Bühler (Arch. f. d. ges. Psychol. IX., S. 322) darüber, „wie denn die fast einstimmige Annahme der Lehre von der durchgehenden sinnlichen Repräsentation der Gedanken zu erklären sei, wie Wundt dazu komme, sie geradezu als ein psychologisches Postulat zu bezeichnen".

[2]) Die außerordentliche Tragweite, welche dieser Nachweis für die Pathologie auch außerhalb des Gebietes der Aphasielehre haben kann, soll hier nur angedeutet werden. Es gilt als einer der Grundpfeiler der ganzen Lehre von den Agnosien, daß dieselben sich unterscheiden, je nachdem die Erinnerungsbilder erhalten sind oder nicht und auch die Verknüpfung derselben zu Begriffen wird diesen Störungen abgesprochen; daß diese und andere dabei eine Rolle spielende Gesichtspunkte einer Umwertung im Sinne der neueren Psychologie bedürfen, ist nach allem hier Dargestellten wohl ein erstes Postulat für eine auf modernen Grundlagen zu versuchende Fortführung dieser pathologischen Fragen. Als ergänzendes Beweisstück kommt noch dazu die auch in der Einleitung erwähnte Änderung, die sich unter dem Einflusse der neueren Denkpsychologie in der Lehre vom Wiedererkennen vollzogen hat. Daß auch im Gebiete der „Praxie" der neuen Lehre ein weitgehender modifizierender Einfluß zukommt, wird an anderer Stelle zur Sprache kommen.

[3]) Drastisch resümiert W. Mitchell (Struct. and Growth of the Mind 1907, p. 340) seine diesbezüglichen gegenteiligen Ausführungen in dem Satze: „Das Denken ist keine Prozession von Bildern".

[4]) Bühler (Arch. f. d. ges. Psychol. IX, S. 317) spricht es direkt als das Resultat seiner Versuche aus: „Etwas (sc. die anschaulichen Vorstellungen), was so fragmentarisch, so sporadisch, so durchaus zufällig auftritt im Bewußtsein wie die Vorstellungen in unseren Denkerlebnissen, kann nicht als Träger des festgefügten und kontinuierlichen Denkgehaltes angesehen werden" und weiter sagt er noch schroffer: „Ernst zu nehmende Forscher haben eigentlich nie behauptet, das Denken lasse sich einfach als eine Vorstellungsfolge auffassen".

Als einer der ersten hat anscheinend der Philosoph Liebmann (Z. Anal. d. Wirklichkeit 1880, S. 484) die Ansicht vertreten: „Überhaupt möchte ich wohl wissen, welcherlei anschauliche Vorstellungen irgend Jemand, der diese (sc. im Vorangehenden von ihm angeführten) Sätze isoliert hört und versteht, dabei haben sollte. Ich habe keine und verstehe doch, wie jeder Gebildete, im Momente was damit gemeint ist".

Verständnis nicht nötig ist, um die ganze Wandlung, welche diese Fragen jetzt erfahren haben, zu erfassen [1]).

Von fast ebensolcher Wirkung hinsichtlich der Unitätslehre, aber nicht ohne Bedeutung auch für die vom Parallelismus ist alles das, was man jetzt vom wortlosen Denken auszusagen weiß. Die Anerkennung eines solchen gerade in den Gebieten höchster geistiger Konzentration ist auch für die Zwecke der Pathologie nicht ohne Bedeutung.; war es doch bisher gerade das Gegenteil, das von den Psychologen vertreten und von den Pathologen verwertet wurde (so z. B. von H. Calderwood, The Relat. of Mind and Brain 1892, p. 415 [2])) und ebenso von Bastian (Treat. on Aphasia 1898. Ch. II) und z. B. auch den Ausgangspunkt für die Frage nach dem Intellekt der Aphasischen bildete. Es wird auf diese Frage noch an verschiedenen Stellen dieser Schrift zurückzukommen sein; vorläufig sei nur auf die noch in diesem Kapitel wiederzugebenden Äußerungen B. Erdmanns, die übrigens nur den Niederschlag jetzt allgemein akzeptierter Ansichten bilden, hingewiesen, denen zufolge gerade das geniale Denken wortlos verläuft; zum Beweise, daß das nicht bedeutungslos auch für spezielle Fragen, sei eine Äußerung des Psychologen Mitchell [3]) hierhergesetzt.

Unter den Argumenten für die Identität von Sprechen und Denken hat begreiflicherweise das gelegentliche leise Mitklingen einzelner Worte immer eine wichtige Rolle gespielt („Sprechen ist lautes Denken") [4]); das Irrtümliche eines solchen Schlusses konnte freilich auch den Pathologen nicht entgehen. Es ist insbesondere H. Sachs (Gehirn und Sprache. 1905, S. 61), der die aus der Prämisse des meist von innerlichen Worten begleiteten Denkens gezogene Schlußfolgerung bekämpft, „daß der Verlust der Sprache auch stets eine erhebliche Störung des Denkens nach sich ziehen müsse"; er weist darauf hin,

---

[1]) Wenn neuestens H. Liepmann in einer kritischen Würdigung der neueren Denkpsychologie (Zeitschr. f. Psychol. 63, S. 7) darauf hinweist, daß auch Sachs schon im fließenden Denken nicht viel mehr als Worte im Bewußtsein vorhanden nachwies, so wird auch damit nicht der ganze Umfang der Lehre vom unanschaulichen Denken erfaßt, in der die Möglichkeit des Fehlens jedes anschaulichen Inhalts, also auch der Wortvorstellungen, festgestellt wurde (vgl. dazu das im Texte Folgende).

[2]) „The more concentrated the exercise of thought, the more completely does the mind depend on language. We cannot content ourselves with a few signs standing as representations of certain things or stages of thought. The several elements of our reflection require to be more exactly formulated, the nicer discriminations of meaning need to be marked, and for this we are dependent, on words, the use of which seems constantly connected with brain action". Es ist vielleicht nicht unangebracht, auf die gegenteilige Ansicht eines „reinen" Philosophen hinzuweisen und insbesondere für die Pathologen, die das begriffliche Denken in der Pathologie verwerten, seine diesbezügliche Ansicht hierherzusetzen: „Wörter sind keine Begriffe, Begriffe keine Phantasiebilder; begriffliches Denken ist weder innerliches Sprechen noch Phantasieren, sondern eine von beiden spezifisch verschiedene Geistesfunktion". (Z. Analyse d. Wirklichkeit von Otto Liebmann, 1880, S. 487).

[3]) „Neither when we have the actual object, nor when we have images of it, do we need words to help our thinking, if the problems are easy to us; but we begin to use them when in trouble. By their means we fix and recall easily what we want to think about, and handle it to suit the needs of our thinking. And it constantly happens as we grow expert, that we are able to give them up again, and to work from percept and from image without their help". (W. Mitchell, Struct. and Growth of the Mind 1907, p. 365).

[4]) Platon nennt das Denken ein Zwiegespräch der Seele mit sich selbst.

daß schon die einfache Selbstbeobachtung eine zeitliche Distanz zwischen Denken und Sprechen aufweist [1]) und daß insbesondere das schöpferische Denken als wortlos zu erkennen ist. Die Richtigkeit dieser auch vom Verfasser vertretenen Anschauungen gibt um so mehr Anlaß zu umfassender Ausnutzung des sich dazu als dienlich erweisenden Materiales. Zeigt jener Passus, daß auch das allgemeine zeitliche Verhältnis zwischen Denken und sprachlicher Formulierung den Pathologen nicht entgangen war, so haben sie doch die naheliegenden und hier zu machenden Nutzanwendungen daraus nicht geschöpft; erstens die, daß von dem zeitlichen Intervall zwischen den beiden auf eine wesentlich komplizertere Reihe von in dieses Intervall fallenden Vorgängen geschlossen werden müsse; weiter, daß solche hochkomplizierte Vorgänge nicht einfach auf dem Wege in den Markfaserbahnen sich vollziehen können; und endlich, daß in diesem Falle angenommen werden müsse, die sprachliche Formulierung vollziehe sich nicht im Stirnlappen und noch weniger in der Brocastelle, sondern jedenfalls vorwiegend im Schläfelappen.

Schon zuvor ist als eines der Argumente gegen die alte Ansicht von der Identität des Denkens und Sprechens das erwähnt worden, daß, man könnte sagen, selbstverständlich, der unlogische Inhalt mit der ihm sprachlich gegebenen Form sich absolut nicht deckt; insbesondere Steinthal (Einleitung in die Psychologie. 2. Aufl. 1881, S. 68) zeigt, wie irrtümlich der Schluß ist, daß die Sprache, wenn sie nicht logisch ist, unlogisch, unvernünftig sei; das gilt aber auch im Speziellen bezüglich der grammatischen Form, an der gezeigt wurde, ein wie unvollständiges Instrument die Sprache ist und wie jene Form oft so gar nicht mit der Logik im Einklang steht; ja noch mehr: Der englische Philologe Sweet betont, daß unlogische und ungrammatische Konstruktionen die Leichtigkeit, ja selbst die Schärfe des Ausdruckes befördern, wofür er ganz interessante Beispiele aus dem landläufigen Englisch gibt: „the Party were assembled" (New English Grammar, logical and historical. P. I. 1892, p. 40) [2]). Die analogen Beispiele aus dem Deutschen liegen für den Leser zu nahe, als daß sie besonders angeführt werden müßten („Das Fräulein . . . . . die . . . .").

Zu den wichtigeren, freilich schon oft wiederholten Argumenten gegen den Parallelismus gehört die Tatsache, daß die Wirkung des Satzes nicht, wie jener verlangen müßte, sich aus den Wirkungen der einzelnen Worte zusammensetzt, was insbesondere daraus erhellt, daß der Satz das Primäre darstellt und die ihm zugrunde liegende „Gesamtvorstellung" erst die Worte sozusagen nach sich zieht (vgl. dazu insbesondere die Lehre Wundts im Kapitel von der „Gesamtvorstellung"). Um wieviel reicher der Sinn des Satzes, das „Gemeinte" ist als die Summe der einzelnen Worte [3]) wird klar, wenn wir uns das

---

[1]) „Das Denken geschieht ohne die Sprache und vor dem Finden des sprachlichen Ausdrucks". (H. Sachs, Gehirn u. Sprache 1905, S. 62.)

[2]) Siehe hierher Gehöriges auch bei A. Smith, Studies in English Syntax 1909. p. 25 sequ.

[3]) Ein besonderes Argument dafür, daß die Wirkung des Satzes sich nicht einfach aus den Wirkungen der einzelnen Worte zusammensetzt, bringt Münsterberg (Grundr. d. Psychol. I, 1900, S. 343); er verweist auf die sich geltend machenden Hemmungen; durch die vorangehenden Worte sei bei einem doppelsinnigen Worte schon alles daraufhin vorbereitet, daß nur die eine Assoziationsreihe anklingt, die andere gar nicht auftaucht.

in die Erinnerung rufen, was wir über das „Vorausgesetzte“, die Situation, als Ausdrucksmittel gehört; daß deren Versprachlichung ihrerseits wieder auf das innigste mit der Stimmungslage des Sprechers zusammenhängt, die seine „innere Situation“ darstellt, daß dabei ebenso sehr auch die „innere Situation“ des Hörers [1]) und deren vom Redner beabsichtigte Beeinflussung (vgl. die „Emotive“ Martys) in Frage kommen, bringt diese negativen, d. h. in den Worten überhaupt nicht hervortretenden Momente in den Vordergrund der Erwägungen; sie alle machen es verständlich, wie unter ihrem differenten Einflusse der Ausdruck des Satzes so wechselnd sich gestalten muß, daß auch von einem Parallelismus zwischen Denken und Sprache überall nicht die Rede sein kann.

Eine psychologische Vertiefung des eben behandelten Argumentes bietet Pillsbury (The Psychol. of Reason. 1910, p. 167 [2])); er führt aus, daß das einzelne Urteil nur ein Glied in einer zusammenhängenden Gedankenkette ist und nur im Zusammenhange derselben verstanden werden könne; weiter sagt er, daß dieselbe geistige Operation in verschiedener Weise ausgedrückt werden könne, je nach der sozialen Situation, der Distanz der Hörer, ihrer Bereitschaft etc. So geht aus Alledem deutlich hervor, wie irrtümlich die Annahme irgend eines Parallelismus zwischen Denken und Ausdruck ist, wie verfehlt der Schluß aus dem letzteren auf jenes ist bei Nichtberücksichtigung der besprochenen Faktoren. Es ist nicht überflüssig, hier wie bei anderen Gelegenheiten anzumerken, daß es die rein logische Betrachtung des Gesprochenen, die ausschließliche Anwendung der Urteilstheorie auf dieses waren, die diesen Irrtum mit verschuldeten.

Ein wichtiges darin gelegenes Moment, daß die Ausdrucksmittel sich insbesondere rücksichtlich der differenten Sprachstämme außerordentlich verschieden gestalten, kann hier nur angedeutet werden; die fast noch größere Rolle, die es in der Frage nach der Berechtigung spielt, aus der Form des Ausdrucks die Gesetze der Logik abzuleiten [3]), wird besonders drastisch durch den Linguisten Sayce beleuchtet, der es ausgesprochen, wie wesentlich verschieden sich die Logik des Aristoteles dargestellt hätte, wenn er Mexikaner gewesen wäre.

Am schärfsten formuliert diese Gedanken A. Marty (In „Symbol. Pragenses“ 1903, S. 101). „Noch weniger darf natürlich übersehen werden, daß in verschiedenen Sprachen für den Ausdruck desselben Gedankens verschiedene Mittel und Methoden dienen, daß eine noch größere Mannigfaltigkeit überhaupt möglicher Beziehungsweisen für jeden Gedanken bestehen kann, und daß es hier überhaupt nichts schlechthin Richtiges, sondern nur mehr oder weniger Zweckmäßiges gibt.“

---

[1]) Man muß mit Erstaunen konstatieren, daß dieses Moment, das auch den älteren Sprachforschern in seiner Wirkung bekannt war, sie doch in ihrer Überzeugung bezüglich der Identität vom Denken und Sprechen nicht wankend macht. So z. B. W. v. Humboldt, Ges. Schriften VI, 2. „Auch drückt sich die grammatische Anordnung nicht immer in der Rede wirklich selbst aus, sondern überläßt es dem Hörenden, sie nach einmal gefaßter Gewohnheit des Verständnisses aus sich selbst ergänzend, mehr oder weniger hinzuzufügen“.

[2]) Vgl. bei demselben auch l. c. S. 290.

[3]) „Many of the distinctions of the formal logician are misleading, both because he considers the proposition without reference to its context in either mind, and because he neglects to consider the social factors that control speech but do not control thought“ (B. Pillsbury, The Psychol. of Reason. 1910, p. 291).

„Wenn manche, dies verkennend, die besonderen Methoden einer Sprache, die ihnen gerade am besten bekannt oder am eingehendsten von ihnen oder anderen begriffsmäßig behandelt und analysiert war, als scheinbar aus der Natur des Denkens abgeleitete Norm für alle Gedankenäußerung hinstellten, oder wenn man überhaupt irgend eine der vorhin angeführten Tatsachen übersehend, auf die falsche Voraussetzung von einem durchgängigen und notwendigen Parallelismus zwischen Denken und Sprechen eine „logisch" sein sollende Grammatik zu bauen versuchte, so muß dies als eine Vergewaltigung der Sprache zurückgewiesen werden" [1].

Dem Gebiete einer nach Ansicht des Verfassers allerdings psychologisierenden Logik entstammt der Hinweis, daß auch im einfachsten Urteil die Trennung vom Subjekt und Prädikat wohl eine sprachliche ist, die entsprechende geistige Operation dagegen eine einzige ist [2]. Das verallgemeinernd, betont Pillsbury (Psych. of Reas. 1910, p. 150), daß zwischen dem Urteil als geistiger Operation und seinem resultierenden sprachlichen Ausdruck kein ins Einzelne gehender Parallelismus besteht.

Die Linguisten, die sich dieser Argumentation nicht entziehen konnten, zeigen ihrerseits, wie das auch in der Entwicklung der Syntax historisch zum Ausdruck kommt. „Weil Urteil und Schluß in Sätzen ausgesprochen werden, glaubte man lange, daß die „allgemeine Grammatik" die Logik der Sprache wäre und daß die Sprache den Gesetzen der Vernunft gehorchen müsse. Nichts ist weniger richtig. Die Formen wie die Syntax erklären sich historisch aus der Entwicklung, in der die Psychologie auf dem Wege der Analogie entscheidend ist; der Gedanke ist es im Gegenteil, der sich der Form des Satzes anbequemen und sich der Wortfolge beugen muß". Dauzat (La Philosophie du Langage 1912, p. 13).

Derselbe Linguist, der diese Tatsache in verschiedenfältiger Weise variiert nachweist, verbindet damit noch ein weiteres Argument gegen die Annahme einer genauen Äquivalenz zwischen Wort und „Idee", indem auch er die zuvor besprochene Bedeutung der „Situation" heranzieht, um

---

[1] Vgl. dazu: „Je zweifelloser es ist, daß sich in der Sprache die psychologischen Apperzeptionsprozesse zum Ausdruck bringen, um so mehr muß man auf den Unterschied der logischen Form von der sprachlichen achten. Man darf weder voraussetzen, daß derselben Sprachform immer dieselbe logische Form zugrunde liege, noch daß dieselbe logische Form sich immer in derselben sprachlichen Form äußere" (Windelband, Die Philos. im Beg. d. 20. Jahrh. Logik v. Windelband, 1907, S. 191).

[2] Vgl. Bosanquet (The Essentials of Logic 1897, p. 99). Die Grammatiker haben das dann übernommen und A. D. Sheffield (Grammar and Thinking. 1912, p. 57) stellt das sehr gut dar: „Der Gedanke ‚Cäsar überschritt den Rubikon', steigt als eine momentane Einheit auf, nicht als eine Serie von Einheiten. Er ist nicht der Gedanke Cäsar plus dem Gedanken an seine Tat, sondern der Gedanke Cäsar — den Rubikon — überschreitend als historisches Faktum".

In Übereinstimmung mit dieser psychologischen Deutung haben Sprachforscher darauf hingewiesen, daß die Copula nur durch Sprachgewohnheit als Ersatz der früher attributivischen Stellung des Prädikats bedingt ist. „Quant à la copule verbale *est*, on doit n'y voir que le supplément ou le substitut que nécessitent les habitudes actuelles du langage pour tenir la place laissée vacante par les anciens attributs „marcheur, parleur, brilleur"". Regnaud (Précis de logique évolut. 1897, p. 47). Wenn Verfasser hier entgegen einer kritischen Bemerkung sich selbst auf Regnaud beruft, so geschieht dies, weil seine Ansicht von den übrigen Linguisten geteilt wird.

deren Einfluß auf die Variabilität des der Idee entsprechenden Wortes aufzuzeigen [1]).

Tiefer in das Psychologische der Frage dringt der Philologe Sheffield, der seiner sich auch damit beschäftigenden Schrift Grammar and Thinking 1912 den sehr prägnanten Untertitel „A study of the working conceptions in Syntax“ gegeben. Den allgemeinen Standpunkt in der uns interessierenden Frage drückt er so aus (p. 8): „Die Sprache dient mehr dazu die Berührungspunkte zwischen Geist und Geist festzulegen, ihre dem Wissen zugänglichen Identitäten als irgend ein Gesamtbewußtsein einzukleiden. Der ganze Fluß des geistigen Lebens ist in der Tat so außerordentlich fein und empfindlich, daß Sätze überall nur teilweise dessen Entladung zum Ausdruck bringen können.“

Sehr belehrend, namentlich in Rücksicht der Bedeutung des subjektiven Faktors für die Form des Satzes ist das vom assertorischen Satze hergenommene Beispiel (l. c. p. 22): „Der Gedankenkomplex im Satze: Babylon fiel, enthält viele Elemente, die der Sprecher bei der speziellen, in diesem Satze ausgedrückten Analyse außer Betracht läßt. Bei anders gerichtetem Interesse kommen andere begriffliche Elemente zum Ausdruck, z. B. die Babylonier übergaben ihre Stadt dem Cyrus. Der Prozeß der Wortfindung besteht demnach im engsten Sinne darin, aus einer zunächst etwas unklar definierten Gedankenverbindung die sie definierenden und bedeutsamen Begriffe ans Licht zu bringen. Ist diese begriffliche Zerlegung einmal klar, dann folgen die Worte fast von selbst“ [2]).

Die Stellungnahme der Linguisten in der hier erörterten Frage kann auch nicht überraschen, wenn auch schon dem Laien auf diesem Gebiete bei einem flüchtigen Überblick eine Fülle von beweiskräftigen Erscheinungen entgegentreten; so wenn wir sehen, daß ein Wort auch mehr als einer Vorstellung entspricht; so bezeichnet z. B. „ging“ nicht bloß das Gehen, sondern auch die damit verbundene Zeitbestimmung; weiter sehen wir, daß es in allen Sprachen, insbesondere im Französischen, Worte gibt, deren zwei dasselbe besagen, wie ein Wort in einer anderen Sprache (ne-pas [3])).

---

[1]) „Il n'y a pas donc équivalence exacte entre le mot et l'idée, puisque le mot n'a pas, en général, une forme fixe et que, pour chaque forme spéciale, une notion de nombre, de sexe, de personne, de temps, de mode, etc., s'ajoute parfois en double en triple ou en quadruple à l'idée représentée. Mais, pour un mot donné, cette idée même est susceptible de variation suivant la phrase, le lieu et le moment, le milieu social, les dispositions de l'individu ou l'individu lui-même. Dans aucune langue, un seul mot ne correspond à une idée et à une seule. Chaque mot a eu, en général, plusieurs significations de même qu'une idée peut être exprimée par un certain nombre de synonymes.“ Albert Dauzat (La Phil. du Langage 1912, p. 18).

[2]) Verfasser nimmt hier Veranlassung auf diese letzten Sätze als dem nahestehend zu verweisen, was er im Laufe dieses Kapitels als gedankliche Formulierung bezeichnet. Sheffields Buch beschäftigt sich noch an verschiedenen Stellen mit der hier erörterten Frage, doch ist seine Schrift zu spät zur Kenntnis des Verfassers gekommen, als daß auf Alles, was sich davon dort schön dargestellt findet, hätte rekurriert werden können.

[3]) Den hier angedeuteten Gesichtspunkt hat D. G. Ritchie einer Erörterung über die Beziehungen zwischen Logik und Psychologie zugrunde gelegt; da er daraus bestimmte, auf das zahlenmäßige Verhältnis gestützte Schlüsse zieht, die, falls richtig, in ihrer Anwendungsmöglichkeit auf aphasische Erscheinungen zu prüfen wären, seien dieselben hierhergesetzt.

„How many words we take to express what we mean by a term in any particular case may be estimated quantitatively; but how many they are will depend

In dem gleichen Sinne, nämlich gegen den Parallelismus, spricht auch das, was wir von den sogenannten mitbedeutenden Wörtern in dem Kapitel vom Bedeutungsproblem hören werden; an ihnen insbesondere wird deutlich werden, zu welchen, fast hätten wir gesagt unglückseligen, Konsequenzen die immer wieder in der Pathologie betonte und zum Ausgangspunkte psychologischer Distinktionen genommene enge Beziehung der Wörter zu Sinneseindrücken und den ihnen entstammenden Vorstellungen geführt.

Freilich finden wir gelegentlich selbst bei Psychologen bezüglich dieser Frage unzutreffende Ansichten. So kommt bei Gelegenheit der Besprechung der die Beziehungen der Vorstellungen unter einander zur Darstellung bringenden, mitbedeutenden Wörter Dugas (Le Psittacisme 1896, p. 143) zu dem Schlusse, daß die Sprache als Instrument des Ausdruckes das Denken hinter sich läßt; nach all dem hier Dargestellten wird man dem gewiß nicht zustimmen.

Welche Bedeutung Fragen, wie die hier erörterte, zunächst für den Pathologen anscheinend ganz sterile, doch auch auf seinem Gebiete erlangen können (der schon erwähnte Schluß vom Sprechen des Aphasischen auf seine Intelligenz), möge eine auf linguistischem Gebiete spielende Kontroverse erläutern. Jespersen (Progr. of Language. 2. ed. 1894, p. 97) rühmt die feste Wortstellung im Chinesen „als natürliche Folge einer größeren geistigen Entwicklung und allgemeiner Reife, wo die Gedanken des Sprechenden nicht mehr holter-polter ins Bewußtsein traten, sondern in geordneter Reihenfolge“. R. Lenz widerspricht dem, es mag dahingestellt bleiben, ob mit Recht: „Es ist zwischen dem Gedanken und seinem sprachlichen Ausdruck zu scheiden. Als Gedanke ist das Urteil eine Einheit, ebenso wie unsere Perzeption eines in der Handlung begriffenen Subjekts; erst durch den sprachlichen Ausdruck, der die Wahrnehmung mitteilen will, entsteht die Analyse des Urteils in seine Elemente.“

Wenn Lenz dann in einem gewissen Widerspruche zu dem eben Zitierten (Die neueren Sprachen; herausgeg. von Viëtor. VIII. 1900/01, S. 514 ff.) es immerhin als nicht unwahrscheinlich erklärt, „daß der logisch klareren, abstrakteren Ausdrucksweise auch eine klarere Vergegenwärtigung der Elemente des Urteils, also ein klares Denken entspricht“, dann wird das vor seiner Verallgemeinerung doch noch der sachlichen Bewährung bedürfen.

Wir werden im speziellen Teile zu erörtern haben, daß, wie Verfasser auch an einem klinischen Falle zu zeigen imstande war (siehe seine Arbeit über sprachlichen Infantilismus im Journ. of abnormal Psychol. I) auch in der Sprachpathologie das Gesetz der Ökonomie [1]), das unbewußt wirksame Streben

---

upon what language a person happens to be using. Where one person or one language uses one word to express an attribute, another person or another language may require two or three. Extension and intension are not, therefore, strictly commensurable quantities between which we can discover an exact mathematical ratio. Nevertheless it is possible to compare them together and so far as I can see, there is a very good sense in which it can be held that as a matter of logic, they tend to vary inversely, i. e. the larger extension as a rule goes along with the smaller intension and vice versa. (The Philos. Rev. VI, 1897, p. 3.)

[1]) Nur um bei jeder Gelegenheit die Durchführbarkeit der dem Ganzen zugrunde gelegten prinzipiellen Aufstellungen zu erweisen, mag hier angemerkt sein, daß dieses Gesetz mit dem biologischen Gesichtspunkt der Anpassung und

des geschädigten Organs nach möglichst bequemer und dadurch sparsamer Funktion nachzuweisen ist. Daraus ergibt sich für die vorliegende Schrift die Berechtigung, ja Verpflichtung, den Anschauungen über die Erscheinungsformen dieses Gesetzes in der Norm und über die dabei wirksamen Momente im Bereiche der Sprachpsychologie nachzugehen. Es ist insbesondere A. Marty, der verschiedenorts, zuletzt in seiner Schrift: „Die logische, lokalistische und andere Kasustheorien" (1910, S. 18) ausgeführt hat, daß neben Rücksicht auf Schönheit solche auf Bequemlichkeit, Kürze der Ausdrucksmittel u. dgl. in der Form des Ausdrucks eine Rolle spielen. Die unmittelbare Anwendung dieser Ansicht auf Fragen der Pathologie, im Speziellen für den Agrammatismus, wird dadurch nahe gelegt, daß Marty selbst an der Kindersprache wie am Telegramm die Wirksamkeit jener Momente erörtert.

Wie die Nutzanwendung solcher Erörterungen für Fragen der Klinik sowohl wie für theoretische Aphasiefragen zu werten ist, mag der Hinweis klar machen, daß man z. B. die Psychologie der Stenographie — Marty selbst hat einmal die Sprache, die eben nicht Alles, was wir sagen wollen, explizite ausdrückt, mit einem Stenogramm verglichen — zum Verständnis dafür heranziehen kann, daß, ebenso wie bei ihr, auch in bestimmten Formen des Agrammatismus bestimmte Wortkategorien fortbleiben; es ist ersichtlich, daß eine solche Erklärung viel tiefer dringt als das, was man bisher rein empirisch zum Teil von ganz disparaten Fällen zum Verständnis der sogenannten Ribotschen Formel vom sukzessiven Verluste der verschiedenen Wortkategorien herangezogen.

Wenn Verfasser hier und an anderen Stellen so besonders die Unabhängigkeit des Denkens vom Sprechen betont, so verkennt er natürlich trotzdem nicht die Bedeutung der Sprache für das Denken und insbesondere für die Entwicklung und Höherbildung desselben; sind ihm doch auch die in pathologischen Fällen von der Sprache aus auf das Denken geübten Rückwirkungen nicht entgangen (siehe die Arbeiten in der Zeitschr. f. Psychol.); es liegt aber hier zunächst keine Veranlassung vor, die letzteren Gesichtspunkte zu betonen, während den älteren, auf die Lehre von der Identität oder der engen Kongruenz zwischen Denken und Sprechen aufgebauten pathologischen Auffassungen die Tatsache der Inkongruenz um so schroffer entgegenzuhalten war, als nur davon eine Verbesserung und Änderung derselben zu erwarten ist. Dem entsprechend wurde im Vorstehenden das Hauptgewicht auf den Nachweis gelegt, daß die Inkongruenz zwischen den Beiden in der Regel ein Plus auf Seiten des Denkens ergibt.

Dem gegenüber wird man freilich nicht übersehen dürfen, daß gelegentlich auch das Gegenteil zutreffen kann; es ist das Verdienst E. T. Owens (Interrog. Thought and the means of its expression. Repr. fr. the Transact. of the Wisconsin Acad. of Sc. etc. Vol. XIV, p. 369) dem klipp und klar Ausdruck verliehen zu haben. „Ich glaube aber, daß es gelegentlich der auszudeutende Gedanke und nicht die Ausdrucksmittel sind, die sich als mangel-

---

Orientierung in vollem Einklang steht; das Maß der nötigen Arbeit stellt sich ohne weiters als von der Anpassung abhängig dar (wobei natürlich die Leistungsfähigkeit des Organs oder Organteils ebenfalls in Betracht kommt). Historische Gerechtigkeit gebietet den Hinweis, daß Cl. Neißer schon 1889 in der Lehre von der Verbigeration von dem Gesetze der Ökonomie Gebrauch gemacht hat.

haft darstellen. Ein solcher Gedanke ist gewöhnlich in einer oder der anderen Richtung unentwickelt. In manchen Fällen ist es nicht das, was der Sprecher wirklich denkt, was er seinen Worten entnommen wissen will, sondern das, was er denken würde, wenn er sich die Mühe nähme es zu tun." Zusammenfassend formuliert Owen seine Ansicht dahin: „Ich mache die Annahme, daß die Worte oft nicht bloß in dem Sinne dessen zu deuten sind, was eben im Momente in des Sprechers Geist vorhanden, sondern was in seinem Geiste wäre, wenn er sorgfältiger dächte, was er in dem Geiste des Hörers insbesondere dann, wenn es die Gelegenheit erheischt, erzeugt sehen möchte." —

Inwieweit freilich Gedanken- und Satzstruktur auseinandergehen, darüber bestehen noch wesentliche Differenzen zwischen den einzelnen Forschern, ebenso wie hinsichtlich der früher mehr beachteten Frage, inwieweit jedes Wort im Satze auch einer Vorstellung entspricht. Wenn Bolzano [1]) in den 30 Jahren des verflossenen Jahrhunderts auf eben diesem Standpunkte steht, so kann die gleiche Ansicht, wie sie noch letztlich Wundt (Völkerpsychologie 1904, I, S. 602) formuliert hat [2]), nicht als dem gegenwärtigen Stande der einschlägigen Fragen entsprechend bezeichnet werden. Verfasser begnügt sich zunächst, zur Begründung seiner Ansicht nur darauf zu verweisen, daß doch einzelne Wörter des Satzes, z. B. die mitbedeutenden, nur der Darstellung der Beziehung zwischen anderen Einzelvorstellungen gewidmet sind. (S. J. Dewey, How we think 1910, p. 175). „Signs not only mark off specific or individual meanings, but they are also instruments of grouping meanings; they also form sentences in which meanings are organised in relation to one another" [3]). Ein einfaches Beispiel, z. B. „ich schrieb" demonstriert weiter, daß dem Worte „schrieb" zwei Vorstellungen entsprechen, die des Schreibens und die der Vergangenheit.

Der Psychologe Bühler (Arch. f. d. ges. Psych. XII, S. 85) bezeichnet den Glauben als geradezu naiv „man könnte das Verhältnis zwischen Gedanken und Worten restlos als Assoziationen auffassen". Diese Bemerkung findet deshalb hier ihren Platz, weil Bühler daran die Bemerkung anknüpft, „schon nach wenigen Schritten, hätte doch die ganze Ratlosigkeit dieser Theorie den grammatischen Gesetzen gegenüber sie (sc. die Assoziationspsychologie) längst vollständig desavouieren müssen". Pillsbury (The Psychology of Reas. 1910, p. 149 ff.) präzisiert den Stand der Frage dahin: „Elemente, die für das Denken wichtig sind, fallen im Ausdruck weg und Faktoren, die im Ausdruck bedeutsam erscheinen, könnten eher das Resultat einer Konvention als des Gedankenprozesses sein."

Einen anderen Gesichtspunkt bringt der Neuphilologe Sweet herbei, indem er darauf hinweist, daß gewisse Redeteile überhaupt keinen Sinn haben

---

[1]) Bolzano (Wissenschaftslehre 1837, Sulzbach, I, S. 57). „Jedes Wort dient in der Sprache zur Bezeichnung einer eigenen Vorstellung, einige wohl auch zur Bezeichnung ganzer Sätze".

[2]) „Bezeichnen wir den dem Satz entsprechenden Bewußtseinsinhalt als eine Gesamtvorstellung, so bildet demnach jedes Wort des Satzes eine Einzelvorstellung, der in jener eine bestimmte Stellung zukommt, indem sie mit den übrigen in die gleiche Gesamtvorstellung eingehenden Einzelvorstellungen in Beziehungen und Verbindungen gesetzt ist".

[3]) Die Bedeutung dieser ganzen hier nur eben gestreiften Frage für die Lehre vom begrifflichen Denken bildet die Veranlassung, dem Gegenstande ein besonderes Kapitel zu widmen.

und das Inbeziehungsetzen zwischen Denken und Sprechen sich als ein Kampf und Kompromiß durch alle Stadien von Unbestimmtheit, Zweideutigkeit und vollständiger Bedeutungslosigkeit darstellt (Transact. of the Philol. Soc. 1875—1876).

Man wird in diesem Zusammenhange aber auch des Umstandes zu gedenken haben, daß die Sprache einen vielfach luxuriierend arbeitenden Apparat darstellt, wie das z. B. Fink (Die Haupttypen des Sprachbaues 1910, S. 26 [1])) darlegt; daraus folgt für unser Thema eine weitere Stütze gegen die Annahme eines scharfen Parallelismus zwischen Gedanken und Wortfolge. Das Fink entnommene Beispiel zeigt klar, wie wenig gerechtfertigt es auch ist, zu sagen, daß jedem Wort eine Vorstellung entspricht. Daß damit weiter auch ein Mittel des Verständnisses für Agrammatismen physiologischer und pathologischer Art gegeben ist, sei nur im Vorübergehen angemerkt.

Es kann im Allgemeinen als offensichtlich hingestellt werden, daß die Beseitigung der von Aristoteles sich herleitenden Identitätslehre ebenso wie die Umwertung des Parallelismus und die daraus zu folgernde neue Lehre von der Überführung des gedanklichen Aufbaues in die Struktur der Sprache für die Sprachpathologie und insbesondere für den Agrammatismus von grundlegender Bedeutung sein wird. Bis in welche Details der Sprachpathologie sich das erstrecken kann, davon gibt das eine Ahnung, was wir zuvor, hauptsächlich an Marty anknüpfend, von der Analogie zwischen Agrammatismus, normalem Telegrammstil und Stenographie gesagt und auf das ihnen gemein·same Gesetz der Ökonomie zurückbezogen haben. Aber auch theoretisch werden sich daraus wichtige Konsequenzen ergeben; so z. B. die auch schon aus anderen Prämissen gezogene Folgerung, daß der Agrammatismus nicht aus dem Verluste der Erinnerungsbilder der Formwörter, der Prä- und Suffixe erklärt werden könne, die in ganz bestimmten Teilen des sprachlichen Erinnerungsfeldes niedergelegt sein sollen. —

Im Vorangehenden sind wir uns darüber klar geworden, daß Denken und Sprechen weder identisch sind, noch einen so präzisen Gleichgang aufweisen, daß mit dem Verständnis für die Form der Sprache auch schon das der entsprechenden Denkvorgänge gegeben wäre; daraus ergibt sich die weitere Konsequenz, daß wir, um ein Verständnis für das Zustandekommen der Rede zu erlangen, sowohl die sprachlichen wie die gedanklichen Prozesse und ganz besonders die Überführung dieser in die Sprache, die ja das Endresultat aller dieser Vorgänge ist, berücksichtigen müssen.

Wir haben gesehen, daß bei den älteren Autoren darüber nur ganz vereinzelt Andeutungen brauchbarer Art sich finden; suchen wir uns jetzt über die Anschauungen hinsichtlich der Frage vom Geschehen zwischen Denken

---

[1]) „In einem Satze, wie: „Er sagte mir gestern" kann schon wegen der in „gestern" liegenden Zeitandeutung kein Zweifel darüber herrschen, daß sich das Sagen in der Vergangenheit vollzog; „te" in „sagte" ist also der Deutlichkeit wegen nicht nötig. Trotzdem sagt man aber nicht: „Er sagt mir gestern". Man begnügt sich eben nicht damit nur verstanden zu werden; und ob das Mehr, das man aufbietet, gut oder schlecht sein mag, das Mehr stempelt die deutsche Sprache zu einer andern als die chinesische". Der Neuphilologe Nausester hat dieser Frage vom Überflüssigen in der Sprache ein ganzes Werk gewidmet (Denken, Sprechen und Lehren, 1906).

und Sprechen bei neueren Forschern [1]) zu orientieren, so bietet eine erste zweckmäßige Anknüpfung hiefür B. Erdmann (Umrisse zur Psychologie des Denken. 2. Aufl. 1908 [2])), nicht bloß, weil er in wichtigen Belangen den Erwartungen der Pathologie wesentlich entgegenkommt, sondern vor Allem, weil er in der schematischen Abgrenzung der hier in Betracht kommenden Tatsachen und insbesondere in der Scheidung zwischen Denken und Sprechen am weitesten gegangen und endlich auch der vorsprachlichen Periode eine besonders eingehende Darstellung gewidmet hat. Solche Berechtigung stützt sich endlich auch darauf, daß B. Erdmann von früherer eigener Beschäftigung mit pathologischen Fragen ausgehend, wenn auch nur andeutungsweise in der hier als Basis genommenen Schrift speziell auf die Lehre von den aphasischen Störungen Rücksicht genommen hat.

Von den von Erdmann unterschiedenen Arten des Denkens kommen für unsere Fragen im wesentlichen nur die bewußt ablaufenden in Betracht, weil ja auch bei derjenigen, die er als vorbewußte bezeichnet und womit die „geniale" Produktion scheinbar „frei steigender" Lösungen von Gedankenproblemen gemeint ist, doch wieder die Frage ihrer Formulierung auf das bewußte Denken zurückführt [3]). Erdmann unterscheidet einerseits das unformulierte von dem als intuitiv bezeichneten Denken, andererseits das formulierte, das in das vollständige oder unvollständige Denken zerfällt. Das unformulierte stellt jene Form des Denkens dar, das sich rein an den sachlichen Bewußtseinsinhalten der Wahrnehmung oder Vorstellung ohne jede Beziehung zu den zugehörigen Wortvorstellungen vollzieht.

---

[1]) Moderne auch nur etwas ältere Darstellungen sind, wenn wir von einzelnen zutreffenden Gesichtspunkten absehen, im ganzen recht wenig verwendbar; so sei nur, um das zu erweisen, auf die Darstellung Höffdings (Psychologie in Umrissen 1887, S. 221) verwiesen, in der all das, was der Pathologe möglichst getrennt sehen möchte, ohne scharfe Grenze in einander übergeht. „Wenn ich einen Satz aussprechen will, so steht mir von vornherein nur der Hauptgedanke klar; die Formulierung des Satzes geschieht durch Aussonderung des Subjekt- und Prädikatbegriffes aus der Einheit des Hauptgedankens. Der in seinen Stoff vertiefte Redner unternimmt vielleicht nicht einmal die vollständige Analyse des Hauptgedankens; der halb unwillkürlich wirkende Sprachmechanismus besorgt indes die Ausführung im einzelnen, ohne daß ein ausdrücklicher Bewußtseinsakt nötig würde."

[2]) Für unsere Fragestellung kann nicht, wie dies z. B. für andere Zwecke der Fall ist (s. Zur Psychologie des Denkens von Dr. Moskiewicz, Arch. f. d. ges. Psychol. XVIII, S. 314 ff.) der Umstand hinderlich sein, daß Erdmann, der schon namentlich in seiner Logik einzelne Erörterungen der „Umrisse" vorweg genommen, die logische Funktion des Urteils zum Ausgangspunkt des geistigen Geschehens nimmt; er selbst (l. c. S. 9) hebt hervor, daß das Gebiet des Urteils, zum mindesten nach den Auffassungen Anderer, eine ganze Reihe sprachlicher Entäußerungen in sich faßt, die für unsere Zwecke mindestens in gleichem Umfange in Betracht kommen. Wir können dieses Bedenken um so mehr beiseite lassen, als die uns hier beschäftigende Frage der sprachlichen Formulierung direkt auf die darin zum Ausdruck kommenden Differenzen von Wunsch-, Befehls- und anderen ähnlichen Sätzen gegenüber denjenigen, die ein Urteil aussprechen, hinführt und wir insbesondere das emotionale Denken in weitestem Ausmaße zu berücksichtigen haben werden.

[3]) Bei dieser Gelegenheit will Verfasser seiner Ansicht Ausdruck geben, daß die Produktionen vorbewußten Denkens ebenso wie die des von Erdmann sog. metalogischen, des eigentlich genialischen, sich vom diskursiven, formalen durchaus nicht prinzipiell, sondern nur gradweise unterscheiden.

Das vollständige formulierte Denken stellt sich in der vollständigen Vereinigung der sachlichen Gehalte der Aussagen mit den Worten derselben dar; das unvollständige formulierte Denken ist dasjenige, in welchem die Bedeutungsinhalte des formulierten Denkens unter dem Einfluß der Gewohnheit teilweise oder ganz aus dem Bereiche des Vorstellens ausfallen, unbewußt werden; es bildet, wie Erdmann selbst (l. c. S. 23) auseinandersetzt, „im entwickelten Bewußtsein, tatsächlich die Regel des formulierten Denkens" [1].

Von besonderer Bedeutung wegen der ihm zugesprochenen pathologischen Beziehungen und deshalb den Ausgangspunkt weiterer Diskussion bildend, ist das von Erdmann (l. c. S. 33) als hypologisch bezeichnete Denken, jene Form des unformulierten Denkens, dem die Bedingungen möglicher Formulierung fehlen und dazu zählt Erdmann neben gewissen Stadien der Kindersprache insbesonders mannigfache Formen der aphasischen Sprachstörungen; er postuliert für diese Form des Denkens die „subjektive" Unfähigkeit zur prädikativen Formulierung, einer Unfähigkeit also, die nicht an dem Gehalte der Gedanken, sondern am Fehlen oder der mangelnden Entwicklung der Bedingungen zur gedanklichen Formulierung liegt"; (nur angedeutet sei hier, welche Fülle von Fragen sich gerade daran hier, wo insbesondere das Formulieren im Mittelpunkte der Erörterungen steht, werden anknüpfen lassen).

So scharf nun Erdmann die Charakteristik der einzelnen angeführten Denkformen herausgearbeitet, mit den sich darin und zwischen ihnen abspielenden Prozessen, die ja gerade hier für unsere Zwecke in Betracht kommen, endlich mit den Faktoren, die dabei mitkonkurrieren, hat er sich nur ganz gelegentlich und andeutungsweise befaßt, obwohl er darüber, daß das intuitive Denken eine Vorstufe des formulierten Denkens darstellt, in das formulierte Denken übergeht, keinen Zweifel läßt (vgl. bei ihm l. c. S. 35, 37, 45); doch wollen wir auch diese Andeutung nicht unerwähnt lassen, wäre es auch nur, um zu zeigen, daß sie zu einer scharfen Erfassung derjenigen Vorgänge, die wir hier im Auge haben, nicht tauglich sind. Dort, wo er von der assoziativen Verflechtung von Wort- und Bedeutungsvorstellungen spricht (l. c. S. 16), führt er aus, wie „im vollständigen Satze jedem Worte (schließlich jeder Partikel) diejenige Bedeutung zukommt, die der vorliegende Zusammenhang fordert oder die durch diesen Zusammenhang bestimmt wird". Es scheint nun, wenn anders Verfasser die Darstellung Erdmanns richtig erfaßt, daß diese Zusammenhänge die Folge dessen sind, was Erdmann (l. c. S. 30) als „gedankliche Verarbeitung" bezeichnet, die ihrerseits wieder zur Feststellung seiner (S. 28) „gedanklichen Beziehungen" und damit zur gedanklichen Formulierung führt. Wenn nun diese Bezeichnung (l. c. S. 34) nach Ausweis der ganzen Darstellung sichtlich Formulierung durch Wortvorstellungen, also das bezeichnet, was für Erdmann das formulierte Denken ist (wie er auch an

---

[1] Es ist vielleicht nicht überflüssig zu bemerken, daß es sich hierbei nicht, wie es bei ungenügender Beachtung der Bezeichnungen den Anschein erwecken könnte, um ein unvollständig formuliertes Denken etwa als ein Vorstadium auf dem Wege zur vollständigen Formulierung handelt, sondern um eine unvollständige Formulierung, die als dem geübten und gewohnheitsmäßigen Sprechen entnommen, demnach eine Weiterbildung des vollständigen formulierten Denken darstellt. (Noch neueste auf Erdmann reflektierende Darstellungen haben diese Differenz zwischen unvollständigem formulierten oder unvollständig formuliertem Denken nicht beachtet).

anderen Stellen von prädikativer Gliederung des Inhaltes, von prädikativer Verknüpfung spricht, was alles mit seinem formulierenden Sprachverlaufe zusammenfällt), so erscheint damit das Stadium der logisch-gedanklichen Formulierung, die wir als ein der sprachlichen vorangehendes Stadium abtrennen, nicht so scharf von der letzteren abgehoben, wie es der Pathologe als wünschenswert erachten möchte[1]. Daß aber Erdmann doch auch selbst für eine solche von anderen Autoren kaum genügend anerkannte Scheidung ist, scheint aus Folgendem hervorzugehen. Wenn nach ihm (l. c. S. 41) beim unvollständigen formulierten Denken „nicht bloß die sachlichen, sondern alle Arten von sprachlichen Wortbedeutungen, auch die Bedeutungen der Worte als Redeteile und deren syntaktische Beziehungen" unbewußt erregt bleiben, so setzt das voraus, daß diese letzteren zuerst auch erregt werden; das hält aber Verfasser nur dann für möglich, wenn die „gedankliche Bearbeitung" Erdmanns zu einem Schema im Sinne des Verfassers geführt hat, in dem sich die gedanklichen Beziehungen darstellen, durch die dann die syntaktischen Beziehungen und alles andere dazu Gehörige erregt und im vollständigen formulierten Denken auch bewußt wird; der gleiche Gedankengang gilt auch der Äußerung Erdmanns (S. 39), „daß im intuitiven Denken der geläufig gewordene formulierende Sprachverlauf (d. i. wohl nach Ansicht des Verfassers in erster Linie die Grammatisierung) unbewußt erregt ist."

Auch sonst finden sich noch in Erdmanns anderweitigen Schriften Äußerungen, die mit dieser Deutung in Einklang zu bringen sind; so wenn er (Arch. f. systemat. Philos. VII. 3, S. 348) vom unprädikativen, unformulierten, wortlosen, anschauenden oder intuitiven Denken sagt, „es arbeitet vielmehr unser formuliertes Denken so, daß wir in diesem nur in prädikativer Denknotwendigkeit festgestellt, was uns in ihm vorher gewiß geworden ist" (vgl. auch das Folgende bei ihm [2]).

---

[1] Die Richtigkeit unserer Deutung wird uns durch die Übereinstimmung mit derjenigen G. Reichweins bestätigt, der in seiner Dissertation (Die neueren Untersuchungen über die Psychologie des Denkens nach Aufgabestellung, Methoden und Resultaten, übersichtlich dargelegt und kritisch bearbeitet, 1910, S. 16), bezüglich B. Erdmanns sich dahin äußert: „Für ihn ist . . . . . das Problem der Urteilspsychologie darauf gestellt, in welchem Verhältnis die sprachliche Formulierung . . . . . zu dem sachlichen Inhalt steht und durch welche Bedingungen gerade diese sprachliche Formulierung zustande kommt". Auch sonst noch ist die Grenze zwischen Sprechen und Denken bei B. Erdmann nicht scharf gezogen oder wenigstens für den Leser nicht scharf zu ziehen; so in seiner Arbeit „Psychologische Grundbegriffe der Sprachphilosophie", (Sond.-Abdr. aus Apophoreton 1903, S. 116), wo man geneigt wäre, den „sinnvollen Zusammenhang des Gedachten" als nicht sprachlich, intuitiv im Sinne Erdmanns selbst zu deuten; aber schon der folgende Passus belehrt, daß offenbar auch mit jenem das sprachliche Denken gemeint ist.

Eine andere Äußerung Erdmanns (l. c. S. 17) hinsichtlich eines von anderer Seite in die Reproduktionsvorgänge eingeschobenen Gliedes muß allerdings Bedenken erregen, ob Verfasser mit seiner Auffassung das richtige getroffen; vielleicht findet diese eine Stütze in dem, was Bosanquet (Logic I, S. 81) „Struktur" des Urteils nennt und als derjenigen des Satzes ähnlich bezeichnet. Sehr gut illustriert diesen Gedanken W. H. Sheldon (The Psych. Bull. IV, 1907, p. 248), wo er sagt: „Die Karte, die wir mit einem Blicke überschauen, hat dieselbe Struktur, wie wenn wir sie langsam zeichnen".

[2] Elsenhaus (Lehrb. d. Psychol. 1913, S. 336, Anmerk.), der sich in der Frage der Beziehungen zwischen Sprechen und Denken wesentlich an B. Erdmann

Die Bedeutung, welche Verfasser der hier vorläufig nur andeutungsweise versuchten Aufstellung einer der sprachlichen Formulierung vorangehenden gedanklichen Formulierung, dem Gedankenschema beimißt, möge durch folgende Erwägung klargestellt sein; mehr noch als durch die bisherigen Deutungen scheint durch diese die Ansicht nahegelegt, daß eine gewisse Formulierung der Wortfindung vorangeht und nicht wie bei bloßer Annahme der am Worte sich vollziehenden sprachlichen Formulierung diese mit der Wortfindung zusammenfällt oder selbst als dieser nachfolgend gedeutet werden könnte. Da nun die Wortfindung im Schläfelappen, oder wenn dieses vielleicht bestritten wird, keinesfalls weiter vorwärts auf der Bahn des Sprachvorganges, etwa im Stirnlappen sich vollzieht, so folgert Verfasser daraus, daß entweder der Vorgang der Grammatisierung oder jedenfalls die Aufstellung eines ersten, unmittelbar vom grammatischen gefolgten gedanklichen Schemas spätestens sich im Schläfelappen vollzieht, also dort, wo Verfasser es aus klinischen Gründen postuliert hatte und nicht weiter im Zuge der sprachlichen Vorgänge, also insbesondere nicht im Stirnlappen.

B. Erdmann selbst (Umrisse S. 58) lehnt eine seiner Untersuchung über das Denken parallel gehende physiologische Untersuchung als vorläufig verfrüht ab; Verfasser schließt sich dieser Ansicht durchaus an; hält er es doch für ausgeschlossen, daß selbst ein prinzipieller Vertreter anatomisch-physiologischer Deutungen psychologischer Tatsachen unsere gegenwärtigen Kenntnisse vom Bau und den Funktionen der in Betracht kommenden Abschnitte des Gehirns für genügend erachtet zu einem Versuche, wie ihn Erdmann ablehnt. Aber das schließt, wie Verfasser auch schon prinzipiell in der Einleitung auseinandergesetzt, den Versuch nicht aus, die möglichst eingehend festgestellte Reihenfolge der psychologischen Vorgänge, also das, was wir psychologische Lokalisation nennen, durch Parallelisierung mit den wenn auch nur bezüglich vereinzelter Stationen klinisch festgestellten anatomisch-physiologischen Vorgängen zur Erweiterung der Kenntnisse von der Reihenfolge und der daraus etwa zu erschließenden Lokalisation bisher nicht festgestellter solcher Stationen zu verwerten; bleibt man sich dabei des Hypothetischen solcher Aufstellungen, der Natur solcher Versuche, ihrer Lückenhaftigkeit nur bewußt, dann wird ein solches, den Forderungen der Wissenschaftslehre durchaus gerecht werdendes Verfahren auch nicht mit anatomisch-physiologischen Spekulationen verwechselt werden können [1]).

Es liegt nahe, die so wünschenswerte Ausfüllung der Lücken, denen wir in Erdmanns freilich nicht unmittelbar unserem Gegenstande gewidmeten

---

schließt, spricht direkt von einer nichtsprachlichen Formulierung des Denkens und zieht deshalb für das unformulierte Denken B. Erdmanns die von diesem selten benützte Bezeichnung „intuitives Denken" vor.

[1]) Die Bedeutung dieser psychologischen Lokalisation erscheint allerdings viel weiter reichend als es die hier dargelegte Nutzanwendung unmittelbar erkennen läßt; es kann das hier nur kurz angedeutet werden. Immer wieder wird hervorgehoben, daß selbst die intimste Erkenntnis der anatomisch-physiologischen Mechanismen des Hirnbaues doch nur zu einer beziehungslos neben der Psychologie stehenden Wissenschaft führen kann. In der hier dargelegten, dem Parallelismus der psychologischen und der zerebralen Lokalisation entnommenen Methode des Inbeziehungsetzens scheint dem Verfasser ein erster Ansatz zu aussichtsreicher Überbrückung jener trennenden Kluft gegeben.

Darstellung gefunden, bei Wundt zu suchen, nicht bloß weil dessen Monographie über die Sprache die ausführlichste, nicht bloß deutsche Darstellung des ganzen Gegenstandes bildet, sondern vor allem deshalb, weil aus diesem Grunde die Sprachpathologen auf dieses Werk zurückgehen und sich daraus alsbald auch kritische Gesichtspunkte den von ihnen daraus gezogenen Konsequenzen gegenüber ergeben werden.

Ein erster solcher ergibt sich aber unmittelbar daraus, daß Wundt, entgegen der Erdmannschen Darstellung und dem vom Verfasser festgehaltenen Standpunkte, auch nicht zum Zwecke der formalen Darstellung eine genaue Trennung zwischen wortlosem Denken und dem Sprechen zuläßt, was z. B. ganz scharf in der Äußerung hervortritt (Die Sprache. 2. Aufl. 2, S. 251): „Die Gesamtvorstellung ist . . . . ein rein psychisches Gebilde, zu einem psychisch-sprachlichen wird erst der Prozeß ihrer Zerlegung; dabei setzt aber dieser Prozeß jenes psychische Gebilde voraus"; das kann wohl nicht anders gedeutet werden, als daß die Zerlegung der sogenannten Gesamtvorstellung nur mittelst der einsetzenden sprachlichen Formulierung erfolgt, bzw. nicht einen reinen Denkakt darstellt; damit erscheint der Vorgang der Zerlegung, den man nach Ansicht des Verfassers auch dem wortlosen (nach Erdmann unformulierten) Denken nicht wohl absprechen kann, in die Phase der Versprachlichung einbezogen; vom Standpunkte der Pathologie erscheint diese Ablehnung des Wundtschen Standpunktes dadurch motiviert, daß seine Darstellung eine Verschiebung der Kriterien über den Sitz der den Agrammatismus bedingenden Störungen nach sich zieht, die mit den Tatsachen der klinischen Beobachtung nicht in entsprechenden Einklang zu bringen ist.

Das Prinzipielle des Wundtschen Standpunktes tritt schon darin deutlich hervor, daß die Darstellung desselben im Abschnitte „Der Satz als Gliederung der Gesamtvorstellung" einen Teil des Kapitels von der Satzfügung bildet. „Das Ganze des Satzes steht in allen einzelnen Teilen, wenn auch noch relativ dunkel bewußt, als eine Gesamtvorstellung vor uns, und diese Gesamtvorstellung gliedert sich in ihre Teile, indem einer dieser Teile nach dem anderen apperzipiert wird" (S. 242). In diesem analytischen Vorgange werden die einzelnen Teile in dem Augenblick, wo sie sich aus dem ganzen loslösen, zueinander in bestimmte Beziehungen gesetzt. Dieser letzte Teil des Vorganges, in welchem die Teile der Gesamtvorstellung näher und in qualitativ anderer Weise als die übrigen aneinander gebunden werden, stellt sich als eine Gliederung dar, so daß der Gesamtprozeß entsprechend der Funktion des Satzes eine analytische und eine synthetische Funktion darstellt. Die so gegebenen Beziehungen „sind abhängig von dem spezifischen Inhalt sowohl der Einzelvorstellungen wie der Gesamtvorstellung" und lassen sich „unter dieselben Klassenbegriffe ordnen", die „für die Sonderung der allgemeinen Wortklassen (nicht bei Wundt unterstrichen) entscheidend sind, ein allerdings selbstverständliches Resultat, da ja der Satz, nicht das Wort das Ursprüngliche in der Sprache ist und demnach die Wortformen als die notwendigen Erzeugnisse dieser bei der Gliederung der Gesamtvorstellung eintretenden Beziehungen der Teile entstehen." Die „so aus der Gliederung des Satzes hervorgehenden analytischen Beziehungen" bezeichnet Wundt zur Unterscheidung von „anderen dem sprachlichen Denken fremden Assoziationsmotiven" als logische (S. 243) und (S. 252 ff.) bestätigt er wiederholt seine Auffassung, daß es sich bei der eben nach ihm dargelegten Gliederung des Satzes um Prozesse des sprachlichen Denkens handelt (auch später noch S. 484).

Gewiß ist Wundt die Selbständigkeit der der sprachlichen Formulierung vorangehenden (logischen) Prozesse nicht entgangen [1]), aber die Abtrennung derselben als selbständiger, vom sprachlichen Denken unabhängigen Vorgänge, für die wir insbesondere aus der Psychologie der Taubstummen Argumente gewinnen und die wir als bedeutsam für die Beurteilung des Denkens aus dem Sprechen erkennen werden, entspricht nicht der Auffassung Wundts von der Formulierung und ist deshalb anderen Darstellungen zu entnehmen.

Dasselbe gilt auch von der grammatischen Formulierung bei Wundt, die sich als eine der gedanklichen vollständig parallele darstellt, bzw. nicht anders kann, weil sie ja schon mit der gedanklichen gemeinsam sich vollzieht; die Inkongruenz zwischen den beiden ist aber im Vorangehenden als gesicherter Besitz aus reichlichen Erörterungen hervorgegangen.

Wesentlich schärfer präzisiert erscheinen die hier besonders behandelten Gesichtspunkte in der von H. Gomperz (in seiner „Noologie", 2. Band seiner „Weltanschauungslehre" 1908) gegebenen Darstellung der Entwicklung, die „von dem ersten Einfall" bis zur schließlichen sprachlichen Formulierung hinführt, und die auch er als einen Prozeß fortschreitender Gliederung deutet; dabei geht er, ganz wie B. Erdmann, davon aus, daß der unformulierte Einfall vielfach die Blüte geistiger Funktion darstellt und recht drastisch gibt er dieser der Identität vom Denken und Sprechen so gegensätzlichen Ansicht Ausdruck in dem Satze „die Meinung, es gebe kein anderes Denken als ein solches in Worten, scheint uns deshalb jeder intellektuellen Erfahrung zu widersprechen".

Für die fortschreitende Gliederung des ersten ungegliederten Einfalls bis zu seiner endlichen sprachlichen Formulierung statuiert Gomperz drei Etappen, indem zwischen den Gedanken „mit (noch) undeterminierter Sprachform", und denjenigen, an welchen diese Determination schon erfolgt ist, eine zweite Form, die der „Aussage mit potentiell determinierter Sprachform [2]) eingeschoben wird. In diesem Stadium ist der Gedanke „so sehr ins einzelne gegliedert und bestimmt, daß er jeden anderen als den treffenden, ihm an-

---

[1]) So wenn er (l. c. S. 253) davon spricht, daß relativ einfache sinnliche Wirkungsinhalte die ersten Anlässe sind, die solche Prozesse des sprachlichen Denkens auslösen oder (l. c. S. 510), wenn er von den Beziehungen verschiedener Gedankeninhalte spricht, „die sich, wenn sie in der Sprache zum Ausdruck kommen, zu einem Satze gestalten."

Reichwein, ein Vertreter Wundtscher Anschauungen, sagt S. 19 seiner zuvor zitierten Dissertion (Halle 1910) von dem im Urteil vorhandenen auf den sachlichen Gegenstand sich beziehenden Gedanken, daß dieser „in eigenartiger Weise schon vor der sprachlichen Formulierung des Urteils in einem Verhalten oder einer Tendenz gegeben ist, welche dann durch die im verwirklichten Urteil gegebenen zwei Vorstellungen genau bestimmt wird". Was uns hier behindert, ist auch da die ungenügende Scheidung jenes vorangehenden logischen Prozesses von der sprachlichen Formulierung.

[2]) Die Einschiebung dieser Station zwischen logischer Gliederung und sprachlicher Formulierung entspricht dem anläßlich der Darlegung von Wundts Lehre hervorgekommenen Bedürfnisse der Pathologie nach schärferer Formulierung des Überganges vom logischen zum grammatischen Denken.

gemessenen . . . . kurz jeden anderen als „seinen" sprachlichen Ausdruck zurückstößt".

In der ersten Etappe erfolgt die logische Gliederung des Gedanken, deren er bedarf, um eine sprachliche Form anzunehmen, in der zweiten ist diese Gliederung schon erfolgt, aber die sprachliche Form noch nicht angenommen, in der dritten endlich hat der Gedanke diese schon angenommen. Die verschiedenen Sprachen stellen an die logische Gliederung der Gedanken verschiedene Ansprüche (l. c. S. 59 ff.) wegen der Differenzen und Mängel der ihnen zur Verfügung stehenden Sprachmittel; „daraus ergibt sich, daß Gedanken, denen die Sprachformen einer Sprache eindeutig zugeordnet werden können, doch in Beziehung auf eine andere fremde Sprache nicht genügend, auf eine dritte Sprache mehr als notwendig determiniert sein werden, daß somit von der potentiellen Determination der Sprachform stets nur in Beziehung auf eine bestimmte Sprache die Rede sein kann, und daß ein in diesem einzig zulässigen Sinn als potentiell determiniert zu bezeichnender Gedanke bereits Momente in sich enthalten wird, die unzweideutig auf diese eine Sprache hinweisen. Hieraus folgt jedoch, daß es im strengen Sinne überhaupt keinen Gedanken gibt, der hinreichend gegliedert wäre, um logisch präzis zu sein und der doch zugleich über die Verschiedenheit der Idiome vollkommen erhaben wäre."

Entkleiden wir für unsere Zwecke die hier nach Gomperz mit seinen eigenen Ausdrücken wiedergegebene Darstellung des Weges vom Denken zum Sprechen ihrer knappen Formulierung, so stellt sich dieser folgendermaßen dar: Der erste noch ungegliederte Einfall erfährt zuerst eine logische Gliederung, die zunächst, um einer prägnanten Deutung des Scholastikers Occams zu folgen, „nullius idiomatis" ist; darauf folgt ein Stadium, in welchem der Fortschritt der Formulierung zu weiterer logischer Präzision sich durch das Wirksamwerden einer bestimmten Sprachform vollzieht (der Gedanke ist „dieser Sprachform potentiell determiniert"); daß es sich Gomperz dabei sicher schon um eine über die einfache logische hinausgehende Gliederung handelt, geht daraus hervor, daß er in seiner Polemik gegen die eben erwähnte Annahme Occams darauf hinweist, daß die verschiedenen Sprachen an die logische Gliederung der Gedanken verschiedene Anforderungen stellen, je nach den ihnen zur Verfügung stehenden Sprachmitteln; deshalb beziehe sich die potentielle Determination der Sprachform stets nur auf eine bestimmte Sprache; demnach enthält ein als potentiell determiniert bezeichneter Gedanke bereits Momente in sich, die unzweideutig auf diese Sprache deuten. Das Endziel logischer Präzision wird der zuvor zitierten Folgerung nach ohne eine solche Zuordnung nicht wirksam werden.

Es leuchtet ohne weiteres ein, daß diese Ansicht, die übrigens nicht unwidersprochen dasteht (vgl. bei Gomperz selbst den Hinweis auf die von Stöhr behandelte, naturgemäß auf dem gegensätzlichen Standpunkte fundierte „Algebra der Grammatik" [1])) für die Beurteilung wichtigster Fragen in der Sprachpathologie von entscheidender Bedeutung ist; namentlich der Rückschluß vom Sprechen und von der Sprachform auf das ihnen zugrunde liegende

---

[1]) Vgl. dazu auch neuere Äußerungen Stöhrs: „Es ist auch klar, daß sich eine Sprachlogik von allen Besonderheiten des Satzbaues einer bestimmten Sprache frei machen muß." Stöhr, Logik in psychol. Darstellung 1910 S. 110.

Denken wird davon in der weitgehendsten Weise beeinflußt sein; nicht minder bedeutsam ist diese Ansicht für die Beurteilung derjenigen Fälle, in denen es überhaupt zu keiner sprachlichen Entwicklung kommt und schon hier ist die Andeutung am Platze, daß die Logik der Taubstummen eigentlich das experimentum crucis für die These von Gomperz darstellen müßte.

In diesen Bemerkungen haben wir auch einen ebenso wichtigen, wie empfindlichen Punkt der neueren Sprachpsychologie oder Sprachphilosophie, wie Andere sagen, berührt. Es steht natürlich dem Verfasser nicht zu, bezüglich der Idee einer reinen Grammatik, wie sie Husserl (Logische Untersuchungen II, S. 286 ff.) neuerlich aufgenommen und des scharfen Widerspruches, den dieselbe in dem Kreise der Sprachpsychologen und auch Linguisten [1]) (z. B. Bréal) gefunden, irgendwie kritisch Stellung zu nehmen; aber er möchte doch nicht unterlassen, den Kern derselben, der auch in der Sprachpathologie nicht übersehen werden darf, hier wenigstens anzumerken. Wenn diese „reine Grammatik" [2]) nach Husserl „das ideale Gerüste bloßlegt, das jede faktische Sprache, teils allgemein menschlichen, teils zufälligen wechselnden empirischen Motiven folgend, in verschiedener Weise mit empirischem Materiale ausgefüllt und umkleidet", dann frägt es sich, inwieweit bei dem Sprachkranken jenes ideale Gerüste noch erhalten ist oder nicht; nicht minder ist es klar, daß sich daran noch manche vorläufig ganz unlösliche Frage der Aphasielehre anknüpft. Wenn dann H. Maier aus seiner ablehnenden Haltung heraus dieser reinen Grammatik gegenüber (Psychologie des emotionalen Denkens. 1908, S. 59 ff.) für die Sprachforschung eine allgemeine Psychologie des logischen Denkens fordert, so läßt auch das sich sehr wohl auf die Sprachpathologie ausdehnen, schon um dessenwillen, daß da hinein auch die syntaktische Bedeutungslehre gehört, also das grundlegende Gebiet für die Lehre vom Agrammatismus.

Aber abgesehen von diesen, eigentlich der Pathologie entlehnten Gesichtspunkten, die sich zu Argumenten gegen die Ansicht von Gomperz gestalten dürften, kann Verfasser nicht umhin, einigen der Norm zu entnehmenden Einwänden hier Ausdruck zu geben. Wenn Verfasser die Darstellung von Gomperz richtig erfaßt hat, dann geht das Denken mit potentiell determinierter Sprachform insofern über die rein logische Gliederung hinaus, als ihm schon gewisse sprachliche Kriterien anhängen, die durch das Denken in einer bestimmten Sprache gegeben sind; soll aber erst durch diese die logische Präzision der Gliederung erreicht werden, dann müßte bei Einem, der denselben Gedanken in verschiedenen Sprachen wechselnd wiedergeben will, nicht bloß in unserem Sinne eine verschiedenartige „Einstellung" für jede derselben erfolgen, sondern auch in der Logik des auszusprechenden Gedankens müßte eine Differenzierung eintreten, die die Präzision desselben betreffen müßte; das erscheint aber doch außerordentlich fraglich; wenn es auch richtig ist, daß, wie Gomperz ausführt, in dem als potentiell determiniert

---

[1]) Vgl. dem gegenüber den Standpunkt C. D. Bucks (The Relations of compar. grammar to other branches of learning. Congr. of Arts and Sc. St. Louis 1904, Vol. III, 1906, p. 32).

[2]) Vgl. dazu teils zustimmende, teils ablehnende Äußerungen bei A. Marty (Untersuchungen zur Grundlegung der allgemeinen Grammatik und Sprachwissenschaft 1908, S. 56 u. passim).

zu bezeichnenden Gedanken bereits Momente enthalten sind, die auf eine bestimmte Sprache hinweisen, so ist damit noch durchaus nicht erwiesen, daß diese Momente für die logische Präzision desselben irgendwie von Einfluß sind. Man wird der Syntax der Gebärdensprache der Taubstummen die präzise, der sprachlichen entsprechende Gliederung absprechen können, aber an der präzisen Logik derselben zu zweifeln, scheint kein Grund gegeben.

Diese Überlegung des Verfassers findet, wie er nachträglich sieht, eine Bestätigung durch die Ausführungen H. Maiers (Psychologie des emotionalen Denkens. 1908, S. 362) vom Zuordnen des Satzvorstellungsaktes mit dem Objektvorstellungsakte; allerdings subsumiert auch er diese Zuordnung als einen Teilakt der logischen Funktion, insofern sich auch darauf das „logische Gliederungsbewußtsein erstreckt"; „aber dasselbe ist nach dieser Seite nicht Bewußtsein der Denknotwendigkeit und schlechthinigen Allgemeingiltigkeit, sondern lediglich Bewußtsein der Sprachrichtigkeit, d. h. das Bewußtsein, daß die . . . . . Zuordnung . . . . . mit dem Sprachgebrauche übereinstimmt" [1]).

Von den der potentiellen Determinierung vorangehenden Prozessen gibt Gomperz folgende Darstellung (Weltanschauungslehre. I. Methodenlehre. 1905, S. 117 ff.): Dem ersten, etwa mit der Gesamtvorstellung Wundts zusammenfallenden Stadium gibt Gomperz den Namen der „Totalimpression" („Gesamteindrucksgefühl"), eine Bezeichnung, die insofern umfassender ist, als auch Bewußtseinstatsachen, die nicht Vorstellungen sind, mit inbegriffen sind, wie auch Gomperz selbst, der sich erst später differenzierenden Vorstellung der Qualitäten ein Gesamteindrucksgefühl vorangehen läßt. Das Exempel, das er von der sprachlichen Wirkung einer solchen noch nicht zur Vorstellung und insbesondere noch nicht zur gegliederten Vorstellung gediehenen Totalimpression gibt, das „etwas los!" bei einer undifferenzierten schrecklichen Empfindung, das „Ah!" eines plötzlichen Anblicks, geben der Pathologie wichtige Gesichtspunkte an die Hand, wie sich auch im Gebiete derselben sprachliche Reaktionen gestalten dürften, die schon im Zuge der Gedankenentwicklung und nicht erst nach Abschluß einer gewissen Formulierung zustande kommen.

Es fällt diese Deutung, wie auch das unten angeführte Beispiel [3]) von

---

[1]) S. 240 spricht Gomperz von den logischen Formalgefühlen, welche die grammatische Form der Aussage fundieren; sie könnten dem „logischen Gliederungsbewußtsein" Maiers entsprechen, soll anders nicht eine zweimalige logische Gliederung angenommen werden.

[2]) Vgl. bei ihm auch weitere Ausführungen, wo er die Totalimpression direkt den Gefühlen zurechnet.

[3]) „Wenn ich einem Mitunterreder . . . . ins Wort falle, um ihm eine Einwendung zu machen, so geht bei Formulierung dieser Einwendung ein ganz eigentümlicher Bewußtseinszustand (Verfasser darf hier an die „Bewußtseinslage" von Marbe erinnern) voraus. In diesem Augenblick ist der ganze Inhalt meiner Einwendung in ein Gefühl zusammengedrängt. Alles, was ich sagen werde, ist keimartig in diesem Gefühle enthalten, entbehrt jedoch der Entfaltung. Ich könnte noch nicht angeben, was ich sagen werde. Erst im Sprechen legt sich dieser Gedankenkeim in seine Teile auseinander". (Es ist auch psychologisch nicht uninteressant, daß dieses Beispiel vollständig zusammenfällt mit demjenigen, das Morris, einer der linguistischen Vertreter der Wundtschen „Gesamtvorstellung", von sprachlichen Äußerungen gibt, die noch während des Vorhandenseins der Gesamtvorstellung zur Entwicklung kommen. Vgl. dazu auch spätere theoretische und Beispielen entnommene Darstellungen sprachlicher in jene Phase des Denkens fallender Entäußerungen.

Gomperz sehr schön illustriert, zusammen mit derjenigen, die Gomperz
(l. c. S. 239) vom ersten Stadium der Aussage mit undeterminierter Sprachform gibt, wo er den ungegliederten „Einfall" auch als einen ungegliederten
Komplex generell-typischer Totalimpressionen bezeichnet [1]. Doch glaubt Verfasser auch innerhalb dieser nach Gomperz schon eine beginnende Gliederung konstatieren zu können, wodurch sich doch auch eine Annäherung an den
gegen Gomperz zuvor vertretenen und durch die Psychologie der Gebärdensprache illustrierten Standpunkt des Verfassers vollzieht. Gomperz weist
nämlich selbst innerhalb der generell-typischen Totalimpressionen logisch
differenzierte Momente nach; sie stellen im Bewußtsein jene Momente dar,
welche sprachlich durch die Wortstämme der kategorematischen Redeteile
(d. h. der unmittelbar bezeichnenden) ausgedrückt werden. Alle Momente
der Bedeutung dagegen, deren sprachlichem Ausdruck die einzelnen grammatischen Formen dieser Wortstämme, ferner der synkategorematischen (d. h.
mitbedeutenden) Redeteile, endlich Stellung und Betonung der einzelnen
Worte dienen, erfordern eine andersartige, psychologische Bestimmung. Anknüpfend daran führt Gomperz aus, daß es sich wenigstens in vielen Fällen
auch bei der Erfassung dieser formellen Bedeutungsmomente um Gefühle
handelt. Dementsprechend unterscheidet er S. 236 diese logischen Formalgefühle von den materiellen Gefühlen der generell-typischen Totalimpression
(II. 1. Noologie. 1908).

Dieser Darstellung von Gomperz entnimmt Verfasser auch für das
erste Stadium des unformulierten Einfalles, der von ihm sogenannten Totalimpression, eine logische Gliederung; die darin zum Vorschein kommende
Differenzierung nach bestimmten Wortkategorien führt aber direkt zum Verständnis jener Form des Agrammatismus, die als sogenannter style nègre in einer
einfachen Aneinanderreihung der kategorematischen Redeteile sich darstellt;
die sichtliche Analogie dieser Sprachform mit der Gebärdensprache, bei der
ja auch die grammatische Form, die mitbedeutenden Redeteile und die Betonung fehlen (die Stellung der Worte und Zeichen ersetzt die anderen Ausdrucksmittel), bildet das Bindeglied zu der zuvor von der Zeichensprache gegen
Gomperz hergenommenen Argumentation.

Wenn Gomperz dann (l. c. S. 240 ff.) bezüglich der Frage der grammatischen Formen ausführt, daß im ersten Stadium der Aussage mit undeterminierter Sprachform die für die Gliederung des Einfalles maßgebenden Formalgefühle noch ganz fehlen, so scheint darin ein Widerspruch gegen das eben
Gesagte nicht zu bestehen; es steht das aber auch mit der vom Verfasser festgehaltenen Ansicht in Einklang, insofern damit von Gomperz selbst ausgesprochen erscheint, daß im zweiten Stadium (dem mit potentiell-determinierter
Sprachform) schon Formalgefühle vorhanden sind, also noch ehe die Worte

---

[1] Das was Gomperz von den generell-typischen Totalimpressionen sagt,
bedarf einer Erläuterung dahin, als er sagt (S. 221), „solche ganz typische Totalimpressionen können ferner durch gewisse logische Formalgefühle, die selbst genereller
Art sind, noch untereinander in Beziehung gesetzt werden und sich so zu gegliederten
Komplexen zusammenschließen. Als ein solcher gegliederter Komplex von generell-
typischen Totalimpressionen der Aussagegrundlage stellt sich nun im Allgemeinen
für den path-empirischen Standpunkt der Aussageinhalt dem Bewußtsein dar";
daraus ergibt sich auch die Differenz gegenüber der Gesamtvorstellung von Wundt
(diese entspricht der Totalimpression höherer Ordnung von Gomperz (S. 241).

für den Ausdruck der Totalimpression gefunden sind; das steht wohl auch nicht im Widerspruch mit der Äußerung Gomperz' (l. c. S. 240), daß die logischen Teile des Gedankens während der Aussage auseinandertreten, insoferne dem Auseinandertreten der logischen Teile doch schon eine Gliederung in solche vorausgehen muß.

Gomperz hat diese Fragen noch an einer anderen Stelle gestreift (l. c. S. 59); er gesteht im Sinne der „geistigen Rede" des Scholastikers Occam den Gedanken mit potentiell-determinierter Sprache eine gewisse grammatische Bestimmtheit in beschränktem Maße zu; dies im Zusammenhalt mit seiner Ansicht, daß in diesem Stadium akustische Phantasmen oder Innervationen fehlen, die grammatische Bestimmtheit erst auf dem Wege zur aktuellen determinierten Sprachform sich vollzieht, fällt sichtlich mit der Ansicht des Verfassers (s. dessen spätere Darstellung) zusammen, daß der Wortfindung ein grammatisches Schema etwa als Totalimpression oder als „Gestaltsqualität" des Satzes vorangeht.

Noch wesentlich schwieriger als die Darstellung dieser ersten, von Gomperz selbst schon als einer erschöpfenden psychologischen Analyse kaum zugänglichen, Etappe der sprachlichen Formulierung gestaltet sich das, was er bezüglich der beiden anderen ausführt; wir entnehmen dem nur, daß er die Aussage mit potentiell-determinierter Sprachform als „einen gegliederten Komplex generell-typischer Totalimpressionen bezeichnet, der einen bestimmten sprachlichen Ausdruck meint", während in der Aussage mit aktuell determinierter Sprachform sich mit jenem Gefühlskomplex auch schon die Vorstellungen dieses Ausdrucks verknüpft haben.

Verfasser muß es sich versagen, schon an dieser Stelle dem Autor auf diesem Gebiete höchst intrikater Differenzierungen noch weiter zu folgen, obwohl eine Anwendung derselben auf sprachpathologische Probleme durchaus nicht allzufern zu liegen scheint. Gomperz bezeichnet selbst (l. c. S. 77) den Eindruck seiner Analyse als einen komplizierten und subtilen; wenn er aber dann doch diese Analyse als die Grundlage für eine Formulierung der Probleme der Semasiologie und natürlich erst recht für eine Lösung dieser Probleme hinstellt, so zeigt schon dies, daß die Pathologen diese Formulierungen und Lösungen ruhig abwarten werden, ehe sie an eine Nutzanwendung auch dieser Grundlagen für ihren Zweck herantreten; es dürfte sich an späterer Stelle Gelegenheit finden, darauf zurückzukommen.

Für das vorliegende Thema bedeutsam ist die von Gomperz herausgearbeitete Tatsache, daß die durch die potentiell determinierte Sprachform charakterisierte Etappe der Formulierung nach Ansicht des Verfassers schon über die logische Gliederung hinausgeht, weil ihr schon gewisse sprachliche Kriterien anhängen, bedingt durch das Sprechen in einer bestimmten Sprache, die also den Übergang zu dem bildet, was Wundt als „grammatisches" Denken bezeichnet; die potentielle Determinierung wird sich, wie wir ausgeführt, verschieden „einstellen" bei abwechselndem Sprechen in verschiedenen Sprachen. Dadurch, daß der Betreffende in einer bestimmten Sprache zu denken gewohnt ist, wird die entsprechende Sprachform bei ihm potentiell determiniert, die Übung macht sich als das potentiell Determinierende geltend.

In diesem Stadium der Formulierung tritt eben das „Schema" hinzu, das Verfasser nach W. James im Gange der gedanklichen Formulierung postuliert hat; diesem Stadium werden sich auch gewiß pathologische Formen des Agrammatismus anpassen; einmal, indem die grammatische Formulierung überhaupt ausbleibt oder die logische Formulierung gegenüber der grammatischen die Oberhand gewinnt.

Von besonderer Bedeutung erscheint in der oben nach Gomperz gegebenen Beschreibung der ersten Etappe der Aussage auch das Verhältnis in der Reihenfolge der von ihm berichteten „Formalgefühle", weil sie mit der vom Verfasser hier vertretenen Anschauung bezüglich des zeitlichen Verhältnisses von der Satzformulierung und Wortfindung durchaus in Einklang steht. Wenn Gomperz an der zitierten Stelle das Vorhandensein von logischen Formalgefühlen durch den Hinweis darstellt, daß das „Gefühl des Konzessiven" sich früher deutlich ausprägt als der Inhalt des Konzessivsatzes („ich weiß, daß ich ein Zugeständnis machen kann oder muß, ehe ich sagen kann, welches Zugeständnis das sein wird"), so ist damit ein erstes „Schema" für den Konzessivsatz jedesfalls gegeben, und zwar dasjenige, in welchem die musischen Elemente als diejenigen, welche dem Gefühl besonderen Ausdruck geben, nach unserer Deutung für die Formulierung entscheidend in Wirksamkeit treten. Gewiß fehlen da noch „jene logischen Formalgefühle, welche die grammatische Form der Aussage fundieren" (Gomperz), aber immerhin ist auch schon der Darstellung von Gomperz die Aufstellung eines, wenn auch nur „musisch" angedeuteten Satzschemas im Sinne unserer Ausführungen zu entnehmen, wodurch diese eine weitere Stütze erfahren. Die Richtigkeit der hier den Gomperzschen Aufstellungen gegebenen Deutung wird auch noch dadurch bestätigt, daß er (Noologie I, S. 260) hervorhebt, wie „auch nachdem der ungegliederte Einfall sich in einen gegliederten Komplex von Bedeutungsgefühlen differenziert hat, denen zahlreiche einzelne Worte entsprechen, diese doch alle in eine Satzbedeutung eingebettet bleiben [1]). Denn jener gegliederte Komplex ist nicht ein bloßes Bündel äußerlich aneinander geleimter Gefühlsmomente, die Satzbedeutung ist durchaus nicht die mechanische Summe der einzelnen Wortbedeutungen". —

Auch H. Maier (Psych. des emotionalen Denkens. 1908) hat sich mit unserem Thema eingehend befaßt; er selbst (l. c. S. 249) gibt davon folgende zusammenfassende Darstellung: „Wie die Objekte in Urteilen oder in emotionalen Denkakten vorgestellt werden, so erhalten sie in Sätzen ihr sprachliches Zeichen. An die Objektvorstellungen knüpfen sich Satzvorstellungen und weiterhin Satzakte (Sprechakte). Den Objekten werden vorgestellte oder gesprochene — oder auch geschriebene — Sätze „zugeordnet"".

„Ich nehme etwa einen Vorgang wahr, den ich in den Satz: „Es donnert" fasse. Vergegenwärtigen wir uns nun die in diesem Urteilsakt immanent vollzogenen Beziehungen zwischen Objekt und Satz genau. In dem Gesamtakt knüpft sich an die Objektvorstellung, an die Vorstellung des realen Vorgangs die Satzvorstellung, die Vorstellung des Satzes „es donnert" und weiterhin etwa der Akt des Sprechens. Der Sprechakt ist gedacht als der psychische „Ausdruck" der Objektvorstellung. Es ist also jedenfalls zunächst eine Vorstellung, die im Sprechakt zum „Ausdruck gebracht" wird. Aber wir über-

---

[1]) Man vergleiche dazu den in der eigenen später zu gebenden Darstellung vom Verfasser gewählten Vergleich mit dem Mosaikbilde und der Masse, in die die Steinchen, die das Mosaik bilden, versetzt werden.

tragen dieses Verhältnis auch auf die innerpsychische Beziehung zwischen der Objekt- und Satzvorstellung, indem wir sagen: in der Satzvorstellung wird die Objektvorstellung zum Ausdruck gebracht. Immer aber ist es ursprünglich eine Vorstellung als ein psychisches Erlebnis, was in einem Satzvorstellungs- oder einem Satzsprechakt „seinen Ausdruck findet"".

„Die Objektvorstellung erhält in der Vorstellung des Satzes ihren psychischen, im Aussprechen des Satzes ihren physischen Ausdruck. Dagegen erhält das Objekt selbst, der wahrgenommene Vorgang, im vorgestellten oder gesprochenen Satz sein sprachliches Zeichen — daß das Aussprechen des Satzes stets einen besonderen Zweck verfolgt, sei hier nur berührt — und der vorgestellte oder gesprochene Satz „bedeutet", „bezeichnet" das Objekt, in unserem Beispiel den wahrgenommenen Vorgang. In übertragener Weise sagen wir dann wohl auch, daß das „Objekt" in dem vorgestellten oder gesprochenen Satz seinen Ausdruck erhalte, daß der vorgestellte oder gesprochene Satz der Ausdruck des Objektes sei."

Aber zwischen den Beiden besteht insofern eine Differenz, daß bei der ersteren logische Zwecke zugrunde liegen, während die äußeren Satzsprechakte Zwecken der Verständigung, der Entäußerung dienen. Daraus geht schon hervor, „daß die äußeren Sprechakte dem Denken nicht parallel liegen; die ersteren sind Teilakte der Denkfunktion, die als vollzogen vorauszusetzen sind, wenn die äußeren Sprechakte in Funktion treten." (Maier l. c. p. 366.)

Aus den Bemerkungen Maiers über den psychologischen Charakter des Satzvorstellungsaktes (l. c. S. 364) sei noch hervorgehoben die Annahme, daß wir, indem wir die Objekt- an die Satzvorstellung anknüpfen, diese zunächst aus dem uns zur Verfügung stehenden „Materiale gestalten" müssen, „daß es . . . die Erfahrung, der Niederschlag einstigen Lernens ist, dem wir auch beim inneren Reden die Kenntnis der für den einzelnen Fall erforderlichen Sprachmittel entnehmen". Es vollzieht sich das auf dem Wege von Schlüssen oder ganzen „Schlußgeflechten", aber in der Regel unwillkürlich und „erst, wenn wir uns auf ein Wort, auf eine Form, auf den Sprachgebrauch besinnen müssen, wird der Weg, auf dem die Satzvorstellungen ins Bewußtsein treten und damit ihr psychologischer Charakter deutlich erkennbar".

Ausführlicher kommt Maier dann (l. c. S. 359 ff.) bei der Behandlung des „Satzes" auf die Frage zurück, deren Ausführungen noch folgendes zu entnehmen ist: Zunächst das Bedeutsame, daß er im Satze ebensosehr den Ausdruck des kognitiven wie des emotionalen Denkens sieht [1]); der Einheit der beiden entspricht der Satz als die fundamentale Spracheinheit, ohne daß damit

---

[1]) Wenn er die Beiden unter den allgemeinen Begriff der logischen Funktion zusammenfaßt, so sind die sich daran knüpfenden Kontroversen für uns um so weniger von Belang, als er selbst (l. c. S. 361) das dahin erläutert, daß damit nicht die normative Logik gemeint sei.

Verfasser kann nicht umhin, bei dieser Gelegenheit auf diese für die Psychiatrie äußerst belangreiche Lehre, wenn auch nur ganz flüchtig, hinzuweisen; wenn wir von Maier, der logisches Denken nicht mehr mit Urteilen identifiziert (S. 361), hören, daß er z. B. emotionale Schlüsse unterscheidet, „die von vorhandenen Vorstellungen aus mit Hilfe vermittelnder emotionaler Vorstellungen neue emotionale Vorstellungen ableiten" (S. 358), daß er emotionale Beziehungsvorstellungen u. a. unterscheidet, dann bedarf es wohl nur des Hinweises auf die Bedeutung dieser Kategorien für die Lehre von der Wahnbildung, deren emotionale Grundlage, um Maiers Nomenklatur zu gebrauchen, ein Erwerb der allerletzten Zeit ist.

etwa „die „organische“ Einheit von Denken und Sprechen, ein Parallelismus von Denk- und Sprechakten, von Denk- und Satzformen geschweige eine parallele generelle und individuelle Entwicklung des Denkens und Sprechens“ postuliert würde.

Daraus ergibt sich für Maier ein Gegensatz von innerem und äußerem Satzakt: „Die inneren Satzakte sind diejenigen, in denen die logischen Denkakte oder genauer, die Objektvorstellungen an Satzvorstellungen angeknüpft werden; sie sind also Satzvorstellungsakte; . . . . . . im Satzvorstellungsakte werden die Objektvorstellungsakte zum Ausdruck gebracht.“ Dieses Zuordnen des Satzvorstellungsaktes zum Objektvorstellungsakte ist ein Teilakt der logischen Funktion, aber nicht im Sinne einer Denknotwendigkeit, oder Allgemeingiltigkeit, sondern lediglich im Bewußtsein der Sprachrichtigeit. Die inneren Satzakte sind innere Willenshandlungen, während die Satzsprechakte äußere Willenshandlungen sind.

Es bedarf wohl nur dieses Hinweises, um in Maiers Auseinanderhaltung von logischer Funktion im Sinne der Denknotwendigkeit und solcher im Sinne der Sprachrichtigkeit das Analogon zu des Verfassers Trennung der gedanklichen Formulierung von der sprachlichen zu erkennen.

Daß diese Analogisierung richtig ist, beweist der Umstand, daß Maier (l. c. S. 362) die Bezeichnungen hypo- und hyperlogisch von Erdmann ablehnt, „da das wortlose Denken, auch da, wo es intuitiver Natur ist, als logisches Denken (bei Maier nicht unterstrichen!) . . . . . betrachtet werden muß.“

So schematisch uns im Allgemeinen im Gegensatz zu neueren jetzt vorzuführenden Darstellungen auch die Ausführungen Maiers anmuten mögen, wird auch ihnen manches für die Zwecke der Pathologie Brauchbare zu entnehmen sein; und auch von manchen Details seiner Darstellung ist das der Fall.

Der Gegensatz zwischen Satz und Wort mußte einer in den Erinnerungsbildern befangenen Sprachpathologie immer Schwierigkeiten bereiten, die durch die Lehre vom Primat des Satzes nur noch erhöht erscheinen [1]. Man halte dem zitierten Beispiele die Ausführungen Maiers entgegen (l. c. S. 364 [2])), um zu sehen, wie auch Einzelheiten seiner Darstellung pathologisch wertvolle Andeutungen erhalten; hier z. B. seine Auseinanderhaltung von Satz und Satzakt!

Ganz scharf trennt neuerlich auch D. Michaltschew (Philos. Studien. 1909, S. 337), der sich darin als Schüler Rehmkes bezeichnet, das Urteil vom

---

[1] Heilbronner (Über Agrammatismus und die Störung der inneren Sprache. Sep.-Abdr. a. Arch. f. Psychiat. 41, 2, S. 29) sucht denselben durch die Formulierung zu umgehen, „daß Sätze — auch geläufige Phrasen — immerhin keine derart gefestigten sprachlichen und insbesondere motorischen Komplexe darstellen, wie die immer wieder in absolut gleicher Form (doch nicht in der Sprechsprache. Anm. d. Verf.) auftretenden Einzelworte“.

[2] Wir heben nur den einen z. T. schon zuvor zitierten Satz heraus: „daß der satzbildende Akt eine Tätigkeit ist, die weit mehr Aktivität voraussetzt als bei der Erinnerung erforderlich ist, daß wir, indem wir an die Objekt- die Satzvorstellung anknüpfen, diese zunächst aus dem uns zur Verfügung stehenden Material gestalten müssen“.

Satz, die Logik von der Grammatik [1]) und wenn Verfasser die neueste „Lehre vom Urteil" von E. Lask 1912 richtig erfaßt hat, dann lauten auch deren Ausführungen im Sinne einer der sprachlichen, bzw. grammatischen Formulierung vorangehenden logischen Formulierung. Das ausführlicher hier darzulegen, würde zu weit führen, doch seien Lask (l. c. S. 65) einige Bemerkungen entnommen; der „durch die sprachliche Formulierung verborgene logische Sinn" ist doch sicherlich durch einen ihm auch vorangehenden Prozeß zustande gekommen. An einer anderen Stelle (S. 47) unterscheidet Lask logisches Sinngefüge und sprachliches Satzgefüge, welch ersteres der gedanklichen Formulierung des Verfassers entspricht (vgl. bei ihm S. 48 auch das Auseinanderfallen der psychologisch-grammatischen und sachlichen Zweigliedrigkeit der Aussagegefüge).

Unmittelbar an die B. Erdmann entnommenen Ausführungen über die Formulierung des Denkens lassen sich die Arbeiten der „Würzburger Schule" anknüpfen, von denen sich einzelne ausdrücklich mit den „gedanklichen Gebilden" befassen, „die zwischen dem Gedanken und seiner sprachlichen Formulierung liegen". Der Leistungen dieser Schule hier zu gedenken, ist um so mehr Veranlassung gegeben, als wie schon in der Einleitung betont, gerade sie es ist, deren Ergebnisse trotz ihrer Bedeutsamkeit für die ganze Psychopathologie von den Vertretern dieser kaum noch Berücksichtigung gefunden.

Als der sogenannten „Würzburger Schule" entstammend wird eine Reihe von durch Marbe und Külpe angeregter Arbeiten bezeichnet, in welchen die durch mehr oder weniger einfache Fragestellungen ausgelöste Gedankenprozesse die Grundlage für die Feststellung (oder besser Beschreibung) der während derselben sich vollziehenden psychologischen Einzelheiten durch die VP. selbst, also durch Introspektion, bilden [2]).

Allerdings ist dem Versuche einer Zusammenfassung ihrer eben auf unser Thema bezüglichen Feststellungen die Klausel vorauszuschicken, daß Bühler,

---

[1]) Vgl. dazu auch eine Äußerung aus der Schule Husserls: „Jeder Satzgedanke ist abgesehen von aller inneren Sprachform notwendig ein gegliederter und diese Gliederung muß in einer entwickelten Sprache zum Ausdruck kommen. (Heinrich Erdmann, Unters. z. Lehre v. Begriff. Diss. 1910, S. 110. S. auch S. 120).

[2]) Verfasser kann nicht umhin, bei dieser Gelegenheit darauf hinzuweisen, daß die neue Wendung in der Psychologie nicht bloß in der Würzburger und Pariser Schule, von denen dieselbe ausgegangen, sondern überall, wo man über die Anhäufung von Ziffermaterial in den psychophysiologischen Laboratorien hinausgekommen, wieder zu der eine Zeitlang so sehr verschrienen „Introspektion" zurückführt. Es ist für die jüngere Generation von Pathologen vielleicht nicht ohne Reiz zu hören, daß Maudsley in der ersten Auflage seiner Physiol. a. Pathol. of the Mind 1867 die Introspektion sozusagen als „den Feind" proskribierte, was bei besonnenen Fachmännern, wie bei dem noch immer nicht genügend gewürdigten Hagen alsbald kräftigen Widerspruch erregte. Mit einer gewissen Genugtuung kann Verfasser darauf hinweisen, daß die ganze von ihm vertretene Forschungsmethode in der Psychiatrie und Neurologie von der „Introspektion" des Kranken ausgegangen ist, demnach die jetzt wieder anerkannte Richtung eigentlich niemals verlassen hatte. Eine auch für den Psychopathologen sehr lehrreiche historische Darstellung von der Wendung, die sich in der Wertschätzung der Introspektion in den letzten Jahrzehnten vollzogen, gibt neuestens Titchener (Amer. J. of Psychol. XXIII, July 1912, p. 427).

derjenige, der am eingehendsten gerade das uns Interessierende an jenen Fragen zur Darstellung gebracht, eine Vielfältigkeit der dabei sich abspielenden Vorgänge selbst zugibt und insbesondere betont, daß schōn der Modus der vom normalen Ablauf abweichenden Versuche selbst ein unmittelbares Zusammenfallen von Denken und Sprechen nicht ausschließe; so stellen demnach die zu berichtenden Resultate dieser Versuche nur einzelne Formen der Vorgänge dar (Bühler, Arch. f. d. ges. Psych. IX, 1907, S. 322 [1])).

Besonders ausführlich hat sich Bühler (Arch. f. d. ges. Psych. XII, S. 24) in dem Abschnitte über „Gedankenerinnerungen" mit der uns hier interessierenden Frage der Formulierung der Gedanken befaßt und wir werden um so mehr berechtigt sein, das dort von ihm Dargestellte wenigstens zum Teil zu verallgemeinern, als es bei den für uns in Betracht kommenden Denkformen der Kranken doch gewiß weniger um neugeschaffene Gedanken, als um „ein Zurückgreifen auf Bekanntes" handelt, von dem er selbst sagt (l. c. S. 25), „daß es zu den häufigsten Vorgängen in unserer Denkarbeit überhaupt gehört".

Bühler (l. c. S. 79 ff.) unterscheidet nun verschiedene Typen; als den ersten (a) beschreibt er den, in welchem der Gedanke erst nach den Worten kommt. „Man spricht aus dem früher erlebten Ereignisse, gleichsam aus der früheren Situation [2]) heraus, in die man sich eingefühlt hat, die Worte aus und durch das Verstehen dieser Worte kommt man zu den Gedanken, den sie auszudrücken vermögen, gerade so, als ob ein Anderer sie ausgesprochen hätte." Bei einem zweiten Typus (b) „gestaltet sich das Wissen um das früher Gedachte weiter aus, man hat schließlich den fertigen Gedanken und zu ihm sucht man die Worte." Objektiv drückt sich das dadurch aus, daß die Worte meist nicht vollständig, oft gar nicht stimmen, während der Gedanke richtig ist. Den Vorgang, der sich bei Typus a abspielt, zerlegt Bühler (l. c. S. 80) in drei Stadien, „nämlich in das Wissen um das frühere Erlebnis und den Ausbau dieses Wissens, in das sich Wiedereinleben in dieses Erlebnis und in das Auffinden, bzw. Aussprechen der Worte". Bezüglich dieses dritten Stadiums wissen die Versuchspersonen nur anzugeben, „daß sie anfangen, die Worte zu sagen, und daß das (oft zu ihrer eigenen Überraschung) geht". Bei Typus b besteht der Vorgang aus der „Ausgestaltung des Gedankens und dem Finden der Worte". Sehr deutlich tritt das in den Angaben einer VP. vor: „Erst Bekanntheitsqualität, dann das Bewußtsein einer Form, d. h. von etwas Bestimmterem, an dem ich das übrige dann herausholen kann." Bühler macht (l. c. S. 84) dazu die Bemerkung, „diese Form muß, wie ich glauben möchte,

---

[1]) Wir werden die Resultate Bühlers trotz allem Widerspruch, den seine Untersuchungen erfahren haben, um so berechtigter sein für unsere Frage zu verwerten, als er auch der Bedeutung, die ihnen gerade nach der Richtung unserer Frage zukommt, ganz objektiv gegenübersteht (S. l. c. S. 85), die Kritik nicht wesentlich die gerade hier verwerteten Tatsachen betrifft; wir werden dabei auch in Betracht zu ziehen haben, daß nicht bloß seither die Richtung der Würzburger Schule allseitige Nachfolge, sondern auch weitgehende Bestätigung gefunden; man muß jetzt wohl sagen, daß gerade ihre Darstellung der Psychologie der Denkvorgänge die Basis für die Sprachpathologie bilden muß.

[2]) Insofern gerade die „Situation" hier eine maßgebende Bedeutung gewinnt, darf auf das verwiesen werden, was in dem Kapitel von den Ausdrucksmitteln von ihr gesagt worden.

häufig als ein Produktionsergebnis angesprochen werden", und setzt dann weiter fort: „Ist nun die Form des Gedankens wiedergefunden . . . . dann ist damit auch das zweite Stadium des Prozesses, das Auffinden der Worte schon bedeutend gefördert; an das Einheitsmoment des Gedankens schmiegt sich in gut gebauten Sätzen die Satzform innig an."

Sehen wir nun zu, inwieweit wir diese Feststellungen verallgemeinern und für unsere Frage in Betracht ziehen können, so wird man nicht übersehen dürfen, daß sie Versuchen mit „Gedankenerinnerungen" entstammen, die im wesentlichen darauf hinausliefen, daß vorher vorgelesene Sätze nachträglich zu erinnern und mehr oder weniger vollständig zu reproduzieren waren. Unter Berücksichtigung dieses Umstandes scheint es nun ohne weiters klar, daß der von Bühler gefundene Typus a direkt eine Wirkung der Versuchsanordnung ist und demnach, da diese letztere nicht dem gewöhnlichen hier in Betracht kommenden Denkvorgange entspricht, nur als ein spezieller Fall angesehen werden kann, den auch Bühler selbst (l. c. S. 79) dann annimmt; „wenn man einen früher ausgedachten Gedankengang im Augenblick gerade verwerten will . . . . wenn man, was ein Anderer gesprochen, in dessen Worten wiedergeben will, dann fühlt man sich in den Anderen lebhaft ein [1]) und daraus entwickeln sich die Gedanken"; das wird aber jedenfalls etwas Selteneres sein.

Dagegen entspricht der Typus b dem gewöhnlichen, denn die oben zitierte Formel Bühlers (l. c. S. 79) von der primären Ausgestaltung des Gedankens und dem Suchen nach den zugehörigen Worten ist erst recht anwendbar, wenn ein Wissen um früher Gedachtes überhaupt nicht zum Vorwurf des Denkens genommen ist oder um die Formel Bühlers zu gebrauchen, es sich nicht „um das Wiederfinden eines Gedankens" handelt; daraus scheint sich der stringente Schluß zu ergeben, daß bei diesem Typus die Wortfindung der Gedankenformulierung folgt und damit stimmt auch das überein, was Bühler (l. c. S. 86) seinen Versuchen noch über die Satzform entnimmt. Wenn eine seiner Vp. sagt, „die Worte kämen unter dem leitenden Bewußtsein der Satzform" oder eine andere, „ich hatte erst so etwas wie ein Netz, in das sich die Worte einfangen sollten", und wir bringen das auf die vorher bei der Erörterung der Erdmannschen Anschauungen hingestellte Formel, so lautet das Ganze etwa folgendermaßen: Zuerst vollzieht sich die logisch-gedankliche Verarbeitung, dann tritt, um mit Erdmann zu sprechen, unbewußt erregt, die Sprachform, die Satzform in Tätigkeit und in diese fügen sich dann die Worte ein, oder wie Bühlers Vp. selbst den letzteren Vorgang charakterisiert: „wenn wir einen schwierigeren Gedanken ausdrücken wollen, dann wählen wir erst die Satzform für ihn, wir werden uns innerlich erst des Operationsplanes bewußt und dieser Plan ist es dann, der erst die Worte meistert". Wir werden dabei freilich nicht übersehen dürfen, daß Bühler selbst (Bericht über den III. Kongreß für experimentelle Psychologie 1909, S. 113) sagt, daß die Ansicht vom Zusammenwirken des Satzsinnes mit den Wortbedeutungen längst Gemeingut der Sprachwissenschaft ist, daß wir aber darüber und über die so wichtige Elektion der Wortbedeutungen psychologisch noch fast nichts wissen.

---

[1]) Die von Bühler betonte Einfühlung gibt Anlaß zu dem Hinweise, wie wichtig auch für die Sprachpathologie die Berücksichtigung des Hörers in der Psychologie des Sprechens ist.

Besonders wertvoll aus den Gedankenerinnerungsversuchen für diese Frage ist auch die Feststellung Bühlers (l. c. S. 87), daß „diese formalen Verhältnisse häufiger noch als zu dem fertigen Gedanken vor dem Gedanken zum Bewußtsein kommen, oder auch ganz ohne ihn, indem sie das Einzige ausmachen, was die Erinnerung uns von dem Früheren bietet". Beachten wir genügend, daß es sich um Gedankenerinnerungsversuche handelt, bei denen das Auftauchen der Form vor dem Gedanken oder selbst als Einziges nicht auffallen kann, weil ja doch auch die Form einen Teil des Erinnerten bildet, so ergibt sich für uns auch da, daß die Form der gedanklichen Formulierung (das „Netz für die Worte" bei der vorher zitierten Vp.) als etwas Selbständiges innerhalb der die Formulierung des Gedankens darstellenden Prozesse nachweisbar erscheint und dementsprechend als isoliert zerstörbar angesehen werden kann, daß die Erfassung der Gestaltsqualität des Satzes einen Typus für sich darstellt und wie Bühler sagt (S. 87), „die fertige Satzform herstellt, zu der die Worte kommen".

Noch ein anderes Mitglied der Würzburger Schule, N. Ach, hat uns in einer zum Teil anders orientierten Untersuchung (Über die Willenstätigkeit und das Denken. 1905, S. 215 ff.) wichtige Beiträge zu unserer Frage geliefert; zuerst ist als Bestätigung einer zuvor nach Bühler berichteten Beobachtung eine seinen Versuchen entstammende Feststellung zu entnehmen, die als Argument gegen die alte Lehre von der Veranschaulichung des Bewußtseinsinhaltes als Trägerin des Verständnisses dient; er berichtet von Beobachtungen, in denen sich zuerst der Bewußtseinszustand, wie „ich weiß es" und dann erst die optische Vorstellung einstellte (l. c. S. 216).

Achs Feststellungen bewegen sich mehrfach in der Richtung, daß dem sprachlich formulierten Denken ein Stadium vorangeht, dem entweder jedes „innere Sprechen" überhaupt noch fehlt, oder dem Wortfragmente oder einzelne Worte begleitend folgen, die nicht als adäquate Zeichen der Bedeutungsinhalte angesehen werden können. Gerade diese letztere Deutung erscheint aber, ganz abgesehen von dem Gegensatz zu der alten in der Pathologie verwerteten Formel, für unser Thema deshalb von so besonderer Wichtigkeit, weil dadurch die Annahme, als ob die Wortvorstellungen in diesem Erststadium der Formulierung schon von Einfluß auf diese selbst wären, beseitigt erscheint. Das wird auch von Ach (l. c.) ganz präzise aus den Versuchsprotokollen nachgewiesen: „Zuweilen findet sich ein Teil des Ergebnisses durch inneres Sprechen wie „muß kommen" oder „kante, kante" oder durch Wortrudimente wie „add", „vorher", „folgt" u. dgl. phänomenologisch angedeutet". Gegenüber der aus solchen Tatsachen früher gezogenen Schlußfolgerung, „daß sich unser Denken stets in innerem Sprechen oder in adäquaten visuellen, akustischen u. dgl. Erinnerungsbildern vollzieht", hebt Ach hervor, „daß es sehr komplexe Inhalte gibt, bei denen die Teilinhalte in mannigfachen gegenseitigen Beziehungen bewußt vorliegen, ohne daß hierbei diese einzelnen Inhalte durch ihre adäquaten sprachlichen Beziehungen u. dgl. repräsentiert sind, bzw. überhaupt repräsentiert werden können"; er bekräftigt endlich diese Feststellungen noch durch den Hinweis: „Außerdem sehen wir zuweilen ein blitzartiges momentanes Aufleuchten eines komplexen Inhaltes, der sich verbal nur durch mehrere Sätze ausdrücken läßt, ein Vorgang, der bei seinem kurzen Bestehen unmöglich durch inneres Sprechen gegeben sein kann. Dabei ist der Sinn des Inhaltes eindeutig gegeben und die Erinnerung klar und bestimmt, ohne daß irgend welche Empfindungsqualitäten nachweisbar wären."

Gerade diese Ausführung bestätigt die hier vertretene Ansicht, daß die gedankliche Formulierung der Wortvorstellungen nicht bedarf, denn die „komplexen Inhalte" Achs stellen doch jedenfalls höher organisierte, gewiß auch schon gedanklich formulierte Inhalte dar, welche Formulierung „unmöglich durch inneres Sprechen" erfolgt sein kann; man wird in diesem Falle demnach mit Recht von einer vorsprachlichen, gedanklichen Formulierung sprechen können [1]. Unterstützt wird diese Argumentation etwa noch dadurch, daß, wie wir glauben, den von Ach berichteten, beim Denken auftauchenden Worten und Wortfragmenten überhaupt kein wesentlich intellektueller Charakter zukommt, sie vielmehr affektuöse Produkte darstellen.

Eine Bestätigung dieser Auffassung finden wir in einer bisher nach dieser Richtung noch nicht verwerteten Schilderung Dodges (Die motorischen Wortvorstellungen. 1895, S. 99 ff.), die er von den Begleiterscheinungen während mehrmonatlicher konstruktiver Beschäftigung mit psychologischen Apparaten gibt. Während er gegenüber der „wörtlichen" Auffassung des mechanischen Zweckes das „wesentlich wortlose" Auftauchen der möglichen mechanischen Mittel hervorhebt, führt er dann aus: „Wortvorstellungen waren freilich gelegentlich zu konstatieren — sie waren aber viel häufiger Gefühlsausdruck als Bezeichnungen für die Gegenstände des Denkens"; später sagt er noch: „Die Worte, welche wesentlich ein Gefühl bezeichnen, sind beim mechanischen Nachdenken viel lebendiger" und exemplifiziert das durch eine Reihe von Beispielen, die sichtlich durchaus ähnlich den zuvor nach Ach angeführten sind [2].

Die hier angeschnittene Frage von den das Denken begleitenden Einzelworten ist von solcher Bedeutung, daß ihr noch einige Ausführungen gewidmet werden müssen. Es ist gelegentlich auf Analogien zwischen Agrammatismus und Stenographie hingewiesen worden, welch letztere etwa dem unvollständigen formulierten Denken B. Erdmanns entsprechen würde. Der englische Logiker Whately hat nun darauf hingewiesen, daß das laute Denken, das Monologisieren mancher Menschen mit seinen vereinzelten hingeworfenen Worten eine Art Stenogramm darstellt (R. Whately, Elem. of Logic. 1872; spätere Aufl. p. 13); auch Egger (La parole int. 1902. 2. éd. p. 70) hat in ähnlichem Sinne die Psychologie des Monologes, des stillen oder lauten, erörtert. — Wie das zu einem Verständnis aphasischer und agrammatischer Sprachäußerungen hinüberführt, mag der Hinweis auf eine Darstellung bei W. Mitchell (Struct. and Growth of the Mind. 1907, p. 372) klarlegen [3], die namentlich auch durch den Hinweis auf die Kindersprache belehrend ist.

---

[1] Schon früher ist Otto Liebmann (Z. Anal. d. Wirklichkeit 4. Aufl. S. 494) auf Grund der gleichen Beobachtung, daß „die Endglieder und Resultate des wortlosen Denkens ganz plötzlich sprachliche Form annehme", zu dem Schlusse gekommen, „daß die Gedanken unabhängig und vor den Wörtern sich entwickeln".

[2] „Es ist überflüssig, eine vollständige Liste dieser Ausdrücke anzugeben . . . . bemerkt waren: Gut! So! Nun habe ich Dich! . . . . There! Well! Ha ha! No use! Now will see! . . . hiernach taucht bald ein deutscher, bald ein englischer Ausdruck auf, in wesentlich zusammenhanglosem Wechsel, und in einer für den tatsächlichen Verlauf des Denkens beinahe vollständig bedeutungslosen Weise".

[3] „In a smooth course of thinking we use only the salient words, and the

Gewiß erscheint durch die eben zitierten Beobachtungen „die Frage der Tatsächlichkeit eines völlig wortlosen Denken noch nicht endgiltig gelöst" und man wird nicht umhin können, die Einwendungen Messers (Empfindung und Denken. 1908, S. 103) anzuerkennen; aber wir vermissen den allerdings nicht in den Zusammenhang der Messerschen Auseinandersetzungen hinein‑ gehörigen Beweis, daß das Fehlen von Wortvorstellungen auch schon das Denken als ein vollständig unformuliertes erweist.

Zwei Einwänden gegen diese hier vertretene Anschauung von der Mög‑ lichkeit einer gewissen Formulierung ohne Mithilfe von Vorstellungen ist noch zu begegnen. Vorerst könnte man sagen, daß auch beim „reinen" Denken die entsprechenden Wortvorstellungen, wenn auch nur teilsweise „unbewußt erregt" (Erdmann) mitanklingen oder wie N. Ach (Die Willenstätigkeit und das Denken. 1905, S. 218) sagt, „in Bereitschaft gesetzt" sind, ohne ins Bewußtsein zu treten, und darauf gestützt die hier als für unser Thema be‑ sonders bedeutsam hervorgehobene Annahme von der Priorität einer gewissen Formulierung des zu Denkenden gegenüber der Wortwahl als dadurch in Frage gestellt ansehen. (Vgl. dazu auch Messer l. c. S. 108.) Das scheint aber nicht berechtigt, hauptsächlich wohl deshalb, weil die Formulierung, die wir hier im Auge haben, doch sichtlich etwas anderes darstellt als das, was Messer als Formulierung bezeichnet; denn wenn er später (l. c. S. 136) das Urteil als ein Erfassen und Herstellen von Beziehungen, als ein „In-Beziehung-Setzen" bezeichnet, so fällt das zusammen mit der Gedankenstruktur anderer Autoren und stellt die erste Stufe der von uns gemeinten Formulierung vor, die der sprachlichen sozusagen als ihr Leitfaden vorangehen muß.

Das zweite ebenfalls den Erörterungen Messers (l. c. S. 107) über das unformulierte und formulierte Denken Erdmanns entnommene Argument be‑ ruht auf der wohl durchaus berechtigten Annahme, daß „das formulierte Denken für uns eine bequemere, das Bewußtsein weniger belastende Form des Denkens darstellt, als das unformulierte und daß dies letztere gleichfalls seltener vor‑ kommt"; es fällt diese Ansicht, wenn man annimmt, daß in der Entwicklung des für gewöhnlich gebrauchten formulierten Denkens doch auch ein Stadium unformulierten Denkens als Vorstufe nicht fehlt.

Die Versuche der Würzburger Schule haben uns auch darüber Aufklärung gebracht, wie und wann jener psychische Vorgang einsetzt und wirkt, den wir mit den älteren Autoren als Sprachgefühl bezeichnen können und das man als ein Organ ansah, das die richtige Grammatisierung des zu Sprechenden, sagen wir, überwacht und Fehler derselben zum Bewußtsein bringt. Daß beim Erwachsenen dieser Vorgang sich ganz automatisch und unbewußt vollzieht, wird vor allem durch die allergewöhnlichste Selbstbeobachtung und weiter dadurch erwiesen, daß, ebenso wie wir bei den Ausführungen gewohnter Be‑ wegungen immer wieder das Willkürliche auszuschalten versuchen, das Sprechen und auch die Grammatisierung desselben am besten gelingt, wenn es ohne die darauf gerichtete Aufmerksamkeit sich vollzieht; daß alle diese Vorgänge

---

ellipses are such that we may be said to use the form of sentences rather than their actual expression. Our talk to ourselves is, in this respect, not unlike the highly ellip‑ tical talk of an infant. .... Since a great part of the meaning that we thus command is more than we can call the meaning of the words, we think it without its own proper words".

auf dem Wege zwischen Denken und Sprechen in Aktion treten, kann daraus erschlossen werden, daß das „Gefühl" einer Störung derselben gelegentlich auch schon während des Aussprechens zum Bewußtsein kommt, daß es nicht eines vollendeten Versprechens bedarf, um den eigenen Fehler zu erkennen [1]).

Bühler hat (l. c. IX, Heft 4, S. 341) diese Vorgänge in sein „Regelbewußtsein" einbezogen und wenn er dann sagt, „auf dem Wege vom Gedanken zum Satze können Bewußtseinszustände liegen, die den Satz oder das Satzgefüge formal präsumieren", so lokalisiert auch er das durch einen Fehler gestörte Sprachgefühl auf der genannten Strecke und läßt es dort zum Bewußtsein kommen oder, wie er es formuliert, „in einem echten Regelbewußtsein präsent werden".

Noch an zwei anderen Stellen handelt Bühler von den hier in Betracht kommenden Fragen. Als „zwischengedankliche, bewußte Beziehungen" bezeichnet er (Arch. f. d. ges. Psychol. XII, S. 1 ff.) Vorgänge, die als „Wissen bei unserem Denken außer den Gedanken nebenher laufen" und einen wichtigen Teil davon stellen die Beziehungen zu der „Aufgabe" (Watt), zu der „determinierenden Tendenz" (Ach) dar. Wir haben gesehen, daß auch der grammatische Aufbau des Gedankens, die Formulierung desselben unter die „Aufgabe" fällt und werden deshalb fragen, inwieweit etwa die Untersuchungen von Bühler auch in dieser Richtung uns Aufschluß geben können. Das ist nun nur in sehr geringem Maße der Fall; immerhin ist es als eine Bestätigung hier durchgeführter Gedankengänge von der Priorität der gedanklichen Formulierung gegenüber der grammatischen bemerkenswert, daß auch Bühler (l. c. S. 8) selbst die bewußten grammatischen Beziehungen, die bei unserem sprachformulierten Denken auftreten, den logischen Beziehungen zuzählt und sie den Zwischenerlebnisbeziehungen funktionell nahestellt [2]). (Vgl. dazu einen ähnlichen Gedanken bei H. Maier Psychol. d. emot. Denk.).

Den Ausführungen Bühlers (Arch. f. d. ges. Psych. XII, S. 85) entnehmen wir noch Einiges, das die Stellung der „Würzburger" in der Frage des Satzschemas illustrieren soll. Schon in den vorangehenden Ausführungen war es evident, welche Bedeutung diesem Moment in der psychologischen Lokalisation zukommt.

---

[1]) Es ist ersichtlich, daß diese einfache Beobachtung in der Frage des Erkennens des eigenen Fehlers durch den Aphasischen von besonderer Wichtigkeit ist; die vielfach von Pathologen noch festgehaltene Ansicht, daß bei jenem Erkennen das Hören der eigenen Sprache ausschlaggebend ist, wird durch jene Beobachtung unmittelbar widerlegt.

Wenn wir oben des Einflusses der Aufmerksamkeit gedacht, so geschah das deshalb, weil gerade für den Einfluß dieses Faktors in den eben besprochenen pathologischen Fällen die Beweise ebenfalls nicht fehlen.

[2]) Wenn man der hier versuchten Benützung der Ausfrageexperimente der Würzburger Schule entgegenhalten sollte, daß sie über den gesetzmäßigen Zusammenhang der Erscheinungen auf dem Gebiete des Denkens keine Auskunft geben (Ach, Über den Willensakt und das Temperament, 1910, S. 16), so genügen sie doch, wie Ach selbst zugibt, zu der hier so wünschenswerten „vorläufigen Orientierung über einige Grundfragen der Denkpsychologie". Und auch die tiefergehenden Einwände von v. Aster und Dürr (s. deren zusammenfassende Darstellung in Titcheners Lect. on the exp. Psychol. of the Thought-processes 1909, p. 148 ff.), sprechen nicht gegen die Verwertung jener Experimente für unsere Fragen; denn auch für die Fragen der Pathologie ist eine solche vorläufige Orientierung dringend vonnöten.

Nachdem Bühler gezeigt, daß die Assoziationspsychologie mit den grammatischen Gesetzen nur durch die unrichtige Annahme zurecht kommt, daß es sich in ihnen um sekundäre Assoziationsgesetze handelt, führt er aus, „daß die Eigenartigkeit der grammatischen Gesetze sowohl den logischen als den Assoziationsgesetzen gegenüber vollständig erklärbar wird durch eigenartige Erlebnisse, die sich zwischen den Gedanken und die Worte einschieben und als ihre Träger betrachtet werden müssen. Wenn wir einen schwierigen Gedanken ausdrücken wollen, dann wählen wir erst die Satzform für ihn, wir werden uns innerlich erst des Operationsplanes bewußt und dieser Plan ist es dann, der erst die Worte meistert. Wenn wir ein kompliziertes Satzgefüge durchschauen, so ist das ein Wissen um seine grammatische Struktur, wir wissen um die Beziehungen, die zwischen den einzelnen Teilen der ganzen Form bestehen. Das kommt auch, während wir selbst sprechen, vor, z. B. wenn wir nach einem Zwischensatz den schon aus dem Bewußtsein entschwundenen Satzanfang gedanklich wieder aufnehmen. Wenn wir einen Satz mit „als" beginnen und am Schluß des Nebensatzes plötzlich abbrechen, dann kommt uns zum Bewußtsein, daß wir etwas erwartet haben; das ist nicht eine sachliche Ergänzung, sondern auch eine grammatische, wir erwarten einen Hauptsatz. In all diesen Fällen kommt uns das gesondert zum Bewußtsein, was nebenher und ohne besonders beachtet zu werden, stets oder fast stets zwischen Gedanken und Worten vermittelt, ein Wissen um die Satzform und das Verhältnis der Satzteile unter sich, etwas was als direkter Ausdruck der grammatischen Regeln, die in uns lebendig sind, zu gelten hat."

Bühler erläutert das durch die Angaben der Vp. selbst: „Die Worte kamen unter dem leitenden Bewußtsein der Satzform". „Ich hatte erst so etwas wie ein Netz, in das sich die Worte einfangen lassen". „Dieses Wissen um die Gestaltsqualitäten des Satzes (so drücken sich die Vp. gern aus) kann nun verschiedene Funktionen erfüllen und hat danach jeweils ein etwas anderes Aussehen. Bildet es die Vermittlung vom Gedanken zum Aussprechen der Worte, dann sieht es mehr wie eine motorische Einstellung aus; ist es aber der Vorläufer der akustisch wiederkommenden Worte, dann trägt es ein anderes Gepräge." „Ich hatte, bevor die Worte kamen, ein Bewußtsein des Rhythmus [1]), so etwas wie ein Zeitschema". „Ich hatte vor den Worten das Bewußtsein einer Form, etwas, in das die kommenden Worte sich einordneten". „Häufiger noch als zu dem fertigen Gedanken kommen diese formalen Verhältnisse vor dem Gedanken zum Bewußtsein oder auch ganz ohne ihn, indem sie das einzige ausmachen, was die Erinnerung uns von dem Früheren bietet."

„Ähnliche Bemerkungen finden sich nicht selten in den Protokollen. Aber sie stellen in ihrer Gesamtheit doch nur sporadische Beobachtungen dar gegenüber dem Reichtum an Erlebnisvariationen, den wir hier vermuten dürfen. Auch darüber, wie zur fertigen Satzform die Worte kommen, erfahren wir nicht viel. Der einzige Unterschied, der sich hier durch alle Angaben hindurch verfolgen läßt, ist der, daß diese Worte entweder als erinnerte oder als selbstgewählte bezeichnet werden" (Bühler, l. c. S. 87).

---

[1]) Es bedarf wohl nur des Hinweises auf die hier hervortretende Bedeutung dieses Ausdrucksmittels um die in dieser Schrift versuchte Neuorientierung der Grundlagen der Aphasielehre entsprechend gewürdigt zu sehen.

Wir haben in der bisherigen Darstellung des der Würzburger Schule
Entnommenen uns, abgesehen von der kurzen Erwähnung des unanschaulichen Denkens, auf das beschränkt, was unmittelbar im Rahmen dieses
Kapitels dem Verständnis des Agrammatismus zu dienen hatte. Doch würde
diese Darstellung dem Umfange dessen, was wir dieser Schule an auch sofort
für die Pathologie verwertbaren Kenntnissen von den Denkvorgängen verdanken, unvollständig entsprechen und manche spätere, aber auch in diesem
Kapitel zu verwertende Ausführungen entbehrten des nötigen Bezuges, wenn
wir nicht Gelegenheit nähmen, hier auch noch wenigstens andeutend wichtige
Ergebnisse dieser neuen Denkpsychologie zu entnehmen; es ist das hier auch
deshalb am Platze, weil bei der Behandlung des Weges vom Denken zum Sprechen
auch die Besprechung der die Denkvorgänge selbst betreffenden Aufklärungen
nicht zu umgehen ist.

Da ist zuerst etwas ausführlicher zu gedenken der Lehre vom anschauungslosen Denken, das, wenn auch schon von der älteren Reflexionspsychologie
vermutet und von dieser zum Teil beeinflußt, auch von der pathologischen
Psychologie als gelegentliches Vorkommnis zugegeben, doch erst jetzt als die
Regel zum gesicherten Besitz der Denkpsychologie geworden. Daß die
Lehre vom anschauungslosen Denken unmittelbar auch zur Ablehnung der
alten Lehre vom Parallelismus zwischen Denken und Sprechen führt, erweist sich auch an Binet, einem der Ersten, die für jenes eingetreten; das
Beispiel, das wir ihm entnehmen, führt übrigens unmittelbar zur alten Vulgärpsychologie zurück [1]. Die Wendung, die sich darin vollzogen, tritt schroff
hervor in der Kritik, die Külpe einer auf den fortgeschrittenen Anschauungen der pathologischen Psychologie basierten Arbeit über die Ideenflucht
gewidmet hat: „eine bloße Folge von Vorstellungen ist auch mit obligaten
Gesamtvorstellungen und Verknüpfungsgesetzen noch kein Denken" (Külpe,
Psychol. u. Medizin. 1912. S.-A. S. 24).

Diese wichtigste Errungenschaft läßt sich dahin zusammenfassen, daß das
Denken neben dem Vorstellen als selbständige Funktion festgestellt erscheint; als die Träger der unanschaulichen Bewußtseinsinhalte bezeichnet
man jetzt die „Gedanken" (Bühler), die also einen neuen Inhalt des
Denkens neben den bisher die Denkpsychologie der Pathologen beherrschenden Vorstellungen bilden, ohne daß damit aber auch schon der ganze Umfang des Denkens erschöpft wäre.[2].

Die Lehre vom anschauungslosen Denken widerlegt unmittelbar die Annahme, daß der Rede bestimmte Vorstellungen entsprechen. Aber auch dort,
wo in Vorstellungen gedacht wird, erscheint dadurch die Annahme als irr-

---

[1] „De même que l'image, le mot ne correspond qu'à un fragment de la pensée;
pour que la pensée entière fut traduisible en mots, il faudrait tout un long discours.
Ainsi, on demande à une personne si elle a lu tel livre, elle répond: non. Cette né-
gation qu'elle se borne à prononcer ne correspond pas à sa pensée complexe, car ce
non est une dénégation générale, par conséquent très vague, tandis que la personne
fait une dénégation d'une précision extraordinaire, spécialisée à telle demande et
visant tel livre. Ici évidemment la pensée déborde le mot". (Binet-Simon,
L'année psychol. XIV, 1908, p. 334.)

[2] Daß darüber die Deutung des Denkens als einer Funktion nicht übersehen wird, sei im Hinblick auf den hier besonders festgehaltenen Gesichtspunkt
einer Funktionspsychologie besonders betont.

tümlich erwiesen, daß die Vorstellung auf das Wort rein mechanisch folgt, oder auch der Sinn des Wortes durch die Vorstellung immer gegeben ist. Daraus folgt zunächst, daß diese vielfach nur Hilfsmittel dazu ist, vor Allem aber, daß auch die Vorstellung nicht rein assoziativ auf die Wortbildung folgt, sondern unter Leitung des Verständnisses. (Vgl. dazu Ausführungen in dem Kapitel vom Bedeutungsproblem und insbesondere K o f f k a [Z. Anal. d. Vorstell. 1912], dessen Untersuchungen uns Aufschluß über die Fülle von dabei in Betracht kommenden Einzelerscheinungen geben.)

Wir haben weiter der neuen Denkpsychologie die Feststellung zu entnehmen, daß die Objektvorstellungen, die das Denken begleiten, auch inhaltlich durchaus nicht den Erinnerungsbildern der Objekte entsprechen und daran schließt sich sofort die Frage, ob nicht auch bezüglich der Wortvorstellungen etwas dem Entsprechendes gilt; das wird auch schon durch ältere, den Umfragen hinsichtlich der endophasischen Formel zu entnehmende Feststellungen nahegelegt [1]).

Von besonderer Bedeutung für unsere Zwecke ist die den Feststellungen der experimentellen Psychologie zu entnehmende Tatsache, daß „zu den unanschaulichen Tatbeständen nicht nur gewußte, gemeinte, gedachte Gegenstände gehören . . . . sondern auch Sachverhalte, die sich in Urteilen ausdrücken lassen . . . . die Akte oder Funktionen, mit denen wir zu den gegegebenen Bewußtseinsinhalten Stellung nehmen, sie ordnen und bestimmen, sie anerkennen und verwerfen" (O. K ü l p e, Über die moderne Psychol. des Denkens. S.-A. aus internat. Monatschr. f. Wissenschaft etc. Juni 1912, p. 18). Es braucht bloß auf das, was in dem Kapitel von der Satzdefinition über die Stellungnahme gesagt worden, verwiesen zu werden, um daraus allein schon zu ermessen, wie wesentlich besser sich das der neueren Denkpsychologie anpaßt als der alten der Pathologen, die für nichts Anderes neben den Vorstellungen Raum bot.

An diese Lehre von den „Gedanken" als den unanschaulichen Bewußtseinsinhalten [2]) schließt das an, was als „Aufgabe" (W a t t) oder „determinierende Tendenz" (A c h) bezeichnet wird; obwohl den Pathologen in der Be-

---

[1]) So wenn ein Korrespondent von A j a m (La parole en public. 2 éd s. d. p. 186) berichtet: „Les mots, même la plume à la main, me sont souvent rebelles. Quand je jette hâtivement le sens d'une idée, d'une image, d'un plan, sans me préoccuper de la forme littéraire, il arrive que certains mots me manquent. J'écris, les yeux fixés sur ma vision et je suis obligé alors, pour ne pas rester en arrière, de parsemer mon écriture de dessins, de blancs, d'onomatopées, de mots étrangers, de croquis symboliques, dont j'ai quelquefois peine à retrouver la signification, si j'attends trop longtemps avant de me relire."

Oder wenn ein Anderer von sich berichtet: „ . . . . . Les pensées tintent en moi comme des mots. Elles ont des sons, cependant ces sons ne sont point identiques à ceux produits par les vocables qui les traduisent. Ce sont des onomatopées toutes personelles et en dehors du langage convenu . . . ." S a i n t - P a u l Essai s. l. Lang. int. p. 99.

[2]) K o f f k a (Zur Anal. d. Vorstellung. 1912, S. 39) setzt „Gedanken" gleich „einem Zustande von Wissen". Dabei ist noch besonders hervorzuheben, daß die „Würzburger" die Gedanken den Vorstellungen als gleichwertig gegenüberstellen, nicht etwa jene irgendwie aus diesen entstanden und von ihnen nur graduell verschieden anerkennen (vgl. K. K o f f k a, ibid. S. 365); und ebenso lehnen, allerdings nicht alle die Ansicht ab, daß in der „Bewußtheit" zum Bewußtsein kommende Reproduktionstendenzen anklingen.

deutung der jenen zum Teil äquivalenten „Ober- und Zielvorstellungen" geläufig, tritt die Differenz der neuen Lehre vor Allem darin hervor, daß man jetzt weiß, daß Vorstellungen und Gedanken doch nur Hilfsmittel der determinierenden Tendenzen sind, nicht diese selbst konstituieren, worin auch wieder der funktionelle Charakter dieser Psychologie hervortritt.

Wir haben hier weiter zu gedenken der Lehre von den „Bewußtseinslagen" (Marbe), womit „Bewußtseinstatsachen gemeint sind, deren Inhalt sich einer näheren Charakterisierung entweder ganz entzieht oder schwer zugänglich ist". Es wird sich noch in diesem Kapitel der Wert dieser psychologischen Aufstellung auch für Fragen der Pathologie in hohem Maße bedeutsam erweisen. Mit jenen in naher, wohl auch gradueller Beziehung steht das, was dieselbe Schule als „Bewußtheit" bezeichnet; Ach (Über die Willenstätigkeit und das Denken. 1905, S. 215) schildert sie in der Weise, „daß es sehr komplexe Inhalte gibt, bei denen die Teilinhalte bei mannigfachen gegenseitigen Beziehungen bewußt vorliegen, ohne daß hierbei diese einzelnen Inhalte durch ihre adäquaten sprachlichen Bezeichnungen u. dgl. repräsentiert sind oder auch nur sein können"; daß es sich dabei um ein in das vorsprachliche Stadium fallendes Denken handelt, wird durch die Beschreibung des genannten Autors (l. c. ibid) bewiesen. „Außerdem sehen wir z. B. ein blitzartiges, momentanes Aufleuchten eines komplexen Inhaltes, der sich verbal nur durch mehrere Sätze ausdrücken läßt, ein Vorgang, der bei seinem kurzen Bestehen unmöglich durch inneres Sprechen gegeben sein kann"; schon daraus erhellt die Bedeutung dieser Erscheinung für die Lehre vom Wege vom Denken zum Sprechen. Es ist schon zuvor mehrfach auf sprachliche Enunziationen im Stadium des noch nicht formulierten Denkens rekurriert worden; es werden diese Tatsachen jedenfalls mit den hier dargelegten Bewußtseinsstufen in Beziehung zu setzen sein.

Wir beschränken uns auf die Wiedergabe dieser allgemeinen Feststellungen der experimentellen Denkpsychologie, weil sie es vorwiegend sind, von denen wir schon in diesem Kapitel Gebrauch machen werden können; dabei wird sich zeigen, daß nicht Weniges von dem, was wir sonst zur Aufhellung des Weges vom Denken zum Sprechen heranziehen können, sich mit jenen Feststellungen besser in Einklang bringen läßt, als dies mit der Assoziationspsychologie der Fall ist.

Es ist schon in vorangehenden Äußerungen klar hervorgetreten, welchen Einfluß der gedankliche Inhalt auf die sprachliche Einkleidung derselben hat; davon ist Veranlassung gegeben, zur Klärung unseres Themas auch logische Untersuchungen, soweit sie sich etwa damit befassen, heranzuziehen. Als zweckmäßiger Anknüpfungspunkt dazu bietet sich A. Messers Kapitel vom „Satz und Urteil" (in seinem Buche „Empfindung und Denken. 1908, S. 135), deshalb, weil sich diese Darstellung an seine im Rahmen der Würzburger Schule ausgeführten „experimentell-psychologischen Untersuchungen über das Denken" (Arch. f. d. ges. Psychol. VIII. 1906, S. 118) anschließt und bei dem verfeinerten Verständnis für die gerade hier in Frage kommenden Vorgänge, das wir dieser Schule verdanken, auch für dieses Kapitel das Gleiche erwartet werden kann.

Aber so eingehend auch die psychologische Auseinanderlegung der Urteilsarten sich in den beiden Darstellungen gestaltet, über den sprachlichen Ausdruck derselben verbreitet sich Messer nur in geringem Maße; aber auch diese Ausführungen lassen schon erkennen, welche Bedeutung den darin vorgebrachten Tatsachen für das Verständnis aphasischer Erscheinungen im allgemeinen und ihrer Deutung als agrammatische zukommt.

So wenn Messer (S. 148) nach der sprachlichen Gliederung „vollständige" und „verkürzte" Urteile unterscheidet und die letzteren an der Kindersprache exemplifiziert, in der als primitive Stufe der Satzentwicklung das „Satzwort" einen ganzen Satz darstellt, bzw. ein ganzes Urteil in hochgradig verkürzter Form zur Darstellung bringt. Die Verwertung dieser Feststellung für die Frage des interjektionellen Sprechens, des Telegraphenstils, als Ausdruck des verkürzten Urteils gegenüber der in gleicher Weise hervortretenden, aber durch die Störung der motorischen Entäußerung bedingten Erscheinung in der motorischen Aphasie braucht hier vorläufig nur angedeutet zu werden; es läuft darauf hinaus, daß die letzterwähnte Sprachstörung als Pseudoagrammatismus dem echten Agrammatismus des Autors gegenübersteht.

Den speziellen „Untersuchungen" Messers sind noch einzelne hierher gehörige Tatsachen zu entnehmen, für die vielleicht vorläufig zum Teil noch keine Anhaltspunkte in der Sprachpathologie nachzuweisen sind, die aber im Hinblick auf andere Tatsachen aus der Sprachpsychologie Analogien im Pathologischen recht wohl erwarten lassen. Zunächst ist es die eigentümliche Form des verneinenden Urteils bei Kindern, Taubstummen und in den primitiven Sprachen, die durch Berücksichtigung der von Messer gefundenen psychologischen Tatsachen eine bis dahin vermißte Klärung erfährt. Man hat in der Kindersprache gefunden, daß in den ersten Stadien der zunächst positiv ausgesprochene Satz durch die Anfügung der Verneinung entsprechend modifiziert wird und nicht selten zum antithetischen Satze führt, ähnlich wie auch beim Taubstummen (vgl. Cl. und W. Stern, Die Kindersprache. 1907, S. 203 u. 189). Ohne auf die dafür gegebenen Erklärungen hier einzugehen, ist nur hervorzuheben, daß man darin etwas von der Sprache des normalen, kultivierten Erwachsenen prinzipiell Verschiedenes zu sehen glaubte. Anders stellt sich das jetzt im Lichte der neuen psychologischen Untersuchungen dar. Messer (Exper. psychol. Untersuch. über d. Denken. Arch. f. d. ges. Psychol. VIII. 1906, S. 118) konnte bei seinen Versuchen feststellen, daß in einzelnen Fällen sich das negative Urteil als ein aus zwei Akten bestehendes Erlebnis darstellte, und zwar aus einem primären „Versuchsurteil" (wie es eine Vp. bezeichnet), das der nachherigen Verneinung unterliegt. Messer weist darauf hin, daß schon Sigwart (Logik I. 1873, S. 123) das negative Urteil als Urteil über ein Urteil bezeichnet und (l. c. S. 119) sagt: „Objekt einer Verneinung ist immer ein vollzogenes oder versuchtes Urteil" [1]). Das beim Normalen anscheinend

---

[1]) Sayce hat der Aristotelischen Urteilstheorie linguistische Bedenken entgegengehalten; da er sich dabei auf das negative Urteil bezieht, seien dieselben hierher gesetzt: „Had Aristotle been a Mexican, his system of logic would have assumed a wholly different form. Even the logical analysis of the negative proposition is incorrect. The negation is not part of the act of comparison between subject and predicate, that is, is not included in the copula, but belongs to the predicate, or rather atribute, in itself. „Man is not immortal", is precisely the same as „man is mortal", „mortal" and „not immortal" being equivalent terms, and had Aristotle's successors spoken languages, which, like those of the Ural-Altaic family, possess a

einheitliche negative Urteil erscheint also auch im Experiment als durch zwei Urteilsstufen gebildet, die beim Kinde oder sprachlich unentwickelten Taubstummen noch sprachlich isoliert hervortreten.

Wesentlich umfassender als die Darstellung Messers, insofern dieser nur das Urteil im engeren Sinne des Wortes zum Ausgangspunkte nimmt, ist ein neuerer Versuch von Pillsbury (The Psychol. of Reasoning. 1910, p. 150), der direkt mit unserem Thema zusammenfällt und um so mehr unseren Zwecken dienlich erscheint, als er selbst den Zweck der Darstellung dahin präzisiert, „die Entstehung des Urteils zu studieren und zu sehen, wie die einfachen Prozesse der Apprehension in die Sprache übertragen werden".

Bedeutsam für seine Stellung zu der letzten Frage ist zunächst der einleitende Hinweis auf die Inkongruenz zwischen dem Urteil und seinem Ausdruck, „indem Elemente, die für den Gedanken bedeutsam sind, in der Versprachlichung fortgelassen werden und andererseits Faktoren in dieser zur Darstellung kommen, die mehr Folge der Konvention als des Gedankenganges sind." Ein wichtigstes Argument für die Richtigkeit dieses prinzipiellen Gesichtspunktes, den wir als das Resultat einer über Jahrtausende hin sich erstreckenden Diskussion kennen gelernt, zeigt er in der Bedeutung der „Situation" für die Form der Darstellung auf (l. c. p. 290); er weist nach, wie die Adaptierung des Ausdrucks an das „Vorausgesetzte" von entscheidender Bedeutung für die Differenzen zwischen Denken und sprachlichem Ausdruck sein wird. Es ist diese Frage in dem Kapitel von den Ausdrucksmitteln eingehend diskutiert worden, hier sei nur betont, daß eine einfache Erwägung des hier hervorgehobenen Faktors ergibt, in welch hohem Maße Umfang, Form und Inhalt des zu Sprechenden von ihm abhängig sind.

Pillsbury beginnt mit der Versprachlichung des „Wahrnehmungsurteils" (judgement of perception); sein Objekt (auch eine Situation) findet in der Interjektion [1]) oder in dem dieser entsprechenden Ausrufe („Der Wolf", „Feuer") deshalb seinen besten sprachlichen Ausdruck, weil diese auch beim Hörer dieselbe Vorstellung mit allen ihren Konsequenzen dadurch zur Entwicklung bringen, daß alles Übrige aus der Situation heraus verstanden wird; es entspricht diese erste Form sprachlichen Ausdrucks dem einwortigen Satze oder dem „Satzfragmente" Wundts.

Als zweiten Typus in der zunehmenden Komplikation sprachlicher Darstellung stellt Pillsbury das sogenannte unpersönliche Urteil hin: „Es regnet", „Es ist der Wolf". Pillsbury geht über die bisherigen Auffassungen der viel diskutierten „Impersonalien" hinaus und analogosiert sie durchaus mit dem interjektionellen Ausdruck, indem er in ihnen nur die Anerkennung des Objekts oder der sich darstellenden Qualität sehen will („It expresses the appreciation of the object or the quality that presents itself and nothing

---

negative conjugation, they would not have overlooked the fact". Sayce (Introd. to the sc. of lang. 4 th. ed. 1900, Vol. II. p. 329).

Die letzt angeführte linguistische Tatsache spricht gegen die Deutung des negativen Urteils als eines zweizeitigen Aktes und deshalb sei hier angeführt, daß neuestens die Ansicht von Sigwart Widerspruch gefunden hat.

[1]) Im Hinblick auf die darauf bezüglichen Kontroversen („Interjektion kein Urteil" S. Messer „Untersuchungen" S. 132) sei besonders bemerkt, daß sie natürlich für unsere Frage belanglos sind, weil die Natur des Gesprochenen (Satz) davon nicht tangiert wird.

more"). Das „es", dessen Deutung den Logikern so viel Kopfzerbrechen gemacht, das doch nichts ausdrücke, erklärt er aus der Anpassung an den Sprachgebrauch, den jeweiligen Wechsel zwischen interjektioneller oder unpersönlicher Darstellung und aus der psychologischen Differenz der dazu führenden sozialen Situation, je nach der Entfernung der Gefahr und Ähnliches.

Das dritte Stadium sprachlicher Komplikation stellt das demonstrative Urteil vor, in dem zu der einfachen Erfassung des Objekts noch die Darstellung von dessen Lokalität hinzutritt („hier ist der Wolf"), die allerdings ebenso leicht durch eine Geste, einen Blick ersetzt werden kann, wie diese ihrerseits wieder den sprachlichen Hinweis unterstützen. Auch bezüglich dieser, der hinweisenden Ausdrucksformel, betont Pillsbury das sprachlich konventionelle Moment derselben, ganz ähnlich wie bezüglich des „es" im Impersonale, ebenso wie er bezüglich dieses und der interjektionellen Äußerungen auf die Voraussetzung eines gewissen Lokalisationsmomentes hinweist.

Als den Übergang zu dem aus zwei Teilen bestehenden „kategorischen Urteil" stellt Pillsbury die Form des demonstrativen Urteils hin, wenn man z. B. sagt: „Das ist Osten!", insoferne in diesen und ähnlichen Fällen zweierlei als wichtig erfasst wird, einerseits das Objekt als solches, andererseits seine Position.

Bezüglich des eigentlichen kategorischen Urteils, „dieser Baum ist grün", betont er, daß nicht immer zwei Urteilsakte damit bezeichnet werden, daß das Subjekt vielmehr recht häufig unbeachtet oder auf Grund früherer Interpretation bezeichnet wird. In anderen Fällen jedoch liegen zwei Urteilsakte vor, von denen jeweils der eine oder andere in seiner Bedeutung zurücktritt oder auch beide einander gleich bedeutungsvoll sein können; entscheidend für diese Differenz wird immer die Situation sein, in der das Urteil gefällt wird.

Es haben diese Ausführungen für uns deshalb solchen Wert, weil uns die in der Satzform zum Ausdruck kommenden psychologischen Differenzen als von der Art des Urteils abhängig sich erweisen und damit das so bedeutsame Verhältnis der psychologischen Lokalisation der beiden auf dem Wege vom Denken zum Sprechen deutlich vor Augen führen; sie sprechen dafür, daß die gedankliche Formulierung, eben das Urteil, der sprachlichen Formulierung desselben als der von ihm abhängigen Funktion ebenso vorangeht, wie der erst in der Versprachlichung stattfindenden Wortwahl; es stimmt auch das wieder überein mit dem zuvor hinsichtlich der Lokalisation des Agrammatismus Ausgeführten. In Rücksicht der Nutzanwendung der Pillsburyschen Darstellung auf pathologische Fragen wäre weiter noch zu bemerken, daß die hier aufgezeigte Reihe von Ausdrucksformen auch von dem zeitlichen Momente abhängt und insofern eine Sukzession auch der Zeit nach darstellt, als die Form je nach dem Zeitpunkte der gedanklichen Formulierung variiert, in welchem die sprachliche Formulierung einsetzt. Es läßt sich leicht zeigen, wie durch entsprechende Modifikation die letztangeführte Urteilsform auf die erste gebracht werden kann; „ein grüner Baum!" plötzlich vor den Augen des Wanderers in der Wüste auftauchend. Nicht minder belehrend ist Pillsburys Darstellung der Kontroverse hinsichtlich der Verwechslung von Subjekt und Prädikat miteinander, ohne daß die Natur des Urteils eine Änderung erführe; das Urteil „dieses Grün ist ein Baum" kann ebenso viel bedeuten, wie „dieser

Baum ist grün" und es wird nur von den Zwecken, die mit der Äußerung
verbunden sind, abhängen, in welcher Ordnung die beiden Vorstellungen aufeinander folgen müssen (l. c. p. 166 ff. [1])). Besonders hervorheben möchten
wir aus den Anführungen Pillsburys noch den Hinweis auf den Einfluß des
ganzen Zusammenhanges auf die Form und den Sinn des einzelnen Urteils.

Es fallen diese Tatsachen sichtlich mit dem zusammen, was Marbe (V. J.
Schr. f. wiss. Philos. Bd. 30, 1906) als „resultierende Bedeutung" der Wörter
und Sätze ihren „elementaren Bedeutungen" gegenüberstellt. Gräfin v. War-
tensleben (Zeitschr. f. Psychol. 57, S. 101 ff.) hat das noch weiter ausgeführt.
„Viele Wörter haben eine resultierende Bedeutung, die aus dem Flexions-
charakter des Wortes und dem Worte als solchem resultiert. Auch die Bedeutungen von Sätzen sind aufzufassen als „resultierende" Bedeutungen höheren
Grades als die Bedeutungen der einzelnen Satzteile oder gar der einzelnen
Worte."

Die genannte Autorin hat dann festgestellt, daß beim Übersetzen gelegentlich die Bewußtseinslage der Satzbedeutung sich einstellt, ohne daß Bewußtseinslagen der Wortbedeutungen vorangegangen; davon läßt sich aber für
unser Thema sofort die Nutzanwendung machen, daß auch beim Sprechen ein
ähnliches Verhältnis möglich ist, wodurch wieder das bestätigt erscheint, was
wir von der psychologischen Lokalisation der gedanklichen Formulierung gesagt. Aber auch eine unmittelbar dem Pathologischen entnommene Tatsache
wird dadurch dem Normalen nahe gerückt: die bekannte Erscheinung vom
Vorhandensein des Satzverständnisses bei Gelesenem ohne Wortverständnis.

Kehren wir nach dieser Darstellung von Parallelen zu Pillsburys Erörterungen zurück, so wird die Vielfältigkeit der Grundlagen der gedanklichen
Konstruktion durch das von Pillsbury weiter Angeführte klarer (l. c. p. 167 f.)
„Dieselbe geistige Operation kann zu verschiedenen Darstellungen führen, je
nach der sozialen Situation, der Entfernung der Hörer, ihrer Bereitschaft usw.
In gleicher Weise können wir den Zusammenhang im Denken des Sprechers
nur verstehen, wenn wir die ganze Situation in Betracht ziehen, aus der er
hervorgeht, die ganze Gedankenbewegung erfassen, in der er sich entwickelt hat."

Wir erfassen an der Hand der Darstellung Pillsburys klarer als das
bisher zum Ausdruck gekommen, die ganze Bedeutung der „Situation" und
selbst die früher als Grundlagen der „Stellungnahme" erörterten Momente
finden sich in seinem „entire movement of thought" mit eingeschlossen. Überdies ist die Darstellung noch dadurch belehrend, als die gleichen Gesichtspunkte als auch vom Standpunkte des Hörers bedeutsam entwickelt werden;
dadurch wird aber wieder das früher erörterte Moment der für Sprecher und

---

[1]) „One can not understand the reason for the succession from an examination
of the single pair because there is nothing in the single pair that decides that they
shall be connected. What decides the order that the two appreciations shall take is
the general situation of the moment. That also decides that they shall be connected
and the nature of the connection. The single proposition is but part of a
total larger movement of thought, and it is this larger movement of
thought that gives it order, that gives it what connection it has. Without
it the judgement is a pair of disconnected appreciatious. Again we may assert
that the nature of the relation varies according to the whole of which it is a part,
according to the purpose that is to be fulfilled at the moment".

Hörer gemeinsamen Situation bzw. das, was wir als Angleichung der Situation des Sprechers an die des Hörers bezeichneten, ins richtige Licht gerückt.

Mit dem zuvor dargelegten Einflusse des zeitlichen Momentes auf die Formulierung erscheint ein weiterer neuer Gesichtspunkt für die Pathologie gewonnen; welche Bedeutung derselbe zur Aufklärung gewisser Erscheinungen haben kann, sei daran exemplifiziert, daß es sichtlich das Moment vorzeitig einsetzender sprachlicher Formulierung ist, welches die Häufung des einwortigen Satzes in den höheren Graden der Redeflucht zur Folge hat. Ob nicht auch sonst noch das zeitliche Moment von Einfluß sein kann, mag vorläufig dahingestellt bleiben; bezüglich der zuerst von H. Jackson nachgewiesenen Differenz zwischen affektuöser und intellektueller Sprache (die Möglichkeit des unwillkürlichen Produzierens eines willkürlich nicht möglichen Ausrufes) liegen solche Beziehungen entschieden vor; es ist der interjektionelle Charakter derselben, der sie nahelegt.

Halten wir jetzt sonst noch bei Linguisten und Sprachphilosophen Umschau nach ihrer Stellung zu den eben erörterten Fragen, so werden wir konstatieren, daß, wenn ihnen auch natürlich diese hier hervorgetretenen Differenzen zwischen Denkinhalt und sprachlicher Einkleidung nicht entgangen sein konnten, sie doch über vage Ansichten im Allgemeinen nicht hinausgekommen sind. So wenn z. B. Thomson (Indog. Forsch. XXIV, S. 298) bei der Erklärung von Sprachformen, auch grammatischen, davon spricht, „daß die betreffende Vorstellung schon früher in der Seele des Sprechenden erregt war und diese oder jene Stellung einzunehmen strebt". Daß eine solche Auffassung schon ihrer anthropomorphistischen Färbung wegen nicht befriedigen kann, liegt auf der Hand.

Das gilt auch von der Ansicht Delbrücks (Vgl. Syntax der indogermanischen Sprachen. I. 1893, S. 63), „daß eine Vorstellung von dem, was wir Prädikat nennen, eine treibende Kraft bei der Satzgestaltung ist; was man u. a. daraus sieht, daß das Adjektivum, wenn es in dem prädikativen Satzabschnitte steht, in mehreren Sprachen .. eine andere Gestalt zeigt, als wenn es attributiv ist, was sich doch nur aus einer in der Seele vorhandenen Vorstellung vom prädikativen Ausdruck erklärt". Diese in der Seele vorhandene Vorstellung entspricht, wenn Verfasser das Ganze richtig erfaßt hat, einem in der gedanklichen oder hier seelischen Formulierung nachweisbaren Elemente, das schon eine Formulierung andeutet, aber doch der sprachlichen vorangeht.

Endlich sei noch hierhergesetzt eine der junggrammatischen Schule entstammende Äußerung, die den Trieb nach Aufklärung kaum befriedigen dürfte. „Auch die Vorstellung ist ein getreues Abbild psychischer, dem Reden vorausgehender Bewegungen, welche oft unwillkürlich wirkten, so daß die Seele durch den rhetorischen Effekt nicht im voraus beeinflußt wurde. In den meisten Sprachen ist die Ordnung der Satzteile nicht durch die Regeln der Logik, sondern durch die Zufälligkeiten der Ideenassoziation bestimmt" (Ziemer, Junggrammat. Streifz. 1882, S. 50).

Derselbe vage Charakter kommt natürlich auch den Deutungen zu, die auf eine gewisse Analogie mit der Tätigkeit des bildenden Künstlers deuten, wie z. B. der von v. d. Gabelentz (Zeitschr. f. Völkerpsychologie. 1875. Bd. 8, S. 138), und nicht weiter bringt uns Egger (La parole int. 2. éd. 1904, p. 242), der die innere Sprache mit der Kleidung analogisiert.

Etwas tiefer eingedrungen ist wohl R. de la Grasserie (De la Psychol. du lang. 1889, p. 5), aber über eine Schematisierung kommt auch er nicht hinaus; wenn er als das Objekt der „Psychique statique" 1. die „idée indivisible", 2. „la pensée indivisible, 3. la rélation entre l'idée et la pensée ou la pensée divisible et succesive" hinstellt, so erscheinen damit etwa die Stadien dessen markiert, was wir jetzt als Gedankenformulierung bezeichnen. Die Differenz zwischen der „idée" und der „pensée" findet er darin, daß die erstere „l'image d'un objet" darstellt, während „la pensée est un jugement par lequel on relie une idée à l'autre"; wenn er dann noch erläutert, „la pensée correspond en psychique à ce qu'est la proposition en morphologie, de même que l'idée correspond au mot", so scheint doch durchaus die „pensée" in diesem Sinne dem zu entsprechen, was wir als gedankliche Formulierung gegenüberstellen, bzw. ihr vorangehen lassen; aber auch hier vermissen wir gerade das, wonach wir suchen, eine irgendwie präzisere Bestimmung der dabei wirksamen Vorgänge.

Ganz scharf umrissen findet sich das Problem in dem Buche von Sechehaye (ch. XII, p. 142 [1])). Aber gerade der Umstand, daß Sechehaye es unter den Problemen aufführt, beweist, wie weit wir von einer Lösung desselben entfernt sind.

Etwas eingehender erörtert er an anderer Stelle (l. c. p. 238) die hier aufgerollte Frage. „Die Struktur eines Satzes ist etwas Abstraktes, etwas, was für den Sprecher wie für den Zuhörer nur durch seinen Inhalt existiert, wie die geometrischen Formen und Zahlen für uns nur durch die konkreten Gegenstände vorhanden sind, die sie realisieren. Man denkt keine grammatische Struktur, man denkt Ideen, die miteinander in logischen und grammatischen Beziehungen stehen. Der Vorgang des sprachlichen Ausdruckes besteht darin, alle Ideen in die Kategorien der Einbildung einzureihen und in der Weise das Denken zu materialisieren, das was unfaßbar in sich selbst, in die faßbare und vorstellbare Form zu überführen."

Zunächst vermißt Verfasser an dieser Formulierung die scharfe Trennung zwischen gedanklicher und grammatischer Formulierung, doch kommen wir im Folgenden auf diese Frage zurück; überdies gibt die notwendige Klarlegung eines scheinbaren Widerspruches zwischen der hier vertretenen Anschauung und der Äußerung Sechehayes „on ne pense pas une structure grammaticale" Anlaß zu einigen diese letztere erläuternden Bemerkungen. Es sei zugestanden, daß man, natürlich abgesehen von besonderen Fällen, wo etwa während des Sprechens die Form erst mühsam gewählt wird [2]), nicht an die grammatische Struktur denkt, daß sie vielmehr sich unbewußt in die Reihe der sprachformulierenden Vorgänge sozusagen einschleicht; wenn aber Sechehaye den Gedankengang etwa so darstellt, daß man grammatische Formen überhaupt isoliert nicht denken könne, so übersieht er dabei,

---

[1]) „Le problème que doit résoudre la morphologie statique semble pouvoir se formuler en ces termes: comment peut-on, par des symboles de l'ordre articulatoire (dans le cas plus spécial que nous considérons) construire quelque chose dont la suite et la forme correspondent à la suite et à la forme de la pensée?" (Vgl. bei ihm auch p. 34.)

[2]) Vgl. dazu den zuvor nach Saint-Paul zitierten Selbstbericht eines Redners.

wie auch aus seinem Vergleich mit den geometrischen Formen deutlich erhellt, die ganze Lehre von den „Gestaltsqualitäten", die, wie in dieser Schrift gelegentlich angedeutet, ebenso wie in der Sprachpsychologie auch bezüglich des Pathologischen eine vorläufig noch nicht zu übersehende Bedeutung erlangen dürften.

Wie präzise aber doch auch Sechehaye die der sprachlichen vorangehende gedankliche Struktur von ihr trennt, geht namentlich hervor aus seinen Ausführungen über „le langage extragrammatical et le langage prégrammatical" (l. c. p. 69 ff.), als welche er die Mimik, die Gestik und die Betonung bezeichnet. Nachdem er dann ausgeführt, daß diesen Ausdrucksmitteln irgend eine Konvention zunächst nicht zugrunde liegt, und daß, wenn später gewisse Gewohnheiten und Gesetze für dieselben sich herausentwickeln, diese Ausdrucksmittel in 'der psychologischen Konstitution des Individuums begründet sind, schließt er daran eine Darstellung der eben erwähnten zwei Sprachformen und deren Fortbildung zur grammatikalischen Sprache [1]; das Verhältnis derselben zueinander präzisiert er dahin: „Prégrammatical et extragrammatical ne différent que par l'absence ou la présence d'une rélation avec la grammaire."

Wenn wir die Anführungen nach Sechehaye mit der Präzision motivieren konnten, mit der er die Fragen bezüglich des Ausdrucks des Gedachten im Gesprochenen formuliert hat, so können wir die unseren Zwecken so wünschenswerte Aufklärung bezüglich dieser Vorgänge von seiner Schrift, die er selbst als ein Programm für die Arbeiten einer psychologischen Linguistik hinstellt, nicht erwarten, ja wir müssen dem mit einer gewissen Resignation entnehmen, daß das der Pathologie so Wünschenswerte auch ein ebenso unerfülltes Desiderat der Linguistik darstellt. Aber wie schon die Formulierung bestimmter Fragen nicht bloß einen Fortschritt darstellt, sondern weitere solche anzubahnen geeignet ist, so werden auch schon diesem Programm manche auch für die Pathologie recht belehrende Hinweise zu entnehmen sein; so die Auseinanderhaltung des extra- und prägrammatischen Stadiums der Sprachformulierung, deren Auseinanderfallen der Dissolutionsprozeß in der Aphasie uns vor Augen führt.

Immerhin fehlt es auch nicht an philologischen Arbeiten, die gerade dem Wunsche nach einer Erkenntnis der Einzelvorgänge wenigstens stückweise entgegenkommen; so finden sich bei dem Neuphilologen Edward T. Owen, dessen wenig bekannte Schriften vielfach in der hier diskutierten Richtung orientiert sind, mehrfach darauf bezügliche Äußerungen; so wenn er im Gange einer Erörterung über die vom Inhalte des Gedankens präzise unterschiedene Struktur desselben es direkt als axiomatisch hinstellt, daß die Struktur gegenüber den Wortformen das Primäre ist, wobei freilich die Gedankenstruktur nicht ganz scharf von der Struktur des Gesprochenen auseinander gehalten erscheint.

---

[1] „La grammaire ne naît et n'existe qu'en vertu des phénomènes prégrammaticaux qu'elle a su s'asservir; elle est comme une déformation particulière du langage prégrammatical. L'être psychophysique qui se crée ou qui acquiert une grammaire, ne subit aucune modification essentielle dans sa nature. Toutes les lois qui pouvaient présider à son langage spontané subsistent: elles se réalisent seulement dans des conditions qui ont été modifiées par un agent nouveau, dont le principe est en dehors d'elles".

„Unter der Struktur („structure“) des Gedankens verstehe ich seinen Aufbau („architecture“) unterschieden von den Elementen, aus denen er sich aufbaut; nicht was ich denke, sondern wie ich denke. Zugegeben, daß eine Wahl von Wortformen zuerst stattfindet („that a choice of verbal forms may first be made“), die einer besonderen Gedankenstruktur entspricht, so halte ich es für sicher, daß die Gedankenstruktur dem Gebrauche der Wortformen vorangeht und halte den Gebrauch bestimmter Wortformen als etwas der Strukturwahl Nachfolgendes („and rank the use of particular verbal forms as corollary to structure-choice“). (Hybrid Parts of speech. Repr. fr. Vol. XVI. P. II of the Transact. of Wisconsin Acad. of Sc. p. 235 f.)

Das Beispiel, das Owen für seine These anführt, ist für seinen Gedankengang recht belehrend und sei deshalb ebenfalls hierhergesetzt. „Vorausgesetzt, daß eine bestimmte Gedankenstruktur aus irgend einem Grunde angenommen, so ist der Gebrauch ihr adäquater linguistischer Symbole unausweichlich. Wenn z. B. in meiner Gedankenstruktur die Idee der „Vollkommenheit“ die Position als Zusatz zu einer anderen Bezeichnung angenommen hat, so kann ich sie als Adjektiv „vollkommen“ zum Ausdruck bringen in dem Satze: „Vollkommene Universitäten bringen ihre Hörer zum Studium“, nicht aber als Adverb „vollkommen“. Umgekehrt, wenn die genannte Idee eine End- oder Mittelstellung als Zusatz einnimmt, muß ich das Substantiv oder Adverb gebrauchen: „Universitäten lehren Vollkommenheit“ oder „Universitäten lehren vollkommen“; kurz, der Gebrauch eines besonderen Redeteiles ist die notwendige Folge einer besonderen Gedankenstruktur“ [1]).

Auch sonst fehlt es nicht an gelegentlichen Äußerungen bezüglich der Priorität der Satzform gegenüber der Wortfindung und Wortfügung, eine Ansicht, deren lokalisatorische Bedeutung wir früher angedeutet haben. So weist Fr. Baumann (Sprachpsychologie und Sprachunterricht. 1905, S. 100 f.) darauf hin, „daß die Worte sich nicht erst aus dem Satzzusammenhange aussondern, sondern daß wir schon gewisse Vorstellungen von ihrer Form und Bedeutung haben, ehe wir sie zum Satz vereinigen“; Seite 101 sagt er direkt, daß „wir für den Gedanken, den wir mündlich oder schriftlich äußern wollen, zuerst eine Satzform auswählen, ehe wir zu den einzelnen Wörtern kommen“ [2]).

---

[1]) „It appears accordingly that the use of a particular kind of verbal hybrid (verbal noun, verbal adjective or verbal adverb) is corrollary to the structure of thought to be expressed, and that any rule to guide the speaker would again be merely a part of a larger rule, distinctly proper, but hardly necessary namely: “Say what you think, as you think it.” Thus far accordingly choice of verbal form (regarding both the content and the structure of thought) is the merest corollary to choice of thought itself.“

Noch an anderen Stellen seiner einschlägigen Arbeiten beschäftigt sich Owen mit unserer Frage; so im Kapitel betitelt: „Sentences express thoughts formed in a particular way“ (Interrogative Thought and the means of its Expression. Repr. fr. Transact. of the Wisconsin Acad. of Sc. etc. Vol. XIV, p. 363) worauf die Aufmerksamkeit der Interessenten hingelenkt sei. „The idea of position in thought-structure, like the idea of association is not a part of the thought to be constructed, but merely a guide to the proper construction of that thought. Such ideas compare with actual thoughtmembers much as the plans and specifications of a building compare with the materials of which it is made“ (p. 374).

[2]) Auch Morris (Princ. und Meth. in Latin Syntax 1902, p. 42), der im Ganzen Wundts Lehre von der Gesamtvorstellung folgt, scheint doch den dem

Nicht zum Zwecke, um daraus über unser Thema Belehrung zu schöpfen, sondern um zu zeigen, wie eine ältere, vorwiegend der „inneren Sprache" zugewendete Phase der Sprachpsychologie, die auch jetzt noch einseitig in den Vordergrund geschoben wird, über metaphorische Darstellungen unserer Frage nicht hinausgekommen, weil eben die innere Sprache dem Stadium der Formulierung, mit dem wir uns hier befassen, erst nachfolgt, sei auf entsprechende Äußerungen Eggers verwiesen [1].

Der Gegensatz einer solchen Auffassung zu einer neuen richtigeren wird nun in helles Licht gestellt, wenn wir jetzt zum Schlusse unserer Darstellung dessen, was die Literatur an Zusammenfassungen unseres Themas aufweist, auf denjenigen Psychologen zurückgreifen, der auch der neuesten Auffassung am nächsten steht. Wir haben W. James' zu gedenken, der in dem berühmten Kapitel seiner Principles „The stream of thought" in an Lebendigkeit kaum zu übertreffender Darstellung eine erste Skizze davon entwirft, was man von der Formulierung des zuerst im intuitiven Denken flüchtig auftauchenden Gedankens zu halten habe; so wenn er (l. c. I, p. 255) spricht von „these rapid premonitory perspective views of a scheme of thought no yet articulate" und das Gefühl beschreibt, „what thoughts are next to arise before they have arisen". Daß es sich dabei, so wie bei der „intention ta say so or so", um eine gedankliche, nicht sprachliche Formulierung handelt, geht daraus hervor, daß er später sagt: „Linger and the words and the things come in the mind"; es geht das vor Allem aber aus der Erläuterung hervor, die er (l. c.) jenen „schemes" gibt und die sichtlich mit dem zusammenfällt, was jetzt neuerlich als Gestaltsqualität bezeichnet wird [2] und hier auf die Gedankenform angewendet werden kann.

Sprechen vorangehenden Prozeß der gedanklichen Formulierung in gleichem Sinne wie Verfasser aufzufassen. „But when the analysis is completed, the fitting of sufficiently accurate words to the grouped concepts is almost automatic. Because thinking is so generally associated with words, the analysis is instinctively direkted toward concepts which have been before associated with words".

Nachtr. Anmerkung. Daß die Satzform etwas Selbständiges ist, wird auch dadurch bewiesen, daß sie perseveratorisch nachwirkend Gesprochenes entsprechend modelt. Ein amnestisch und paraphasisch sprechender Kranker mit linkem Schläfelappenherd soll einen Ring bezeichnen; es gelingt nicht und das erste was er herausbringt, ist „Ke mně nešel!" (Deutsch „er ist nicht zu mir gegangen"). Es ist gewiß nicht allzu kühn anzunehmen, daß die von der Ansicht des Unvermögens hergenommene negative Satzform perseveratorisch nachgewirkt hat.

[1] Egger (La Parole int. 2. éd. 1904, p. 205 f.) „Chacun des mots, chacune des locutions de notre langage usuel est en nous une habitude positive . . . L'habitude totale se réalise . . . suivant un ordre réglé . . . tantôt par la raison (comme dans la méditation) . . . . la parole intérieure est donc une série continue d'habitudes positives réalisées".

„La parole intérieure réunit ces deux qualités, en apparence incompatibles, par ce fait qu'elle se compose d'habitudes élémentaires à la fois particulières et positives, tandis qu'elle-même reste générale, c'est-a-dire indifférente à l'ordre des actes particuliers qui la réalisent. Mais elle est devenue, par son incessante réalisation, si proche de l'acte que, tout en conservant la généralité, c'est-à-dire l'indifférence à la nature particulière de l'acte complexe qui la manifeste, elle ne peut plus se passer de produire; elle se réalise encore sans besoin, d'une manière, pour ainsi dire, automatique, dans le silence de la pensée".

[2] What is that shadowy scheme of the „form" of an opera, play or book, which remains in our mind and on which we pass judgement when the actual thing

Aber auch an den Problemen, die sich an die Frage der sprachlichen Formulierung anknüpfen, ist James nicht achtlos vorübergegangen und wenn er bei der Beschreibung vom Suchen nach einem vergessenen Worte (l. c. p. 251) von den sich einstellenden unzutreffenden Worten sagt, daß sie nicht in die Form passen („do not fit in its mould"), so kann das, wenn Verfasser James richtig verstanden, nicht anders gedeutet werden, als daß dem gesuchten Worte das Schema einer den ganzen Satz umfassenden sprachlichen Form vorangeht [1]).

Wenn Verfasser in der Formulierung von James jene Schärfe bezüglich der verschiedenen, jetzt von der Formulierung auszusagenden Stadien vermißt, so geht die Richtigkeit dieser Ansicht auch aus den Schlußfolgerungen hervor, die einzelne Autoren an die Ausführungen von James knüpfen. Wenn z. B. Huey (Psychol. and Paedagogy of Reading 1909, p. 131) sagt, daß bei James der Satz „is indeed in a measure existing in consciousness precedent to any utterance even before we have opened the mouth", so erscheint damit jedenfalls die Grenze zwischen Gedanken- und Satzformulierung verwischt; bei Dwelshauvers, der sich ebenfalls an James anschließt, tritt dieser Gesichtspunkt freilich deutlicher hervor. (La Synthèse mentale. 1908, p. 35 „avant de prononcer une phrase dans laquelle s'aligneront successivement les mots, nous avons l'intuition de la pensée, que cette phrase exprimera; cette intuition précède le choix des concepts qui la développeront dans le temps pour la rendre accessible à l'auditeur et par conséquent aussi des mots, qui la rendront sensible").

E. T. Owen, der schon öfters hier zitierte amerikanische Neuphilologe, spricht (Transact. of the Wisconsin Acad. XIV, p. 375) von einem Gedankenskelett in gleichem Sinne mit dem Schema von James; diese letzte Bezeichnung scheint uns aber das Verhältnis besser zur Darstellung zu bringen, insofern das Schema deutlicher den modifizierenden und modellierenden Einfluß des schon Vorhandenen auf das neu Hinzukommende und dem Vorhandenen sich Einfügende zum Ausdruck bringt; dieser Einfluß tritt in der Bezeichnung Skelett, dem ja der Charakter des Festen, Unveränderlichen zukommt, an das sich das Hinzukommende ansetzt, nicht so deutlich hervor.

Im Folgenden möchte nun Verfasser das, was an Einzelheiten sonst noch der Literatur zu entnehmen ist, zu einer seinem Standpunkte in der Frage der Überführung des Gedankens in den sprachlichen Ausdruck entsprechenden Darstellung zusammenzufassen. Es kann ihm natürlich nicht beifallen, den von Männern der verschiedenartigsten Richtungen erarbeiteten Darstellungen eine neue, eigene anzureihen, vielmehr hat der folgende Versuch nur den Zweck, die ihm insbesondere für Fragen der Pathologie bedeutsamen Tatsachen und Deutungen herauszuheben, die wichtigsten in ihrer Wertung für die Pathologie sozusagen zu unterstreichen. Verfasser empfindet es als einen dafür besonders

---

is done . . . . Great thinkers have vast premonitory glimpses of schemes of relations between terms which hardly even as verbal images enter the mind, so rapid is the whole process".

[1]) Ob die Ausführungen dort, wo James von dem Gefühle spricht, daß, nachdem ein Wort in einer bestimmten Sprache gesprochen wurde, die übrigen in der gleichen Sprache und in der dieser entsprechenden Grammatisierung aufeinander folgen, nicht auch dem gleichen Gedankengange entsprechen (l. c. S. 262) muß dahin gestellt bleiben.

glücklichen Umstand, daß die bis dahin etwas schematische und konstruktive Behandlung der einschlägigen Fragen durch die von der Würzburger Schule eingeleitete, auf Beobachtungen sozusagen in statu nascenti gestützte Art des Studiums dieser Beziehungen vertieft und ergänzt wurde; halten wir diese Methode der Introspektion auch schon nach den bisherigen Erfolgen für viel aussichtsreicher als die von Marty (Die logische, lokalisatorische und anderen Kasusformen. 1910, S. VIII) zu dem gleichen Zweck empfohlene der „inneren Wahrnehmung und Beobachtung", so werden wir freilich auch dieser nicht entbehren wollen, vor Allem auch deshalb, weil man in ihr die Grundlagen für die experimentelle Introspektion zu suchen haben wird [1]; darüber kann doch wohl kein Zweifel bestehen, daß jene innere Wahrnehmung noch auf lange hinaus die Grundlage für die Fragestellungen der experimentellen Psychologie liefern wird.

Trotz aller Hilfen, die Verfasser so heranzuziehen bemüht war, bleibt er sich doch der Mängel und Schwächen seines Versuchs durchaus bewußt, aber er glaubt das Wagnis nicht abweisen zu dürfen, mit dem er seiner Ansicht nach den Forderungen der Sprachpathologie mehr entgegenzukommen glaubt als die bisherigen systematischen Darstellungen solcher, die ihn natürlich bewußt oder unbewußt bei seinen Formulierungen da und dort beeinflußt haben mochten. Gewiß hält Verfasser das Material für eine solche Synthese noch bei weitem nicht für genügend, aber er hält es für aussichtsreich, jenen Weg an der Hand des Vorhandenen in seinen Grundzügen auszustecken; es dürfte dann vor Allem leichter gelingen, den immer neu zuwachsenden Stoff für seine Ausgestaltung systematisch einzuordnen und die davon herzunehmenden Korrekturen des Ganzen anzubringen.

Verfasser möchte das, was ihm hier vorschwebt, durch dasselbe Bild illustrieren, das er für die Art und Weise, wie sich eine gewisse Etappe der Formulierung vollzieht, gebraucht hat. Verfasser will von überall her Steine und Steinchen zusammentragen, die, jeder und jedes an seinen aus ihm selbst oder anderen Umständen sich ergebenden Platz gesetzt, allmählich den ganzen Bauplan des zu erforschenden Weges werden erkennen lassen. Wohl werden anfänglich gewisse Partien nur angedeutet sein, andere werden mehr oder weniger bestimmte Konturen erkennen lassen, aber selbst, wenn wir vorläufig nicht weiter kommen, ist auch schon dadurch eine Art Netz (auch im geographischen Sinne) gewonnen, dessen Maschen die allmähliche Ausfüllung ermöglichen.

Die Auffassung, die sich Verfasser in spezieller Anknüpfung an die vorbildliche Darstellung W. James' aber unter besonderer Berücksichtigung der Pathologie von den hier diskutierten Vorgängen der Formulierung gebildet, bewegt sich vor Allem in der Richtung einer schärferen theoretischen Sonderung der zwei Etappen, deren eine er als gedankliche Formulierung der sprachlichen gegenüberstellt und dieser vorangehen läßt.

Der „gedanklichen Formulierung" liegt die der Würzburger Schule entstammende Scheidung zwischen Gedanken als Bewußtseinsinhalten und der Funktion des Denkens als Vorgang des Urteils und Schlusses zugrunde; diese

---

[1] Vgl. dazu Ausführungen von Husserl über das Verhältnis der Phänomenologie zur experimentellen Psychologie in Logos I. 1911, S. 362 ff.

letzteren Funktionen sind es, die in den formalen Anteilen des Satzes ihren Ausdruck finden.

In dieser Bestimmung kommt zweierlei zum Ausdruck; in der Beiseitelassung der „Vorstellungen" im Denkprozesse die Annahme eines anschauungslosen Denkens oder Wissens; weiter in der Annahme eines Vorganges des Denkprozesses vor der sprachlichen Formulierung die Annahme eines vorsprachlichen Stadiums der Formulierung, das eben dem „Schema" von W. James entspricht; damit soll jener Komplex objektiver und subjektiv-objektiver Beziehungen gefaßt sein, die wir als gedankliche Formulierung bezeichnet haben. In der Betonung dieser letzteren Beziehungen ist weiter auch schon die Bedeutung der Gefühle als Grundlage der emotionalen Denkakte fixiert; gerade sie, insbesondere als „Stellungnahme" haben für die Satzformulierung eine den rein intellektuellen Faktor weit überragende Bedeutung; das gibt aber, da wir dementsprechend auch das unter die gedankliche Formulierung subsumieren können, für die zeitliche Lokalisierung dieser vor dem Auftauchen irgend welcher Wortvorstellung den Ausschlag. Das gedankliche Schema und speziell der emotive Einschlag desselben ist fertig, ehe die sprachliche Formulierung (natürlich auch die Wortwahl) einsetzt [1]; setzt diese früher ein, und das ist der Fall beim Vorwiegen der affektiven Faktoren, dann ist das Gesprochene nicht oder nicht vollständig formuliert (Interjektion oder einwortiger, interjektioneller Satz. Vgl. hierher die früher gemachten Ausführungen insbesondere nach Pillsbury).

Die begriffliche Operation, die den Bewußtseinsinhalt ausdrucksfähig zu machen hat, konnte natürlich den mit diesen Fragen sich Beschäftigenden nicht entgehen, aber bezüglich des Überganges, der sich dabei vollzieht, glaubt Verfasser im Wesentlichen weiter gegangen zu sein; wenn er sich für berechtigt hält, direkt von einer der sprachlichen vorausgehenden, also von ihr unabhängigen Formulierung zu sprechen, so hält er das insbesondere im Hinblick auf die Syntax [2] der Taubstummen für berechtigt; denn diese trotz der infolge äußerer Momente ausbleibenden Ausbildung der Sprache dennoch vorhandene Syntax zeigt, daß die einzelnen Vorstellungen, in die wir, um beispielsweise die Wundtsche Terminologie zu gebrauchen, die „Gesamtvorstellung" zunächst zerlegen, nicht bloß miteinander in Verbindung gesetzt werden, sondern das auch schon in einer nach bestimmten psychologischen Gesetzen sich voll-

---

[1] Von der Einwirkung dieses Faktors auf die Wortfolge — ebenfalls ein wichtiger Bestandteil der sprachlichen Formulierung — werden wir in dem von ihr handelnden Kapitel Vieles hören, was den hier eingehaltenen Gedankengang unter· stützen wird; hier sei nur auf das von v. d. Gabelentz (Die Sprachwiss. 2. A. S. 369) sog. psychologische Subjekt, eine von Anderen abgelehnte Bezeichnung hingewiesen, womit er das am meisten interessebetonte und deshalb als erstes angesetzte Wort bezeichnet; es ist klar, daß auch das „Interesse" unter die Faktoren der gedanklichen Formulierung rangiert. In diesem Zusammenhange ist darauf hinzuweisen, wie gerade der emotionale Faktor zeitlich mit der weit später einsetzenden sprachlichen Formulierung zusammengeworfen wird. Wunderlich (Der deutsche Satzbau I, 1901, S. XX) spricht es direkt aus, daß „der Affekt und die unbewußte Sprachgebung des naiven Menschen Sätze formt, ehe dieser der Worte sich bewußt wird".

[2] Wenn wir hier mit Wundt der Zeichensprache des ungebildeten Taubstummen trotz des Widerspruches von Delbrück und Sütterlin eine Syntax zusprechen, so wird sich die eingehende Begründung dafür in dem Kapitel von der Wortfolge finden.

ziehenden Ordnung erfolgt, so daß man in der Tat von einer Formulierung, von einem „auf eine bestimmte Formel bringen" sprechen kann.

In gleichem Sinne können wir auch jene Formen des nativen Agrammatismus deuten, in denen die sprachliche Entwicklung auf dem Stadium der psychologischen Formulierung stehen bleibt, es zu keiner grammatischen Formulierung oder diese nur in verschiedener Weise mangelhaft zur Entwicklung kommt. Daß das in modifizierter Form ebenso auf die verschiedenen Formen von Störung der ausgebildet gewesenen grammatischen Formulierung bis zur völligen Aufhebung derselben durch Krankheit Anwendung finden kann, wird sich in besonderer Darstellung erweisen.

Ein weiteres Beweisstück für die hier vertretene Ansicht ist der Kindersprache zu entnehmen. Daß selbst dem Kinde auf der ersten Stufe sprachlicher Entwicklung auch schon ein Anfang gedanklicher Konstruktion nicht fehlt, wird durch eine freilich lange Zeit verkannte Tatsache nahegelegt. Man hat in wiederholten Studien statistisch festzustellen versucht, welche Wörter die Kindersprache am frühesten und häufigsten entwickelt. Neuerlich ist aber darauf hingewiesen worden, daß den am häufigsten gebrauchten Satzwörtern der Kinder, den Hauptwörtern, jeweils eine ganz differente **Funktion** zukommt und daraus können wir den weiteren Schluß ziehen, daß eine solche Differenzierung doch nicht gut ohne eine, wenn auch nur ganz einfache gedankliche Konstruktion möglich ist; denn mit entsprechender Modifikation gilt das zuvor nach Owen von der Gedankenstruktur des Erwachsenen Gesagte auch für das Kind. O'Shea (Linguist. Develop. 1907, p. 43) sagt sehr richtig: „Wir übersehen nur zu leicht die pronominale, verbale, adjektivische Funktion der ersten Worte, ... unbewußt folgern wir sie aus der Haltung, den Mienen, der Intonation des Kindes" [1]).

Diese Momente in ihrer Verbindung mit dem Einzelworte geben einen weiteren Beweis für die Berechtigung auch schon für diese Stufe der Sprachentwicklung eine gewisse gedankliche Formulierung anzunehmen; das hat ja eben beim Kinde dazu geführt, auch vom einwortigen Satz, vom Satzworte zu sprechen, insoferne in der Verbindung desselben mit den Gebärden die ersten Zeichen einer nicht als grammatisch (wie dies Romanes, Die geist. Entwicklung bei den Menschen. Dtsch. 1893, S. 297 deutet), sondern als gedanklich zu bezeichnenden Fügung und Formulierung hervortreten.

Für die Annahme einer wahrscheinlich auch logisch-gedanklichen Gliederung möchte Verfasser noch ein auch auf pathologisches Gebiet übergreifendes Argument heranziehen. In seinen tachystoskopischen Versuchen hat Messer (Arch. f. d. ges. Psychol. VIII, S. 77) als eine Phase des Verständnisses, dem vollen Verstehen vorangehend, das von ihm sogenannte „Sphärenbewußtsein" nachgewiesen, das Bewußtsein der allgemeinen Sphäre, in die das

---

[1]) Logische Bedenken gegen diese Deutung möge die nachstehende Ausführung des Logikers Bosanquet beruhigen. „Die grammatische Analyse, welche die Worte als Substantiva, Adjektiva, Adverba, Verba usf. klassifiziert, darf nicht so gedeutet werden, als ob sie uns sagte, was die Worte in sich selbst sind, vielmehr gerade umgekehrt, sie lehrt, was sie im Zusammenhange eines bezeichnenden Satzes bedeuten. Sie werden aus Gründen der Bequemlichkeit gesondert betrachtet, wie die Teile einer Maschine, aber die Leistung, die ihnen den Namen gibt, erfolgt nur, wenn sie vereinigt sind" (Bosanquet, Essent. of Logic 1897, p. 85).

Wort hineingehört[1]); es erklärt sich das aus den assoziativen Zusammenhängen, unter denen der übergeordnete oder koordinierte Begriff im Vordergrunde stehen. Das Analogon in Fällen gestörten, bzw. in Besserung befindlichen Sprachverständnisses hat Verfasser (Über das Sprachverständnis. 1909, S. 37) beschrieben; er hat auch dort schon aufmerksam gemacht, daß die gleiche Beobachtung nicht selten in Störungen des expressiven Teiles der Sprache zur Beobachtung kommt. Ebenso ist es eine geläufige, den Beginn der Geschichte der Apraxie markierende Beobachtung, daß bei Aphasischen mit begleitenden apraktischen Erscheinungen die Aufforderung, die Zunge zu zeigen, trotz richtigem Verständnis der Frage mit etwas Falschem, aber doch Ähnlichem beantwortet wird. Dem sei nun die Beobachtung angereiht, daß auch beim Versprechen etwas ganz Gleichartiges vorkommt; man will fragen: auf dem linken Ohre? und fragt: mit dem linken Auge? Sehr interessant und noch prägnanter die hier besprochene Erscheinung darstellend, ist eine dem Verfasser eben zur Kenntnis kommende Beobachtung des Privatdozenten Dr. Sräußler; ein paraphasischer Kranker antwortet auf die Frage nach seinem Alter: „Ich erinnere mich nicht, wie lange ich alt bin". Wenn wir hier Prozesse der Über-, Ein- und Unterordnung das Sprechen beeinflussen sehen, deren Ablauf wir nach Allem, was wir insbesondere vom „normalen" Versprechen wissen, ins Gedankliche verlegen dürfen, so spricht auch das für die Annahme, daß diese Beeinflussung im Stadium der gedanklichen Formulierung sich vollzieht.

Andeutungen einer solchen gedanklichen Formulierung finden sich auch da und dort in älteren Darstellungen; so spricht Vignoli (zitiert nach Jodl) von einer der artikulierten Sprache voraufgehenden „Artikulation des Gedankens". Auch Lotze gibt einer solchen Ansicht Ausdruck und wohl nicht zufällig in einer derjenigen des Verfassers ähnlichen Form[2]). Natürlich ist die Vorstellung gedanklicher Formulierung nicht immer deutlich ausgesprochen, aber doch aus dem ganzen Zusammenhang zu erschließen; so könnte O. Dittrichs „Bedeutungssyntaxierung" als etwas dem Entsprechendes gedeutet werden; denn wenn er (Wundt, Philos. Stud. XIX, S. 95) in diesem Zusammenhange von Lautgebilden spricht, die bereits während der Bedeutungssyntaxierung reproduktiv als Teile der inneren Sprache anklingen (wir werden später von dieser bekannten Erscheinung noch zu sprechen haben), so scheint diese Bedeutungssyntaxierung etwas der gedanklichen Formulierung Gleiches

---

[1]) Schon Delbrück (Jenaische Zeitschr. f. Naturwissensch. 20. Bd. 1887, S. 94) hat das, was jetzt neuerlich als Sphärenbewußtsein bezeichnet wird, damit gekennzeichnet, daß er sagt, daß die Wörter selbst bei dem Ungebildeten zu gewissen begrifflichen Gruppen verbunden sind, was sich darin zeigt, daß die Glieder der einzelnen Gruppen untereinander viel häufiger verwechselt werden, als zwei Glieder verschiedener Gruppen.

[2]) „Die objektivierten Denkelemente müssen nun in bestimmte, der Eigentümlichkeit des menschlichen Denkens entsprechende Formen gebracht werden. Denn wie für ein Bauwerk, in dem Kräfte in bestimmter Weise wirken sollen, zunächst die Bausteine in sich gegenseitig bestimmenden Formen behauen werden müssen — aus lauter kugelförmigen Bestandteilen ist nur ein Haufen von Steinen gleichgiltiger Lage herstellbar — so muß auch unser Denken jedes der Elemente, die zunächst nur Zustände unseres Erregtseins sind, in eine Form fassen, die ihm in der späteren Verknüpfung die Art seiner Verwendung und die bestimmte Weise seiner Verknüpfung mit anderen zuteilt". (Mikrokosmus II, 243.)

zu sein [1]); ja es scheint nicht zu weit hergeholt, darin die Brücke für den Versuch zu sehen, die hier vertretene Ansicht mit Wundts Synthesenbegriff zu vereinigen (Apperzeptive Analyse eines Tatbestandes und Synthese der so sukzessive gewonnenen Glieder in einer Endapperzeption).

Etwas dem hier Dargestellten Analoges findet sich ausgesprochen von Moskiewicz (Arch. f. d. ges. Psychol. XVIII, S. 347); er findet unter den den Vorstellungsablauf regelnden Obervorstellungen auch solche, „die mir Schemata (!) sind, die sich erst mit Vorstellungen füllen sollen . . . . nur Angaben von Richtungen . . . . eine Reihe von Fragestellungen".

Die Möglichkeit dessen, was hier als Gedankenschema, Gedankenstruktur bezeichnet wird, läßt auch Sheldon zu in seiner Erörterung (The psychol. Bull. 1907, p. 248) über die Verwendung der linguistischen Methode für Fragen der Logik; wir setzen seine Darlegung hierher, weil sie, wenn auch zum Teil nur bildlich, das Diskussionsobjekt doch recht gut beleuchtet [2]).

Verhüllt [3]) findet sich das hier Dargelegte auch da und dort bei Philologen; so betont Wunderlich (Der deutsche Satzbau. 1901. I, S. XXVIII) bei der Besprechung des Satzgefüges die Berücksichtigung der Denkgesetze und setzt hinzu, daß „die inneren Bindemittel (sc. doch wohl die Denkgesetze) den Redenden gewöhnlich lenken, ohne daß ihm dies zugleich zum Bewußtsein komme".

Wenn wir nun bemüht sind, den ganzen Weg, den der aufdämmernde Gedanke bis zu seiner vollständigen sprachlichen Formulierung zu nehmen hat, klarzulegen, so werden uns dabei ebenfalls der Würzburger Schule entstammende Aufklärungen förderlich sein, insbesondere hinsichtlich der auch nach Helligkeitsgraden sich abstufenden Vorgänge; als ein erster solcher stellt sich uns Marbes „Bewußtseinslage" dar, deren Beschreibung wir zuvor gegeben und die etwa dem Zeitabschnitte eines ersten Aufdämmerns eines bis dahin noch nicht zu irgendwelcher Klarheit gelangten Gedankens, etwa dem entspricht, was B. Erdmann als intuitives Denken bezeichnet.

Es ist zuvor hervorgehoben worden, daß W. James (Principles. I, p. 251) bei der bekannten Erscheinung des Suchens nach einem Worte eine

---

[1]) Das wird auch dadurch nahegelegt, daß Dittrich (l. c. S. 118) von einem Intervall zwischen der Bedeutungskonzeption und der äußeren Lautungsproduktion spricht, in welchem das Anklingen der künftigen äußeren Lautung stattfindet (also die Bedeutungskonzeption geht auch diesem Anklingen zeitlich voraus).

[2]) „Judgement may be an indivisible instantaneous whole and yet have a complicated internal structure, similar to that of the sentence. And curiously enough Bosanquet himself believes that it has. The map we see at one glance, has the same structure as the map we draw slowly. The discrepancy between logical (or psychological) and grammatical subject and predicate is admitted by most linguists, who nevertheless avowedly pursue linguistic method. And further the inner thought might have a general correspondence in form to the verbal expression, without the same order or emphasis of parts, or without one-to-one correspondence throughout".

[3]) Auch in der nachfolgenden Äußerung Sterns von der Form des zu Sagenden kann man einen Ansatz von gedanklicher Formulierung sehen: „Jeder Mensch, der einen Satz aussprechen will — sei er Kind oder Erwachsener — muß den wesentlichen Inhalt des zu Sagenden schon vorher in verschwommener Form mit seinem Bewußtsein antezipieren. Ob man hier mit Wundt von einer „Gesamtvorstellung" sprechen will oder ob die Vorwegnahme einen mehr gefühls- und willensmäßigen Charakter hat, ist für unsere Untersuchung belanglos". (Cl. und W. Stern, Die Kindersprache. 1907, S. 198.)

Adaptation desselben an ein Schema, noch ehe es gefunden, annimmt; es erscheint recht wahrscheinlich, daß der Zeitpunkt für das Auftreten dieses Gefühls [1]) des Passenden oder Nichtpassenden auch dem der Bewußtseinslage entspricht. Daß das Gleiche bei der gedanklichen Formulierung tatsächlich statt hat, hat Messer dargelegt; insbesondere „Bewußtseinslagen" hat er bei seinen experimentell-psychologischen Untersuchungen über das Denken (Arch. f. d. ges. Psychol. VII. 1906, S. 177) auch in der Form nachweisen können, „wo ein Urteil, ein Gedanke vorhanden ist, der sich nur in einem Satze ausreichend formulieren läßt, wo aber doch keine Worte im Bewußtsein konstatiert werden konnten"; damit scheint auch die zeitliche Lokalisation der Bewußtseinslage als eines in der Reihefolge der Formulierungsprozesse frühzeitigen fixiert. Die hier versuchte Analogisierung der Erscheinung der Bewußtseinslage in diesem Stadium mit denjenigen beim Suchen nach einem vergessenen Worte wird durch die Beobachtung Messers (l. c. p. 183) als berechtigt erwiesen, „daß das weitere Urteil über die Tauglichkeit auftauchender Denkinhalte teilweise vorbereitet, teilweise auch ersetzt wird durch die „Bewußtseinslage" des Passenden (bzw. Nichtpassenden), des Sinnvollen (bzw. Sinnlosen), des Richtigen (bzw. des Unrichtigen, Falschen, Unzureichenden)".

Wenn in der Messerschen Darstellung insbesondere das wortlose Denken hervortritt und bisher der Gefühlsanteil darin betont worden, so erscheinen weitere Feststellungen hier, wo die gedankliche Formulierung den Gegenstand der Erörterung bildet, auch der Nachweis des Vorhandenseins von „Bewußtseinslagen" zahlreicher logischer Beziehungen („in denen Beziehungen zwischen Gegenständen oder Begriffen im Bewußtsein zur Geltung kommen", Messer) von besonderer Bedeutung. Da von den Bewußtseinslagen noch später ausführlicher die Rede sein wird, sei vorläufig nur kurz angedeutet, daß die Lehre davon aus zwei Gründen für den Pathologen bedeutsam erscheint; zunächst deshalb, weil im Gegensatze zu ihrem hier kurz dargelegten Vorkommen als erste Etappe in der Entwicklung eines Denkinhaltes ihr symptomatologisch gleichartige Zustände, die sogenannten „dreamy states" von H. Jackson, in Fällen von psychischer Dissolution innerhalb der Vorboten des epileptischen Anfalls als letztes Stadium jener vor der Bewußtlosigkeit zur Beobachtung kommen; im Hinblick auf lokalisatorische Fragen ist es andererseits weiter bedeutsam, daß die eben erwähnten Beobachtungen insbesondere auch das in denselben beobachtete „Suchen nach dem Worte" auf Beziehungen zum Schläfelappen hindeuten [2]). Welche Bedeutung die Klarlegung dieser Beziehungen hat, tritt ins richtige Licht, wenn wir dazu die An-

---

[1]) Wir werden später hören, daß die Bewußtseinslage auch Gefühlszustände in sich faßt und deshalb auch die zweite zuvor hervorgehobene Seite der psychologischen Formulierung, die Subjektive des Sprechenden, seine Stellungnahme, darin gegeben sein kann; das erscheint deshalb notwendig, weil wir annehmen müssen, daß diese subjektiven in der Formulierung zum Ausdruck kommenden Momente die ersten sind, den urteilsmäßigen vorangehen.

[2]) Mit dieser kursorischen Bemerkung — eine eingehendere Darstellung kann erst an entsprechender Stelle folgen — will natürlich nicht gesagt sein, daß etwa alles mit den „dreamy states" Zusammenhängende im Schläfelappen zu lokalisieren ist; aber es entspricht doch vorsichtig geübter Lokalisation, wenn im Hinblick auf die klinischen Erscheinungen und die pathologisch-anatomischen Feststellungen gesagt wird, daß der Schläfelappen mitbeteiligt ist.

sicht des Verfassers von der Lokalisation des Agrammatismus im Schläfelappen halten und den hier gemachten Versuch, die der sprachlichen Formulierung entsprechenden Vorgänge ebenso dort zu lokalisieren, wie dies bezüglich der Wortfindung ziemlich übereinstimmend schon jetzt geschieht.

Die hier gemachte Annahme, daß die „Bewußtseinslage" eine erste
Phase in der Gliederung des Weges vom Denken zum Sprechen ist, kommt
mit der gleichen Ansicht Messers überein, der (l. c. p. 188) es direkt ausspricht, „wir glaubten aber in der vollständigen sprachlichen Formulierung
des in jenen Bewußtseinslagen gedachten (oder gemeinten) Inhaltes lediglich
eine entwickeltere, reichere Ausgestaltungsform dessen zu finden, was dort
nur keimhaft gegeben war". Den Gang dieser Entwicklung werden wir uns
jedenfalls auch in Etappen gegliedert zu denken haben, insbesondere nach
der Richtung zunehmender Klarheit des in der Bewußtseinslage nur dunkel
und mehr gefühlsmäßig bewußten Denkinhaltes. Einer solchen zweiten Phase
der Gliederung dürfte Achs Bewußtheit entsprechen, in der „die Inhalte bewußt, jedoch ohne adäquate sprachliche Bezeichnung vorliegen". Jedenfalls
glauben wir dieser Darstellung Achs entnehmen zu können, daß auch er der
Annahme einer der sprachlichen vorangehenden gedanklichen Gliederung zuneigt.

Was hier von der Aufeinanderfolge von Bewußtseinslage und Bewußtheit in ihrer Anwendung auf die sprachliche Formulierung gesagt worden,
steht auch in Einklang mit dem, was Bühler (Arch. f. d. ges. Psychol. IX,
S. 346) davon sagt. So wenn er eine erste Etappe von der Vp. beschreiben
hört als „förmlichen Überblick über umfangreiche Gedankenreihen", eine
andere Vp. sie direkt mit jenen bekannten Beschreibungen analogisiert, die
über Zustände kurz vor dem Ertrinken vorliegen und die Bühler (l. c. S. 348)
mit dem „verdichteten Denken" von Lazarus vergleicht.

Einen weiteren Schritt in der hier entwickelten Gedankenreihe bildet
die Frage: Wie haben wir uns nun beim Sprechenden den Übergang von der
Gedanken- zur Satzstruktur zu denken? Es wird vielleicht gestattet sein,
zunächst dafür ein Bild zu gebrauchen. Man wird sich vorstellen können, daß
das durch die Denkprozesse gewonnene gedankliche Schema ein sprachliches
Schema emporhebt, das wir uns etwa nach Analogie eines in einer Grundmasse ausgeführten Linienentwurfes eines Mosaikbildes [1]) vorzustellen haben,

---

[1]) Daß eine derartige Auslegung nichts mit der Mosaikstruktur des Seelenlebens auf Grund der älteren Reflexionspsychologie gemein hat, braucht wohl nur
angemerkt werden. H. Sachs (Gehirn und Sprache. 1905, S. 68) lehnt in einer dem
Satzsinne gewidmeten Auseinandersetzung eine „Mosaikbildung" im Sinne der
Zusammensetzung des Denkens aus einzelnen elementaren Bestandteilen ab; doch
gilt diese Ablehnung nach Ausweis seiner vorangehenden Ausführungen nicht der
hier dargelegten Annahme einer Ausfüllung eines schon vorher skizzierten Bildes
durch Mosaiksteine. Es entspricht aber nicht den Tatsachen, wenn Sachs (ibid.)
anscheinend den Sinn des Satzes erst wenn alle Satzglieder ausgesprochen sind,
hervortreten läßt; es ist namentlich von Marty in seiner Besprechung der inneren
konstruktiven Sprachform ausgeführt worden (Unters. z. Grundlegung. I, 1908,
S. 149 f.) wie „die Gesamtbedeutung eines Satzes durch die vorläufigen Vorstellungen
und Erwartungen über die Funktion der einzelnen Bestandteile desselben vorbereitet
wird". Ganz ähnlich hat sich schon früher W. James (Princ. of Psychol. 1890,
I, p. 254) geäußert und insbesondere daraus sehr schön die richtige Betonung des
Gelesenen entwickelt. Bühler (Handwörterbuch der Naturwissenschaft. Artikel
„Denken" II, 1912, S. 895) spricht von einer „Vorkonstruktion", die sich sowohl auf
den Inhalt als auf die Form des Folgenden richtet.

in dessen Maschen in dem nun folgenden Stadium der Wortwahl die Worte „versetzt" werden. Die Syntaxe wird man etwa durch die Lokalisation in der Grundmasse, die mit ihr gleichzeitig einsetzende Grammatisierung mit dem modifizierenden Einflusse analogisieren können, den die Wortelemente teils von der Grundmasse erfahren, teils aufeinander gegenseitig nehmen; sollen die Wörter dem Sinne des Gedankens entsprechend einander folgen und sich einander gegenseitig in Form und Anordnung anpassen, dann darf man das etwa im Bilde zweier solcher Schemata darstellen. Nur zur Vermeidung von Mißverständnissen sei im Hinblick auf die gegen den Parallelismus von Denken und Sprechen gerichteten Ausführungen noch besonders betont, daß die Annahme zweier solcher Schemata natürlich nicht auch die einer Deckung derselben nach sich zieht; daß die schematische Formulierung des Satzes der Wortwahl vorausgeht, also auch die syntaktische und der ihr entsprechende Teil der grammatischen Funktion wird dadurch bewiesen, daß der Sinn des einzelnen Wortes, der ja ein sehr verschiedener ist, erst durch die Stelle, an der es angewendet wird, bestimmt wird, bzw. mit dieser wechselt; demnach muß das geistige Gerüst im Wesentlichen auch in grammatischer Beziehung fertig sein, bevor die Wortwahl erfolgt, es muß der Plan schon fixiert sein, ehe die einzelnen Bausteine demselben eingefügt werden.

Es würde aber ödester Schematismus [1] im wahren Sinne des Wortes bleiben, wollten wir nicht auch wenigstens den Versuch machen, den Übergang zur grammatischen Formulierung im Sinne der in dieser Schrift als Vorlage genommenen Funktionspsychologie als eine Reihe von Vorgängen zu deuten und zugleich nach denjenigen Momenten forschen, welche dieselben etwa zur Auslösung bringen.

Man wird annehmen müssen, daß durch das bis dahin produzierte psychologische Schema, welches wir als das Analogon für den Komplex der gegenständlichen und subjektiven Beziehungen des Gedankeninhalts hingestellt haben, zunächst ein diese Beziehungen wiedergebendes grammatisches Satzschema hervorgerufen wird, das jene gedankliche Formulierung wiedergeben muß, die dadurch wieder beim Hörenden zur Entwicklung gebracht werden soll. Man wird sich die Entwicklung dieses Schemas der Satzformulierung vielleicht ebenfalls nach Art einer Gesamtvorstellung im Sinne Wundts denken können, die in allmaliger Zerlegung in ihre Teile wirksam wird und durch den automatischen, gewohnheitsmäßig wirksamen Prozeß der Grammatisierung der Wörter durch diese seine Erfüllung findet.

Bei der Wirksamkeit eines solchen Satzschemas [2] wird man jedenfalls

---

[1] Wenn zuvor bemerkt worden ist, daß das, was uns auf linguistischer Seite zu unserer Aufklärung in diesen Fragen geboten wird, vielfach nicht über ein „Programm" hinausgeht, so ist doch hier darauf hinzuweisen, wie die Philologen fleißig an der Arbeit sind, das Programm mit Inhalt zu erfüllen; so wenn Methner (Bedeutung und Gebrauch des Konjunktivs. 1911) zu erklären versucht, wie in vielen Arten der Relativsätze und der Sätze mit cum, auch wenn sie zweifellos Tatsachen, d. h. gegebene Vorstellungsverbindungen enthalten, dennoch so ungemein häufig derselbe Modus steht, der sonst nur zum Ausdruck selbsterzeugter oder freier Vorstellungsverbindungen (d. h. der Konjunktiv) gebraucht wird.

[2] Einer Andeutung in den „Mélanges linguist. off. à Meillet" 1904, p. 51, glaubt Verfasser entnehmen zu können, daß auch dieser Sprachforscher die Priorität des grammatischen Schemas vor dem Worte ausgesprochen: „Il a de plus affirmé comme conclusion nécessaire, la priorité du système morphologique sur les formes et des associations mentales sur les mots".

auch wieder an die „determinierende Tendenz" Achs und vielleicht an ein vom Dichter hergenommenes Analogon denken können, bei dem ja auch die Tendenz nachwirkend die ganze Form beeinflußt; einem van Ginneken entlehnten Zitate ist zu entnehmen, daß schon Wordsworth (The poetical works. Warne & C. London s. d. Observations, p. 318) diese formale Einwirkung gekannt: „It is supposed that by the act of writing in verse an author makes a formal engagement that he will qualify certain known habits of association". Etwas mehr über die Wirksamkeit der „determinierenden Tendenz" in dem hier gemeinten Sinne werden wir uns belehren können, wenn wir uns an das erinnern, was zuerst v. Kries (Über die Ursache gewisser Hirnzustände. Zeitschr. f. Psychol. VIII, 1895, S. 1 ff.) als Begriff der „Einstellung" in die Psychologie eingeführt hat und von dem auch Ach, Messer u. A. in der verschiedensten Weise, ihn der determinierenden Tendenz gleichhaltend, Gebrauch gemacht haben [1]).

v. Kries selbst hat schon die Bedeutung der Einstellung für das rasche Verstehen verschiedener Sprachen benützt (l. c. S. 4 u. 7) und einige Beispiele der eigenen Beobachtung des Verfassers entnommen, sollen nicht nur die Jedem, der sich in polyglottem Verkehr versucht, gewiß geläufige Erscheinung exemplifizieren, sondern durch den Hinweis auf dadurch bedingte sprachliche Entgleisungen die Brücke zum Verständnis einschlägiger pathologischer Erscheinungen bilden. Daß es sich dabei nicht um etwas bloß auf die gesprochene Sprache Beschränktes handelt und das Zwangsmäßige der sprachlichen „Einstellung" illustriert sehr gut G. Mallerys (Forsch. u. Anregungen über die Zeichensprache. Deutsch von Brauer. 1882, S. 9) Hinweis auf „die rasche und unwillkürliche Antwort in Zeichen auf Zeichen, wenn Jemand, mit der Sprache und den Gewohnheiten der Zivilisation vertraut, in nähere Berührung mit Indianern oder Taubstummen kommt"[2]).

Das frühe Auftreten der Erscheinung wird dadurch erwiesen, daß Stern die „Einstellung" bei polyglotten Kindern frühesten Alters vorgefunden (Cl. u. W. Stern, Die Kindersprache. 1907, S. 380); daß es sich dabei aber um einen Mechanismus handelt, der erst erlernt wird, was namentlich an Kindern eines Sprachstammes zur Beobachtung kommt, die in einem fremden Lande erzogen werden, hat Lenz (Die neueren Sprachen. Zeitschr. herausg. von Viëtor. VIII, 1900/01, S. 461) gezeigt.

Als ein sehr prägnantes Beispiel von differenter „Einstellung"[3]), das sich dem Verfasser gerade bei der Niederschrift des vorliegenden Buches darstellte, sei Nachstehendes mitgeteilt. Während er sonst mit deutschen Buch-

---

[1]) Wenn Verfasser hier den Begriff der Einstellung im Sinne von v. Kries gebraucht, so will er damit nur die psychologische Seite der Vorgänge charakterisiert haben; entsprechend den in der Einleitung dargelegten Prinzipien hält er irgendwelche anatomisch-physiologische Deutung derselben für ganz ausgeschlossen. (Ähnlich spricht sich neuerlich auch K. Koffka, Z. Anal. d. Vorstellungen 1912, S. 336 aus).

[2]) Im Gegensatze zu der Leichtigkeit der Aufklärung in diesem Falle, die wir von der „Einstellung" ableiten, sei auf Mallerys eigene Erklärung hingewiesen, die sich auf „das unbewußt Lebensvolle der Gebärdensprache" gründet.

[3]) Als auch für Fragen der Pathologie bedeutsam sei hier der Hinweis vermerkt, daß die grammatische Formulierung nur eine der „Aufgaben" ist, welche das Reden beherrschen; Pillsbury (Psychol. Rev. 1908, p. 152) weist auf ganz eigentümliche Entgleisungen in der Betonung hin, wenn auch nur durch einen Moment einer

staben schreibt und dementsprechend auch die spontan ohne Vorlage des von einem Schreiber in lateinischer Maschinenschrift kopierten Textes, niedergeschriebenen Zusätze deutsch geschrieben sind, zeigt es sich, daß dort, wo Verfasser, ohne speziell darauf zu achten, Zusätze unmittelbar in die Kopie einfügte, diese mit lateinischen Lettern geschrieben wurden. Welche eigentümliche Momente oft bei Störungen der „Einstellung" im Sprechen Polyglotter wirksam sind, mag folgendes Beispiel illustrieren. Verfasser spricht in der Pause zwischen der Vorführung zweier Kranken mit dem Assistenten; im Augenblicke als der neue (tschechische) Kranke in der Türe erscheint, spricht Verfasser plötzlich das tschechische Wort „ale" (aber) aus, mitten in der deutschen Rede.

Die Bedeutung, die dem namentlich bei mehrsprachigen Individuen in pathologischen Fällen zukommen kann, soll durch den Hinweis auf Störungen gegeben sein, die sich als Kontamination der grammatischen Form einer Sprache durch die zweite darstellen. Als Beispiel für die Herabsetzung der Einstellungsfähigkeit mag folgende Beobachtung dienen. Ein Kranker mit offenbarer Erweichung im Bereiche des linken Schläfelappens, des Deutschen und Tschechischen als Postbeamter in gleicher Weise mächtig, wird vom Verfasser examiniert und spricht dabei bloß deutsch (etwas verbal paraphasisch mit Perseveration). Im Laufe des Examens wird er veranlaßt, einen Brief an seinen Sohn zu schreiben, der schlecht deutsch spricht, wie bei der Aufnahme der Anamnese konstatiert worden. Patient schreibt tschechisch und gibt von da ab, zwischendurch, im Schreiben unterbrochen, auf alle deutsch gestellten Fragen nur tschechische Antwort.

Etwas ganz Ähnliches hat Verfasser seither an einem ebenfalls sensorisch-aphasischen Kranken beobachtet. Man hatte mit ihm fortwährend tschechisch gesprochen; sichtlich in Anknüpfung an eine mit dem Assistenten gewechselte Bemerkung des Verfassers spricht der Kranke einige korrekte deutsche Worte und antwortet von da ab, obwohl absichtlich tschechisch gefragt, auf eine Reihe von Fragen immer wieder deutsch; und daran ändert sich nichts durch den Umstand, daß er das gehörte Tschechische echolalisch wiederholt; er setzt trotzdem deutsch fort. Daß aber das Tschechische, obwohl nicht eingestellt, doch mitschwingt, wird durch Folgendes erwiesen. Aufgefordert, die Taschenuhr zu benennen, sagt er: „Die sind . . . . (im Tschechischen heißt es hodinky, ein Plurale tantum; also eine grammatische Kontamination aus dem Tschechischen auf das entsprechende deutsche Verb).

Mit welcher Feinheit die „Einstellung" arbeitet, zeigt ein Fall v. Monakows (Gehirnpath. 2. Aufl., S. 891). Die Patientin zeigte eine Kombination amnestischer und aphasischer Störung der Art, daß sie im Übrigen vollständig korrekt sprechend, jedesmal statt der gewollten Objekt- oder Personennamen eines von drei anderen stereotyp wiederkehrenden Worten gebrauchte (Umbrella, Enveloppe und Omnibus), z. B. n'oubliez pas de faire les enveloppes statt pommes de terre. Es ist gewiß interessant und zeigt wieder einmal, wie Psychologie und Pathologie gegenseitig einander aufklären, wenn wir eine

---

der dabei beteiligten Faktoren seine unbewußte Funktion unterbricht oder auch nur abschwächt. Analogien, die sich als sachliche Irrtümer daraus ergeben, daß mit falscher Betonung gelesen wird, sind wohl Jedem geläufig, ebenso wie solche aus dem Gebiete der Apraxie.

Beobachtung von Messer daneben stellen (Experimentelle Unters. über das Denken. Arch. f. d. ges. Psychol. VIII, 1906, S. 44): Einer ausländischen Versuchsperson, die bei deutschen Reizworten entsprechend reagiert hatte, drängten sich bei Versuchen mit Gegenständen oder Abbildungen viel mehr muttersprachliche Worte auf als sonst.

Da sich vielleicht nicht bald dazu Veranlassung finden wird, seien hier noch einige Bemerkungen der „Einstellung" gewidmet. Man wird unterscheiden können zwischen Einstellung, die auf gewissen, etwa schon durch Bau oder Anlage präformierten Mechanismen beruht und derjenigen, bei der der Mechanismus durch Übung sich etwa analog dem gestaltet, was man neuerlich als sogenannten bedingten Reflex bezeichnet. Diese hier angedeutete Differenz fände ihren Ausdruck einerseits in dem, was wir vorläufig als Sprachreflex bezeichnen können, andererseits in jener Modifikation des diesem zugrunde liegenden Mechanismus, daß z. B. das Hören einer fremden Sprache ganz automatisch in der reaktiven Äußerung die entsprechende Sprache zum Vorschein bringt, eine Erklärung, die sehr gut mit dem in Einklang steht, was eben von dem paraphasischen Kranken berichtet worden; und in gleichem Sinne verwertbar sind auch die allerdings äußerst seltenen Fälle, wo die Echolalie worttauber Kranker nicht allem Gehörten folgt, sondern nur in einer Sprache, nicht in einer zweiten [1]).

Ganz außerordentlich lehrreich in Rücksicht des hier behandelten Gegenstandes sind endlich gewisse hierher gehörige Tatsachen der Würzburger Beobachtungen, deren Beachtung uns davor bewahren soll, die in organisch geschädigten Hirnorganen ablaufenden Funktionen als etwas jedesmal in der gleichen Form Ablaufendes anzusehen. Es sind dies z. B. von Koffka (Zur Analyse der Vorstellungen. 1912, S. 33 i. f.) gemachte Beobachtungen über Änderung der „Einstellung" je nach den wechselnden Umständen; in die gleiche Reihe gehören Hinweise desselben Autors (l. c. S. 296) auf Beobachtungen, die dafür sprechen, daß je nach der „Aufgabe" die Qualität der Vorstellungen sich modifiziert, eine Tatsache, die Titchener (Lect. on the exper. Psychol. of Thought-proc. 1909 p. 9 seq.) der Selbstbeobachtung in gleicher Weise entnommen hat. Daß diese Tatsachen eine wichtige Ergänzung zu dem bilden, was v. Monakow aus pathologischen Erscheinungen als Diaschisis aufgebaut hat, braucht wohl nur angedeutet zu werden.

Nach dieser Abschweifung, wie wir uns etwa die Vorgänge beim Wirksamwerden des Satzschemas zu denken haben, kehren wir jetzt zu diesem zurück.

Innerhalb der darauf bezogenen Vorgänge der Formulierung kommen nun die verschiedenen Ausdrucksmittel zur Anwendung, welche wir in einem anderen Kapitel kennen gelernt. Man wird das Verständnis jener Vorgänge erst für genügend (natürlich relativ gemeint) erachten können, bis man sowohl über die Zeitdifferenzen hinsichtlich des Einsetzens jener Ausdrucksmittel, die Art ihrer Wirkung, vor allem aber darüber Klarheit geschaffen haben wird, welche psychologischen Vorgänge dem verschieden zeitlichen Einsetzen derselben vorangehen, bzw. es bewirken. Natürlich können auch diese Momente im Zuge dieses Kapitels nicht irgend ausführlich erörtert werden, das muß

---

[1]) Nach Béhier berichtet Bernard (De l'aphasie 1889, 2. éd. p. 24) einen solchen Fall; ein zweiter steht dem Verfasser zur Verfügung.

vielmehr den späteren Einzelbesprechungen derselben überlassen bleiben; aber eine, wenn auch nur angedeutete Skizze muß schon hier eingeschaltet werden, weil gerade daraus ein entscheidender Anhaltspunkt in der oben erwähnten Frage der Lokalisation sich wird schöpfen lassen.

Ein Überblick über die Ausdrucksmittel bestätigt die Annahme, daß diejenigen oder vielmehr die ihnen zugrunde liegenden psychischen Momente, welche für den Satz bzw. Satzbau von entscheidendem Einfluß sind, zu einer Zeit wirksam werden, die derjenigen, in welcher die übrigen zur Entwicklung kommen, beträchtlich vorauseilt. Was die Wortstellung betrifft, so wird man, unbeschadet der Unterscheidung der psychologischen von der konventionellen und der daraus für die verschiedenen Sprachen abzuleitenden Differenzen sagen können, daß beim Vorwiegen der psychologischen sowohl, wie bei der Anwendung der konventionellen die entscheidenden Momente für dieselben, die affektuösen, zu einer Zeit wirksam werden, die der Wortfindung oder Wortwahl entschieden vorangeht.

Im Zuge des hier dargelegten Vorganges vollzieht sich auch der Einfluß der als die musischen zusammengefaßten Ausdrucksmittel, deren Bedeutung vor allem darin zu suchen ist, daß in ihnen ganz besonders die Stellung des Sprechenden zu dem von ihm Ausgesagten zum Ausdruck kommt; die Berechtigung, ihren Einfluß in dieses Stadium des sprachformulierenden Vorganges zu setzen, ist daraus zu entnehmen, daß ja gerade in dieser Stellungnahme das ausschlaggebende Moment auch für die Satzform zu suchen ist.

Die Notwendigkeit einer der Satzformulierung vorangehenden Modifikation des Gedankenganges wird für den Fragesatz sehr gut von E. T. Owen (Interrogative thought and the means of its expression Rep. f. Transact of the Wisconsin Acad. XIV, p. 434) zur Darstellung gebracht; er kommt in ausführlicher Darlegung zu dem Schlusse, daß die Frage: „Wer tötete Lincoln?“ eigentlich einen achtwörtigen Satz darstellt: „Ich wünsche, daß Sie mir sagen, wer Lincoln tötete“; über den dabei sich vollziehenden Vorgang spricht er sich so aus (l. c. p. 474): „Bevor ich einen Fragegedanken versuche, muß ich für das, was ich ausdrücken will, eine gedankliche Struktur bauen, eine Art komplexen Fragestils, die den geschilderten losen Gedankenvorgang resümiert“[1]). Nur, um in diesem Zusammenhange den Einfluß der Betonung auf die Satzform bei differenter Bedeutung vor Augen zu führen, sei noch die Frage: „Wer da?“ angeführt, deren Betonung auch schon die Aufforderung zum Fortgehen deutlich zum Ausdruck bringen kann.

Sechehaye bezeichnet (l. c. p. 226, vgl. auch ibid. p. 35) die dem hier Dargelegten entsprechenden Ideen als „modale“ und stellt sie neben die „idées de représentations“, die den sinnlichen Objekten entsprechen, und die „idées de relations“, die Beziehungsvorstellungen. Diese modalen Ideen, die einen Teil des durch die musischen Elemente zur Darstellung gebrachten gedanklichen Ausdrucks bilden, treten in der Weise schon hier in Wirksamkeit, daß die allgemeine Form des Satzes ihnen entsprechend in dem „Satzschema“ vorgebildet wird.

Wenn wir hören, daß auch die Tonhöhe eines Satzes sich nach seinem

---

[1]) „Before attempting an interrogative thought, I must build, as what I shall express a mental structure — a somewhat complex interrogative judgement — which shall resume the scattered mental acts described“.

Inhalt und nach der Stellung, die er im Ganzen der Rede einnimmt, richtet und damit auch das diese leitende psychologische Moment schon in dem Zeitpunkte als wirksam anzunehmen ist, welcher noch die gedankliche Formulierung in sich faßt [1]) (und etwas Ähnliches kann wohl auch von der Tonstärke gesagt werden, welche auf das „Wichtigste" gelegt wird), so kann uns das um so weniger überraschen, als über den Primat dieser Ausdrucksmittel gegenüber der Wortfolge kein Zweifel bestehen kann; daß weiter die Wahl des Tempo bei der vollständigen Abhängigkeit desselben vom affektuösen Moment ebenso zu betrachten ist, steht wohl außer Zweifel. Man kann also zusammenfassend, wenigstens bezüglich der vier ersten Kategorien der von uns nach H. Paul aufgestellten Ausdrucksmittel sagen, daß ihre psychologische Auslösung der Wortwahl vorangeht, eine Feststellung, deren theoretische Bedeutung für die Frage der Lokalisation schon früher gestreift worden ist.

Noch ein anderer Gesichtspunkt sei hier angeführt, um die Bedeutung der „Stellungnahme" in diesem der Satzformulierung und natürlich noch mehr der Wortbildung vorangehenden Stadium deutlich vor Augen zu führen. v. d. Gabelentz (Die Sprachwissenschaft. 1891, S. 361) zeigt, wie die Stimmung, die das Denken begleitet, auch von der Welt der Objekte abhängig ist, und daß dementsprechend ihr Ausdruck auch objektive Bedeutung erlange: „was mich sehr erschreckt, wird sehr schrecklich sein" und der Affekt wird, setzen wir hinzu, natürlich auch für die Wortwahl von maßgebendem Einflusse sein; so sehen wir, daß die Stellungnahme nicht bloß dem von ihr abhängigen Satzschema, sondern um so mehr der darauf folgenden Wortfindung vorangehen wird.

Es ist vielleicht am Platze, der Erörterung der Ausdrucksmittel im Rahmen der hier erörterten Frage eine Bemerkung nachzuschicken, die sich aus ihrem zeitlich differenten Einsetzen und ihrer auch infolge dessen differenten Wirkungen hinsichtlich der Frage ihrer Wertigkeit ergibt; wenn man diese Momente in Betracht zieht, wird man sie jedenfalls nicht im Sinne einer Gleichwertigkeit taxieren, aber man wird dadurch ebensosehr von jener Unterschätzung der musischen Elemente ferngehalten, die bis jetzt in der Aphasielehre maßgebend war.

Wie man sich etwa im Speziellen die Vorgänge bei der Bildung des Satzschemas und seines Einflusses auf die Grammatisierung der Worte zu denken habe, dafür gibt uns bezüglich einzelner Ausdrucksmittel eine noch später eingehender zu behandelnde Untersuchung von Eleanor H. Rowland (The Psych. Rev. Monogr. Suppl. VII, 1, p. 1) einige nähere Anhaltspunkte. Sie findet mit den verschiedenen Wortklassen einhergehende differente psychische Erscheinungen; so wird z. B. durch das Anhören einer Präposition ein „prepositional state of mind" hervorgerufen und man ist dementsprechend berechtigt, für den Sprechenden anzunehmen, daß auch dem beabsichtigten Gebrauche einer Präposition der entsprechende geistige Zustand vorangeht, der eben in dem passenden Falle durch das hervorgerufen wird, was wir als ge-

---

[1]) Die Zeitbestimmungen und zeitlichen Abgrenzungen der Einzelvorgänge, von denen hier Gebrauch gemacht wird, sind natürlich höchst vage; wir dürfen von der experimentell geleiteten Introspektion dafür manche Aufklärung erhoffen; aber ebenso sicher scheint es Verfasser, daß gerade in diesen Fragen eine richtig orientierte Pathologie vielleicht noch reichere Ausbeute einmal erhoffen läßt.

dankliche oder psychologische Formulierung bezeichnet haben. Sehr gut tritt das in einem E. T. Owen (The Meaning and Funct. of the Thought-Connectives. Repr. fr. Transact. of the Wisconsin Academy of Sc. Vol. XII, p. 20) entlehnten Beispiele entgegen. Owen zeigt, wie in dem Satze „das Buch auf dem Tische" eine Beziehung zutage tritt, die man als Gedankenbeziehung (thought-transit) vom Tische zum Buche bezeichnen kann, und die sprachlich als „der Tisch unter dem Buche" zum Ausdruck kommt. Es ist offenbar im Wesen ein Spezialfall desselben, was wir eben mit El. H. Rowland als „prepositional state of mind" bei der Vorstellung einer Präposition, also auf dem umgekehrten Wege beim Sprecher bezeichnet haben. Verfasser glaubt nun nicht fehlzugehen, wenn er das, was hier als „thought-transit", als „Gedankenrichtung" bezeichnen wird, als Teilerscheinung seiner gedanklichen Formulierung ansieht. Eine Bestätigung dieser Ansicht findet sich in der folgenden, das Negativ des eben Besprochenen darstellenden Störung, die Egger (Beobacht. u. Betracht. über die Entwicklung der Intelligenz u. der Sprache bei Kindern. Deutsch von Gaßner. 1903, S. 32) berichtet; er bemerkt, „daß die Verwechslung der korrelativen Ausdrücke eines der gewöhnlichsten Versehen der Taubstummen in der Schriftsprache und selbst bei den Dingen der physischen Aufeinanderfolge ist". „„„Ich habe einen zwölfjährigen Taubstummen folgenden Befehl für seinen Kameraden aufschreiben gesehen: „Wische den Schwamm mit der Schultafel ab!" statt: „Wische die Schultafel mit dem Schwamme ab!" Ich habe ihn aufschreiben sehen: „Er hat den Pult in das Taschentuch gelegt", statt: „Er hat das Taschentuch in den Pult gelegt". Dies rührt davon her, daß das taubstumme Kind in der Muttersprache gesagt haben würde: Pult in Taschentuch — er habe gelegt. Dies war ein Bild für ihn, in welchem die Aufeinanderfolge der Bestandteile keinem Gesetze der Syntax unterworfen war, da jeder von ihnen für sich allein seine ganz bestimmte Bedeutung hat."„" Bezüglich der irrtümlichen Ansicht Eggers von dem Fehlen einer Syntax in der Taubstummensprache sei auf spätere Ausführungen verwiesen; die Fehler, die er hier zur Darstellung bringt, betreffen, wie angedeutet, den „prepositional state of mind" und sind sichtlich dadurch bedingt, daß die Syntax der Taubstummensprache nicht mit der gesprochenen Sprache übereinstimmt, bzw. bei dem betreffenden Taubstummen der Übergang von der einen zur anderen noch nicht vollzogen war oder die altgewohnte noch immer automatisch wieder zum Durchbruch kommt. Die Beobachtungen Eggers lassen sich übrigens direkt auf die Pathologie gewisser Formen des Agrammatismus übertragen, in denen sich gleichfalls ein Rückfall von der konventionellen Syntax der Sprache auf die Gedankensyntax (sit venia verbo) als das Wesen desselben darstellt; es ist ersichtlich, daß solche Gesichtspunkte das Studium der Taubstummensprache gerade hier nahelegen.

Die Allgemeingültigkeit des hier ausgeführten Gesichtspunktes tritt uns auch im Normalen entgegen. Den Ausführungen des Arabisten H. Reckendorf (Indogerm. Forsch. X, 1899, S. 183) ist zu entnehmen, daß „die Präposition keine Verdeutlichung einer, etwa auch ohnehin . . . . durch einen Nominalkasus ausgedrückten Beziehung bildet, sondern daß die Art dieser Beziehung ausschließlich in der Präposition zum Ausdruck gelangt"; es ist im Semitischen kein Unterschied zwischen „auf dem Berge" und „auf den Berg".

In der Annahme eines Satzschemas, in das dann die einzelnen Worte

sozusagen eingepaßt werden, möchte der Verfasser einen ersten Weg sehen
zu einer Versöhnung der neuen Theorie, daß der Satz das primäre ist und der
älteren, die sich auf die doch nicht wegzuleugnende Tatsache stützt, daß die
Worte aneinandergefügt werden, um den Satz zu bilden; insbesondere aber
zum Verständnis des in der Aphasie eine so wichtige Rolle spielenden einwortigen Satzes und andererseits des agrammatisch Gesprochenen aber grammatisch Gedachten scheint jene Annahme die zweckmäßigste Handhabe
zu sein.

So wenig Sätze auch in vollständig identischer Weise im Gebrauche sind,
so häufig sind natürlich gewisse Satzformen, innerhalb deren die Worte variiert
werden; dementsprechend kann man sagen, daß die sprachlichen Reaktionen
gewohnheitsmäßig sozusagen organisiert sind, indem man berechtigterweise
den Schluß zieht, daß diese Formen festgelegt sind [1]); es liegt darin auch gar
nichts Befremdliches, wenn wir sehen, daß namentlich in der Sprechsprache
und diese kommt ja zunächst in der Pathologie fast ausschließlich in Betracht,
die Zahl der gebräuchlichen Konstruktionen eine im Ganzen recht beschränkte
ist; zieht man noch weiter in Betracht, daß auch Teile der sonst differenten
Konstruktionen miteinander zusammenfallen, so stimmt auch das mit der
Annahme eines grammatisch-syntaktischen Schemas zusammen.

Man wird das Denken in Satzformen mit der etwa dasselbe wiedergebenden
Bezeichnung O'Sheas, der „sentence-mindedness" in Beziehung bringen können
(Linguistic Developement. 1907, p. 181), die er als Endziel der sprachlichen
Entwicklung beim Kinde fixiert. Wenn er freilich diese „sentence-mindedness"
als etwas erst durch den Unterricht zu Erreichendes hinstellt, und auch die
Taubstummenlehrer das als Ziel ihres Sprachunterrichtes sich vor Augen
halten, so drängt sich dem gegenüber sofort die Tatsache der Beachtung auf,
daß, wie früher dargelegt, vom Beginne der Sprachentwicklung ab der Satz
das Primäre ist, daß, wie wir noch bei Erörterung der Kindersprache hören
werden, in den ersten Sprechversuchen das einzeln gebrauchte Wort einen
ganzen Satz darstellt, bzw. nach Wundt ein Satzäquivalent [2]); das wird auch

---

[1]) Daß die Annahme einer organischen Festlegung solcher Formen für diejenigen, die mehr Geschmack an psychophysiologischen Deutungen finden, durchaus
akzeptabel erscheint, zeigt eine einfache Erwägung: Man wird mehr als für alles andere
in der Sprache für die gewohnheitsmäßig geübte Syntax und die ebenso sich vollziehenden grammatischen Konstruktionen „ausgefahrene oder ausgeschliffene Bahnen"
anzunehmen berechtigt sein und all das, was man bezüglich der organischen Grundlage solcher Bahnen gesagt hat, auf jene anwenden dürfen; ja, da es sich um „For-
mungen" handelt, wird sich das jedesfalls dem ebenso leicht anpassen lassen, als andere
Prozesse, die auf „Bahnung" begründet werden. Die Annahme solcher dafür aus-
geschliffener Bahnen im Sinne einer Funktionspsychologie wird auch gradweise
Schädigungen besser verständlich machen als jede andere Hypothese. Vgl. dazu
den „inferior speech" von Hughlings Jackson (Brain. I, p. 318, note), womit
er „utterances" bezeichnet, wie „very well", „I dont think so" — „the nervous arrangements for them being well organised" womit sichtlich die ausgeschliffenen
Bahnen der deutschen Pathologen zusammenfallen. Man wird jetzt befreit von
dem Schema zugeben müssen, daß die Formel von H. Jackson den Tatsachen
besser gerecht wird als die deutsche.

[2]) Daß die gleichen Erwägungen auch auf die aus mehr als einem Wort bestehenden Sätze, wie wir sie z. B. in der nach Pillsbury gegebenen Darstellung zuvor
kennen gelernt, anwendbar sind, bedarf wohl keines besonderen Beweises, insofern in ihnen das Satzschema schon zum Teil erfüllt hervortritt.

dadurch bestätigt, daß auch in späteren Stadien der Sprachentwicklung Mimik und Gebärde einzelne Worte zum Satze ausgestalten; daß auch jede einzelne Gebärde einen Satz zum Ausdruck bringt, ist schon früher gelegentlich erwähnt worden. Man wird dementsprechend sagen müssen, daß die „sentence-mindedness" schon in der Natur der psychologischen Vorgänge, die zum Sprechen führen, begründet ist und wir in ihr deshalb nur eine Fortbildung der vielleicht durch den Schulunterricht abgeänderten, dem Kinde sozusagen von Haus aus eignenden Disposition in Sätzen zu denken sehen dürfen; daß das Gleiche für die Sprachentwicklung im Allgemeinen gilt, haben wir im Kapitel vom Satze gehört.

Daß die Annahme einer Satzform als Grundlage für die sprachliche Formulierung, das „Denken in Sätzen" nicht bloß, wie man meinen könnte, eine leere Abstraktion darstellt, sondern sich als „treibende Kraft" bewährt, wenn wir etwa personifizierend reden sollen, wird dadurch erwiesen, daß überall dort, wo durch Übung der Höhepunkt formaler sprachlicher (bzw. schriftlicher) Fertigkeit erreicht wird, sowohl im impressiven wie im expressiven Teile die Fähigkeit zur Erfassung des Satzganzen diese Höchstleistung markiert; so beim Maschinenschreiben (Untersuchungen von Book[1])) oder beim Telegraphieren (Untersuchungen von Bryan and Herter).

Das gleiche Ziel setzt sich auch der Taubstummenlehrer bei der Überführung der natürlichen Syntax seiner taubstummen Zöglinge in die der Lautsprache entnommene und dementsprechend wird auch dabei der Übergang vom Denken in der einen zum konventionellen grammatischen Denken der Vollsinnigen das Wesentliche der Tätigkeit darstellen[2]).

---

[1]) Ein Meistermaschinenschreiber berichtet bei Book (The Psychol. of Skill. Univ. of Montana Publicat. in Psychol. 1908, p. 43) „When I write several words in succession in this way they run more or less together. The movements no longer are separated into groups according to the words. I am no longer conscious of the words or groups of movements . . . but have my attention on getting through with the sentence as a whole". Book berichtet dann weiter, daß dem Schreiber in den späteren Stadien größerer Übung der ganze Satz als eine Art „feel" beim Schreiben vorschwebt, was sichtlich zum Teil wenigstens mit der „Aufgabe" der Würzburger Schule zusammenfällt, aber ebensosehr an die Gesamtvorstellung erinnert und ihre Auffassung als ein Gesamtgefühl. (Siehe das von ihr handelnde Kapitel.)

[2]) Verfasser stellt sich schon hier in dieser kurzen Bemerkung die Taubstummensprache betreffend in wesentlichen Gegensatz zu der Auffassung ausgezeichneter Taubstummenlehrer, so z. B. Vatters, der (Die Ausbildung des Taubstummen in der Lautsprache, III, 1899, S. 1) ausführt: „Da aber die Begriffsverbindungen und Beziehungen im Reiche der Außenwelt liegen und da dem Taubstummen die Wortsprache und damit die Fähigkeit, das sinnlich Erfaßte zu benennen, eigentliche Begriffe zu bilden und diese auf andere zu beziehen fehlt, so manifestiert sich die geistige Tätigkeit beim taubstummen Kinde anders, als beim vollsinnigen . . . sie ist ein sich Fortbewegen in Bildervorstellungen . . . . denen aber das geistige Band fehlt". Es erscheint uns durchaus fraglich, ob man das selbst für ein ungebildetes taubstummes Kind, das Vatter dort präsumiert, annehmen kann, vielmehr sind wir geneigt, alle zuvor von der Kindersprache, vom normalen und pathologischen Telegrammstil hergenommenen Argumente auch für das taubstumme Kind gelten zu lassen; ganz abgesehen davon, ob man das, was Vatter von den Begriffsverbindungen im Reiche der Außenwelt annimmt, als richtig akzeptiert oder nicht.

Wenn Vatter dann (l. c. p. 2) als Motivierung dafür, daß nicht von einem einfachen Tauschgeschäft zwischen Gebärdensprache und Wortsprache die Rede sein könne, den verschiedenen und ungleichen Prägewert der Gebärdenzeichen und

Daß das Denken in Sätzen auch beim Erwachsenen nicht etwa Folge der Schulung ist, kann man wohl auch daraus erschließen, daß Ungebildete — wir haben diese Tatsache in dem Kapitel vom Satze erwähnt — die einzelnen Worte eines Satzes gar nicht voneinander scheiden oder zu scheiden wissen, und daß ihnen das Satzverständnis, vielfach ein nur beiläufiges, auch schon vollständig genügt. Es beweisen die hier vorgeführten Erscheinungen jedesfalls, daß die „sentence-mindedness" auf tieferen psychologischen Momenten beruht, die in letzter Linie auf die gedankliche Formulierung zurückgehen.

Die Nutzanwendung des hier Erörterten auf Fragen der Pathologie ist unmittelbar gegeben. Dafür, daß das Formulieren der Gedanken und teilweise auch der Worte, die den Gedanken Ausdruck verleihen sollen, von der Wortfindung gesonderte Vorgänge sind, sprechen auch die Beobachtungen bei der amnestischen Aphasie, die für gewöhnlich selbst bei höherem Grade nichts

---

der Wortbegriffe einführt, so geht man der Sache doch tiefer auf den Grund, wenn man den Gegensatz aus der Differenz der Gedankenstruktur gegenüber derjenigen des Gesprochenen zu erklären versucht. Wie Verfasser nachträglich sieht, sind auch Taubstummenlehrer mit ihrer Ansicht darüber auf seiner Seite, worüber noch später ausführlicher gehandelt sein wird. Siehe z. B. Schneider: „Das Denken und das Sprechen des Taubstummen". 1908, p. 43. Die Taubstummenlehrer haben sich natürlich mit der Frage der Erlernung syntaktisch gesprochener und geschriebener Sprache durch die Taubstummen vielfach befaßt. So widmet z. B. Job Williams diesem Gegenstande eine sehr eingehende Darstellung (in den „Proc. of the XII. Convent of Am. Inst. of the Deaf. Aug. 1890). Ohne näher auf diese Frage einzugehen, läßt sich wohl schon theoretisch erweisen, daß sich das in den verschiedenen Sprachen verschieden verhalten wird. Es ließe sich auch daran die Frage knüpfen, ob nicht die so entwickelte Methode auch gelegentlich als Vorlage für die therapeutischen Bestrebungen in Fällen von Agrammatismus dienen könnte; das hat in der Tat auch Mohr (Arch. f. Psychiatrie. 39, 3, p. 41 des Sep.-Abdr.) benützt. Dabei wird man freilich nicht übersehen dürfen, daß bei dem Taubstummen natürlich tabula rasa hinsichtlich der Syntax und Grammatik der zu erlernenden Sprache besteht, was auch der genannte amerikanische Autor für den Taubstummen gegenüber dem eine zweite Sprache lernenden hörenden Kinde betont, während beim Agrammatischen mehr oder weniger Reste früherer syntaktischer Übung vorhanden sein können, deren Benützung die Sache natürlich erleichtern wird; immerhin wäre es aber denkbar, daß solche syntaktische Reste auch einmal störend wirken könnten.

Neuerlich hat Lalande (im 1. Heft des II. Jahrgangs 1905 des J. de Psychol. norm. et pathol. p. 37) auf diese Tatsache hingewiesen und sie in gleiche Linie mit einschlägigen Tatsachen, die er von afrikanischen Völkerschaften berichtet, gestellt; die Grundlage bei beiden findet er im „penser par phrases".

Eine Ergänzung auf pathologischem Gebiete findet das auch durch die schon erwähnte Tatsache von der Satzform der Gehörshalluzinationen, ebensowohl der primären wie der aus den sog. „autochthonen"Gedanken hervorgegangenen. In gleichem Sinne verwertbar ist die verschiedentlich konstatierte Tatsache, daß alles Sprachliche, Sinn oder Unsinn, immer wieder grammatische Form anzunehmen strebt, wie uns dies in der Untersuchung Stranskys „Über Sprachverwirrtheit" 1905, S. 15 entgegentritt; in dieser sollte mit Absicht möglichst rasch drauflosgeredet werden und da ergab sich, daß, abgesehen von der störenden Einwirkung von Perseveration und Verbigeration, immer wieder die Tendenz der grammatikalischen Satzform zuzustreben, hervortritt. Das Seitenstück zu dieser sprachlichen Erscheinung aber in noch größere Reinheit, weil der Willensfaktor dabei viel reinlicher beseitigt ist als in den Versuchen von Stransky bieten Beobachtungen über durch Übung automatisch gewordenes Schreiben (M. Solomons und G. Stein, Psychol. Rev. III, 1896), die zeigten, daß auch bei vollständig unsinnigem Inhalt die grammatische Form erhalten war; das Gleiche zeigen auch die automatisch produzierten Schriftstücke von Medien.

von agrammatischen Störungen aufweist. Nun haben wir, wie verschiedentlich, zuletzt von Messer (Empfindung und Denken. 1908, S. 103) auseinandergesetzt worden, beim Suchen nach einem vergessenen Worte, und das ist ja das Paradigma der amnestischen Aphasie, beim Besinnen auf den Namen den Begriff im Bewußtsein, aber wortlos; entsprechend diesem Begriffe formiert sich die Umgebung, wenn man so sagen darf, des gesuchten Wortes, auch das gesuchte Wort formiert sich nicht selten, obwohl es noch nicht bewußt ist, und erweist sich auch, sowie es bewußt wird, häufig auch als richtig formiert; man wird demnach mit Recht in dieser Tatsache auch eine Unterstützung der Ansicht sehen dürfen, daß die Formulierung des Ganzen der Wortwahl vorangeht und die Formierung des Wortes sich der Gesamtformel erst anpaßt.

Da wir später von der Nahestellung der Wortwahl und Wortformulierung an das grammatische Schema und die diesem vorangehende gedankliche Formulierung für die psychologische Lokalisation dieser Prozesse und von dieser wiederum für die anatomisch-physiologische Lokalisation derselben Schlüsse ziehen werden, die, nebenbei gesagt, alle auf den Schläfelappen weisen, sei hier noch einer dazu verwertbaren Erscheinung Erwähnung getan. Soll irgend ein Gedanke zum Ausdruck gebracht werden, so drängen sich die verschiedenen ihm entsprechenden Wortvorstellungen heran. Nun erlebt man beim Versprechen nicht allzu selten, daß dem gebrauchten Worte eine falsche Endung angehängt wird, die offenbar von einem anderen Worte entstammt; es wird also eine für ein nur in potentia, unbewußt vorhandenes Wort zutreffende Form auf ein anderes Wort übertragen. Eine Erweiterung dieser Tatsache auf das Gebiet der Satzkonstruktion ergeben Hinweise von Scholz (Sprachpsycholog. Späne. Zeitschr. f. d. österr. Gymnas. 54, 1903, S. 496), in denen die Beeinflussung einer vorangehenden Konstruktion durch eine folgende dem Schreibenden natürlich vollkommen deutlich vorschwebende, zutage tritt[1]).

Wenn der lehrende Philologe die durch die Wortformen wiedergegebenen Beziehungen im Bewußtsein des Lernenden als unbedingt lebendig voraussetzt, wenn er sie kennen lernt (siehe O. Ganzmann, Über Sach- und Sprachvorstellungen. 1902, S. 61), so geht auch das darauf zurück, daß die gedankliche Formulierung der sprachlichen vorausgeht, als die Bedingung für deren Lebendigwerden vorausgesetzt wird. Das steht auch nicht im Widerspruch mit der von Ganzmann eben dort angeführten Tatsache, daß, nachdem die betreffende Form automatisch geworden, das Kind sich das betreffende persönliche Verhältnis, z. B. bei der Konjugation, vorzustellen gar nicht Zeit hat; das wird und muß sich auch nicht bewußt vollziehen, ein leichtes Anklingen desselben als Ausdruck der gedanklichen Beziehung genügt, um ganz automatisch die entsprechende sprachliche Wendung emporzuheben[2]). Das Automatische dieses Vorganges wird das Gewöhnliche vorstellen, dem als unge-

---

[1]) Parallelen zu diesen Tatsachen aus dem Pathologischen haben schon hier Erwähnung gefunden.

[2]) Bei dieser Gelegenheit ist eines bisher nicht beachteten Umstandes zu gedenken. Es ist eine dogmatisch hingestellte, offenbar der Selbstbetrachtung entnommene Annahme, daß die Grammatisierung der Rede regelmäßig unbewußt ohne Beteiligung der Aufmerksamkeit sich vollzieht. Siehe Beweisstücke für das Gegenteil bei Ajam (La Parole en public. Nouv. éd. s. d. p. 190) „A moins d'être très emporté dans la discussion, je surveille la correction grammaticale de mes phrases et la propriété de l'expression". Ähnliche Äußerungen von anderen Personen siehe

wöhnlich das bei schwierigeren Formen mehr oder weniger bewußt erfolgende Anklingen des Sprachgefühles entgegenzustellen ist; die empfundene Verletzung des Sprachgefühls durch Fehler stützt diesen Gedankengang. Wir dürfen annehmen, daß das, was wir hier als Satzschema entwickelt, einen Anteil an den Grundlagen des Sprachgefühls hat, das doch ebenso die Wortform und -stellung wie die Form des ganzen Satzes in sich fassen muß.

Daß mit der Darstellung des im Vorangehenden Zusammengefaßten nicht etwas in der Pathologie schon Bekanntes oder Geläufiges wiedergegeben wird, zeigt am besten die Äußerung Bernheims sen. (Doctrine de l'aphasie. Revue de méd. p. 805 ff.), die das hier erörterte Verhältnis direkt gegensätzlich formuliert. „On peut donc dire que la mémoire verbale joue le rôle principale dans la formation du langage cérébrale ordinaire; l'association des mots en phrases ne joue qu'un rôle secondaire". Auch der dem vorangehende Satz „les mots trouvés, ils faut les agencer en phrases", spricht deutlich dafür, daß Bernheim die Satzformulierung der Wortfindung folgen läßt. Hier tritt nun die kapitale Differenz der neuen, der Sprachpsychologie entnommenen Auffassung vom Sprechen gegenüber der alten hervor, die freilich noch immer auch in neuesten Darstellungen ruhig hingenommen wird. So bei Ossip-Lourié, anscheinend nach dem immerhin schon etwas veralteten schottischen Philosophen Reid: „Un orateur n'a qu'à concevoir ce qu'il veut dire et aussitôt les lettres, les syllabes, les mots s'arrangent sans qu'il y pense". Es wird genügen auf den Grundfehler dieser Anschauungen, die rein synthetische Auffassung des Gesprochenen hinzuweisen, der wir im Vorangehenden die Kombination einer analytisch-synthetischen gegenübergestellt.

Wie weitreichend die hier dargelegte Bedeutung eines Satzschemas in der Pathologie sich darstellt, sei an einem speziellen Falle nachgewiesen. Es entspricht einer bekannten Beobachtung, daß Kranke mit schwerer verbaler Paraphasie, die die an sich gelegentlich vollständig korrekten Wörter sinnlos aneinanderreihen und in Form einer richtig betonten Rede vorbringen, offenbar durch die ihnen vorschwebende und in der Betonung sich ausprägende Satzformel bezüglich der vermeintlich richtigen Syntaxierung des von ihnen Gesprochenen getäuscht werden und deshalb ihren Defekt nicht erkennen; es wird das offenbar noch dadurch unterstützt, wenn in dem betreffenden Falle die normale Hinlenkung der Aufmerksamkeit auf den Sinn des Gesagten und nicht auf die Wörter desselben angenommen werden kann. Diese Annahme erscheint aber dadurch berechtigt, daß sich in solchen dem angenommenen gleichen Fällen keine Erschwerung des Sprechens, vielfach sogar eine Erleichterung desselben durch die diesen Fällen häufig zukommende Logorrhoe findet, die die ausschließliche Hinhaltung der Aufmerksamkeit auf den Sinn des Gesprochenen unterstützt. In der vorstehenden Erwägung findet sich eines der Momente dargelegt, welches die gelegentliche Erscheinung erklärt,

---

bei demselben l. c. p. 193, 205. Natürlich finden sich auch gegenteilige Angaben der Selbstbeobachtung entnommen und wird man deshalb subjektiv begründete Differenzen, die übrigens auch je nach der Gelegenheit bei demselben Individuum wechseln können, anzunehmen haben. Das ist für die Pathologie deshalb wichtig, weil auch die Krankheit sich dabei als modifizierender Faktor erweisen könnte. Verfasser hat schon früher darauf hingewiesen, wie die so verschiedenartig gestörte Aufmerksamkeitsverteilung ihrerseits wieder störend wirksam sein kann.

daß aphasische Kranke sich ihres Sprachdefektes nicht bewußt sind. Es sind das, und nach dem eben Gesagten wird auch das verständlich, meist Fälle mit Schläfelappenläsion und man wollte dementsprechend die erwähnte Erscheiunng so erklären, daß der Kranke sich nicht sprechen hört oder das Gesprochene nicht versteht. Es wird auf diese Frage noch näher im pathologischen Teile einzugehen sein. Hier sei nur angemerkt, daß diese Deutung irrtümlich ist, auch für die normale Paraphasie, für das „Versprechen". Man merkt das Versprechen gelegentlich noch während man spricht und man überhört es, auch nachdem man sich sprechen gehört, falls es überhaupt zu dem letzteren kommt; daß es nicht das „Sichselbsthören", sondern andere, zum Teil die eben erwähnten Momente sind, welche in pathologischen Fällen den Defekt nicht erkennen lassen, beweisen auch Fälle schwerer Paraphasie bei ungestörtem Sprachverständnis.

Wir glauben die Annahme eines grammatisch-syntaktischen Schemas als notwendig erwiesen zu haben, wenn die Anpassung der einzelnen Wörte in Form und Stellung zueinander gesichert sein soll; das kann aber doch nur so aufgefaßt werden, daß es eben eine Art Schema, eine dunkle, mehr oder weniger unbewußt als „Aufgabe" anklingende Gesamtvorstellung des ganzen Satzgefüges, seiner „Gestaltsqualität" ist, die eine derartige Wirkung haben kann. Heilbronner (Sprachstörungen bei funktionellen Psychosen. Zentralbl. f. Nervenheilk. 1906) spricht bei einem Falle von primärem Rededrang von den vielfach sinnlosen Sätzen, in denen die geläufige Satzform nur als Gerüst dient. Die hier vertretene Annahme, daß die Formulierung der Wortfindung und Wortwahl vorangeht, macht es verständlich (oder umgekehrt, diese Tatsachen sind ebenso viele Beweise dafür), daß auch bei gestörter Wortwahl oder wenn an Stelle der Worte andere Zeichen gewählt werden, doch eine Satzformulierung statt hat, die sich von der normalen nur insoweit unterscheiden wird, als die Differenz der Zeichen eine Differenzierung nach sich zieht.

Wenn hier am Schlusse einer Auslese von Ansichten über die diskutierten Fragen jetzt eine etwas schematische Zusammenfassung versucht worden ist, so sind auch noch gewisse Bedenken vorzubringen, zu denen diese Veranlassung geben kann. Zunächst wird man im Hinblick auf die hier schematisch zur Darstellung gebrachte Aneinanderreihung der einzelnen Etappen zwischen Denken und Sprechen zu beachten haben, daß diese Reihenfolge vielfach, ja vielleicht in der Regel, nicht die gewöhnliche ist; es zeigte sich ja auch schon in der Darstellung des interjektionellen Satzes, wie sich der sprachliche Ausdruck in einem der vollständigen Formulierung weit voranliegenden Stadium einstellt. Messer formuliert das, was er den Gedankenexperimenten darüber entnehmen konnte, folgendermaßen: „Natürlich ist formuliertes und unformuliertes Denken in unseren wirklichen Denkprozessen nicht etwa streng geschieden. Wie wir die mannigfaltigsten Unterarten in beiden Klassen anerkennen müssen, so auch kontinuierliche Übergänge von einem ins andere" (Arch. f. d. ges. Psychol. VIII, S. 186). Man wird dementsprechend zunächst theoretisch anzunehmen berechtigt sein, daß das Sprechen in jedem Stadium des Prozesses einsetzen kann, eine Annahme, die namentlich für die Klarlegung funktioneller Agrammatismen in manischen Zuständen wirksam sein dürfte; das benimmt aber natürlich der Aufstellung einer bestimmten Reihenfolge für die vollständige Formulierung eines Gedankens nichts von ihrem Werte.

Andererseits wird natürlich die Feststellung von Abänderungen dieser Reihenfolge vorbildlich für das Verständnis pathologischer Erscheinungen sein. Wie weit solche „Verschiebungen"[1]) statthaben, davon gibt die Feststellung Bühlers in seinen Gedankenexperimenten Kunde (Arch. f. d. ges. Psych. XII, S. 79), daß es Fälle gibt, in denen „der Gedanke erst nach den Worten kommt" im Gegensatz zu einem zweiten Typus, „in welchem man den fertigen Gedanken hat und zu ihm die Worte sucht"[2]).

Die Vorlagen für die Würdigung dieser Verschiebungen zu pathologischen Zwecken sind uns bekanntlich in den der Lehre vom Versprechen entnommenen Feststellungen gegeben; Saint-Paul (Rev. philos. 1909, I, p. 606) hat diese Frage ausführlich erörtert und es kann als gewiß angenommen werden, daß die von ihm als anteception, metaception, postception und paraception unterschiedenen Formen, im Pathologischen noch vergrößert und verzerrt, bedeutsam sein werden.

Dabei wird ein Gesichtspunkt belehrend wirken, den wir ebenfalls den Experimenten der Würzburger Schule entnehmen; man hat seit jeher und bis in die letzte Zeit die Bedeutung der Worte auch für die gedankliche Formulierung vielleicht allzuhoch eingeschätzt; aber wenn wir jetzt nicht selten in den Protokollen der Würzburger Versuche sehen, wie die auftauchenden Worte zuweilen ganz sinnlos oder ohne Zusammenhang mit Objektvorstellungen sind, dann wird man jedenfalls berechtigt sein, das Maß der Beihilfe durch das Auftauchen von Worten nicht so hoch anzuschlagen, in ihnen eben solche nicht immer bedeutungsvolle Begleiterscheinungen zu sehen, wie in den das Denken begleitenden Anschauungen, die in gleicher Weise früher überschätzt worden sind.

Eine wichtige, ebenfalls das zeitliche Verhältnis betreffende Überlegung wird auch der Frage zu widmen sein, in welchen Beziehungen die Wahl (natürlich nicht als bewußter Vorgang) der Inhaltswörter zu der der Formwörter steht; im Allgemeinen wird man wohl annehmen dürfen, daß die ersteren vorangehen, weil sie ja das Wesentliche der Formulierung überhaupt darstellen[3]); als ein Argument für diese Ansicht darf wohl auch das angeführt werden, daß den Formwörtern vielfach in manchen Sprachen ganz ausschließlich Partikeln, Suffixe u. dgl. entsprechen, die ja erst des Inhaltswortes bedürfen, um an ihm

---

[1]) Daß eine solche zeitliche Gegeneinanderverschiebung nicht bloß zwischen Denken und Sprechen statt hat, sondern auch innerhalb der im Denken selbst sich abspielenden Vorgänge beweisen Tatsachen des Versprechens (vgl. dazu des Verfassers „Studien zur mot. Apraxie 1905 sowie Geyser, Lehrb. d. allgem. Psychol. 1908, S. 175 und den von Geyser gegebenen Hinweis auf Watts psychol. Arbeit, Arch. z. d. ges. Psychol. IV. Bd., 1905, S. 370). Für Fragen der Pathologie kämen aber besonders Verschiebungen innerhalb des sprachlichen Abschnittes der ganzen Strecke in Betracht.

[2]) Dabei werden eventuell auch noch die verschiedenen Stadien der beiden Typen Bühlers (siehe bei ihm das Folgende) in Betracht zu ziehen sein.

[3]) Es ist zuvor bei der Besprechung des Gedanken- und Satzschemas dem Ausdruck verliehen, daß entsprechend der in diesen Schemata sich ausdrückenden Annahme bei der fortschreitenden Formulierung die Satzform dem Inhalte vorangeht; es könnte daraus ein Widerspruch gegen das oben Formulierte abgeleitet werden; das wird aber einerseits schon durch das im Texte Gesagte widerlegt, andererseits ist es nicht ohne weiteres berechtigt anzunehmen, daß deshalb, weil die Satzform vorangeht, auch die Formwörter den Inhaltswörtern vorangehen müssen.

ihre modifizierende Wirkung zu vollführen. Beim Agrammatischen unterbleibt dieses Stadium der Formulierung, teils weil die diese nach sich ziehenden psychischen Vorgänge fehlen oder weil bei Vorhandensein derselben ihm die sprachliche Formulierung schon durch die Inhaltswörter gegeben erscheint. Man wird aber nicht übersehen dürfen, daß es Bedingungen des sprachlichen Geschehens geben mag, unter denen das Hauptgewicht auf ein Formwort fällt und sich auch das pathologische Korrelat dazu vielleicht anders verhalten könnte.

Wir haben schon zuvor der Äußerung eines Mitgliedes der Würzburger Schule entnommen, daß das bisher darüber zutage Geförderte gewiß nur einen Teil der wirklich auf dem Wege vom Denken zum Sprechen sich vollziehenden Vorgänge umfaßt; es ist weiter gewiß, daß ebensosehr auch Differenzen des Denktypus auf den Verlauf jener Vorgänge von Einfluß sein werden und das Gleiche gilt von den Sprachtypen, deren prinzipielle Ablehnung seitens der Pathologen nur als eine in diesem Maße ebensowenig berechtigte Reaktion auf die Überschätzung derselben bei ihrer Aufstellung angesehen werden kann. Schon in der Einleitung ist hervorgehoben worden, daß wir vielfach Tatsachen und Deutungen nachweisen werden, deren Bedeutung für eine Neugestaltung der Aphasielehre nicht übersehen werden kann, ohne daß es auch schon sofort möglich sein würde, sie mit irgendwelchen Tatsachen der Pathologie in Beziehung zu setzen, es möchten solche Ergebnisse eben als programmatisch für die künftige Erforschung hingenommen werden; das ist nun auch der Fall mit den hier erwähnten, individuellen Differenzen.

Wenn Verfasser im ersten Teile dieses Kapitels einen Abriß von den Anschauungen solcher Autoren gegeben, die sich in eingehender Weise zu der ganzen Frage geäußert und dann eine Darstellung seiner eigenen Ansicht davon gegeben, so ist jetzt noch gegenteiliger Ansichten und möglicher oder wirklich gemachter Einwände gegen seine Darstellung zu gedenken.

Ein gute Darstellung dessen, was Verfasser als den Übergang von der gedanklichen Konstruktion zu der grammatischen bezeichnet, findet sich in der Selbstbeobachtung, die Dodge (Die motorischen Wortvorstellungen. 1896, S. 13) von seinem stillen begrifflichen Denken gibt. Er beschreibt als neben den sinnlichen Bildern vorhanden eine Reihe aufeinander folgender Worte: „Sie kommen aber in diesem Falle nicht als isolierte Einheiten ins Bewußtsein, sondern als Bestandteile des Vorstellungsablaufes. Sie bilden Sätze und zum Zwecke der Satzbildung folgen sie einander in einer bestimmten Satzordnung. Von dem Charakter des Satzes habe ich eine mehr oder weniger bestimmte deutliche Ahnung [1]), bevor er zu Ende gedacht ist. Der Inbegriff dessen, was

---

[1]) Diese „Ahnung“ von Dodge hat eine von der hier dargelegten wesentlich verschiedene Deutung erfahren, auf die deshalb, wenn auch nur kurz, zurückzukommen ist. Norb. Stern (Das Denken und sein Gegenstand. 1909, S. 20) führt folgendes aus: „Im lauten, exspiratorischen Sprechen dagegen — dies gilt es ganz besonders zu beobachten — wissen wir schon vor dem Gesprochenhaben, was wir sagen wollen. Die Gedanken laufen den Worten voraus, d. h. das Denken oder schnellste innerliche Sprechen in uns ist schon beendet, wenn das objektive laute Sprechen beginnt“. Stern führt nun als Beweis für seine Ansicht das oben von Dodge Berichtete und insbesondere die „Ahnung“ an und setzt bezüglich des „noch nicht Gedachten“ hinzu: „Das ist nach unserer Meinung gerade das schon Gedachte, nur außerordentlich schnell Vorausgesprochene. Diese Schnelligkeit bildet den Grund dafür,

ich beabsichtige, in den Satz hineinzubringen, kann sich schattenweise bei jedem Wort darstellen. Der Charakter dieser Ahnung (dieses Schattenbildes) des noch nicht gedachten ist nicht ohne weiteres ersichtlich." Später aber spricht Dodge direkt von „diesem Schattensatz, der etwas anderes ist als ein Bedeutungsbild. Es ist ein prädikativ gegliedertes, von der Sprache abhängiges Ganzes".

Jenes Selbstzeugnis Dodges ist aus verschiedenen Gründen interessant; in erster Linie deshalb, weil Dodge, der doch damals nach seiner deutsch geschriebenen Arbeit zu schließen das Deutsche schon recht gut beherrschte, es wahrscheinlich macht, daß dieses Schattenbild, „das vielleicht bei Vielen der Regel nach unbewußt bleibt", bei ihm durch die Schwierigkeiten der fremden Sprache zum Bewußtsein gebracht wird. Von Interesse ist die Beschreibung weiter durch den Widerspruch, den sie gefunden und der vielleicht darauf zurückzuführen ist, daß seine Arbeit aus B. Erdmanns Schule stammt, dessen differente Ansicht von dem Formulieren des Denkens wir zuvor dargestellt.

Wenn Dodge selbst (l. c.) dieses „Schattenbild" für ähnlich der „intention to say something" von James erklärt, so ist ihm entgegenzuhalten, daß, wie wir schon zuvor ausgeführt, diese Intention es durchaus offen läßt, ob in diesem Stadium schon, um mit Dodge zu sprechen, ein „Schattensatz" darin liegt, so daß Verfasser diese Gleichstellung nicht für berechtigt hält. Gewicht legt Verfasser auf den Nachweis, daß es ein dem Wortvorstellen vorangehendes Stadium der Formulierung ist, was Dodge (l. c. p. 14) selbst bestätigt, indem er sagt, in dem Augenblicke, wo er die so flüchtige Erscheinung beobachte, „werde sie ein deutliches Wortvorstellen"; direkt aber spricht er sich (l. c. p. 42) dahin aus, daß „die gleiche Erscheinung auch beim Sprechen in der Muttersprache zur Beobachtung kommt, wie beim Denken diese Ahnung (sc. dessen, was ich sprechen will) anscheinend ein prädikativ gegliederter, an die Sprache gebundener Bewußtseinsinhalt, welcher jedoch keine deutliche Wortvorstellungen enthält"; und weiter (l. c. p. 43) motiviert er schön die Ahnung, das Schattenbild des Satzgefüges: „Niemand spricht während einer längeren Rede . . . . ein Wort für sich und sucht dann das nächste. Das Verbum, das am Ende kommen soll, hat schon auf den Anfang einen Einfluß. Eine kommende, modifizierende Klausel beeinflußt unsere Wahl von Eigenschaftswörtern usw." Daß es sich auch hier nicht um einen in die gedankliche Gliederung einzubeziehenden Vorgang handelt, geht endlich deutlich aus Dodges Äußerung hervor, daß diese sprachliche Ahnung dessen, was er sprechen will (und was wesentlich besser durch einen „Schattensatz" bezeichnet wird) neben den Bedeutungsbegriffen besteht (l. c. p. 41).

Etwas der Beobachtung Dodges Ähnliches findet sich auch gelegent-

---

daß wir im Bewußtsein der Erinnerung an das subjektiv Gesprochene sozusagen nur noch dessen Totaleindruck besitzen, die „Ahnung" oder die „dunkle" Vorstellung. Wir können weder etwas vorausahnen, noch vorauswissen, wenn wir diese nicht vorausgedacht, vorausgesprochen haben". Nach der Ansicht des Verfassers ist Stern infolge Nichtbeachtung der Arbeiten der Würzburger Schule insbesondere hinsichtlich der „Aufgabe" und ihrer Bedeutung für unser Denken und Tun zu seiner Ansicht gekommen, ebenso wie er hier das selbst von ihm auseinander gehaltene Denken und schnellste innerliche Sprechen zusammenwirft. (Vgl. dazu das diesbezüglich früher in diesem Kapitel Gesagte.)

lich schon berichtet; so schreibt Lacassagne in der Wiedergabe seiner Selbstbeobachtung an Saint-Paul (Essai s. l. Lang. int. p. 117): „Dans la conversation je sais les idées que je vais émettre et un peu la forme que je vais leur donner". Wenn er dann aber fortsetzt: „La conception nette et parfaite est plus souvent simultanée ou consécutive à l'expression", so könnte in dem so scharf hervorgehobenen Gegensatze das Schattenhafte der der präzisen Formulierung vorangehenden Satzform zum Ausdruck gebracht erscheinen.

Wenn Peeters in einer das vorhandene Tatsachenmaterial zusammenfassenden Darstellung (Pensée et Lang. Rev. des quest; sc. Vol. 42, p. 461) zu einer der hier dargestellten gegensätzlichen Auffassung kommt, so scheint hierbei gerade die ungenügende Auseinanderhaltung der beiden Arten von Formulierung seinerseits daran Schuld zu tragen; [„entres ces mots qui (sc. auf der Basis der Analyse der „Gesamtvorstellung") émergent dans la mémoire pas d'organisation grammaticale, sauf quelques liaisons assez usuelles pour avoir crée une habitude. Antérieurement à tout travail réfléchi ces mots et ces tronçons d'expression forment comme un pointillé plus au moins espacé, dessinant par avance la structure d'une phrase. Parfois la pensée n'a plus qu'à relier ces points: d'ordinaire elle doit y pratiquer un remaniement et un triage."]

Man wird mit einigem Rechte den bisherigen Ausführungen entgegenhalten, daß sich das naive Sprechen, wie es die Umgangssprache zeitigt, ganz vorwiegend in konventionellen Wendungen, Wortfolgen und Satzgefügen bewegt und demnach die hier als angeblich für die letztere maßgebend aufgeführten Momente in der gerade für unsere Fragen wichtigeren Umgangssprache nicht zur Wirkung oder wenigstens nicht zu ungetrübter Wirkung kommen werden. Eine kurze Überlegung lehrt aber, daß auch für den Fall des Gebrauches konventioneller Wortstellungen und Satzformen ihrer Anwendung jene psychologischen Momente, wenn auch nur unbewußt oder schwachbewußt, miterregt vorangehen müssen, als deren Folge die konventionellen Wortstellungen und Satzgefüge sich darstellen; das sind aber, um eine Wundtsche Formel anzuwenden, „die assoziativen und apperzeptiven Bedingungen, die den Verlauf der Vorstellungen und Affekte beherrschen" (Wundt, Sprache. 1904, II. S. 88); demnach bleibt, wenn auch vielleicht in abgeschwächtem Maße, auch in konventionellen Reden die grammatisierende Wirkung jener besprochenen Faktoren tätig.

Mit dem, was wir als den Weg vom Denken zum Sprechen bezeichneten, erscheinen die wichtigsten Stationen des Sprachvorganges umfaßt; die Zeichen, die wir in der eingehenden Darstellung derselben auf diesem Wege ausstecken konnten, dienen aber auch noch dazu, zu zeigen, welche unendliche Fülle von Einzelheiten sich der Betrachtung aufdrängen; dementsprechend waren wir auch schon gelegentlich in der Lage, zu zeigen, welche Ausblicke auf eine Vertiefung des Verständnisses pathologischer Erscheinungen sich daran knüpfen; hier sollen nun zum Schlusse noch im Zusammenhang einige Gesichtspunkte derselben Art der Erörterung unterzogen werden [1]).

---

[1]) Schon in der Einleitung hat Verfasser die von E. Storch entwickelte Lehre vom „stereopsychischen Felde" als der Grundlage aller psychischen Vorgänge abgelehnt; hier wäre nur darauf zu verweisen, daß er in der daraus entwickelten

Zunächst ein prinzipieller, alle Einzelerscheinungen umfassender; wir konnten, wenn auch da und dort nur angedeutet, konstatieren, daß die Formen, in denen auch schon normalerweise die sprachliche Formulierung sich vollzieht, nicht regellos aufeinander folgen und daß auch die Zusammenhänge nach ganz bestimmten Regeln zustande kommen. Daraus folgt insbesondere für den Agrammatismus, daß die pathologisch bedingten Formen entgegen der alten Lehre von ihrer Regellosigkeit eine ähnliche Regelmäßigkeit ihrer Erscheinung und des Verlaufes aufweisen müssen, die an der Hand des darüber von der Norm Festgestellten der Erklärung zuzuführen wären. Es erhellt aus der vorangehenden Darstellung aber auch, daß die bisher vereinzelt gemachten Versuche einer solchen Erklärung nicht genügen können [1]), vielmehr das Ganze jetzt erneuter Erörterung zu unterziehen ist; die Einzelheiten, die hier einer solchen unterzogen wurden, sollen zeigen, um wieviel weiter uns die Beachtung derselben im Pathologischen auf dem Wege des Verständnisses fördert.

Daraus ergibt sich aber ein weiterer prinzipieller Gesichtspunkt in Rücksicht der klinischen Beobachtung; es handelt sich bei den so unserem Verständnis näher gerückten Tatsachen vielfach um solche, die bisher kaum beachtet, deshalb auch deskriptiv oft recht mangelhaft sich darstellen; die neue Betrachtung, welche solche Details jetzt erfahren sollen, drängt dementsprechend zu wesentlich vertieftem Studium des Einzelfalles und zu einer dem parallel gehenden Verbesserung der Deskription (nicht bloß im Sinne eingehender und allseitiger Darstellung, wie sie auch bisher schon gefordert worden).

Um gleich diesen Punkt in seiner vollen Bedeutung hervortreten zu lassen, sei auf einen Fall von Hammond (Med. Rec. 1900. 29. Dez., S. 1012) zurückgegriffen, der, Träger einer bei der Sektion nachgewiesenen Läsion der zweiten linken Schläfewindung „eine Zahl von Worten sprechen konnte und auch sprach, sie wurden aber einzeln und zusammenhanglos und niemals in logischer Folge gesprochen". Wir werden später hören, daß bei dem Verluste der konventionellen Wortfolge die natürliche, der logischen Gedankengliederung entsprechende, wieder an deren Stelle treten kann; wenn es hier nun heißt, daß bei dem Kranken die Worte nicht in logischer Folge nacheinander kamen und wenn diese Beschreibung auch mehr als die lose Bezeichnung einer unzusammenhängenden Wortfolge sein sollte, dann ist es klar, daß wir es mit einem Falle von eminenter Bedeutung zu tun haben, der auch den Verlust der natürlichen Wortfolge, wie sie der gedanklichen Gliederung entspricht, vor Augen führt; insofern diese in den gewöhnlichen Fällen nicht gestört erscheint, würde jenes einen höheren Grad von Störung darstellen. Welche Bedeutung ein solcher Fall hätte, wenn er genau unter Beachtung des eben

<hr>

Lehre der Assonanz zwischen der Stereopsyche und Glossopsyche keine befriedigende Aufklärung für die Beziehungen zwischen Denken und Sprechen sehen kann (vgl. Storch, Monatsschr. f. Psych. u. Neurol. XIII).

[1]) Es sei nur auf einen letzten solchen verwiesen, den F. Mohr (Arch. f. Psych. 39, S. A. S. 34) gemacht und der auf der „Umgießung der Sachvorstellungen in Wort- und Satzvorstellungen" aufgebaut ist und jedesfalls zeigt, daß man damit über bildliche Vorstellungen bezüglich der dabei spielenden Vorgänge nicht hinausgekommen ist; wir glauben konstatiert zu haben, daß dieses Stadium der Lehre zum Teil wenigstens überwunden ist.

vorgeführten Gesichtspunktes aufgenommen wäre, bedarf wohl nicht erst besonderer Betonung.

Wir haben zuvor Beobachtungen, der Norm entnommen, vorgeführt zur Darstellung, wie sich in verschiedenen Stadien der Formulierung produzierte Sprachproben gestalten; es wird Aufgabe der Pathologie sein, diesen Sprachproben ähnliche sprachliche Entäußerungen an Kranken nachzuweisen und zu prüfen, inwieweit etwa das von jenen bezüglich des Zeitpunktes ihrer Entstehung der Beobachtung Entnommene auch für die pathologischen Fälle zutrifft, andererseits pathologische Sprachprodukte auch ohne Vorlagen aus dem Normalen auf diese Fragen hin zu prüfen; daß zum mindesten der erste Punkt interessante Parallelen ergibt, mag folgende Beobachtung lehren. Der vom Verfasser in seiner Mitteilung zur Psychologie und Pathologie des abstrakten Denkens (III. Vortr. in des Verfassers Schrift „Über Sprachverständnis". 1909) eingehend beschriebene Kranke hatte infolge schwerer hysterischer Amnesie u. a. auch vergessen, daß er bei der elektrischen Straßenbahn angestellt gewesen; die Erinnerung daran kehrte nun plötzlich zurück, als er über den lauten, durch die Explosion einer Sicherung bedingten Knall an einem an ihm vorüberfahrenden Straßenbahnwagen heftig erschrak; er gab an, es sei ihm im Augenblicke des Erschreckens so gewesen, als ob ihm Jemand das Wort „Sicherung" zuriefe und mit einem Schlage wußte er, um was es sich handle; gleichzeitig kehrte die Erinnerung an alles Übrige mit seinem früheren Berufe Zusammenhängende wieder.

Das Übereinstimmende in diesem Falle mit der nach Dodge berichteten Selbstbeobachtung ist zu klar, als daß noch etwas darüber zu sagen wäre. Wir sehen hier den einwortigen Satz sozusagen in statu nascendi, sehen wie dieses eine Wort den ganzen Tatbestand in dem wichtigsten Teile desselben zum Ausdruck bringt und außerdem sich auch, um mit Wundt zu sprechen, die Gesamtvorstellung im Bewußtsein erhebt.

Wie die Berücksichtigung der grammatischen und der ihr vorangehenden gedanklichen Formulierung in einer ganz speziell pathologischen Frage aufklärend wirken kann, mag Folgendes illustrieren. In Fällen von Agrammatismus ist es offenbar das das Sprechen begleitende, von der gedanklichen Formulierung hergenommene „Gefühl" der Grammatisierung, das den Kranken leicht über seine Sprachstörung täuscht. Das Analoge dazu von der Norm hergenommen formuliert W. James (Princ. of Psychol. I, p. 264): „Gewisse Wortverbindungen, wenn zustande gekommen, gewisse grammatische Erwartungen, wenn erfüllt, geben in hohem Maße den Eindruck, daß der Satz einen Sinn hat."

Wir haben zuvor der „Einstellung" bei Normalen gedacht und wollen hier im Zusammenhange des Pathologischen dieselbe als einen wirksamen Faktor erweisen. Es muß zuerst besonders hervorgehoben werden, daß die Prägnanz der Einstellung bei Polyglotten durchaus nicht, wie man nach den Anführungen der Literatur glauben könnte, etwas bloß bei Gebildeten Hervortretendes ist; eben hat Verfasser eine geisteskranke Köchin tschechischer Abkunft examiniert, die im Sommer immer in Sachsen Saisonarbeit leistet und deshalb sehr gut deutsch spricht; es wird zuerst mit ihr deutsch gesprochen, aber eine tschechisch hineingeworfene Frage löst prompt den Mechanismus des Tschechischen aus, der nun ohne Unterbrechung spontan fortarbeitet, bis durch eine deutsche Zwischenfrage wieder die Einstellung geändert wird; es ist nicht ohne Interesse, daß die „Stimmen" der paranoischen Kranken ganz gleichmäßig tschechisch und deutsch sprechen.

Eine andere Kranke, etwa als Zwischenform zwischen Paranoia chron. und Dementia paranoides zu klassifizieren, halluziniert seit langem verschiedenfältig, wobei die Stimmen sich durchaus dem modernen Sprachgebrauche anschließen; plötzlich hört sie die Stimme ihrer seit langem verstorbenen Mutter und die spricht mit ihr per „sie", wie es vor Jahren hier vielfach üblich gewesen.

Ein schönes Seitenstück zu den hier mitgeteilten Tatsachen von Polyglotten bringt eine von Buchholz mitgeteilte Beobachtung (Mitt. aus d. Hamb. Staats-Kr. A. Bd. IX, H. 13, S. 330), wo ein Kranker offenbar besserer Bildung von 1—12 hochdeutsch und dann weiter nur plattdeutsch aber richtig zählt. Von Polyglottie kann man hier wohl sprechen, da das Plattdeutsche offenbar die erste, später nicht geübte Sprache darstellt. Die Beobachtung reiht sich den Tatsachen über den Gang der Dissolution ganz übereinstimmend an; wir sehen, wie zunächst noch das später erlernte Hochdeutsch der leichteren Anforderung genügt, bei schwierigeren Aufgaben aber der Rückfall auf die ersterworbene Sprache (als eine Art Muttersprache) sich durch Einstellung auf diese vollzieht.

Es ist jetzt, wo wir den Weg vom Denken zum Sprechen durchwandert, im Hinblick auf das engere Thema der vorliegenden Schrift angebracht, den im pathologischen Teile zu gebenden ausführlichen Darstellungen der Theorie des Agrammatismus einige allgemeine Gesichtspunkte vorauszuschicken, zu denen das eben abgehandelte Kapitel Veranlassung gibt.

Als prinzipiell maßgebend wird man das hinstellen dürfen, daß wir die Grammatisierung der Rede als eine gesonderte Station auf jenem Wege kennen gelernt und daß demnach bei sonst intakter Denk- und Sprachfunktion auch durch eine isolierte Störung jener Station der Agrammatismus zustande kommen kann; insofern wir dabei angenommen haben, daß dieser Phase der Grammatisierung auch noch eine gedankliche vorangeht, wird sich theoretisch auch eine anders bedingte Form des Agrammatismus als möglich ergeben, bedingt durch eine Störung dieser gedanklichen Formulierung; man wird dann weiter zu fragen haben, ob nicht bei Intaktheit dieser beiden in der Grammatisierung wirksamen Funktionen durch Störungen des Denkvorganges im engeren Sinne des Wortes dem Agrammatismus gleiche oder ähnliche Störungen zustande kommen könnten. Die Bejahung dieser Frage weist auf ältere Erklärungen, die man für gewisse Formen des Agrammatismus formuliert hat; es ist das insbesondere jene Form des Agrammatismus, die Verfasser eben, weil sie nicht der primären Störung der grammatisierenden Funktion entstammt, als sekundären oder Pseudo-Agrammatismus bezeichnen möchte; (nebenbei sei hier wiederholt, daß durch diese Aufstellung auch die lokalisatorischen Streitfragen, die bisher bezüglich des Agrammatismus schweben, ihre befriedigende Lösung finden). Die eine jener Erklärungen hat Bonhoeffer zuerst ausgesprochen; sie geht dahin, daß die Kranken infolge des Mangels an sprachlicher Intiative sich auf das Wesentliche beschränken und deshalb nur starkbetonte Worte, die Hauptwörter als das Skelett des Gedankenganges zum Ausdruck bringen unter Wegfall alles grammatischen Beiwerks; schon dieses letzte Charakteristikum zeigt, daß es sich dabei nicht um den echten Agrammatismus handelt, sondern eben um die Form des Agrammatismus, bei der die Störung im Denken liegt. Auf weitere Differenzen gegenüber dem echten Agrammatismus hier einzugehen, liegt keine Veranlassung vor; ebensowenig ist hier der Platz, auf die Fortbildung dieser von Bonhoeffer selbst verlassenen, von Pelz (Zeitschr. f. d. ges. Neur. u. Psych. XI, S. 136) wieder aufgenommenen Deutung näher einzugehen, was dem entsprechenden Kapitel des pathologischen Teils überlassen bleiben muß. Dem Verfasser war es hier vorwiegend nur darum zu tun, als Konsequenz dessen, was wir über den Weg vom Denken zum Sprechen erfahren, die Mehrheit der Entstehungsursachen agrammatischer Störungen aufzuweisen und die Einseitigkeit der bisherigen Aufstellungen damit vor Augen zu führen.

Aus dem Dargestellten ergeben sich auch sonst noch Gesichtspunkte für eine Einteilung des Agrammatismus im Allgemeinen; er kann zur Entwicklung kommen durch Fehlen der geistigen Entwicklung in dem Grade, daß es überhaupt nicht zu gedanklicher Formulierung kommt oder dieselbe nur mehr oder weniger unvollständig sich vollzieht; beides kann durch Entwicklungshemmung oder durch später während der Entwicklung eingetretene Krankheit zustande kommen. Etwas dem Gleichartiges kann als erworbener Agrammatismus in der Weise zustande kommen, daß durch geistige Erkrankung (auch funktionelle) die gedankliche Formulierung in verschiedener Weise gestört ist und infolgedessen auch die sprachliche Formulierung beeinträchtigt wird. Es fehlen in diesen Fällen eben die zur Auslösung der grammatischen Kategorien nötigen, die gedankliche Formulierung darstellenden Vorgänge oder dieselben sind so beeinträchtigt, daß es zu jener Auslösung nicht kommt. Andererseits kommt es auch bei erhaltener geistiger Formulierung nicht zur Auslösung der den grammatischen Kategorien entsprechenden Vorgänge; das kann wieder in zweierlei Weise bedingt sein; entweder ist es durch Stillstand der geistigen Entwicklung oder infolge einer durch in dem bestimmten Zeitpunkte eingetretenen Krankheit nicht zur Grammatisierung der Sprache, d. h. nicht zur Entwicklung der dieser entsprechenden Vorgänge gekommen; es kann das bei voll entwickeltem Gehirne, wie jetzt feststeht, auch durch einen in einer bestimmten Partie des Sprachfeldes einsetzenden Krankheitsprozeß dauernd oder vorübergehend bedingt sein. Während über die letztere Tatsache jetzt keinerlei Meinungsverschiedenheit mehr besteht, ist bezüglich der hier entwickelten Form des nativen Agrammatismus bisher nichts Sicheres bekannt, vielmehr wird ziemlich allgemein angenommen, daß dieser Agrammatismus regelmäßig die Folge anderer geistiger Defekte sei. Dem Verfasser stand es seit jeher fest, daß es als Korrelat zu der hier besprochenen Form des erworbenen Agrammatismus auch Fälle von kindlichem Agrammatismus geben müsse, die selbständige, infolge von Hemmung der grammatisierenden Funktionen der Sprache bedingte sind [1]; eine bevorstehende Publikation aus seiner Klinik soll von der Richtigkeit dieser Ansicht Zeugnis abgeben.

Daß es natürlich Mischformen, namentlich auch beim erworbenen Agrammatismus und insbesondere beim funktionellen geben wird, braucht wohl nur

---

[1] Auch Heilbronner (Arch. f. Psych. 41, 2, S. 17 des Sep.-Abdr.), der bezüglich des erworbenen Agrammatismus sich ganz dem Verfasser anschließt, glaubt bezüglich des agrammatischen Sprechens von Kindern und Imbezillen doch Vorbehalt machen zu sollen.

angemerkt zu werden; ebenso wie der Umstand, daß hier nur von den grammatischen Funktionen im engeren Sinne des Wortes die Rede war und die klinische Wertung der übrigen dabei wirksamen Momente (vgl. dazu auch das Kapitel von den Ausdrucksmitteln) nicht in Betracht gezogen worden ist. Doch seien der Darstellung der Bedeutsamkeit wenigstens einzelner derselben auch in pathologischer Hinsicht einige Worte gewidmet, die gleichzeitig zeigen mögen, wie weit die Verwertung der hier dargelegten Gesichtspunkte auch für andere Fragen der Pathologie nutzbar gemacht werden kann. In den funktionellen Fällen liegt es, wie in den übrigen, nahe, die Ursache der Erscheinung in erster Linie in dem Formulieren selbst, etwa bedingt durch eine abnorme Beschleunigung dieses Prozesses zu suchen, analog der Redeflucht, die von der Ideenflucht geschieden wird; es wäre aber recht wohl denkbar, daß die Störung analog dieser letzteren schon innerhalb der gedanklichen Formulierung Platz gegriffen hätte und daß endlich eine Komplikation der beiden Störungen in verschiedenem Maße mitkonkurrieren könnte.

Daß auch lokalisatorische Fragen in ganz hervorragendem Maße mit den hier dargelegten Tatsachen in Beziehung stehen, ist schon da und dort exemplifiziert worden; sie werden sich zunächst dahin zuspitzen, wohin in der Reihe der hier erörterten Einzelvorgänge derjenige jeweils zu lokalisieren ist, als dessen Störung die ihm zugeordneten aphasischen Erscheinungen angesehen werden; wir vermeiden hier absichtlich von Aphasieformen zu reden, weil das hier als Leitfaden genommene Prinzip der Überdeckung der leichteren Einzelerscheinungen durch die massiven Erscheinungskomplexe der typischen Aphasieformen, ebenso wie der hier vertretene Gesichtspunkt, sich von dem Prinzip der Parallelvorgänge leiten zu lassen, zu einer Lokalisation der Einzelerscheinungen führen soll. Man mag ja bezüglich der Frage, wie weit das pathologische Material dazu ausreicht, seine gewichtigen Bedenken haben, darüber aber kann prinzipiell kein Zweifel obwalten, daß hier die theoretischen Grundlinien für eine Lokalisation der Sprache gezogen sind, wie wir sie schon in der Einleitung gegen die ablehnenden Ansichten Naunyns, v. Monakows u. A. vertreten haben; den darin gelegenen Fortschritt mag man ermessen, wenn man die bisherige Psychologie der Aphasieformen dagegen hält.

Wenn Verfasser immer wieder den Standpunkt vertritt, daß die hier versuchte Neuorientierung der Aphasielehre geeignet ist, Licht auch auf anders geartete Erscheinungen zu werfen, an denen man bisher Mangels des entsprechenden Verständnisses achtlos vorübergegangen, so seien als Beweis dafür zwei Einzeltatsachen vorgeführt, die der von Hughlings-Jackson mitgeteilten Selbstbeobachtung eines epileptischen Arztes entstammen. Derselbe schreibt (Brain. July 1888, p. 203), daß in Petit mal-Anfällen während des Lesens sein „sense of rhythm and metre" früher sich restituierte, als die Fähigkeit der Aufmerksamkeit für die Worte oder das Verständnis derselben; weiter schreibt er von Schriftproben während solcher Zustände, daß einzelne Worte „grotesquely mal-à-propos" waren, bei vollständig korrekter Grammatisierung. Die erste Beobachtung ist ohne weiteres verständlich, wenn man sich das vorhält, was Verfasser bezüglich der Priorität der musischen Elemente in der Satzformulierung hier entwickelt hat; sie bietet weiter eine Stütze für die Ansicht des Verfassers von der Mitwirkung der musischen Zentren am Sprachvorgang und die davon zu abstrahierende Voraussetzung einer getrennten, aber doch räumlich nahen Lokalisation der beiden in Betracht kommenden Gruppen von Zentren; denn das so sich ausprägende Fortschreiten der Reevolution läßt kaum eine andere Deutung zu. Die zweite Mitteilung bestätigt wiederum das, was Verfasser hier einerseits von der Aufstellung der Grammatisierung als einer besonderen Station der Formulierung, andererseits von der Nahestellung derselben zu der Wortfindung gesagt hat; auch hier zeigt sich der Gang der Reevolution als ein schrittweise sich vollziehender und es wirft sich nur die Frage auf, ob dieser Gang etwa als typischer angesehen werden kann.

Was von solchen Studien an entsprechenden Fällen, geleitet von einer richtigen Einsicht in die normaler Weise auf dem Wege vom Denken zum Sprechen sich vollziehenden Vorgänge für die normale Psychologie erhofft werden kann, liegt auf der Hand. In erster Linie darf man schon jetzt erwarten, daß die vielfach nachweislich irrtümlichen Grundlagen für sprachpsychologische Deutungen besseren weichen werden. So stützt sich Wells in seinen Studien über das Versprechen auf die ältere Aufstellung Broadbents, von der er ganz irrtümlich sagt: „It may be considered well established that the formation of spoken language involves the activity of a higher and lower enunciatory center, the higher psychomotor or propositionizing center and the lower, or enunciatory center proper. In affections of the first center there is difficulty in associating the idea with its word, but the phonology as such is not impaired; in affection of the second, linguistic imagery is perfect, but the phonology is affected" (E. L. Wells, Linguistic Lapses. Arch. of Philos. Psychol. a. sc. meth. Nr. 6. June. 1906, p. 108). —

Wenn wir in der Einleitung es als einen Mangel der Wundtschen Sprachpsychologie hingestellt, daß dieselbe nicht in gleichem Maße auch die Psychologie des Hörers berücksichtigt, so müßte als Fortsetzung des hier abgehandelten Weges vom Denken zum Sprechen jetzt auch der umgekehrte Weg, das Verstehen des Gesprochenen durch den Hörer Gegenstand der Erörterung sein. Dieses Thema bildete aber vor wenigen Jahren den Gegenstand eines ausführlichen Referates, verteilt zwischen dem Verfasser und Bühler (Bericht über den III. Kongr. f. exp. Psychol. in Frankfurt 1908), wobei der erstere alles, was die Pathologie zu dieser Frage an Material beibrachte, zusammentrug, Bühler die Frage vom Standpunkte der Psychologie darlegte; trotz der nie rastenden Forschung ist der Zuwachs an Wissen kein derartiger, daß nicht auf diese Referate verwiesen und eine Neubearbeitung des Gegenstandes einem späteren Zeitpunkte vorbehalten werden könnte. Doch soll hervorgehoben werden, daß sich die Reihenfolge der Vorgänge im Sprachverständnis doch wesentlich komplizierter darstellt, als das z. B. noch van Ginneken (Princ. de Linguist psychol. 1907) auf Leroy fußend angenommen, und daß insbesondere auch die Vorstellungen dabei nicht jene ausschließliche Rolle spielen, die ihnen die Sprachpathologie dabei zugedacht. (Siehe dazu eine neueste Arbeit von Kakise, Am. Journ. of. Psychol. 22, 1911, p. 14.)

Bei dem Kapitel vom Bedeutungsproblem wird sich Gelegenheit finden, auf das Problem vom Sprachverständnis zurückzukommen, die um so günstiger sich gestaltet, als seither neuere Untersuchungen (Koffka) vorliegen, die gerade für dieses Problem reichliches Material an die Hand geben. Doch sei hier Veranlassung genommen, zu zeigen, wie das im Vorangehenden Entwickelte auch für jene Frage zu verwerten sein wird.

Die Ansicht, daß die Rede dazu dient, um zunächst auch im Geiste des Hörers etwas dem, was wir als Gedankenstruktur beim Sprecher bezeichnet, ähnliches zu provozieren, bringt E. T. Owen sehr gut (Repr. fr. Transact. of the Wisconsin Acad. of Sc. XII, p. 7) zum Ausdruck. Daß er dabei tatsächlich die Denkform im Gegensatze zum Denkmaterial im Sinne hatte, beweist der Zusatz, in welchem er ausdrücklich den Gedankeninhalt von dessen Architektur unterscheidet („By the content of thought or what, in other words, I think — I mean the materials or constituent ideas of thought, as distinguished from its architecture and also from the indication of that architecture". (E. T. Owen, Repr. fr. Vol. XVI. P. II. of the Transact. of the Wisconsin Acad. of Sc. 1908, p. 228).

Schon Bosanquet (Essent of Logic. 1897, p. 83 f.) hat ausgeführt, wie das Satzsinnverständnis sich schubweise vollzieht („be apprehended by degrees"); seither hat das Bühler (Arch. f. d. ges. Psychol. XII, S. 17) in seinen Gedankenexperimenten von den Vp. bestätigt bekommen; er bezeichnet das selbst als das Gegenstück dazu, wie sich beim Sprechen der einheitliche Gedanke in die Bedeutung der Worte zerlegt; also auch da eine etagenweise Anordnung des Verlaufes sowohl auf der impressiven, wie auf der expressiven Seite des Sprachvorganges. —

Niemand ist sich der Mangelhaftigkeit und der Lücken, die der hier skizzierte Weg vom Denken zum Sprechen aufweist, mehr bewußt als Verfasser selbst; trotzdem glaubt er keinem Widerspruch zu begegnen mit der Behauptung, daß diese Skizze den Bedürfnissen gerade der anatomisch orientierten Aphasieforschung mehr entgegenkommt, als alle Versuche, dem Problem sich von der letztbezeichneten Richtung zu nähern.

Die Feststellung, daß der von den Pathologen bisher als einheitlich angesehene Vorgang der Verbindung von Objekt- und Wortbegriff nun als aus einer ganzen Reihe von Einzelvorgängen zusammengesetzt sich darstellt, wodurch ja zunächst die Schwierigkeiten des Problems beträchtlich gesteigert erscheinen, dürfte aber wider Erwarten gerade dazu beitragen, es zu vereinfachen, und zwar gerade in Rücksicht der Frage der Lokalisierbarkeit. Ein Hauptargument gegen die Annahme einer solchen, insbesondere der des Objektbegriffs, bildete mit Recht die andere Annahme, daß ein so hoch kompliziertes Gebilde nicht örtlich lokalisierbar[1]) sei, daß vielmehr dabei mehr oder weniger weite Gebiete der ganzen Rinde beteiligt sein müßten; das hatte die Konsequenz, daß die anzunehmenden Verbindungen zum Wortbegriff ebenso vielörtlich verteilt sein müßten und deshalb der auf ihnen sich vollziehende Prozeß nicht lokalisierbar sein könnte.

Ganz anders stellt sich das Problem in dem Augenblicke dar, wo wir den als einheitlich und deshalb als hochkompliziert anzusehenden Prozeß in eine ganze Reihe von Teilprozessen auflösen, die daraus zu folgernde Konsequenz feststeht, daß diese Teilprozesse einfachere sein werden, ja zunächst theoretisch als so

---

[1]) Nur zur Vermeidung von Mißverständnissen sei ausdrücklich hervorgehoben, daß hier natürlich nur die Lokalisierbarkeit der physischen Parallelvorgänge gemeint ist.

einfache angesehen werden können, daß das Bedenken, ihnen bestimmte Funktionsherde zusprechen zu können, dadurch befriedigt erscheint.

Der weitere daran sich anschließende Gesichtspunkt, welche Bedeutung der, wenn auch nur in Umrissen festgestellten Reihenfolge dieser Einzelprozesse, also dem zukommt, was Verfasser als psychologische Lokalisation bezeichnet, ist an anderer Stelle hier dargelegt worden; er leitet direkt zu einer anatomischen Lokalisation jener Funktionsherde (oder Zentren) hin. Damit erscheint aber prinzipiell die Bedeutung der hier angestrebten psychologischen Grundlegung der Aphasielehre in das richtige Licht gerückt, insoferne sie den von v. Monakow gegen die Lokalisation der höheren Funktionen ins Feld geführten Tatsachen der sukzessiven Einordnung und Verarbeitung unmittelbar entgegenkommt.

Die Richtigkeit dieser Erwägungen wird noch bestärkt durch die gelegentliche Bemerkung v. Monakows (Über d. gegenw. Stand d. Fr. nach der Lokal. im Großh. Ergebn. d. Physiol. VI, 1907, S. 390), daß die klinischen Einzelsymptome, wie Agramatismus, Wortamnesie u. A. aus einer Unzahl von Komponenten im physiologischen Sinne zusammengesetzt sind. Wenn das letztere eine Annahme ist, so wird hier demgegenüber aufgezeigt, daß dem auch auf psychologischem Gebiete eine viel größere Zahl von Komponenten entspricht, und daß wir durch die Klarlegung dieser letzteren viel weiter gefördert werden als durch Aufrechterhaltung der fiktiven Annahme, daß zwischen den beiden Seiten der Phänomene eine weitgehende Differenz in jener Hinsicht bestehe. Wenn v. Monakow (l. c. S. 393) selbst annimmt, daß zwischen der rohen Sprachkomponente und dem physiologisch überaus hochwertigen „Wortbegriff" Wernickescher Definition noch Raum für eine ganze Reihe von Zwischenerregungsstufen" vorhanden sein muß, dann scheint Verfasser die immer mehr vertiefte psychologische Analyse des normalen Weges vom Sprechen zum Denken der einzige geeignete Leitfaden zur Klarlegung jener „Zwischenstufen".

* * *

Lange nachdem Verfasser für sich die Trennung der von ihm sogenannten gedanklichen Formulierung von der sprachlichen vollzogen, liest er etwas dem vollkommen Gleichartiges bei R. Müller-Freienfels (Arch. f. d. ges. Psychol. 23, S. 318). Dieser, im Übrigen an B. Erdmanns „Umrisse" anknüpfend, unterscheidet ein formuliertes, nichtsprachliches Denken, das er als nebensprachliches bezeichnet, um damit zum Ausdruck zu bringen, daß eine andere Formulierung als die sprachliche vorliegt. Auch er zieht zur Begründung seiner Ansicht Erfahrungen an Taubstummen, Taubstummblinden heran.

V. Die „Gesamtvorstellung" (Wundt).

Die Fülle der Vorgänge und der durch sie gezeitigten Erscheinungsformen, die uns bei einer ersten Skizze des Weges vom ersten Aufdämmern eines Gedankens bis zu dessen vollständiger sprachlichen Formulierung entgegentraten, gestattete es nur bei wenigen derselben etwas ausführlicher zu verweilen; bei der Mehrzahl mußte eine eingehende Erörterung späteren Abschnitten vorbehalten bleiben, die jetzt der ersten zusammengefaßten Darstellung des Ganzen angeschlossen wird. Hat schon diese in Andeutungen zu zeigen gestattet, welche reiche Aufklärung für pathologische Tatsachen einem so geleiteten Studium der Sprachvorgänge zu entnehmen sein wird, so darf man vermuten, daß ein näheres Eingehen auf die dort nur in Kürze vorgeführten Tatsachen diese Ansicht nur noch vertiefen wird; und so sollen die nächsten Kapitel einer ausführlicheren Darstellung derjenigen Punkte gewidmet sein, deren Studium zu solchen Erwartungen berechtigt.

Wenn der vorgängigen, sozusagen im Längsschnitt gegebenen Darstellung jenes Weges jetzt eine Darstellung der Einzelheiten desselben mehr im Querschnitte folgen soll, so wird sich dabei freilich nicht vermeiden lassen, daß in den einzelnen Kapiteln, die dem gewidmet sind, auch schon andere Punkte zur Sprache kommen; konnten doch auch die dem Einzelnen gewidmeten Darstellungen der herangezogenen Forscher selbst die einzelnen Glieder des Vorganges nicht so scharf voneinander trennen, wie es zwecks isolierter Darstellung vielleicht wünschenswert wäre; es kann deshalb auch die davon hier gegebene Darstellung nicht so scharf auf den Querschnitt zugepaßt sein, daß nicht da und dort auch dem Verlaufe der Erscheinungen nach Benachbartes herangezogen würde, was gelegentliche Wiederholungen wohl entschuldigen wird. Man wird aber weiter auch nicht übersehen dürfen, daß unsere Kenntnis an die Fülle der Tatsachen bei weitem nicht heranreicht und nur über wenige derselben unter den Fachmännern einheitliche Auffassungen und Deutungen zu finden sein werden.

Eine solche ausführlichere Darstellung ist nun in erster Linie jener Deutung der in dem Sprecher sich vollziehenden Vorgänge zu widmen, die Wundt als die Lehre von der Gesamtvorstellung bezeichnet hat. Ein näheres Eingehen auf dieselbe wird zunächst dadurch nahegelegt, daß der einzige Autor, der sich überhaupt bemüßigt gesehen hat, an der Hand sprachpsychologischer Tatsachen näher in die Psychologie des Agrammatismus einzugehen, Mohr, sich einfach an die Darstellung Wundts anlehnt und ausschließlich in dessen „Gesamtvorstellung" den Schlüssel zum Verständnis auch der verschiedenen Formen des Agrammatismus gesucht hat. Wir werden in dem betreffenden Abschnitte sehen, zu welcher Kritik dieses Versuches all das führen wird, was hier sowohl wie anderen Orts sich gegen die Lehre von der Gesamtvorstellung sagen läßt und inwieweit die auf anderen Gesichtspunkten aufgebaute Psychologie des Agrammatismus sich besser bewähren wird als diejenige, die Mohr zu geben versucht hat.

Mancher Pathologe freilich dürfte die ausführliche Darstellung der die Gesamtvorstellung betreffenden Kontroversen für durchaus überflüssig und die Wiedergabe solcher „Haarspalterei" für zwecklos halten; das wäre ein bedenklicher Irrtum, denn wenn wir auch nur überlegen, daß es sich in dieser Kontroverse vor allem um die Lösung der Frage handelt, inwieweit die in dieser Bezeichnung zusammengefaßten Prozesse nur rein gedanklich, unformuliert ablaufen können oder der sprachlichen Formulierung zu ihrer präzisen Vollendung bedürfen, dann erscheint dem Verfasser, um nur eines zu erwähnen, die möglichst präzise Klarlegung der theoretischen Kontroversen als die einzige Grundlage für eine über das rein Empirische hinausgehende Beantwortung der Frage nach dem Zustande der Intelligenz in Aphasiefällen; eine andere, auf theoretischer Grundlage aufgebaute Methode ihrer Lösung scheint Verfasser überhaupt nicht gegeben zu sein.

Ein anderes Moment, das die Bedeutung der Lehre von der „Gesamtvorstellung" in das richtige Licht zu stellen geeignet ist, kann hier nur angemerkt werden; es wird sich in dem Kapitel über das Bedeutungsproblem zeigen, daß jene Lehre in der Frage nach dem „Sinn" des Gesprochenen eine wichtige Rolle spielt und auch aus diesem Grunde einer Erörterung zu unterziehen ist. Ein weiterer Gesichtspunkt, von dem aus die Bedeutung der „Gesamtvorstellung" in der Pathologie erhellt, ist der des einwortigen Satzes, der in der Sprache der Aphasischen eine so bedeutende Rolle spielt. Es läßt sich das nicht besser zur Anschauung bringen, als durch ein Zitat aus Degérando (Des Signes. An VIII. II, p. 414), der anführt, daß in der ersten Phase der Sprachentwicklung schon das einzelne Wort für einen „long discours" genügte; „chacun croyait pouvoir exprimer par un seul signe, ce qu'il appercevait en un seul faisceau". Daß der gleiche Gedankengang, wie ihn Degérando hier für die Sprachentwicklung der Menschheit ausführt, auch für die entsprechende Phase der Kindersprache zutrifft, braucht wohl nur angemerkt zu werden; auch das Kind drückt zunächst das, was sich ihm als Einheit oder als das Wichtigste in ihr darstellt, in einem einzigen Worte aus.

Mit Bezug auf den einwortigen Satz stellt sich die Lehre von der Gesamtvorstellung auch noch deshalb als bedeutsam heraus, weil bei ihrer Besprechung sich die besonderen Beziehungen derselben zu dem, was wir unter den Ausdrucksmitteln als die „Situation", als das „Vorausgesetzte" kennen gelernt haben, ergeben werden; daß sich darin das auch sonst in den Sprachvorgängen nachweisbare Gesetz der Ökonomie ausprägt, indem der negative, sprachlich nicht zum Ausdruck gebrachte Teil der Gesamtvorstellung, das Vorausgesetzte, in umgekehrtem Verhältnis zu der Menge des sprachlich Ausgedrückten steht, sei nur nebenbei erwähnt.

Die Lehre von der Gesamtvorstellung, welch letztere ja geradezu als eine

Art Gefühl [1]) die Grundlage für die Mitbeteiligung der hier als musische Elemente der Sprache bezeichneten Erscheinungen, Modulation, Akzent usw. am sprachlichen Ausdrucke bildet, ist auch insofern theoretisch für die Pathologie von Bedeutung, als das eben Erwähnte eine weitere Stütze für die hier vertretene Annahme bildet, daß der Prozeß der Grammatisierung im Schläfelappen statthat; bei dem maßgebenden Einflusse, den die musischen Elemente auf die Satzformulierung und damit auch auf die Grammatisierung haben, wäre es, selbst wenn wir von allen anderen Argumenten absehen, gewiß zu weit hergeholt, die Basis dieser Prozesse nicht in der Nähe der den musischen Prozessen vorstehenden, im Schläfelappen lokalisierten Zentren zu suchen. —

Unter den Deutungen, welche im vorigen Kapitel den sich zunächst auf dem Gebiete des Denkens abspielenden Prozessen gegeben worden, spielt die Wundtsche „Gesamtvorstellung" eine so wichtige Rolle, daß ihr das erste Kapitel einer gesonderten Besprechung jener Prozesse gewidmet sein muß.

Es müßte wundernehmen, daß die von Wundt allerdings zu allgemeiner Anerkennung gebrachte, einer ganz prägnanten psychologischen Tatsache entsprechende Erscheinung bis dahin der Aufmerksamkeit der Forscher so vollständig entgangen sein sollte, daß auch Andeutungen davon nicht schon vorher nachweisbar wären. Schon van Ginneken (Princ. de Psychol. linguist. 1907, p. 282) weist auf G. v. d. Gabelentz als einen Vorläufer Wundts hin [2]); H. Gomperz (Noologie. 1908, p. 255) zitiert Waitz und Sigwart als solche, eine historisch hierher gehörige Äußerung von Sayce (Introd. I, p. 377) ist an anderer Stelle hier zitiert worden und ganz in gleicher Weise äußert sich der Sprachforscher Byrne (Gen. Princ. 2nd ed., p. 20 [3])).

---

[1]) Wundt spricht einmal direkt von einem „Totalgefühl" des Gedankens und seiner Auflösung durch den Satz; wir werden sehen, daß Anhänger der Wundtschen Theorie von der Gesamtvorstellung wegen des Eingehens des Gefühlsfaktors in dieselbe die Bezeichnung dafür geändert haben.

[2]) v. d. Gabelentz scheint in der Tat als der erste die Bezeichnung der „Gesamtvorstellung" gebraucht zu haben; aber die Fortbildung, welche dieser Gedanke durch Wundt erfahren, ist zu deutlich, als daß es noch besonderer Erörterung bedürfte. „Nun müssen wir daran denken, daß allerdings in der Regel der Gedanken mit einem Schlage wie ein fertiges Bild vor uns steht. Ich sage: in der Regel, denn es gibt Ausnahmen, wo uns die Bestandteile des Gedankens Stück für Stück kommen. Jedenfalls steht der Gedanke fertig und ganz vor unserer Seele, ehe er in der Rede zum Ausdruck kommt; und wenn ich etwa, zögernd inne haltend, sage: „Sechsmal siebzehn ist . . . hundertzwei", so hat mir doch von Anfang an die Idee eines noch zu bestimmenden Produktes vorgeschwebt, und der Gedanke war mithin formell vollständig. In dieser ursprünglichen Ganzheit wollen wir ihn eine Vorstellung (Gesamtvorstellung) nennen. Ihn in seine Bestandteile zu zerlegen und diese Teile zum Wiederaufbaue zu verbinden ist die Sache des redebildenden Denkens. Nur mit diesen Bestandteilen haben wir es hier zu tun: wir wollen sie Einzelvorstellungen nennen im Gegensatze zu jener Gesamtvorstellung, die das Denken zerlegend zu bearbeiten hatte. Wir begreifen den Unterschied Beider nur in diesem Sinne. Ihrem Inhalte nach kann eine Gesamtvorstellung ganz einfach sein, z. B. die eines Blitzes, — und eine Einzelvorstellung kann sehr vielseitig sein, z. B. die eines Krieges". (G. v. d. Gabelentz. Die Sprachwiss. 2. A. 1901. S. 324).

[3]) „For in order to express our conception of a fact, we must analyse it into parts and expressing these separately, we must put them together as one conjoint expression in a sentence".

Aber die Grundlagen des so bedeutsamen Gedankens gehen noch wesentlich weiter zurück; die ersten Andeutungen einer derartigen Auflösung des Gegensatzes zwischen simultanem Denken und sukzessiver Darstellung in der Sprache finden sich schon bei Condillac (Cours d'étude 1780. I, p. 10) [1]).

Wesentlich präziser stellt Degérando (Des Signes et de l'art de penser I. An VIII, p. 135) speziell den Prozeß der Analyse der Gesamtvorstellung dar, die bei ihm direkt als etwas Besonderes, als „pensée" bezeichnet wird, so daß Verfasser nicht umhin kann, aus der ausführlichen Darstellung einige Bruchstücke wiederzugeben, die beweisen sollen, daß alle Hauptpunkte, die von den Neueren hervorgehoben werden, sich auch bei Degérando wenigstens angedeutet vorfinden.

„J'appelle la pensée d'un homme, l'ensemble des perceptions et des idées qui occupent dans un même instant l'attention de cet homme. Cette pensée est toujours composée . . . . La pensée est donc le résultat d'une double composition. Elle pourra donc être aussi l'objet d'une double analyse. Décomposer la pensée, c'est donner une attention séparée aux divers éléments qu'elle renferme."

Nachdem dann Degérando seine Vorstellung von der Analyse an einem speziellen Falle demonstriert, schließt er: „Ainsi son attention aura été conduite à s'arreter tour-à-tour et séparément sur chacune des trois images qui l'occupaient; et sa pensée se trouvera décomposée dans son esprit, comme elle l'est dans son discours. La nécessité où il s'est trouvé de donner un signe particulier à chaque idée l'a contraint de la remarquer toute seule, pour en saisir l'analogie, pour en tracer la peinture. Voilà la décomposition de la pensée dans celui qui parle."

Es ist gewiß nicht zu viel gesagt, wenn wir behaupten, daß in dieser Darstellung der Kern der Lehre von der Gesamtvorstellung in aller Deutlichkeit sich wiedergegeben findet; doch gibt das Ganze noch zu einer besonderen Bemerkung Anlaß. Wenn Degérando hier, in moderner Phraseologie ausgedrückt, den Gesamteindruck neben den der Gesamtvorstellung stellt, so ist das für den Pathologen deshalb von Interesse, weil Verfasser später Gelegenheit nehmen wird, von einer von ihm beschriebenen Störung in der „Komprehension" von Sinneseindrücken einen Schluß auf die Möglichkeit analoger Störungen der Gesamtvorstellung und ihrer Einwirkung auf das Sprechen Aphasischer zu ziehen. Es ist vielleicht auch nicht unangebracht, hier darauf hinzuweisen, daß Degérando vom Studium der Zeichensprache der Taubstummen ausgegangen war; die Richtigkeit seiner Folgerungen kann als Argument dafür dienen, daß auch hier häufig und in ausführlichem Maße die Taubstummensprache zur Aufhellung sprachpsychologischer Probleme herangezogen wird. Ein Anlaß zu solcher Anknüpfung an die Taubstummensprache wird sich in

---

[1]) Es wäre keine Veranlassung zu solcher historischen Kleinarbeit, wenn nicht ein gewisses Interesse daran läge zu sehen, wie Condillac von dieser Vorstellung aus eine wichtige Konsequenz in der Frage der Wortstellung gezogen hätte: „A parler vrai, il n'y a dans l'esprit ni ordre direct ni ordre renversé, puisqu'il apperçoit à la fois toutes les idées dont il juge". Wir werden in dem Kapitel von der Wortfolge sehen, daß sich in Hinsicht dieser Frage wichtige von der Gebärdensprache der Taubstummen und ihrem Gegensatze zur konventionellen Wortfolge hergeleitete Gesichtspunkte für die Aphasielehre ergeben. Vgl. dazu noch eine später zitierte Ansicht Condillacs.

der Darstellung der Lehre von der Wortfolge ergeben, die sichtlich mit den hier begonnenen Erörterungen bezüglich der Zerlegung ʼder Gesamtvorstellung zum Zwecke der sprachlichen Formulierung in enger Beziehung steht. (Siehe die Notiz betr. Condillac.)

Ganz deutlich vorgebildet findet sich die „Gesamtvorstellung" auch in den Äußerungen W. v. Humboldts (nach Scheinert, W. v. Humboldts Sprachphil. Arch. f. d. ges. Psych. XIII, p. 163 f.): „Von vorneherein ist festzuhalten, daß der Satz nicht eine mühevolle Zusammenknüpfung ist; sondern im Akte der Synthese erteilt die geistige Ansicht im Satze dem scharf und vollständig aufgenommenen Eindruck lautliche Gestaltung." „Jede noch so unvollständige Aussage macht für den Sprechenden zunächst wirklich einen geschlossenen Gedanken aus." „Der Mensch . . . . glaubt nicht, ihn aus einzelnen Wörtern zusammenzusetzen." „Die Rede bildet im Geiste des Sprechenden, bis sie einen Gedanken erschöpft, ein verbundenes Ganzes, in welchem erst die Reflexion die einzelnen Abschnitte aufsuchen muß."

Den Zusammenhang der Gesamtvorstellung mit dem Gesamteindruck der Sinnesempfindungen und die sich daraus ergebenden Konsequenzen für die Wort- oder Zeichenfolge finden wir ganz präzise vorgebildet in einer Äußerung Condillacs (Grammaire I. c. XXVIII. zitiert nach Egger, Nouv. Elem. de gram. comp. 1856, p. 203). Im Anschlusse an den zuvor zitierten Passus setzt Condillac fort: „Il les (les idées) prononcerait toutes comme il les apperçoit. Voilà ce qui lui serait naturel, et c'est ainsi qu'il parle lorsqu'il ne connait que le langage d'action. C'est, par consequent, dans le discours seul que les idées ont un ordre direct où renversé, parce que c'est dans le discours seul qu'elles se succèdent. Ces deux ordres sont également naturels. En effet les inversions sont usitées dans toutes les langues, autant du moins que la syntaxe le permet . . . . Si je demandais quel est l'ordre naturel dans lequel les objets se présentent successivement à la vue, lorsque la vue elle-même embrasse à la fois tout ce qui frappe les yeux, vous me diriez que je fais une question absurde, et si j'ajoutais qu'il faut qu'il y ait dans la vue un ordre direct où renversé, vous penseriez que je déraisonne tout à fait." Die Gesamtvorstellung leitet sich hier sichtlich ab von der Gesamtempfindung, in der die einzelnen gleichzeitig wirksamen Empfindungen zusammengefaßt und bei abwechselnd auf sie gerichteter Aufmerksamkeit wieder in Teilempfindungen auseinadergelegt werden können [1]).

---

[1]) Noch einer Anführung möchte Verfasser hier Raum geben, weil sich in derselben einerseits das Dogma von der Identität zwischen Denken und Sprechen mit all seinen üblen Konsequenzen spiegelt, andererseits die sich aufzwingende Korrektur dieser Ansicht zu einer ganzen modernen Auffassung hinleitet. Es ist die im Traité de Logique von J. Duval - Jouve, 1855, p. 115 ausgesprochene Ansicht von der analytischen Natur der Sprache: „le caractère distinctif et la puissance spéciale de la parole consistent véritablement dans la propriété qu'elle a de rendre avec facilité l'analyse du fait fondamental de la pensée". Diese extreme Ansicht korrigiert Duval - Jouve dann später (l. c. p. 219) selbst „La parole est un instrument d'analyse qui les facilite toutes, mais il ne faut pas oublier qu'elle n'est qu'un instrument d'analyse et non le principe de l'analyse. Elle note les résultats de l'analyse et la rend dès lors plus sûre et plus exacte, mais elle ne la fait pas; elle suppose au-dessus d'elle et antérieurement à elle la faculté d'analyser, c'est-à-dire la faculté d'abstraire, c'est-à-dire la raison qui permet de concevoir séparé ce qui

Aber auch sonst sind die als Gesamtvorstellung bezeichneten Tatsachen tiefer gehenden Philologen nicht entgangen und schon der dänische Forscher Madwig (siehe dessen 1875 deutsch erschienene Sammlung „Kleine philologische Schriften“, S. 108) hat es „als die Aufgabe des sprechenden Menschen“ bezeichnet, „das Totalbild, das vor seinem anschauenden Bewußtsein steht, in der Form, worin darin die Einzelvorstellungen zugegen und verbunden sind, und so für das Bewußtsein gestellt, als er es selbst hat (z. B. als gegenwärtig oder vergangen), bei einem anderen hervorzurufen“. An einer anderen Stelle spricht er direkt von einer „Totalvorstellung“ [1]). Schließlich ist auch den Psychologen das Ganze nicht neu und Stout (Analyt. Psych. II. 1896, p. 206) hat sich mit der ganzen Frage eingehend befaßt.

Verfasser würde aber glauben, die Reihe der zu würdigenden Vorgänger Wundts nicht erschöpft zu haben, wenn er nicht die von W. James ausgegrabenen und unter dem Motto „Ehre dem, der Ehre verdient“, abgedruckten Ansichten eines älteren, im übrigen unbekannten Psychologen, des Rev. Jas. Wills (On Accidental Association, in Transact. of the R. Irish Academy. Vol. XXI. 1846, p. I) in ihren Hauptpunkten hier anführen würde [2]).

Wenn Verfasser hier, wie an anderen Stellen dieser Studien, die einschlägigen Fragen historisch gelegentlich über das hinaus verfolgt hat, was selbst in ausführlichen Darstellungen sonst darüber sich findet, so leitet ihn bei dieser nicht mühelosen Arbeit nicht bloß, wie man vielleicht bei oberflächlicher Betrachtung glauben könnte, die übrigens berechtigte Freude an dem Historischen selbst; vielmehr wird es für Jeden, der sich in die Darstellung vertieft, offenbar sein, daß, wie gelegentlich auch gezeigt, aus den

----

est uni, et uni ce qui est séparé. Sans cette faculté la parole n'existe plus“. Hier tritt uns sichtlich das vorgebildet entgegen, was wir als gedankliche Konstruktion von der sprachlichen abzutrennen versucht haben.

[1]) Mit Interesse wird man auch eine Äußerung des Linguisten R. de la Grasserie aus dem Jahre 1889 lesen: „La pensée inarticulée non seulement est antérieure à la pensée articulée mais elle l'est même à l'idée isolée. Mais qu'entendons nous par la pensée inarticulée? C'est la pensée qui sort du cerveau humain d'un seul jet et forme une seule masse indivisible; c'est une proposition qui ne contient distinctement ni sujet, ni verbe, ni attribut, non pas qu'ils se soient confondus les uns dans les autres, mais parce qu'il ne se sont pas encore différenciés. C'est la cellule primordiale non segmentée. Il est inexact de dire que l'homme a d'abord conçu l'idée, puis en a réuni plusieurs pour former une affirmation, une pensée. Ce n'est pas l'idée, le mot isolé, mais la pensée, la proposition qui est l'unité naturelle; les langues polysynthétiques qui sont les plus anciennes le prouvent expérimentalement“. (De la Psychol. du lang. 1889, p. 19.) Vgl. dazu noch die Bemerkung von J. St. Mill (Logic. bk. I. ch. V, p. 1). When I say that fire causes heat, do I mean that my idea of fire causes my idea of heat“?

[2]) „At every instant of conscious thought there is a certain sum of perceptions, or reflectïons, or both together, present and together constituting one whole state of apprehension. Of this some definite portion may be far more distinct than all the rest; and the rest be proportionably vague, even to the limit of obliteration . . . . To any portion of the entire scope here described there may be a special direction of the attention — — — However deeply we may suppose the attention to be engaged by any thought, any considerable alteration of the surrounding phenomena would still be perceived . . . . Our mental states have always an essential unity, such that each state of apprehension, however variously compounded, is a single whole, of which every component is therefore, strictly apprehended (so far as it is apprehended) as a part.“

Ausführungen an sich schon mancher Gewinn selbst für weiter abliegende Tatsachen und Deutungen unmittelbar sich schöpfen läßt. Die nahen Beziehungen, die speziell das hier Angeführte, abgesehen von der Lehre von der Wortfolge zu der auch für Aphasiefragen wichtigen Lehre von der Aufmerksamkeitsverteilung und ihren Störungen hat, leuchtet wohl ohne weiteres ein; damit hängen auch die schon zuvor angedeuteten Beziehungen zu dem zusammen, was Verfasser als Störungen der „Komprehension" beschrieben hat.

In der Darstellung von dem Vorgange der Satzbildung, die Wundt [1]) (Die Sprache. II. 1904, S. 239 f.) entwickelt, kommt nicht Weniges der schon von Dgérando und Duval-Jouve angedeuteten Vorstellungen über diesen Prozeß zum Vorschein. Die Entstehung der Gesamtvorstellung erklärt Wundt aus „jenen nie rastenden simultanen und sukzessiven Assoziationsprozessen . . . ohne die es überhaupt keine Bildung von Vorstellungen gibt". „Eine Gesamtvorstellung ist, ehe der Prozeß ihrer Gliederung eintrat, und vor allem so lange es sich, wie das für die einfachsten Sprachäußerungen stets vorauszusehen ist, lediglich um sinnliche Wahrnehmungsvorstellungen handelt, nichts anderes als eine zusammengesetzte Einzelvorstellung; ihr Inhalt ist ein einzelner Gegenstand oder Vorgang, der aus Teilen besteht."

Bezüglich der „psychischen Motive" für jenen eigentümlichen Teilungsprozeß dieser Gesamtvorstellung, der nicht bloß Sonderung, sondern zugleich Beziehung und Verbindung des Gesonderten, also Gliederung ist, äußert sich Wundt folgendermaßen (l. c. S. 251): „Die Vorstellung, mit deren Apperzeption als der eines einheitlichen Gegenstandes der Prozeß ihrer Bildung abschloß, wird selbst erst in dem Moment zur Gesamtvorstellung, wo der hier folgende analytische Prozeß beginnt."

Einen sehr interessanten, der Individual-Psychologie entnommenen Gesichtspunkt hat van Ginneken (Princ. de Linguist. psychol. 1907, p. 282 fg.) zur Genese und Kritik der Wundtschen Gesamtvorstellung herangezogen. Er stellt der „entirely definite intention to-say-so-and-so" von James den „ungefähren Eindruck" Wundts gegenüber, „der nur in seinen Hauptumrissen einigermaßen fester geformt zu sein pflegt" und findet die Grundlage dafür in der individuellen Differenz der beiden Gelehrten. Wundt, der Deutsche, „analysiert seinen eigenen Geisteszustand, ehe er seine deutschen Perioden mit ihrem kapriziösen Gange spricht oder schreibt"; James entnimmt der eigenen Selbstbeobachtung „die kurzen geflügelten Sätze, die er schriftlich oder mündlich hinwirft und in denen sich die starke Individualität des amerikanischen Geistes ausprägt".

---

[1]) „Das Ganze des Satzes steht zunächst in allen einzelnen Teilen, wenn auch noch relativ dunkel bewußt, als eine Gesamtvorstellung vor uns, und diese Gesamtvorstellung gliedert sich in ihre Teile, indem einer dieser Teile nach dem anderen apperzipiert wird. Dieser analytische Vorgang besteht jedoch, ganz im Sinne der Bedeutung, die wir auch im wissenschaftlichen Gebrauch dem Begriff der Analyse geben, zugleich darin, daß die einzelnen Teile in dem Augenblick, so wie sie sich aus dem Ganzen loslösen, zu einander in bestimmte Beziehungen gesetzt werden, so daß sie näher und qualitativ anderer Weise als die übrigen aneinander gebunden erscheinen. Eben weil bei der Zerlegung der Gesamtvorstellung immer solche Beziehungen der Teile zu einander hervortreten, nennen wir diese analytischen Prozesse mit einem der organischen Natur entnommenen Ausdruck Gliederung, nicht einfach Teilung" (l. c. S. 242).

Die methodische Bedeutung dieser geistvollen Gegenüberstellung erhellt ohne weiteres, wenn wir sie neben die Ausführungen über die etappenweise Formulierung des Gedankens stellen, wie wir sie auf dem Wege vom Denken zum Sprechen kennen gelernt hatten, wie ja nach van Ginnekens eigener Äußerung auch seine Wertung vom Standpunkte der Linguistik ausgeht. Wenn van Ginneken hier die Differenz der Anschauungen zwischen Wundt und James in letzter Linie in ethnologischen Faktoren, in dem Gegensatze zwischen den „périodes définies" des Deutschen und den „petites phrases toutes simples" des Amerikaners finden will, so glauben wir, daß sich dieser Gegensatz doch noch auf andere Weise lösen läßt. Man kann sich sehr wohl vorstellen, daß beide, die langen Perioden des Einen und die knappen Sätze des Anderen sich doch zunächst ganz in der gleichen Weise entwickeln, und daß die Differenz zwischen den beiden und den davon hergenommenen Deutungen darin begründet sein möchte, daß jeder der genannten Autoren eine andere Station des Weges, auf dem sich die Sätze entwickelt haben, als den Ausgangspunkt für das Lautwerden der sprachlichen Formulierung ins Auge gefaßt hat. Einerseits läßt sich den Ausführungen von James doch entnehmen, daß auch er für seine Formulierung der Gedanken ein früheres, intuitives, dem gefühlsmäßigen von Wundt entsprechendes Stadium annimmt; andererseits folgen ja auch bei James weitere Stadien präziserer Formulierung; und schließlich bilden die neueren hier mitgeteilten Feststellungen bezüglich des Weges vom Denken zum Sprechen eine Art Vermittlung zwischen den von van Ginneken einander schroff gegenübergestellten Ansichten; je nach dem Stadium, in dem der Ausdruck des formulierten Satzes erfolgt, wird die Formulierung sich als eine verschiedene darstellen. Natürlich soll damit für den speziellen Fall das ethnologische und individualpsychologische Moment als mitwirkend nicht geleugnet werden, aber es wäre vielleicht verfrüht, ähnlich wie das in der Geschichte der Wissenschaften und insbesondere der Psychologie nachweisbar ist, solche Tatsachen zu verallgemeinern. —

In mancher Richtung hin umfassender und deshalb auch für unsere Zwecke besser verwendbar als die Wundtsche Bezeichnung ist der von H. Gomperz (Weltanschauungslehre I, II, 1) für das Gleiche gewählte Name der „Totalimpression", vor allem deshalb, weil seine in der Sinnespsychologie liegende Wurzel [1]) schon an sich uns näher steht als irgendwelche Urteilstheorie, von der Wundt ausgeht; der Name sagt auch nichts Spezifisches über den Inhalt aus, charakterisiert diesen vielmehr nur ganz allgemein und läßt dadurch auch Raum für den so wichtigen, bisher nicht beachteten, affektuösen Anteil offen. Gomperz (Weltanschauungslehre I. Methodenlehre 1905, S. 117) bezeichnet, als „Totalimpression" (auch „Gesamteindrucksgefühl") den „Inbegriff aller jener Bewußtseinstatsachen (resp. jener Seiten von Bewußtseinstatsachen), durch die unsere Reaktion auf das Ding in unser Bewußtsein fällt." In der Erklärung legt Gomperz vor allem Gewicht darauf, daß „die Totalimpression den Qualitäten vorangeht, um sich erst nachträglich in solche zu besondern". Eine solche Totalimpression bzw. einen Komplex solcher stellt nun auch der „Einfall", die Aussage mit undeterminierter Sprachform als erste Etappe auf dem Wege vom Denken zum Sprechen dar. Wir verfehlen nicht, für die Wer-

---

[1]) Vgl. zu diesem Gesichtspunkte die zuvor aufgeführten älteren Anschauungen.

tung der Gomperzschen Ausführungen noch das anzuführen, daß die von ihm betonte „Reaktion auf das Ding" sehr gut mit der nach Stern hier akzeptierten Satzdefinition im Einklang steht, in der die „Stellungnahme", doch ebenfalls eine Reaktion, einen Fortschritt gegenüber früheren Satzdefinitionen bildet, ebenso daß in der „Reaktion auf das Ding" auch die hier festgehaltene Ansicht von der Bedeutung der Sprache als Orientierungsmittel in der Umwelt hervortritt. Es fügt sich damit jener Gesichtspunkt auch wieder in den Rahmen einer Funktionspsychologie, wie sie hier als Grundlage gewählt worden ist.

Wenn Gomperz weiter noch besonders betont, daß die Einzelheiten der Totalimpression in der Gesamtheit „eingebettet" sind, so kommt diese Vorstellung recht gut unseren Ausführungen darüber entgegen, wie man sich die Bedeutung des Ganzen für den Sinn des Einzelnen zu denken hat.

Die Notwendigkeit der Einbeziehung der Gefühle, wie sie H. Gomperz in seiner Totalimpression ermöglicht, war der Grund, daß auch ein Anhänger Wundts, O. Dittrich (Philos. Studien. Herausgeg. von Wundt. XIX, S. 121) die Bezeichnung „Gesamtvorstellung" durch „Tatbestand" ersetzt, „um damit zum Ausdruck zu bringen, daß dieser die Grundlage der Satzbedeutung bildende Prozeß auch Gefühle als vorherrschenden Bestandteil enthalten kann, wie dies ja auch von Wundt durch die Statuierung von Gefühlssätzen (Völkerpsychol. II, S. 250 ff.) anerkannt wird."

Diese Feststellung leuchtet in ihrer Bedeutung für die Pathologie alsbald ein, wenn wir die beim Aphasischen teils durch seine Gehirnkrankheit, teils durch seine Reaktion auf dieselbe bedingte Präponderanz des Affektlebens in Betracht ziehen; sie wird sich bei ihm auch sprachlich darin ausprägen, daß insbesondere die in der Gesamtvorstellung (oder im Tatbestand) vorhandenen Gefühlsmomente als die seiner gestörten Sprechfähigkeit am zugänglichsten auch insofern stärker hervortreten, als sie einem breiteren Ersatz für das durch die Sprache nicht Ermöglichte dienen.

Etwas eingehender ist hier auch zu würdigen die Darstellung, die der Philologe Morris (Princ. and Meth. in latin Syntax. 1902, p. 36 ff.) von der ausgesprochenermaßen von Wundt übernommenen Lehre von der Gesamtvorstellung gibt. Die dem Linguisten naheliegende Nutzanwendung der ganzen Lehre auf die verschiedenen Formen sprachlicher Mitteilung führt ihn zu Folgerungen, die auch für die Pathologie von Bedeutung sein müssen, weil ja auch sie mit den Störungen des lebendigen Sprechens zu tun hat. Man wird sich auch mit der von Morris gewählten Bezeichnung des „germ-concept" (Keimvorstellung) für die Gesamtvorstellung wohl befreunden können, weil sie den auch hier festgehaltenen genetischen Standpunkt recht gut zum Ausdruck bringt.

Für den Gang der Zerlegung des „general subject, which lies in the mind in vague and general form" schließt sich Morris im Wesentlichen an Wundt an, doch fügt er gleich hinzu, daß im gewöhnlichen Sprechen diese Ordnung vielfach durchbrochen wird; insbesondere sei das dann der Fall, wenn der Gegenstand keiner besonderen Analyse bedarf, wie z. B. die Erzählung von Vorfällen, die durch die Reihenfolge ihres Geschehens schon in Zusammenhang gebracht sind. Man hat sich begreiflicherweise mit solchen scheinbar der Diktion zufallenden Fragen in der Pathologie gar nicht befaßt, aber es ist einleuchtend, daß ihre Berücksichtigung bei der Analyse aphasischer Störungen nicht ohne Gewinn sein wird.

Sehr belehrend ist auch der von Morris (l. c. p. 38 f.) geführte Nachweis für das tatsächliche Vorhandensein eines „germ-concept" nach der Richtung hin, daß die Form der sprachlichen Äußerungen, auf denen dieser Nachweis basiert, uns durch den Vergleich mit ähnlich gestalteten sprachlichen Äußerungen in pathologischen Fällen Anhaltspunkte dafür bietet, daß auch sie in verschiedenen Etappen auf dem Wege vom Denken zum Sprechen zustande gekommen sein mochten.

Die der Wirklichkeit abgelauschte und mit feinem Empfinden wiedergegebene Darstellung, die Morris davon gibt, läßt sich etwa wie nachstehend zusammenfassen: Wir entdecken in den Äußerungen eines Interlocutors eine irrtümlich gefaßte Stelle oder einen Fehlschluß; im ersten Augenblick ist das vollständig vage, kaum daß ihm die sprachliche Äußerung „falsch!" entsprechen würde; dann können wir uns der Richtigstellung oder des Gegenargumentes in gleich vager Weise als eines unanalysierten Ganzen bewußt werden; eine impulsive Persönlichkeit könnte, während ihr Gedanke noch ganz unanalysiert ist, losbrechen, würde sich aber, obwohl dessen bewußt, was sie zu sagen wünscht, doch unfähig erweisen, etwas zu sagen. In diesem Momente könnte man im Geiste eine Art von Gedankenwirbel oder einen geistigen Schwindel vorfinden; dann erst klärt sich der Gedanke und findet seinen Ausdruck in Worten. Da kann es dann, wenn die Unterbrechung untunlich, vorkommen, daß der „germ-concept" wieder verschwindet, wir pflegen dann zu sagen, wir haben vergessen, was wir sagen wollten . . . . .

Ebenso läßt sich der Keim einer Frage oft noch vor jeder Analyse als ein bloßes Verlangen nach Aufklärung nachweisen; auf die Frage, was dem Prozeß der Analyse ein Ende setzt, ist zu erwidern, daß das Sprechen in jedem Momente des analysierenden Prozesses einsetzen könne; das Verbot wird ausgedrückt durch ein „nicht!", die Frage durch ein „was"? oder „wer?"; die Geschichte kann eingeleitet werden durch ein „das erinnert mich", wie ja Fragen, die Versuche sprachlichen Ausdruckes darstellen, noch ehe die Analysen beendet sind, im gewöhnlichen Sprechen nur allzuhäufig sind; eine ganze Rede kann unvollständig zunächst in einem Satze zum Ausdruck kommen.

Auf zwei wichtige Gesichtspunkte, die sich aus der hier nach Morris durchgeführten Analyse der in verschiedenen Stationen des Weges vom Denken zum Sprechen erfolgenden sprachlichen Formulierung ergeben, muß das Augenmerk gelenkt werden. Zunächst auf wesentliche Analogien, die die hier von einem Linguisten gegebene Darstellung der etappenweisen Formulierung mit derjenigen hat, die wir im Kapitel vom Wege vom Denken zum Sprechen nach dem Psychologen Pillsbury davon gegeben [1]). Noch bedeutsamer aber erscheint uns die Analogie zwischen der Darstellung von Morris und der in dem erwähnten Kapitel den Erfahrungen der Würzburger Schule entnommenen Reihenfolge der Bewußtseinsgrade bzw. der diese charakterisierenden Erscheinungen; und wenn wir dort auf wichtige Analogien einzelner dieser Erscheinungen mit dem hinwiesen, was wir in der Pathologie als dreamy states

---

[1]) Das gilt auch von den ebendort berichteten, der Selbstbeobachtung Dodges entstammenden Tatsachen.

kennen, so bedarf es wohl nur der Erneuerung dieses Hinweises, um das Zusammenfallen dieser Erscheinungen auch mit gewissen Partien in der von Morris gegebenen Darstellung bemerkbar zu machen.

Bedeutsam ist für unser Thema auch, daß Morris als das Gewöhnliche die Durchführung des analysierenden Prozesses der Gesamtvorstellung annimmt und aus Störungen desselben auch Störungen der Satzstruktur deduziert [1]); es ist klar, daß die im vorigen Kapitel gemachte Supposition von der pathologischen Bedeutung dieses Momentes durch die Ansicht von Morris wesentlich gestützt wird.

Nur eines Gesichtspunktes sei noch zum Verständnis für die psychologischen Grundlagen der „Gesamtvorstellung" gedacht. Am naheliegendsten war es natürlich — man hat ja zur Analogie immer wieder auf Tatsachen bei der Beobachtung von Bildern hingewiesen [2]) — den Gedanken einer Zerlegung der Gesamtvorstellung an der Entwicklung der Bilderschrift aus der Schriftmalerei nachzuweisen. So finden wir schon bei Fr. Müller (Einleitung in die Sprachwissenschaft. 1876, S. 152) dargestellt, wie sich diese Entwicklung in der Weise vollzieht, daß die Bilderschrift „die verschiedenen Teile der der Darstellung zugrunde liegenden Vorstellungsmassen, welche in der Malerei zu einer Einheit zusammengehalten werden, einen nach dem anderen ausführt"; noch an einer anderen Stelle (l. c. S. 153) führt derselbe aus, „daß die Bilderschrift nicht den Gedanken in seiner Ganzheit, also nicht ganze Sätze, sondern die einzelnen Bestandteile des Gedankens, also einzelne Worte zur Darstellung bringt" (wozu wir hinzusetzen: ganz in Analogie mit der Sprache, die ja auch für ganze Sätze kein Darstellungsmittel besitzt und deshalb zur Zerlegung in einzelne Worte gezwungen ist).

Noch schärfer hat Jespersen (Progr. in Lang. p. 360) das gefaßt; er zeigt an dem Gleichgang zwischen Entwicklung der Schrift und dem der Sprache bei der ersteren den Übergang von der Bilderschrift (picture-writing) zur ideographischen Schrift — „a progressive tendency towards analysing into smaller and smaller units that which in the earlier ages was taken as an inseparable whole", und setzt dann fort: „In primitive picture-writing each sign meant a whole sentence or even more — the image of a situation or of an incident being given as a whole".

Die Möglichkeit einer Nutzanwendung des eben Dargestellten für Fragen der Pathologie wird nahe gelegt durch Mitteilungen Saint Pauls über die

---

[1]) „But ordinariby the process will go on until the analysis is complete enough to exhibit all that, to our thinking, was involved in the original germ. The aim and end are the same, the satisfaction of the desire to express in its details the concept which was originalby in mind. The process which I have been attempting to describe precedes speech. In its outline and in most of its details it must be completed before the words which are to suggest it to the hearer, begin to be uttered. The effect of hurrying forward the word before the analysis is fairly complete is to make the sentence confused in its ending; this is one of the most frequent causes of confused and inaccurate sentence-structure". Daß die hier hervorgehobenen zeitlichen Momente und die davon abgeleiteten Störungen des Ausdrucks mit Ausführungen im vorigen Kapitel zusammenfallen, braucht wohl nur angemerkt zu werden.

[2]) Bosanquet (Essentials of Logic 1895, p. 81) spricht direkt von einem „picture-thinking" wie ja auch Gomperz' Totalimpression von dem einheitlichen Sinneseindruck hergenommen ist.

„innere Sprache" bei den „visuels" [1]). Es lassen sich diese Tatsachen sichtlich mit zuvor erwähnten Anschauungen in Beziehung setzen, die dahin gingen, daß die sprachliche Formulierung sich verschieden gestalten wird, je nachdem es sich um Erzählung von Begebenheiten oder Anderes handelt.

Die Berechtigung zur Annahme einer „Gesamtvorstellung" als Ausgangspunkt für den Sprecher, die ja, wie in der Darstellung angedeutet, ihre Wurzeln in der gleichen Erscheinung in allen perzeptiven Vorgängen hat, findet auch dadurch noch eine gewisse Stütze, daß dementsprechend etwas durchaus Ähnliches auf Seiten des Hörers Platz greift. Um das darzulegen, wollen wir kurz dabei verweilen, wie etwa das Satzsinnverständnis zustande kommt.

H. Paul (Prinz. der Sprach. I. 1909, S. 122) hat als Argument gegen die Kritik, die Wundt seiner Definition des Satzes als einer Verbindung von Vorstellungen gegeben, eingewendet, daß Wundt in der seinen den Standpunkt des Hörenden nicht berücksichtigt und deshalb eine diesem zu entnehmende Tatsache übersieht. Wenn Paul aber dann zur Rechtfertigung seiner Definition ausführt, daß im Hörenden durch die Worte zuerst Einzelvorstellungen hervorgerufen und durch die Verknüpfung der einzelnen Wörter die Veranlassung gegeben ist, die Einzelvorstellungen in Beziehung zueinander zu setzen, so übersieht Paul unserem Ermessen nach zwei wichtige Gesichtspunkte, die wir bei Marty und W. James angedeutet finden; die sind insofern auch für unser Thema von Bedeutung, als sie zeigen, daß auch im Hörer eine Art Gesamtvorstellung, sowohl eine inhaltliche wie eine besonders bedeutsame formelle auch schon zu einer Zeit erzeugt wird, wo die Rede erst im Zuge ist.

Marty (Unters. I. 1908, S. 145) stellt sehr richtig dar: „wenn auch das einzelne Wort nicht Alles zu sagen vermag, was durch die ganze Wortfolge gemeint ist, so erwecken doch auch schon diese aufeinanderfolgenden Teile des Satzes gewisse Vorstellungen und Erwartungen in bezug auf das, was durch das Ganze gemeint ist" und „daß auch durch diese vorläufigen Vorstellungen . . . . das Verständnis irgendwie vorbereitet und vermittelt wird [2]). James andererseits hat etwas Ähnliches bezüglich der Form der aufeinanderfolgenden Worte und indirekt damit auch bezüglich des Sinnes in

---

[1]) „On résumerait ainsi qu'il suit un grand nombre d'observations émanant de sujets de cette catégorie". „Nous pensons les images, nos pensées se projettent devant nous en tableaux; nous n'employons le mot que contraints de le faire; nous raisonnons sur des peintures et non avec des mots et des phrases; notre travail mental d'idéation n'emploie ni la conjonction, ni le verbe, ni d'une façon générale un terme abstrait" (Lang. int. 1904, p. 70). Dem letzten Passus dieser Darstellung Saint - Pauls, der nicht mit dem im Texte Erörterten in Zusammenhang steht, ist wegen seiner Bedeutsamkeit gerade für die Lehre vom Agrammatismus eine Bemerkung hier zu widmen. Man hat in der letzten Zeit der von Saint - Paul mit so viel Eifer vertretenen Lehre von den verschiedenen Sprachtypen jede Bedeutung in der Aphasielehre absprechen wollen. Sollte der letztzitierte Passus Saint - Pauls nicht doch die Möglichkeit eröffnen, daß ein solcher „visuel" leichter und in anderer Form agrammatisch wird als ein anders gearteter Kranker? es wäre nach Ansicht des Verfassers verfrüht, solche Fragen einfach dogmatisch entscheiden zu wollen.

[2]) Daß in der Darstellung des zu Erwartenden die musischen Elemente eine außerordentlich wichtige Rolle spielen, ist ebenso deutlich wie der Umstand, daß der ihnen dabei zukommende Anteil, wenn auch unausgesprochen, in den Ausführungen Martys gefunden werden kann.

der Weise ausgedrückt (Princ. I, p. 254) „If we read (natürlich gilt das auch vom Hören in der gleichen Weise) „no more" we expect presently to come upon a „than"; if we read „however" at the outset of a sentence it is a „yet" a „still" or a „nevertheless" that we expect. A noun in a certain position demands a verb in a certain mood and number . . ." und später spricht er direkt von dem „foreboding of the coming grammatical schema".

Das Konstruieren einer Art Gesamtvorstellung aus dem sukzessiv Gehörten durch den Hörer ist übrigens auch den Sprachforschern nicht entgangen. So hören wir bei v. d. Gabelentz (Zur chinesischen Sprache. Internat. Zeitschr. f. allg. Sprachwiss. III, S. 104), demjenigen, der ja die Bezeichnung „Gesamtvorstellung" geprägt, den Vorgang folgendermaßen geschildert: „Im Bewußtsein des Redners und des Zuhörers hat sich alles bisher Gesprochene und Vernommene zu einer Einheit zusammengeballt, die immer reicher an Merkmalen (Prädikaten) wurde, denen nun ein neues Prädikat zugeführt wird; dieses wird nun ein neuer Bestandteil der „Gesamtvorstellung".

Es kann das übrigens auch nicht überraschen, wenn wir auf die zuvor erwähnten, Wills entnommenen Ausführungen von der Tendenz zur Vereinheitlichung der psychischen Zustände rekurrieren, die auch noch dadurch zu ergänzen sind, daß die Psyche alles ihr Dargebotene möglichst zu einem sinnvollen Ganzen zu gestalten versucht [1]).

Einen interessanten und mit dem hier Gegebenen unschwer in Einklang zu bringenden Beitrag zu der von ihm so formulierten Frage: „Wie baut sich der zu verstehende Gedanke aus den Wortbedeutungen auf?" gibt Bühler (Arch. f. d. ges. Psychol. XII, S. 18) aus den Protokollen seiner schon öfter zitierten Versuche. Er weist aus denselben nach, daß man manchmal von einer verschiedenen Tiefe des Verständnisses sprechen könne und daß dem tieferen Verständnis ein oberflächlicheres, ein Erfassen des Satzes seinem Wortsinn nach vorausgeht und das konstituiert das vorläufige Ganze. Derselben Arbeit entnehmen wir auch (l. c. S. 83) eine Bestätigung der Martyschen Ausführungen durch das psychologische Experiment, dessen Resultate Bühler selbst in die Worte zusammenfaßt: „Auch beim aufmerksamen Aufnehmen von Gedankengängen, beim Anhören einer Rede oder beim Lesen, konstruieren wir ja fast stets voraus, was uns wohl wird geboten werden" [2]). Und so gibt er auch einen Beleg für das zuvor nach James Zitierte: „Die Vp. geben häufig an, sie hätten den allgemeinen oder unbestimmten Gedanken zu formen versucht. Erst Bekanntheitsqualität, dann das Bewußtsein einer Form, das heißt von etwas Bestimmteren, an dem sich das Übrige dann heraufholen kann. Diese Form nun muß, wie ich (sc. B.) glauben möchte, häufig als ein Produktionsergebnis angesprochen werden." —

---

[1]) Bawden (Psychol. Rewiew 1901, p. 539). „The mind tends to throw the material presented, to it no matter how inchoate, into some form which will carry a meaning".

[2]) Die engen Beziehungen zwischen diesen Feststellungen und dem, was in einem früheren Kapitel über das „Vorausgesetzte", die Situation, gesagt worden, ist zu deutlich, als daß darüber noch etwas zu sagen wäre. Dementsprechend dient es auch zur bestätigenden Ergänzung dessen, was ebendort von der Beurteilung der Intelligenz des Sensorisch-Aphasischen im Gegensatze zu der des Motorisch-Aphasischen ausgeführt worden ist.

Wie immer man auch über die Darstellung, die Wundt der Gesamtvorstellung gegeben, denken mag, man wird die tiefen in unserem ganzen psychischen Leben wurzelnden Grundlagen dieser Lehre nicht übersehen dürfen, die offenbar auch die Ursache sind, daß so viele sich mit dieser Frage beschäftigende Forscher im Wesen die gleiche Auffassung von den betreffenden Vorgängen sich gebildet haben. Verfasser fühlt sich weder berufen, noch auch an dieser Stelle berechtigt, auf diese psychologischen Grundlagen einzugehen; halten wir aber die in der Bezeichnung der Gesamtvorstellung (oder in den ihr äquivalenten anderen Namen) ausgedrückte Auffassung vom Übergang des Denkens zum Sprechen an jene Erfahrungen, die im vorigen Kapitel zum Teil der neuen Denkpsychologie entnommen werden konnten, so tritt uns in jener nur zu deutlich das „System" der älteren Psychologie entgegen, das von der Fülle der Tatsachen gesprengt wird.

So teilt Dürr (Zeitschr. f. Psychol. 49, S. 339) den Standpunkt, daß die Wundtsche Lehre von der Gesamtvorstellung, die sich als eine Theorie vom Denken darstellt, nur eine bestimmte Art des Vorstellungsverlaufes richtig charakterisiert, „die auf niederen, des abstrakten Denkens vielleicht ganz entbehrenden Entwicklungsstufen dasjenige vollkommen ersetzt, was auf einer höheren Stufe vor Allem das abstrakte Denken leistet"; er erklärt sie für unbefriedigend, „weil sie gerade dem Wesen des abstrakten Denkens nicht gerecht wird".

Auch Bühler (Arch. f. die ges. Psych. IX, S. 345) anerkennt Wundts Lehre von der Gesamtvorstellung als eine der Formen der gedanklichen Grundlagen der Satzbildung, hält jedoch eine Generalisierung derselben, wie sie Wundt beabsichtigt, für sachlich nicht gerechtfertigt [1]). Es steht dem Verfasser nicht zu, in eine Erörterung anderer Möglichkeiten einzutreten, aber es ist schon zuvor gesagt worden, daß in Fällen der Erzählung einer Beobachtung, Erinnerung eines Erlebnisses die Sache doch anders liegen möchte; man darf vermuten, daß in solchen Fällen mit den einzelnen Teilen (des Erlebnisses z. B.) auch schon deren Beziehungen gegeben sind, und zwar schon zu einer Zeit, in der die Bezeichnung der Teilvorstellungen vielleicht erst gesucht wird.

Damit steht Folgendes in Beziehung. H. Paul (Prinz. der Sprachgeschichte. 1909, S. 121 f.) zeigt aus Anlaß der Verteidigung seiner Satzdefinition gegen Wundts Lehre von der Gesamtvorstellung, daß diese schon den verschiedenen Satzarten gegenüber versagt. „Es ist aber auch nicht wahr, daß der Bildung eines jeden Satzes die Zerlegung eines im Bewußtsein vorhandenen Ganzen vorangegangen sein müsse. Wundt scheint bei seiner Definition allgemeine Sätze im Auge gehabt zu haben, wie sie als Beispiel in der Logik gebraucht werden (er selbst führt an, „das Gras ist grün"), aber im wirklichen Leben keine Rolle spielen. Bei den meisten sonstigen Sätzen verhält es sich anders. Nehmen wir zunächst Sätze, die eine sinnliche Wahrnehmung aussprechen. Wenn Jemand sagt, „Karl lacht", so kann es sein, daß seine Augen erst auf den Betreffenden gefallen sind, als er sich schon

---

[1]) Wundt verwahrt sich gegen eine solche Deutung und verweist (Arch. f. d. ges. Psych. XI, 1908, S. 459) darauf, daß er gerade bei den prädikativen Sätzen auf den vielfach stattfindenden Übergang geschlossener in offene Satzverbindungen und das hierin sich spiegelnde Ineinandergreifen apperzeptiver und assoziativer Gedankenprozesse hingewiesen habe.

im Zustande des Lachens befand, und dann träfe Wundts Auffassung zu.
Es kann aber auch sein, daß seine Aufmerksamkeit schon vorher auf den Karl
gerichtet war und er nun eine mit demselben vorgehende Veränderung gewahr
geworden ist; dann ist Wundts Auffassung nicht anwendbar. Einleuchtender
noch ist folgendes Beispiel: Jemand weiß, daß sich in der Nähe ein Löwe befindet, den er aber im Augenblick nicht sieht, und an den er auch nicht denkt;
da hört er ein Gebrüll; dieser zunächst für sich gegebene Gehörseindruck ruft
die Vorstellung des Löwen wach; er kommt zu dem Satz der Löwe brüllt;
hier ist doch nicht erst eine Gesamtvorstellung „der brüllende Löwe" in ihre
Teile zerlegt. Besonders deutlich ist das unter anderem bei Antworten. Wenn
A. fragt, wer hat gesiegt? und B. antwortet, Fritz hat gesiegt, so ist im B.
zunächst durch das Gehörte die Vorstellung des Gesiegthabens erzeugt, die dann
ihrerseits die Vorstellung Fritz hervorgerufen hat. Vollends versagt Wundts
Definition bei negativen Behauptungssätzen, bei Aufforderungs- und Fragesätzen. Für komplizierte Satzgebilde gibt Wundt nachträglich selbst die
Ansicht auf, daß die einzelnen Teile schon in einer Gesamtvorstellung enthalten gewesen sein müßten."

Auch den Untersuchungen von Messer (Arch. f. die ges. Psych. VIII.
1906, S. 124 ff.) sind kritisch zu verwertende Tatsachen zu Wundts Lehre
von der Gesamtvorstellung zu entnehmen. Zunächst ergab sich für die im
psychologischen Versuche vorkommenden analytischen Urteile (analytisch in
dem Sinne, daß im Subjekt schon das Prädikat bewußtermaßen mit vorgestellt
oder mitgedacht ist), daß sie nicht vollständig der von Wundt gegebenen
Schilderung der Urteilsfunktion als einer analytischen entsprechen, und daß
die beobachteten synthetischen Urteile sich natürlich erst recht nicht unter
diese von Wundt gegebene Erklärung einordnen lassen.

Von prinzipieller Bedeutung scheint endlich das Nachstehende: In einem
etwas von Wundt abweichenden Falle von Anwendung des Begriffes „Gesamtvorstellung" kommt K. Koffka (Zur Anal. der Vorstell. 1912, S. 17) in einer
Erörterung der Differenz zwischen Deskriptions- und Funktionsbegriff zu dem
Schlusse, daß es sich in jener von ihm gebrauchten Bezeichnung um eine Vermischung der beiden handelt; man wird im Auge behalten müssen, daß das
doch auch für den hier besprochenen Begriff der Gesamtvorstellung Wundts
zutrifft.

Noch eines letzten kritischen Einwandes gegen die Wundtsche Lehre
sei hier gedacht, weil sie nach unserer Auffassung einen Gesichtspunkt darlegt,
der in einer gerade für die Pathologie außerordentlich wichtigen Frage vielleicht
von entscheidender Bedeutung sein kann.

Sechehaye (Programme et Méthodes de la Linguist. théor. 1908, p. 40)
weist auf einen dem Gedankengange Wundts selbst entnommenen Mangel
der Wundtschen Definition hin, in dem er ausführt, daß sie nur einen Teil des
ins Auge gefaßten Vorganges, den psychologischen, in sich faßt: „Il-y-a donc
place . . . . pour une seconde définition, qui tienne compte du facteur grammatical et qui nous dise comment, dans la formation de nos phrases l'acte
intellectuel de la combinaison s'unisse à l'acte intellectuel de l'expression
automatique".

Wenn wir diese Ausführung richtig deuten, so liegt in ihr der Schlüssel
für die Frage, wie weit der Schluß vom Sprechen des Aphasischen auf sein

Denken als ein falsches anzusehen ist. Es kann diese Frage, die ja, wie gesagt, eine der wichtigsten der Sprachpathologie darstellt, hier nicht sozusagen im Vorbeigehen erörtert werden; wir werden hören, daß ein ähnlicher Schluß für die Sprachen mancher Wilden gezogen worden ist und auch jetzt noch gezogen wird; wir haben im zweiten Kapitel einen ähnlichen Gedankengang von Steinthal bezüglich des agrammatischen Sprechens bei Geistesschwachen gehört; es werden diese Hinweise, denen auch gegenteilige, hier schon erwähnte Deutungen gegenüberstehen, jedenfalls genügen, die kardinale Bedeutung dessen, was darüber der Sprachpsychologie zu entnehmen ist, schon hier im richtigen Lichte erscheinen zu lassen.

E. T. Owen (Transact. of the Wisconsin Acad. of sc. etc. XIV, p. 363) verwahrt sich gegen die Annahme, daß der Analyse der Gesamtvorstellung die Vorstellung einer Trennung anhafte und ebenso ihrer Synthese die Idee einer Verbindung. Mit dem der älteren Deutung entsprechenden Vorgange wird jedenfalls eine schwierigere geistige Arbeit als verbunden anzunehmen sein, als wenn es sich bloß um das Erkennen der Teile der Gesamtvorstellung handelt. Hält man dazu die gerade für den Pathologen brennende Frage nach der durch die Aphasie allein oder durch anderweitig bedingte Störungen hervorgerufenen Abnahme der Intelligenz Aphasischer, dann ergibt sich ohne weiteres die Tragweite, welche der einen oder anderen Auffassung namentlich dann zukommt, wenn man den Ausgangspunkt für die Erörterung solcher Fragen ausschließlich (etwa wie Mohr, siehe den Eingangs gemachten Hinweis) in Wundts Sprachpsychologie sucht.

Noch deutlicher wird jene Differenz, wenn wir uns des von Owen zur Klarlegung seines Gedankens benützten Beispieles bedienen, um daran unsererseits zu zeigen, nach welcher Richtung hin sich die intellektuelle Störung bewegen könnte. Owen zieht zum Vergleiche die Sinnesempfindung und das heran, was Verfasser als „Komprehension“ bezeichnet hat. „Der Fall ist ganz analog dem einer Sinnesempfindung. Ich sehe mein Pferd in einem Augenblicke als eine vage Einheit und im nächsten nehme ich seinen Kopf, den Nacken, Körper, die Beine und den Schweif wahr; aber ich empfinde keinerlei Lücke in der Struktur des Tieres. Nehmen wir nun an, daß ich Jemandem nachts das Tier zeige; ich benütze dazu eine trübe Laterne und bin überdies durch die Enge des Stalles außerstande, ihm das ganze Tier auf einmal zu demonstrieren. Ich lasse demnach das Licht allmählich auf alle Teile des Körpers fallen. Der Betrachtende sieht also niemals das Tier als Ganzes und doch hat er schon beim Erscheinen des Kopfes das Ganze im Sinne; er sieht den Kopf nicht als ein Teilstück an, dem andere Teilstücke etwa folgen könnten, die dann allenfalls zu einem Ganzen vereinigt werden, noch habe auch ich, der Demonstrierende, die Empfindung, daß ich Teilstücke vorführe, die einer Verbindung bedürfen. Ich führte das Tier allerdings in sukzessiven Darstellungen vor, aber jede Einzeldarstellung wurde weder gegeben noch aufgefaßt als eine Teildarstellung, sondern als Darstellung eines Teiles oder kurz gesagt, wir haben Teile besichtigt, aber Teile eines Ganzen, dessen Einheit ungestört blieb.“

Verfasser hat in der der Komprehension gewidmeten Arbeit (Beitr. z. Hirnpath. u. Psychol. 1908, S. 47) eine Störung derselben für optische Eindrücke beschrieben und ist diese Beobachtung seither wiederholt bestätigt worden; es wäre nun sehr wohl denkbar, daß auch etwas Ähnliches, z. B. im akustischen Gebiete vielleicht gerade durch irgendwelche Störungen im Sprachgebiete zustande kommen könnte, daß das gestört wäre, was Owen (l. c. p. 364) als das Zusammendenken der Gedankenelemente bezeichnet. Und diese Vermutung findet sich auch unterstützt durch die schon erwähnten Untersuchungen P. Maries und Vaschides über die Verringerung des Bewußtseinsspanns bei Aphasischen.

Wenn freilich Verfasser eben gesagt, daß dabei irgendwelche Störungen im Sprachgebiete in Betracht kommen könnten und dies durch die erwähnten Untersuchungen eine Bestätigung zu finden scheint, so wird man doch das nicht als den einzig möglichen ursächlichen Zusammenhang ansehen dürfen, da auf Grund allgemeiner Erfahrung an Hirnkranken die Möglichkeit vorliegt, daß auch jede beliebige Hirnläsion solche Störungen etwa als Allgemeinerscheinung nach sich ziehen könnte. Wenn man in Betracht zieht, daß bei jedem Sinneseindruck das Ausmaß dessen, womit auf denselben reagiert wird, in Betracht kommt, dann erscheint diese Alternative gewiß nahe gelegt. Die Möglichkeit der ersten Deutung wird immerhin als berechtigt durch Beobachtungen an Worttauben erwiesen, bei denen bloß durch die Läsion des akustischen Sprachfeldes die Fähigkeit, die Einzelbestandteile der Laute in Eins zu binden, verloren gegangen [1]).

Auf die an das Vorstehende geknüpften Ausführungen Owens soll nur noch bezüglich eines Gesichtspunktes näher eingegangen werden, den auch englische Logiker beachtet [2]), weil er einerseits für die Psychologie des Hörers von Bedeutung und andererseits wieder die biologische Funktion des Sprechens als „Orientierung" in die Erinnerung bringt. Owen (l. c. p. 365) führt aus, wie der Hörer schon beim Beginn des Sprechens der allgemeinen Erfahrung nach annimmt, daß ein Gedanke, ein Ganzes, zum Ausdruck gebracht werden soll [3]); er nimmt es deshalb überhaupt nicht wahr, daß ihm Fragmente geboten werden, die er erst zusammensetzen müßte. Welche bedeutende Rolle dabei die „Situation", das „Vorausgesetzte", das im Laufe der Rede in diesem Sinne Dazukommende spielen, braucht im Hinblick auf die entsprechenden Ausführungen im Kapitel über die Ausdrucksmittel hier nicht erst näher erörtert zu werden; es wird genügen, darauf hinzuweisen, daß die „Situation" als etwas Ganzes den Rahmen, die Einheit darstellt, in die die gehörten Stücke sozusagen versetzt werden um dann schließlich mit jener das Ganze zu bilden.

Wir haben schon zuvor die Berechtigung solcher Studien, wie sie hier an der Hand sprachpsychologischer Deutungen zu Zwecken der Pathologie durchgeführt werden, durch den Hinweis auf die Arbeit von P. Marie und Vaschide gestützt. Der in dieser hervorgetretene Gesichtspunkt des Umfangs des Bewußtseinsfeldes wird uns in seiner Bedeutsamkeit neuerlich vor Augen geführt, wenn wir die von Wundt doch gewiß nach Selbstbeobach-

---

[1]) Auf die Beziehungen des hier erörterten Problems zur Lehre von den Agnosien kann nur hingewiesen werden; sie sind in der zuvor zitierten Arbeit des Verfassers kurz berührt worden.

[2]) So z. B. Bosanquet (Essent. of Logic 1897, p. 83 sequ.), der diesen Gesichtspunkt aus der These von der primären Natur des Satzes (siehe darüber das Kapitel vom Satze) entwickelt.

[3]) Vgl. das zuvor nach Bawden gegebene Zitat.

tungen gegebene Beschreibung [1]) der bei ihm sich abspielenden Vorgänge bei der sprachlichen Formulierung hierher setzen, der gewiß individuell differente Erscheinungsformen gegenüberstehen werden. (Vgl. dazu das von van Ginneken hinsichtlich Wundts und James' Angeführte.) Wie schon in der Norm auch das sich sehr verschieden verhält, so hat der von den Untersuchungen P. Maries und Vaschides hergenommene Gesichtspunkt die Breite der möglichen Variationen wesentlich vergrößert; nehmen wir noch hinzu die durch die Sprachstörung geänderte Aufmerksamkeitsverteilung zwischen Form und Inhalt des zu Sprechenden, so erhellt daraus die Vielfältigkeit der störenden Faktoren; es wird Sache der Pathologie sein, darüber Aufklärung zu bringen; die Möglichkeit einer solchen scheint namentlich durch die Berücksichtigung der funktionellen Störungen (z. B. Agrammatismus bei Manischen) gegeben.

Aber noch einen letzten allgemeinen Gesichtspunkt, der den mit der Gesamtvorstellung sich vollziehenden Vorgängen für die Pathologie zu entnehmen ist, möchten wir hierher setzen, weil er auch sonst schon aus anderen Tatsachen gefolgert werden mußte; es ist der Hinweis auf eine mehr analytische Betrachtung der pathologischen Erscheinungen an Stelle der bisher ganz ausschließlich in der Pathologie geläufigen synthetischen.

---

[1]) „In dem Augenblick, in dem ich einen Satz auszusprechen beginne, steht das Ganze des Gedankens schon in allgemeinen Umrissen, mit etwas deutlicherer Ausprägung einzelner Hauptvorstellungen, vor mir; und in dem Augenblick, in dem ich den Satz vollendet habe, überblicke ich meist noch einmal dieses Ganze, während sich oft gleichzeitig schon der folgende Gedanke unbestimmt ankündigt. Dabei ist von einem Hin- und Herschwingen abwechselnd über die Schwelle des Bewußtseins tretender und wieder unter sie sinkenden Vorstellungen nichts zu bemerken, sondern der ganze Vorgang spielt sich in der Regel vollkommen stetig und ruhig ab, und als besonders charakteristisches Symptom der dunkler bewußten Inhalte tritt überall nur ihr Einfluß auf die Gefühlslage hervor". (Wundt, Völkerpsychol. Die Sprache 1904, I. S. 422).

VI. „Innere Sprachform" und „Innere Sprache".

Dem im Gebiete der Sprachpsychologie Erfahrenen dürfte es aufgefallen sein, daß in den bisherigen Erörterungen von der sogenannten „inneren Sprachform", der schon ihrer mit W. v. Humboldt einsetzenden Tradition nach eine nicht zu übersehende Bedeutung im Bereiche der bisher behandelten Fragen zukommt, nur ganz flüchtig die Rede war; es muß das umso mehr auffallen, als B. Erdmann (Phil. Monatshefte. XXX, S. 136) in den Rahmen der „inneren Sprachform" alle die psychologischen Vorgänge, die zu der äußeren Form führen [1]), faßt, woraus erhellt, daß wir uns mit den bisher abgehandelten Kapiteln eigentlich schon mitten in der Erörterung der „inneren Sprachform" befanden.

Vor allem waren es äußere Momente, die einem Versuche entgegenstanden, etwa an die Tradition anknüpfend, in dieser inneren Sprachform den Ausgangspunkt für unsere Erörterungen zu suchen. Wenn ein Philologe beklagt, daß fast Jeder etwas Anderes darunter versteht, ein anderer (Wechsler) von der Bezeichnung sagt, sie sei „öfter mißverstanden als richtig aufgefaßt, und später so viel in sie hineingeheimnißt worden", dann dürfte die geübte Zurückhaltung schon dadurch genügend motiviert erscheinen. Wenn aber andererseits derselbe Erdmann (l. c. S. 137) es direkt ausspricht, daß die Psychologie für die dabei in Betracht kommenden Probleme erst dann eine festere Basis zu finden hoffen darf, „wenn sie den Versuch macht, die neuere Technik der psychopathologischen Diagnose der Sprachstörungen, so wie die psycho-physiologischen Hypothesen, die aus den Ergebnissen dieser Technik herausgearbeitet worden sind, eingehend zu würdigen", so erscheint das auch für den Pathologen ein genügend zwingender Grund, einmal nach dem zu sehen, was die Sprachpsychologen noch immer als „innere Sprachform" diskutieren und etwa auch den Sprachpathologen den Erwerb dieser ein Jahrhundert umfassenden Auseinandersetzungen zugänglich zu machen; sollte sich dabei zeigen, daß nicht weniges davon überhaupt oder wenigstens vorläufig auf lange Zeit hinaus noch außerhalb des Forschungsbereiches des Pathologen

---

[1]) Vgl. dazu die Deutung von R. de la Grasserie (Essai de Sémantique integr. 1908, I, p. 31): „On conçoit beaucoup moins clairement l'innere Sprachform. Il (sc. Steinthal) signifie par là le langage intérieur ou l'idée prête à se couler dans le moule grammatical, à mesure qu'elle sort de la cérébration. Il s'agit donc de la pensée, dont l'image n'est pas encore tombée sur l'écran (sc. de la parole), où l'idée se reflète".

liegt, dann wäre doch auch so ein gewisser Gewinn erzielt, insofern damit der Unsicherheit in der Begriffsbestimmung, den „Äquivokationen", wie die Logiker sagen, möglichst ein Ende bereitet wäre.

Dazu kommt noch für den Pathologen ein äußerer Grund hinzu, an diesem Kapitel, das bis dahin nur die internen Streitigkeiten der Sprachpsychologen und Linguisten umfaßt hat, nicht achtlos vorüberzugehen. Namentlich von den Sprachpathologen werden die Ausdrücke „innere Sprache", „parole intérieure" und „langage intérieur" nicht selten ganz promiscue gebraucht, so daß schon dadurch die Notwendigkeit gegeben erscheint, diese Ausdrücke sowohl, wie die ihnen nahestehende „innere Sprachform" einmal präzise gegen einander abzugrenzen. Übrigens drängt auch noch ein Umstand dazu; es besteht die Gefahr, daß etwa einfach in Anlehnung an die oder jene der Sprachwissenschaft entnommene systematische Darstellung auch die „innere Sprachform" in die Pathologie Aufnahme fände, ohne genügende Berücksichtigung der tiefgehenden Differenzen in ihrer Auffassung und ohne eine möglichst scharfe Abgrenzung gegen jene eben erwähnten, in der Sprachpsychologie weniger gebräuchlichen Bezeichnungen gefunden zu haben. Ein letzter Grund für die Behandlung dieser Frage als Einleitung zu einer Studie über den Agrammatismus liegt endlich noch darin, daß Heilbronner, wie er selbst sagt (Arch. f. Psych. 46, S. 794), den Versuch gemacht hat, die genannte Störung zu denen der inneren Sprache in Beziehung zu setzen.

Wenn demnach eine wenigstens kurze Durchsicht des einschlägigen Materiales nicht wohl zu umgehen sein wird, kann es natürlich nicht Aufgabe der vorliegenden Schrift sein, den von vorneherein etwas dunklen und vor Allem spärlichen Andeutungen W. v. Humboldts über den erst später von ihm geprägten Ausdruck der „inneren Sprachform" historisch nachzugehen [1]; vielmehr liegt es nahe, bei Steinthal Aufklärung zu suchen, als demjenigen, dessen Lehren zur Grundlage der in der Pathologie verwendeten Psychologie genommen wurden und der sich gerade um die Durcharbeitung dieser Seite der v. Humboldtschen Sprachphilosophie das größte Verdienst erworben.

Als für uns bedeutsam ist zuerst hervorzuheben die strenge Trennung der inneren Sprachform von der logischen Form der Gedanken, die Steinthal (Ursprung der Sprache. 4. Aufl. 1888, S. 116) postuliert. Das Befriedigende dieser Abgrenzung wird aber alsbald wettgemacht durch die dem Verständnis der Pathologen wenig entgegenkommende Bestimmung, daß die innere Sprachform „das System der Begriffe und der Denkformen darstellt, insofern es durch die Lautform bezeichnet wird". „Dieses insofern soll den Unterschied zwischen diesem logischen Begriffs- und Kategoriensystem einerseits und der inneren Sprachform andererseits hervorheben, welche letztere wegen der Unmöglichkeit einer Lösung der nun spielenden Frage das „ungelöste Problem einer Theorie" blieb.

Wenn aber Steinthal dann das Allgemeine des Vorganges der „Verleiblichung des Gedankens im Laute" einerseits in Anlehnung an hegelisierende Deutungen naturwissenschaftlicher Analogien unserem Verständnis näherrücken will und andererseits „den psychologischen Prozeß in seiner Lebendigkeit" durch Anknüpfung an Herbarts Lehre von der Apperzeption zur Klarheit

---

[1] Eine genaue Darstellung findet sich in einer großen Arbeit Scheinerts über Humboldts Sprachphilosophie (Arch. f. d. ges. Psychol. XIII).

zu bringen versucht, so dürfte es sich empfehlen, auf neuere, etwas klarere
Versuche der Deutung zu rekurrieren [1]), weil auch eine abgekürzte Wiedergabe der Steinthalschen Darstellung ohne ausführliches Eingehen auf die
psychologischen Grundlagen derselben nicht gut verständlich wäre. Nur das
eine wollen wir schon der Steinthalschen Darstellung entnehmen, daß der
Begriff der inneren Sprachform in zweierlei Weise gefaßt werden kann; einmal vom Standpunkte des Sprachforschers als ein den verschiedenen Sprachen
zukommendes, sie gegen einander differenzierendes Moment und dann wieder
vom Standpunkte des Sprachpsychologen als die Erscheinungsform eines
sich auf dem Wege vom Denken zum Sprechen in jedem einzelnen Falle
vollziehenden Prozesses. Die Richtigkeit dieser auch von der Sprachpathologie zu beachtenden dichotomischen Auffassung erhellt daraus, daß
nicht wenige Sprachforscher und Philologen als die Grundlage der inneren
Sprachform der verschiedenen Sprachen die den Völkern zukommende Weltanschauung (v. Humboldt, v. d. Gabelentz und Fink) oder ihre Denkgewohnheiten (Eggert) hinstellen.

Am präzisesten finden wir diese Anschauung herausgearbeitet bei v. d.
Gabelentz, dessen Darstellung deshalb auch hier angeführt sei, schon um zu
zeigen, daß diese natürlich ebenso beim einzelnen Individuum in Betracht
kommende Seite der inneren Sprachform auch hier nicht zu behandeln ist
(Sprachwissenschaft. 1901, 2. A. S. 344). „Jeder Mensch hat seine innere Welt
von einem gewissen, engeren oder weiteren Umfange, mit anderen Worten, seinen
Ideenkreis." „Dieser Ideenkreis . . . . wird beherrscht durch eine bestimmte
Anschauungsweise, die er doch natürlich seinerseits wiederum bedingt. In
beiden nun, in jenem Ideenkreis und in dieser Anschauungsart, besteht, dank
dem sprachlichen Gedankenaustausche, eine gewisse Gemeinschaft unter den
Sprachgenossen, die in der Sprache ihren Ausdruck finden muß. Soweit sie
den Ideenkreis, die Art und Menge der einzelnen Vorstellungen betrifft, ist sie
stofflich. Soweit sie dagegen in der Anschauungsweise beruht, ist sie formal,
innere Form. Diese innere Form wird sich zeigen erstens im Wortschatze . . .,
zweitens im Sprachbaue wie, mit mehr oder minderer Schärfe, die Vorstellungen
in Kategorien geordnet, ihre wechselseitigen Beziehungen im Gedanken und
die Beziehungen des ausgesprochenen Gedankens zur Seele des Sprechenden
erfaßt und unterschieden werden." Und alles dies „muß die äußere Sprachform erweisen".

Wenn eben von dieser Deutung der inneren Sprachform gesagt wurde,
daß sie nicht Gegenstand weiterer Erörterung an dieser Stelle sei, so soll doch
nicht vergessen werden, anzudeuten, daß sich ein Zeitpunkt ergeben könnte,

---

[1]) Obwohl auch noch neueste Darstellungen des allgemeinen Teils der Sprachpathologie an Steinthal und Herbart anknüpfen, glaubt Verfasser die von Steinthal gegebene ausführliche Darstellung der hier zu erörternden Materie doch über-
gehen zu sollen, nicht bloß wegen der oben charakterisierten Dunkelheit derselben,
sondern vor Allem deshalb, weil der Gegensatz zwischen der von Steinthal verwerteten Psychologie und derjenigen, die hier als Grundlage genommen, ein so
tiefgehender, daß es ganz ausgeschlossen erscheint, die Steinthalsche Lehre von
der inneren Sprachform den neueren Anschauungen eingliedern zu können. Das
zeigt sich auch darin, daß, wie Verfasser schon in der Vorrede betont, die in die
neueren Darstellungen der Aphasielehre aufgenommenen Auszüge aus Steinthal
ohne inneren Zusammenhang mit dem eigentlichen Thema bleiben.

wo die, allerdings noch vollständig kontroversen Anschauungen der Sprachpsychologen darüber doch auch Verwertung in der Pathologie, z. B. in der Frage des Rückschlusses vom Sprechen auf das Denken Aphasischer finden könnten, worüber noch später einige Worte zu sagen sein werden.

Auch kann nicht übersehen werden, daß die innere Sprachform in dem zuletzt behandelten Sinne von wesentlichem Einflusse auf die Form der Agrammatismen in den verschiedenen Sprachen sein könnte, worüber man freilich nicht weiter als zu solchen Andeutungen gelangen kann, weil die Möglichkeit eines Studiums vom Standpunkte der vergleichenden Sprachforschung überhaupt noch nicht in Erwägung gezogen worden.

Einen anderen, nicht bloß bequemeren, sondern auch für die Zwecke der vorliegenden Schrift an Präzision alle übrigen hinter sich lassenden Ausgangspunkt für die der individuellen Seite der „inneren Sprachform“ zu widmenden Ausführungen bietet die kurze Darstellung, die Wechsler (Gibt es Lautgesetze? in der „Festschrift für Suchier“. 1900, S. 383) von der v. Humboldtschen Lehre gibt: „Unter der inneren Sprachform verstand er (sc. v. Humboldt) nichts anderes als den gesamten Bestand der mit den akustisch-motorischen Worten und Wortformen assoziierten Bedeutungen. Beides zusammen stellte er einem Dritten gegenüber, dem Inhalte, wie er es ausdrückte: es sind die Bewußtseinsvorgänge, welche der Sprechende äußert, d. h. durch Reproduktion der mit Bedeutungen assoziierten Lautgruppen symbolisiert.“

Gehen wir etwas näher auf diese Darstellung ein, so muß man sich darüber klar werden, daß die Bedeutungen der Wörter sich in mehrfacher Weise darstellen; entweder als Zeichen für damit gemeinte Objektvorstellungen oder als solche, die irgendwelche Beziehungen zwischen den den Objektvorstellungen entsprechenden Worten zur Darstellung bringen; die letzteren fallen mit den Wortformen insofern zusammen, als auch diese (als verschiedenartige Endungen, Prä- oder Suffixe) dazu dienen, solche Beziehungen auszudrücken. Eine dritte Art der Bedeutung der Wörter dient endlich der uns schon bekannten „Stellungnahme“ des Redenden [1]).

Da Fragen der Wortbedeutung hier nicht der Gegenstand der Betrachtung sind, so fällt das Schwergewicht unseres Interesses auf die andere Seite der „inneren Sprachform“, diejenige, welche sich mit der Formulierung des Gedachten, mit der Satzkonstruktion befaßt und dem kommt das

---

[1]) Die so erzielte Differenzierung tritt uns bezüglich der einen Seite derselben mit einer, die andere für den Nichtphilologen vielleicht zu sehr verdeckenden Prägnanz in der Deutung Meumanns (Wundts Philos. Studien XX, p. 127) entgegen, der unter innerer Sprachform die Wortbedeutung versteht, während andererseits Delbrück (Vergleichende Syntax der indogerm. Sprachen I, 1893, p. 12) die Differenzen der inneren Sprachform verschiedener Sprachen in dem begründet sieht, was man als Eigentümlichkeiten des Baues und der Struktur bezeichnet (also ob und inwieweit eine Sprache flektierend ist oder nicht u. Ähnl.). Vgl. auch die Ausführungen Fr. Mauthners (Zur Sprachwissenschaft 1901, p. 538) die ihrerseits wieder zum Teil auf Bréal (Essai de Sémantique 1897, p. 333) zurückgehen.

Damit fällt auch die Deutung zusammen, die der englische Psychologe Stout (Analyt. Psychology 1896, II, p. 211) von der inneren Sprachform gibt: „The mental imagery that clusters round a word and supports it in its function, constitutes what has been called the „innere sprach-form“.

entgegen, was unter den Neueren A. Marty als sogenannte „konstruktive [1]) innere Sprachform" jetzt eingehender darstellt [2]) (Untersuchungen zur Grundl. I. 1908, S. 146).

Dieser stellt Marty die von ihm sogenannte „figürliche" innere Sprachform gegenüber, mit der wir uns nicht weiter zu beschäftigen haben, da sie der dem Bedeutungsproblem gewidmeten Seite der inneren Sprachform entspricht; von dieser ist aber schon zuvor bemerkt worden, daß der Stand der Pathologie gegenwärtig ein derartiger, daß von einer Betrachtung derselben, vorläufig wenigstens, für sie ein Gewinn nicht zu erwarten steht.

Nur der allgemeinen Frage, inwieweit etwa eine diesem Teil der Sprachform, der „figürlichen", zukommende Lokalisation im Zuge der mit ihr verbundenen psychologischen Vorgänge auf Fragen der Lokalisation im pathologischen Sinne von Einfluß sein könnte, sind einige Bemerkungen zu widmen. Man hat in der Pathologie auch bisher schon angenommen und in dem üblichen Schema zur Darstellung gebracht, daß die Verbindung von Objekt- und Wortvorstellung, also die Bedeutung des Gesprochenen Vorgängen entspricht, die im Schläfelappen sich vollziehen; halten wir nun dazu, daß berechtigter Annahme zufolge die beiden Seiten der inneren Sprachform, die konstruktive und die figürliche, in innigem Kontakt stehen, so ergibt sich daraus die begründete Schlußfolgerung, daß auch von diesem Gesichtspunkte aus für die konstruktive innere Sprachform die funktionelle Lokalisation im Schläfelappen wahrscheinlich gemacht wird.

Die Darstellung Martys von dieser letzteren, die hier zum Teil mit dessen eigenen Worten, wenn auch nur kurz, wiedergegeben sei, geht davon aus, daß der Sinn der Rede nur durch das syntaktische Zusammenwirken von Wörtern wiedergegeben wird, weil, abgesehen von der Vieldeutigkeit einer Anzahl derselben, eine Reihe anderer, die mitbedeutenden, an und für sich überhaupt keinen Sinn gibt (es sind die sogenannten Synsemantika, von denen im Kapitel vom Begriffsproblem ausführlicher gehandelt wird); in der Wortfolge werden aber durch die einzelnen Worte auch schon gewisse vorläufige Vorstellungen bezüglich des Ganzen vorbereitet. Keine Sprache drückt alles das explizite aus, was wir mitteilen wollen; jede gleicht mehr oder weniger

---

[1]) Dazu ist es historisch bemerkenswert, daß Bain (The senses and the intell. 4th ed. 1894, p. 607), der die verschiedenen bei der Formulierung der Rede in Frage kommenden Prozesse unter der Bezeichnung der „constructivness" sozusagen personifiziert hat, darunter auch die grammatische Form subsumiert.

[2]) Auch der Philologe Jaberg (siehe dessen Besprechung von Martys Buch im Arch. f. neuere Sprachen. 1909, p. 426) anerkennt die scharfen Umrisse der inneren Sprachform bei Marty gegenüber der vielfach vagen Darstellung bei anderen Sprachforschern; sie wird deshalb auch oben eingehender dargestellt, wobei nicht verabsäumt sei, auf die zwischen Marty und Wundt in diesen und zahlreichen anderen einschlägigen Fragen obschwebende Polemik aufmerksam zu machen; wir behalten uns vor, treu dem in der Einleitung entwickelten Standpunkte beiden Autoren jeweils das für die Zwecke der Pathologie uns dienlich Erscheinende zu entnehmen. Eine andere Arbeitsmethode erscheint uns angesichts des vielen kontroversen Materials auch ganz ausgeschlossen; da es Verfasser nicht beifallen kann, eine Entscheidung bezüglich des ihnen zu Entnehmenden anderswoher als von der Klärung herzunehmen, die gerade das betreffende Thema davon ziehen kann, so ergibt sich daraus, soll nicht das Ganze einseitig in ein System gezwängt werden, die Berechtigung für eine rein eklektische Methode.

einem Stenogramm, einer Skizze [1]). Es ist immer ein gewisser, oft sogar ein großer Unterschied einerseits zwischen dem, was der Sprechende denkt und fühlt und der verstehende Hörer so zu denken und zu fühlen hat und andererseits zwischen dem, was davon explizite zum Ausdruck kommt [2]). Daraus ergeben sich graduelle Verschiedenheiten in den verschiedenen Sprachen und Sprachweisen, die einerseits auf einer konstruktiven Tätigkeit des Sprechers beruhen und andererseits eine, sagen wir, Rekonstruktion seitens des Hörers erfordern. Das den Sprachen und Sprachweisen (bemerkenswert ist, daß Marty hiebei direkt den Telegrammstil als vom Briefstil different hervorhebt) so aufgedrückte Gepräge wird noch dadurch erweitert, daß dabei das, was explizite gesagt, oder umgekehrt, der Ergänzung überlassen bleibt (fragmentarischer und diskursiver Sprachbau und diesen ähnliche individuelle Differenzen der Sprache) eine ebenso wichtige Rolle spielt, wie das, was man als analytischen und syntaktischen Sprachbau bezeichnet.

Alle diese hier dargelegten Momente stellen die von Marty sogenannte konstruktive innere Sprachform vor. Ein Unterschied derselben stellt sich auch darin dar, ob und wie die Sprachen den auszudrückenden Inhalt teils seiner natürlichen Gliederung entsprechend (oder ihn künstlich gliedernd) wiedergeben, teils nur wie durch stenogrammatische Kürzungen andeuten. Daneben kommt auch in Betracht die der verschiedenen Art der Gedankenzerlegung entsprechende Vielheit der Redeteile; Marty exemplifiziert das an den Differenzen, die sich daraus ergeben, wenn in einer Sprachweise „alles an das letzte Wort angelehnt wird“.

Den kritischen Ausführungen Martys (l. c. S. 165) entnehmen wir noch den Hinweis auf eine nicht mit dem Namen eines bestimmten Autors verbundene Definition der inneren Sprachform: „sie besteht in der Anpassung

---

[1]) Mit Rücksicht darauf, daß gerade dieser Gesichtspunkt in der Psychologie des Agrammatismus eine ersichtlich hervorragende Bedeutung hat, auch die hier in dem Kapitel „Weg vom Denken zum Sprechen“ gegebene Darstellung sich in wesentlichen Punkten an Martys Lehre von der konstruktiven inneren Sprachform anlehnt, seien einige Bemerkungen hierhergesetzt, die er der gegensätzlichen Anschauung widmet (I. p. 149); anknüpfend an eine Äußerung von Condillac führt er aus, daß dieser offenbar die so weit verbreitete Supposition zugrunde liege, daß alles, was wir durch Worte kundgeben und einander vermitteln, Vorstellungen seien. „Wenn dies wäre, käme es darauf an, die Worte im Satze so zu wählen und zu fügen, daß diejenigen sich am nächsten ständen, welche den am engsten verbundenen Vorstellungen entsprechen.“ Dieser irrtümlichen Auffassung gegenüber wird das schon im Texte Dargelegte bezüglich der differenten Mitwirkung der einzelnen Wörter im Satze hervorgehoben.

[2]) Eine indirekte Bestätigung dieses Tatbestandes ergibt sich aus einer von Marbe geäußerten Ansicht über das Zustandekommen des Verständnisses des Gesprochenen. (Vierteljahrsschrift f. wiss. Philos. 1906, 30., S. 496): „Unter diesen Umständen wäre es sehr verfehlt, wenn ein Redner erwarten wollte, daß die Hörenden mit seinen Worten ganz bestimmte Vorstellungsinhalte verbänden. Was der Redende erwarten kann und in der Regel natürlich erwartet, ist lediglich, daß er vom Hörenden verstanden wird. Wir verstehen aber gesprochene Worte dann, wenn wir wissen, welche Gegenstände der Sprechende mit seinen Worten bezeichnet; die aktuellen Erlebnisse, die wir beim Hören haben, sind nicht eine conditio sine qua non des Verstehens und bestimmte Vorstellungsinhalte mit den gehörten Worten zu verbinden ist weder für das Verständnis immer notwendig noch überhaupt immer möglich“.

des Gedankens an ein vorhandenes Sprachmaterial" [1]). Marty führt aus, daß eine solche Anpassung des mitzuteilenden Denkens in dem Falle vorliegt, wenn wir in einer fremden Sprache reden wollen, aber er will das nicht als innere Sprachform anerkennen, insofern dabei nicht diese, sondern der Inhalt eine Änderung erfährt [2]).

Für uns ist der hier dargelegte Gedanke deshalb bedeutsam, weil darin einer jener Vorgänge zum Ausdruck kommt, deren wir in der Besprechung des Weges vom Denken zum Sprechen gedacht, als wir von einer Einstellung auf eine andere Sprache als die Muttersprache handelten. Marty exemplifiziert das an den malayischen Sprachen, in denen die passive Konstruktion sehr beliebt ist und z. B. statt „ich will deinen Bruder schlagen", gesagt wird, „dein Bruder will durch mich geschlagen werden". Greifen wir auf unsere, an der erwähnten Stelle gemachte Ausführung zurück, so werden wir sagen können, daß die logische, oder wie wir sagen, gedankliche Formulierung dadurch unberührt bleibt und nur, insofern uns die fremde Sprache nicht geläufig bewußt, eine Anpassung an die in ihr vorhandenen Formen stattfinden muß; von einer „Einstellung" als einem schon mehr unbewußt sich vollziehenden Vorgange, werden wir besser sprechen können, wenn es sich um die Anpassung an eine uns schon mehr oder weniger geläufige Sprache handelt, also z. B. im Falle eines das Malayische etwa ebenso geläufig wie seine Muttersprache behandelnden Engländers.

Gehen wir jetzt, nachdem wir uns zunächst bei den mit der Frage im Einzelnen befaßten Forschern selbst Rats erholt, auf die von den Pathologen meist bevorzugte zusammenfassende Darstellung der Sprachpsychologie zurück, so sehen wir, daß Wundt sich dahin ausspricht, „man könne unter der inneren Sprachform nur die Summe tatsächlicher psychologischer Eigenschaften und Beziehungen verstehen, die eine bestimmte äußere Form als ihre Wirkungen hervorbringen" (Die Sprache. II, S. 431); unter dem Begriffe der inneren Sprachform sei nichts anderes zu verstehen, „als der Komplex psychischer Zusammenhänge, die eigentümlichen Assoziations- und Apperzeptionsgesetze, die im Aufbau der Wortformen, in der Scheidung der Redeteile, der Gliederung des Satzes und der Ordnung der Satzglieder zur Erscheinung kommen" (l. c. S. 432). Ebendort bezeichnet Wundt als innere Sprachform nur „die psychischen Motive, die die äußere Sprachform als ihre Wirkung hervorbringen"; eine nähere Analyse ergibt dann, daß unmittelbar auch die Formen der Wortbildung und der Satzfügung als solche Wirkungen hierher gehören und schließlich kommt Wundt (S. 434) zu dem Resultate, daß drei Gesichtspunkte den Begriff der inneren Sprachform näher bestimmen; es könne sich bei ihr handeln „1. um den in den äußeren Sprachformen sich verratenden Zusammenhang des sprachlichen Denkens" (hervortretend in den Satzformen); „2. um die Richtung des sprachlichen Denkens" (die Wort- und Satzform zugleich beeinflußt),

---

[1]) Sie erscheint uns für die Psychologie neben allem Anderen namentlich in der Richtung bedeutsam, daß daran, wie der Aphasische sein Denken seinem Sprachmaterial anpaßt, die Frage nach seiner Intelligenz anknüpft.

[2]) Die Kritik Martys lautet übrigens nicht kategorisch, ist vielmehr durch das Wort „scheint" gemildert; man könnte vielleicht im Sinne des ungenannten Autors sagen, daß der Inhalt doch eigentlich bei dieser Anpassung keine Änderung erfährt.

während „3. der Inhalt des sprachlichen Denkens“ in den Wortformen hervortritt.

Zum 1. Punkt unterscheidet Wundt das fragmentarische und diskursive Denken; das letztere zerfällt in das synthetische und analytische Denken; 2. Richtungen des Denkens (gegenständliches, objektives und subjektives Denken); 3. Inhalt des sprachlichen Denkens: konkret, abstrakt, klassifizierend und generalisierend.

Da für uns alle sprachvergleichenden Gesichtspunkte im Allgemeinen (auf eine Ausnahme wird noch zurückzukommen sein), wie schon erwähnt, nicht von Belang sind, so scheidet auch derjenige Teil der Wundtschen Darstellung aus, der auf die in den verschiedenen Sprachen vorkommenden Differenzen der von ihm sogenannten inneren Sprachform Bezug nimmt.

Der Standpunkt Wundts wird verständlich, wenn wir in Betracht ziehen, daß eine der Grundlagen seines ganzen Werkes die Anschauung ist, daß den verschiedenen Konstruktionen der Sprachen ein analog verschiedener Bau des Denkens oder wesentlich verschiedene Denkformen zugrunde liegen; an der zitierten Stelle (l. c. II, S. 432 ff.) spricht er es direkt aus, daß die Unterschiede im Bau und in der Struktur der Sprache in der Eigentümlichkeit des durch sie geäußerten Denkens begründet sind [1]); diese „psychischen Motive“ oder „die gemeinsamen psychischen Ursachen aller äußeren Formeigenschaften samt ihren Korrelationen“ stellen für ihn die innere Sprachform dar; detailliert sind es Unterschiede des Zusammenhanges, teils solche der Richtung, teils solche im Inhalt des sprachlichen Denkens, wie sie in der differenten Form des fragmentarischen, analytischen und synthetischen Denkens zum Ausdruck kommen.

Aus dieser ganzen Darlegung erhellt, daß der Umkreis dessen, was Wundt als innere Sprachform bezeichnet, weit über jene Funktionen hinausgeht [2]), deren Störungen wir hier im Auge haben, und daß die Gebietsbegrenzung innerhalb dieses Umkreises, die Marty mit seiner konstruktiven inneren Sprachform vorgenommen, jedenfalls den Grenzen und Zwecken des hier zu behandelnden pathologischen Gebietes viel näher steht. —

Resümieren wir jetzt das, was uns die Überschau sprachpsychologischer und sprachphilosophischer Werke über das gelehrt, was von ihrer „inneren Sprachform“ für unseren Gegenstand von Belang ist, so kommen auch wir zu dem ganz analogen Resultate wie B. Erdmann, daß mit dieser Bezeichnung verschiedene Erscheinungen der Formulierung gemeint sind, die sich auf dem Wege vom Denken zum Sprechen vollziehen. Wir müssen aber weiter konstatieren, daß wir den uns entgegentretenden Ansichten bezüglich der dabei sich abspielenden Vorgänge im Sinne einer hier zur Basis genommenen Funktionspsychologie nichts weiter entnehmen können, als daß die Zahl der

---

[1]) Es ist keine Veranlassung hier auf diese schon da und dort gestreifte, für die Aphasielehre gewiß äußerst belangreiche Frage einzugehen; doch sei hier als Gegenstück zur obigen Auffassung die eines modernen Linguisten angeführt: „Thus we have found that language does not furnish the much-looked-for means of discovering differences in the mental status of different races“ (Fr. Boas, The Mind of primitive man 1911, p. 154).

[2]) Daß uns auch hier wieder die ungenügende Scheidung zwischen gedanklicher und sprachlicher Formulierung, auf die wir so großes Gewicht legen, entgegentritt, sei nur nebenbei vermerkt.

Etappen jenes Weges noch zu vermehren wäre und das kann immerhin als
ein nicht unwichtiges Fazit gewertet werden. Wenn dem gegenüber, wie Eingangs erwähnt, B. Erdmann entscheidende Aufklärung für alle diese Fragen
von der Aphasielehre erhoffte, so dürfte die Richtung ihrer seitherigen Entwicklung ihm jetzt kaum Veranlassung geben, noch weiter an dieser Ansicht,
soweit sie den gegenwärtigen Zustand der Lehre betrifft, festzuhalten.

Anders jedoch dürfte man denken von einer Entwicklung der bisher
meist die peripherischen Endstationen der Sprachvorgänge ins Auge fassenden
Forschung, die viel mehr zentralwärts und damit nach jener Richtung orientiert
wäre, welche die Beziehungen zwischen Denken und Sprechen, bzw. deren
Störungen, ins Auge faßt. Daß unter diesen der hier besonders hervorgehobene
Agrammatismus die grundlegende Form darstellt, braucht nach Allem schon
bisher Gesagten nicht erst näher erwiesen zu werden; denn er gerade umfaßt, um
es kurz zu präzisieren, einen großen Teil der Störungen dessen, was wir hier
als „innere Sprachform“ der Sprachpsychologen kennen gelernt haben. Um
aber im Sinne Erdmanns auch für diese den erhofften Erfolg zu haben,
wird das Studium alles dessen, was als dazu gehörig im weiteren Sinne bezeichnet
werden kann, einer erneuerten Untersuchung unter Berücksichtigung der gewonnenen Gesichtspunkte und vor allem nicht bloß als Erscheinungsform
einer bestimmten Phase der Störung im Querschnitte, sondern nach genetischen
Gesichtspunkten auch im Längsschnitte, in allen Stadien der Rückbildung
ebenso wie in der leider viel seltener der Beobachtung sich darstellenden
Phase der Entwicklung studiert werden müssen; daß diese Berücksichtigung
namentlich für eine sprachvergleichende Erkenntnis der in den verschiedenen
Sprachstämmen sich verschieden darstellenden agrammatischen Störungen
ganz besonders zu gelten hat, bedarf wohl nur des Hinweises.

Wenn nach der letztlich akzeptierten Definition die innere Sprachform
alle jene Vorgänge umfaßt, welche wir als den Weg vom Denken zum Sprechen
bezeichnen, so sind die zur Aufklärung dieser Vorgänge führenden Studien nach
zwei Richtungen orientiert; einerseits wird es sich um die Aufdeckung der
gedanklichen Seite derselben handeln, andererseits wird es sich fragen: wie
wird die Sprache den Anforderungen jener gedanklichen Vorgänge rücksichtlich des Ausdrucks derselben gerecht? Dieser Frage lassen sich wieder zwei
Seiten abgewinnen; erstens die genetische: wie entwickelt sich die Sprache,
um diesem Zwecke sich zu akkommodieren? zweitens, wie verhält sich die als
fertig angesehene Sprache zu diesem Vorgange? Bezüglich der gedanklichen
Seite haben wir gesehen, daß namentlich den Untersuchungen der Würzburger
Schule Wichtiges dafür entnommen werden konnte. Die zweite Seite der Frage
liegt den Linguisten ob, und daß diese daran auch früher schon nicht achtlos
vorbeigegangen, mögen Ausführungen zeigen, die der dänische Linguist J. N.
Madvig (Kl. philolog. Schr. Dtsch. 1875, S. 9) dem Problem gewidmet. Daß
auch die Pathologie zu ihrem Teil berufen ist, aufklärend in diesen Fragen zu
wirken, sei durch den Hinweis darauf erwiesen, daß sie zu beobachten in die
Lage kommt, wie sich eine durch Krankheit verlorene oder in verschiedenem
Grade geschädigte Sprache wieder entwickelt[1]), also das zu studieren,

---

[1]) Die Differenz dieses Gesichtspunktes gegenüber dem bisher geltenden
von der einfachen Stellvertretung durch nicht lädierte Partien des Sprachfeldes
oder durch das andersseitige gleiche Gebiet sei besonderer Erwägung empfohlen.

was wir seit Hughlings Jackson als Reevolution in der Aphasielehre kennen. Daß auch die Taubstummensprache im Stadium der Überführung zur Sprechsprache Beiträge zu jener Frage liefern kann, sei nur angemerkt.

Etwas näher unserem Zwecke könnten auch Erörterungen führen, die Fr. Boas (in der Einleitung seines Handbook of Am. Indian Lang. I. Washington 1911, p. 43) der Interpretation der grammatischen Kategorien widmet, auf die jedoch hier nur verwiesen werden kann; doch sei seine Darstellung der Differenzen, die sichtlich der „inneren Sprachform" der Sprachphilosophen entsprechen, hierher gesetzt [1]).

Es könnte als ein schweres Übersehen gerügt werden, wollten wir hier nicht noch eines anderen Gesichtspunktes gedenken, dessen Weiterführung gerade in den hier skizzierten Forschungen über die innere Sprachform seine naturgemäße Basis findet. Es ist eben hier hervorgehoben worden, daß mehr als alle anderen aphasischen Störungen der Agrammatismus seiner psychologischen Lokalisation nach das in erhöhtem Maße ermöglichen könnte, was Wernicke als das Endziel aller dieser Forschung, den tieferen Einblick in die Psyche erhoffte; nach dem, was wir oben von der inneren Sprachform im weitesten Sinne des Wortes gehört, liegt in ihrem Gebiete der Weg, den die Pathologie zu gehen hat, will sie weiter zur Erreichung jenes Zieles beitragen. Allerdings darf man sich über die Länge und die Schwierigkeiten dieses Weges keinen Illusionen hingeben.

Wenn wir hören, daß die von einzelnen Sprachforschern gemachten Versuche, von der inneren Sprachform aus als dem Ausdruck der Weltanschauung und den daraus vermeintlich entwickelten Sprachformen die Psychologie der differenten Sprachstämme zu entwickeln, bei anderen durchaus skeptisch aufgenommen, vielfach direkt abgelehnt worden sind, dann liegt schon darin genügend der Andeutung, welchen Schwierigkeiten die Individualpsychologie und mit ihr die Pathologie auf diesem Gebiete gegenübersteht. Das weiter auszuführen ist hier nicht der Platz, es wird sich dazu Gelegenheit bieten in einem späteren Kapitel, in dem darüber zu handeln sein wird, inwieweit es zulässig erscheint, vom Sprechen auf das ihm zugrunde liegende Denken zu schließen.

Damit erscheint ein weiterer Gesichtspunkt aufgedeckt, von dem aus das bezüglich der inneren Sprachform Erörterte für die Pathologie bedeutsam wird. Es ist die Frage der Intelligenz der Aphasischen, bzw. der Zusammenhang ihrer Sprachstörung mit intellektuellen Störungen; es ist ersichtlich, daß wenigstens für die wissenschaftliche Beantwortung dieser Fragen der Weg, den die innere Sprachform nach aufwärts weist, es ist, den die Forschung zu gehen hat; weitere Gesichtspunkte zur Lösung dieser Frage sind an anderer Stelle angedeutet worden.

Wenn wir im Vorangehenden in der Lage waren, auch für den in Dingen der Sprachforschung als Laien zu qualifizierenden Pathologen den aus diesen hervorgegangenen Begriff der „inneren Sprachform" insoweit zu vereinfachter Darstellung zu bringen, daß die für die Pathologie vorläufig brauchbaren Gesichtspunkte in ihrer Bedeutung entsprechend hervortreten, so muß jetzt noch

---

[1]) „In each language only a part of the complete concept that we have in mind is expressed and . . each language has a peculiar tendency to select this or that aspect of the mental image which is conveyed by the expression of the thought".

ganz kurz im Hinblick auf die nahen Beziehungen zwischen innerer Sprache und innerer Sprachform auch auf den den Pathologen geläufigeren Begriff der ersteren eingegangen werden, nicht zum wenigsten, um insbesonders gewissen Verwechslungen zu begegnen, die dadurch veranlaßt werden, daß die Bezeichnungen „langage intérieur" und „parole intérieure" promiscue gebraucht werden, trotzdem schon Egger, derjenige der die letztere Bezeichnung für die Gegenwart geprägt (La Parole int. 1881), in der Vorrede zur zweiten Auflage seiner Schrift gegen einen solchen Gebrauch Einspruch erhob [1]).

Zu welchen Verwechslungen eine solche unscharfe Verwendung führen kann, mag ein Zitat aus Regnaud (Précis de Logique évolut. 1879, p. 4 [2])) mit seiner Identifizierung von Logik und innerer Sprache beleuchten, dessen Anführung vielleicht auch damit gerechtfertigt werden kann, daß Montier für seine früher abgelehnte Auffassung der Beziehungen zwischen Denken und Sprechen gerade dem zitierten Autor seine Hauptargumente entnommen.

Es ist verständlich, daß trotz seines Protestes eine scharfe Trennung beider Vorgänge für Egger nicht bestehen kann, wenn wir berücksichtigen, daß den Grundzug seiner Ansicht die Annahme eines weitgehenden bis an Identität heranreichenden Parallelismus zwischen Denken und Sprechen bildet [3]); immerhin ist es bemerkenswert, daß er für den Taubstummen Formulierungen zuläßt, die jedesfalls denen, die wir hier als gedankliche bezeichnet haben, näher stehen; im Übrigen aber kann kein Zweifel bestehen über seine Auffassungen von der Natur dieser inneren Sprache, von der er sagt (l. c. p. 66): „la parole intérieure a l'apparence d'un son et ce son est celui que nous nommons parole ou langage" (nebenbei bemerkt hält er auch in der neuen Auflage einseitig an der ausschließlich akustischen Natur dieser „parole" fest). Dagegen zeigt die Beschreibung, die Egger (l. c. p. 70) von einer Form der inneren Sprache, dem Monologe, gibt, eine vollständige Übereinstimmung mit dem „unvollständigen, formulierten" Urteile B. Erdmanns und insbesondere mit der gleichartigen Beobachtung von Dodge, die oben zitiert worden: „Les phrases peuvent également être abrégées. Ces mots . . . . n'ont un

---

[1]) Wenn Ballet in seiner etwas schematisch gehaltenen Darstellung (Le Lang. int. 1886, p. 15) freilich die Sprachtypen als das einzige Objekt für das Studium der inneren Sprache hinstellte, so war das auch schon für die damalige Zeit eine nicht zutreffende Einseitigkeit; aber ebenso, um das gleich hier zu sagen, erscheint dem Verfasser die jetzt beliebte prinzipielle Ablehnung der Sprachtypen nicht gerechtfertigt.

[2]) „Cette même définition suppose, bien entendu, que les opérations logiques de l'esprit ne se manifestent et n'existent pour autrui qu'à l'aide de la pensée figurée par des signes et particulièrement par ceux, qui constituent le langage. Ce qu'on peut appeler la logique tacite, ou le langage intérieur c'est à dire les impulsions rationelles, subjectives et indépendantes de toute expression, ou restent obscures, même pour les individus qui les éprouvent ou n'acquièrent de la clarté et ne prennent conscience d'elles-mêmes qu'à l'aide du langage extérieur répercuté et utilisé mentalement par la mémoire".

[3]) Die ersten Worte seines Buches lauten: „A tout instant, l'âme parle intérieurement sa pensée . . . la série des mots intérieurs forme une succession presque continue, parallèle à la succession des autres faits psychiques"; pag. 5, formuliert er noch schärfer: „La parole intérieure est constante; nous ne pensons pas, et par suite nous ne vivons pas sans elle" und p. 217 stellt er als Regel hin, daß das Wort der Vorstellung vorangeht, wovon er allerdings für die „invention intellectuelle" eine Ausnahme zuläßt.

sens si plein que pour l'individu qui les conçoit . . . . Des expressions syn-
thétiques, comme: „Malheureux — —! Un autre — —! Jamais — —!"
suffisent, même isolées de tout contexte explicatif, quand nous nous parlons
à nous-même."

Treten in den Ausführungen Eggers die Beziehungen zwischen der
„parole int." und der inneren Sprachform kaum hervor, so ist dies dagegen
bezüglich des „langage intérieur" sichtlich angedeutet in einer Äußerung
Bernard Leroys (Le Langage. 1905, p. 5), deren spätere Ausführung in Aussicht gestellt, aber bisher nicht erfolgt ist [1]). Im Übrigen steht Leroy, soweit
die Erscheinungen in Betracht kommen, auf dem Standpunkte, den die Lehre
von der „Endophasie" durch die Arbeiten von Saint-Paul erreicht hat.

Saint-Paul selbst formuliert dieselbe in seinem letzten Buche (Le
Langage intérieur. 1904, p. 43) folgendermaßen: „Les expressions de parole
intérieure, langage intérieur, prêtant à confusion, j'ai désigné en 1892 par le
mot endophasie la faculté de penser en mots et appelé formule endophasique
la forme par laquelle cette faculté se manifeste habituellement chez un
sujet: les uns entendent, les autres prononcent, il en est qui lisent les mots
de leurs propres pensées" [2]).

Nicht besser läßt sich dieser Standpunkt auch in Hinsicht der Beziehungen
zur inneren Sprachform charakterisieren als durch die Darstellung van Ginnekens (Princ. de Linguist. psychol. 1907, p. 10): „L'endophasie n'est que
l'automatisme de la structure personelle du mot". Durch diese Formel wird
auch eine scharfe Grenze gegenüber der „inneren Sprachform" und allen anderen
in der sprachlichen Formulierung des Gedachten in Betracht kommenden

---

[1]) „Nous pensons, avant de les émettre, les paroles . . . comment, sous quelle
forme et dans quelles conditions les pensons-nous? . . . . . L'élaboration se fait
plus ou moins longtemps avant l'émission; elle peut même en être complètement
séparée . . . . ainsi se trouve constitué un groupe de phénomènes relativement
homogène, une „sous-fonction" spéciale que les psychologues étudient générale-
ment sous le nom de langage intérieur".

[2]) Bei dieser Gelegenheit möchte Verfasser vorläufig ganz kurz ein Moment
bloßlegen, das geeignet ist, die hinsichtlich der endophasischen Sprachformel abge-
führten Enqueten, bzw. die Selbstbeobachtungen darüber in ihrem Werte wesentlich herabzumindern. Es ist eine geläufige, auf allen Gebieten des Nervenlebens
zu beobachtende und deshalb auch schon prinzipiell als für die psychophysischen
Erscheinungen giltig anzusehende Erscheinung, daß automatisch gewordene Funktionen ganz unter der Bewußtseinsschwelle bleiben und erst irgend eine Erschwerung
sie teilweise oder ganz über diese Schwelle hebt. Da nun die Angaben über die an
sich selbst beobachteten endophasischen Erscheinungen, die so gedeutet werden,
daß eben diese die endophasische Formel des Betreffenden darstellen, aus einer
Zeit stammen, wo die Sprachfunktionen schon automatisch geworden sind, so ist
es sehr wohl denkbar, daß die dem sich selbst Beobachtenden zum Bewußtsein
kommenden endophasischen Erscheinungen nicht die ihm geläufigen sind, also
nicht eigentlich seiner endophasischen Formel entsprechen. Gewiß gilt dieser Einwand nicht für alle Fälle, aber es scheint doch für manche Fälle die zum Bewußtsein
kommende Erschwernis der Funktion das Resultat der Selbstbeobachtungen zu
einem irrtümlichen zu gestalten. Daß das in letzter Linie auch für die Verwertung
der endophasischen Formel zur Klärung von Aphasiefragen von Belang sein muß,
leuchtet ohne weiters ein; es steht auch in durchsichtigem Einklang mit dem in der
Einleitung nach Titchener Mitgeteilten von der jeweilig wechselnden Verwertung
der ihm zukommenden Vorstellungstypen.

Vorgänge markiert [1]); zentralwärts von dieser Grenze freilich gehen die Deutungen der Autoren bezüglich der inneren Sprachform und ihrer Einzelheiten weit auseinander. Daß trotzdem der hier gemachte Versuch einer genaueren Abgrenzung der erörterten Begriffe sich auch dem Stande der Pathologie nach rechtfertigen läßt, mag Folgendes beweisen: Nach Bing (Aphasie und Apraxie. Würzburger Abhandlungen. 1910, S. 242) verstehen wir unter „innerer Sprache" Alles, „was unter der Schwelle des Bewußtseins in unserem Gehirn vorgehen muß, bevor wir einen Gedanken in Worte fassen und diese Worte nach außen projizieren" usw. Für Bing fallen also die innere Sprache und Alles, was wir eben als innere Sprachform erörtert haben, zusammen, ja es geht in seine Definition noch viel mehr ein, eine Ausweitung des Begriffes, die gewiß nicht im Interesse der Klärung dieser Fragen gelegen sein kann.

Von der Tatsache ausgehend, daß unter den als Agrammatismus zusammengefaßten Störungen vor allem eine solche der von Marty sogenannten konstruktiven inneren Sprachform eine hervorragende Stellung einnimmt, müssen wir schon an dieser Stelle wenigstens andeutungsweise auf den Eingangs des Kapitels erwähnten Versuch Heilbronners zurückkommen (Arch. f. Psych. 41. 2), an der Hand eines Falles [2]) von angenommener Läsion der Brocastelle mit Agrammatismus diesen zu den anderen daneben vorhandenen Störungen der inneren Sprache in Beziehung zu setzen. Die Beweisführung für diese Ansicht soll im Wesentlichen auf dem Parallelismus der beiden beruhen. Heilbronner vermißt nun einen solchen Parallelismus, ohne jedoch daraus, zum Teil im Hinblick auf den Mangel genügend reichlichen klinischen Beweismaterials die schroffe Konsequenz zu ziehen; den Hauptgrund, daß er dies nicht tut, bilden die anderen dem Falle zu entnehmenden Argumente für die Lokalisation des Agrammatismus im Stirnhirn. Das Hervorragendste derselben ist die in Anknüpfung an Bonhoeffer (Mitteil. aus d. Grenzgeb. 1902, S. 233) gemachte Annahme, der Agrammatismus stelle hinsichtlich des Satzbaues eine ähnliche Störung dar wie innerhalb des Wortgefüges die eigenartige Paraphasie und Paragraphie. Nun haben wir schon in der Einleitung darauf hin-

---

[1]) Man wird festhalten dürfen, daß, wenn die im Agrammatismus, ganz allgemein genommen, gestörte Funktion, die im Wesentlichen mit Martys konstruktiver innerer Sprachform zusammenfällt, eine von der Evokation der Wortformel differente Erscheinung ist, auch die psychologische Lokalisation der beiden nicht zusammenfällt, demnach die endophasische Formel Saint - Pauls jedenfalls bei der Gestaltung der agrammatischen Störungen von keinem oder wenigstens keinem erheblichen Einflusse ist.

[2]) Es wird auf den diesen Ausführungen zugrunde liegenden Fall im pathologischen Teile vor Allem deshalb ausführlicher zurückzukommen sein, weil er bis in die letzte Zeit als Standardfall für die vom Verfasser bekämpfte, der seinen gegenteilige Ansicht von der Lokalisation des Agrammatismus im Stirnlappen ins Treffen geführt wird. Hier sei dem gegenüber nur kurz ausgeführt, daß der Kranke mehr als ein Jahr nach dem Beginn der Erscheinungen zur beobachtung kam, daß über die dieser vorangehenden Sprachstörung nichts Genaueres bekannt ist, so daß die aus den Erscheinungen erschlossene Annahme, es liege ein Fall motorischer Aphasie und davon herrührenden Agrammatismus vor, durchaus nicht bewiesen ist; es steht bei dem Fehlen des Sektionsbefundes der Annahme nichts entgegen, daß es sich um eine anfänglich vorhanden gewesene Totalaphasie handelt, deren sensorische Komponente sich wie so häufig zurückgebildet hat und demnach der Agrammatismus als Resterscheinung einer Schläfelappenläsion im Sinne des Verfassers zu deuten wäre.

gewiesen, daß die Linguisten und Sprachpsychologen einer synthetischen Auffassung sowohl des Satzes wie des Wortes durchaus widersprechen, und daß vor Allem die Analogisierung des Satzgefüges mit demjenigen des Wortes ganz unzutreffend ist [1]), demnach auch die Einreihung des Agrammatismus unter die Paraphasien nicht berechtigt ist. Auf die weiteren, aus der ganzen Sachlage für die Frage der Lokalisation des Agrammatismus sich ergebenden Konsequenzen gehen wir hier nicht ein; dagegen ergibt sich daraus für unsere Frage, daß die von Heilbronner befolgte Methode der Argumentation jedenfalls der breiteren Fundierung in den hier dargelegten sprachpsychologischen Anschauungen von der inneren Sprache und inneren Sprachform bedarf.

---

[1]) Wie Sprachpsychologen über eine derartige auf der Analogie zwischen Wort- und Satzgefüge aufgebauten Ansicht denken, mag noch die nachstehende Anführung aus Wundt (Die Sprache. I, p. 599) illustrieren: „Die alte Vorstellung, der Satz werde aus ursprünglich selbständig existierenden Wörtern zusammengesetzt, kann heute wohl . . . als beseitigt gelten. Sie ist hier der verwandten Ansicht der alten Stoiker, das Wort selbst sei eine Verbindung von Silben und Buchstaben, allmählich nachgefolgt.“